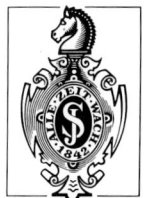

B. Gorgaß F. W. Ahnefeld

Der Rettungs-sanitäter —

Ausbildung und Fortbildung

Unter Mitarbeit von T. Graf-Baumann

Mit einem Beitrag über rechtliche Aspekte
von H. Roth

Mit 186 überwiegend farbigen Abbildungen

Springer-Verlag
Berlin Heidelberg New York 1980

Dr. med. Bodo Gorgaß
Abteilung für Anästhesie und
Intensivmedizin der St. Lukas-Klinik
Schwanenstraße 132, 5650 Solingen-Ohligs

Professor Dr. med. Friedrich Wilhelm Ahnefeld
Zentrum für Anästhesiologie
der Universität Ulm
Steinhövelstraße 9, 7900 Ulm

ISBN 3-540-08731-1 Springer-Verlag Berlin Heidelberg New York
ISBN 0-387-08731-1 Springer-Verlag New York Heidelberg Berlin

CIP-Kurztitelaufnahme der Deutschen Bibliothek
Gorgaß, Bodo:
Der Rettungssanitäter: Ausbildung u. Fortbildung/B. Gorgaß; F. W. Ahnefeld. Unter Mitarb. von T. Graf-Baumann. Mit e. Beitr. über rechtl. Aspekte von H. Roth. – Berlin, Heidelberg, New York: Springer, 1980.
ISBN 3-540-08731-1 (Berlin, Heidelberg, New York)
ISBN 0-387-08731-1 (Berlin, Heidelberg, New York)
NE: Ahnefeld, Friedrich W.:

Das Werk ist urheberrechtlich geschützt. Die dadurch begründeten Rechte, insbesondere die der Übersetzung des Nachdruckes, der Entnahme von Abbildungen, der Funksendung, der Wiedergabe auf photomechanischem oder ähnlichem Wege und der Speicherung der Datenverarbeitungsanlagen bleiben, auch bei nur auszugsweiser Verwertung vorbehalten
Bei Vervielfältigung für gewerbliche Zwecke ist gemäß § 54 UrhG eine Vergütung an den Verlag zu zahlen, deren Höhe mit dem Verlag zu vereinbaren ist.

© by Springer-Verlag Berlin · Heidelberg 1980
Printed in Germany

Die Wiedergabe von Gebrauchsnamen, Handelsnamen, Warenbezeichnungen usw. in diesem Werk berechtigt auch ohne besondere Kennzeichnung nicht zu der Annahme, daß solche Namen im Sinne der Warenzeichen- und Markenschutz-Gesetzgebung als frei zu betrachten wären und daher von jedermann benutzt werden dürften.

Zeichnungen: Alfons Drews, Wiesbaden

Satz- u. Bindearbeiten: G. Appl, Wemding, Druck: aprinta, Wemding
2127/3145-12

Vorwort

Vor nahezu 20 Jahren wurden die ersten Grundlagen für die Reorganisation der Rettungsdienste in der Bundesrepublik erarbeitet. Die seinerzeit definierten Forderungen, die die Aufgabenstellung, die Organisation, die Ausstattung, die Rettungsmittel, aber auch die personellen Voraussetzungen betrafen, konnten in den zurückliegenden Jahren ständig den gewonnenen Erfahrungen adaptiert und in Teilbereichen realisiert werden. Trotz aller Bemühungen gelang es jedoch nicht, ein Gesetz für die Ausbildung des Rettungssanitäters zu erhalten, um damit die wesentlichste personelle Grundlage für die Funktion des gesamten Rettungswesens zu schaffen. Der Rettungssanitäter hat eine klar zu beschreibende verantwortungsvolle Aufgabenstellung zu erfüllen, die umfassende Kenntnisse und Fähigkeiten in verschiedenen medizinischen, organisatorischen, technischen und anderen Teilbereichen erfordert. Nicht zuletzt deswegen sahen sich die den Rettungsdienst durchführenden Organisationen veranlaßt, Empfehlungen für die erforderliche Ausbildung zu erstellen und entsprechende Ausbildungsvorhaben zu realisieren. Dies alles geschah allerdings unter der Vorstellung, daß das erwartete Gesetz Übergangsregelungen beinhalten würde, die dann zum definierten Berufsbild des Rettungssanitäters führen sollten. Seitdem leben wir in der Aus- und Fortbildung des Rettungssanitäters mit Improvisationen, das einheitliche Ausbildungsziel ließ sich nicht erreichen, damit ein Berufsbild nicht realisieren. Daraus ergeben sich für den im Einsatz befindlichen Rettungssanitäter nicht nur eine ständige Überforderung und Rechtsunsicherheit bei der Erfüllung der definierten Aufgaben, auch der notwendige qualifizierte Nachwuchs läßt sich nur schwer gewinnen.
Der Bund-Länder-Ausschuß für das Rettungswesen hat nun den Versuch unternommen, als Interimslösung den Bundesländern eine einheitliche Ausbildung von 520 Stunden zu empfehlen. Noch ist nicht zu übersehen, ob tatsächlich in absehbarer Zeit in der gesamten Bundesrepublik einheitlich ausgebildete Rettungssanitäter zur Verfügung stehen. Zu übersehen ist jedoch aufgrund der in der Praxis gewonnenen Erfahrungen, daß mit einer solchen Ausbildung die definierten und für die Tätigkeit des Rettungssanitäters notwendigen Ausbildungsziele nicht zu erreichen sind.
Bei der Vorbereitung eines Lehrbuches und der dafür notwendigen Auswahl des Lehrstoffes stehen die Autoren unter den dargestellten Gegebenheiten vor dem unlösbaren Problem, welches Ziel angestrebt, d. h. welche Kenntnisse vermittelt werden sollen, um einerseits eine

Realisierung der Ausbildung zu ermöglichen, andererseits sicherzustellen, daß der Rettungssanitäter über einen den Erfordernissen entsprechenden Ausbildungsstand verfügt.

Wir haben uns entschlossen, den Stoff in geeigneter Weise darzustellen und aufzuarbeiten, der aufgrund der praktischen Erfahrungen für die selbständige und assistierende Tätigkeit des Rettungssanitäters notwendig erscheint. Es handelt sich dabei jedoch nicht nur um die Vermittlung des notwendigen Wissens, das während einer Aus- *oder* Fortbildung erarbeitet werden muß. Das Lehrbuch soll darüber hinaus dem Rettungssanitäter als Grundlage für die Sicherung der erworbenen Kenntnisse dienen, aber auch zur Information z. B. über die wichtigsten Arzneimittel, die in der Notfallmedizin eingesetzt werden. Dem Rettungssanitäter ist nicht damit gedient, Fakten auswendig zu lernen, er muß sich Kenntnisse erarbeiten. Es kann für bestimmte Notfälle empfohlene Maßnahmen und Methoden nur dann verstehen, damit richtig einsetzen, wenn er zwar begrenzte, aber ausgewählte Kenntnisse in der Physiologie und Pathophysiologie besitzt. Der Rettungssanitäter soll und kann nicht zum Roboter ausgebildet werden, er muß bei der selbständigen und assistierenden Tätigkeit mitdenken, sich den unterschiedlichen Situationen und dem immer wieder differierenden Geschehen anpassen. Er muß also wissen, warum und wann er eine bestimmte Maßnahme durchführt, er muß die möglichen Zusammenhänge erkennen und nicht nur über ein bestimmtes Methodenreservoir verfügen. Wir haben daher versucht, diese notwendig erscheinenden Grundlagen nicht nur im Text, sondern in zahlreichen Abbildungen und Schemata zu vermitteln, die sowohl für die Aus- und Fortbildung, als auch für Wiederholungen geeignet erscheinen. Das Lehrbuch soll aber auch ärztlichen und nichtärztlichen Ausbildern als Leitlinie dienen. Gerade die Lehrenden werden festlegen müssen, welche Kapitel oder Teile für die Aus- oder die Fortbildung ausgewählt werden. Wir haben uns aus den dargestellten Gründen bewußt nicht nur an dem Stoffinhalt der jetzt angestrebten Grundausbildung von 520 Stunden orientiert. Jeder weiß, daß sich an diese Grundausbildung eine ebenfalls systematisierte und obligatorische Fortbildung anschließen muß. Nur so erscheint eine Zwischenlösung bis zum Erlaß eines Gesetzes über den Beruf des Rettungssanitäters tragbar. Bei der Zusammenstellung und Gestaltung dieses Lehrbuches haben wir die praktischen Erfahrungen verarbeitet, die wir in entsprechenden Ausbildungsvorhaben in den zurückliegenden Jahren selbst gewinnen konnten. Unabhängig davon erwarten und erbitten wir, wiederum insbesondere aus der Praxis, Anregungen und Kritik. Erst die Anwendung des Lehrbuches kann uns zeigen, ob und wo der dargestellte Stoff gekürzt, ergänzt oder didaktisch besser aufgearbeitet werden kann.

Wir möchten abschließend dem Springer-Verlag für die gewährte Unterstützung bei der Realisierung dieses Buches danken. Unser besonderer Dank gilt Herrn Rechtsanwalt H. Roth für den Beitrag „Rechtliche Aspekte" und Herrn Designer grad. Alfons Drews, der es verstanden hat, unsere Vorstellungen und Angaben mit großem Einfühlungsvermögen in übersichtliche Zeichnungen zu übertragen, ferner Frau J. Dörfler, Frau U. Schlenk und Fräulein E. Mesterheide für Ihren steten Einsatz bei der Erstellung des Manuskriptes. Besonders hervorheben möchten wir die gute Betreuung durch die Herren H. Matthies und R.-P. Fischer des Springer-Verlages.

Januar 1980
Solingen-Ohligs, Ulm   B. Gorgaß, F. W. Ahnefeld

Inhaltsverzeichnis

Einleitung	1
A. Stand des Berufsbildes	1
B. Abgrenzung des Lehrbuches gegenüber Leitfäden	2
C. Lernziele und Lerninhalte für die Ausbildungsbereiche Schule, Krankentransport und Rettungsdienst, Klinik	3
I. Schule	3
II. Klinik	3
III. Rettungsdienst	4
D. Zweck des Lehrbuches	4
E. Lernhinweise	4
I. Informationskapitel	5
II. Lernkapitel	5
III. Nachschlagkapitel	5
IV. Medizinische Terminologie für Rettungssanitäter	5

Teil 1. Allgemeine notfallmedizinische und rettungsdienstliche Grundsätze

Kapitel 1. Die Funktionen des modernen Rettungsdienstes ... 9

A. Geschichtlicher Rückblick	9
B. Beziehungen zwischen präklinischer und klinischer Versorgung	12
C. Die Rettungskette	14

Kapitel 2. Die Aufgabenbereiche des Rettungssanitäters ... 17

A: Selbständige Tätigkeit des Rettungssanitäters ohne Notarzt	18
B: Der Rettungssanitäter als Helfer des Notarztes	19
C: Der Rettungssanitäter im Einsatzsteuerungs- und Koordinationsdienst der Rettungsleitstelle	19
D: Technische Rettung (Bergung) mit einfachen Hilfsmitteln	20

Kapitel 3. Rechtsfragen ... 22

Zusammenfassung	22
I. Einleitung und Problemstellung	22
II. Fehlende gesetzliche Tätigkeitsabgrenzung	22
III. Festlegung des Tätigkeitsbereiches aus notfallmedizinischer und organisatorischer Notwendigkeit	23
IV. Fragen des Krankenpflegegesetzes	23
V. Heilpraktikergesetz und assistierende Tätigkeit	23
VI. Heilpraktikergesetz und selbständiger Tätigkeit	23
VII. Fragen des Arzneimittelrechts	25
VIII. Körperverletzung und Einwilligung	25
IX. Fahrlässige Körperverletzung und Tötung	26
X. Unterlassene Hilfeleistung	27
XI. Der Rettungssanitäter in der Leitstelle	28
XII. Zivil- und versicherungsrechtliche Fragen	29
XIII. Ergebnis	29

Kapitel 4. Der Notfallpatient ... 31

A. Definition	31
B. Die vitalen Funktionen	32
C. Funktionskreise mit direktem Einfluß auf die Vitalfunktionen	32
I. Bewußtsein	32
II. Wasser- und Elektrolythaushalt	34

III.	Wärmehaushalt	35
IV.	Säure-Basen-Haushalt	36
V.	Stoffwechsel	36
D.	Verhältnis von traumatologischen zu nichttraumatologischen Notfällen	37
E.	Das Spektrum der Notfallpatienten – Altersbeispiele	38

Kapitel 5. Die Vitalfunktionen ... 40

A. Die Atmung, das respiratorische System ... 40

I.	Funktionelle Anatomie für Rettungssanitäter	40
1.	Obere Luftwege	40
2.	Untere Luftwege	42
3.	Das mechanische System	44
4.	Anatomische Lage des Atemzentrums	44
II.	Physiologie für Rettungssanitäter	44
1.	Mechanik der Atmung	45
2.	Regulation der Atmung	46
3.	Atemgrößen	48
4.	Der Gasaustausch in der Lunge und im Gewebe	49
III.	Pathophysiologie für Rettungssanitäter	50
1.	Atemzentrum	52
2.	Atemgase	52
3.	Rachenraum	53
4.	Kehlkopf	53
5.	Die Lunge	54
6.	Thoraxwand und Zwerchfell	54
7.	Innere Atmung Die Zyanose	54 55
IV.	Erkennen von Störungen des respiratorischen Systems	56
1.	Sehen	56
2.	Fühlen	57
3.	Hören	57
4.	Überwachungsgeräte	58

B. Herz und Kreislauf, das zirkulatorische System ... 59

I.	Funktionelle Anatomie für Rettungssanitäter	59
1.	Herz	59
2.	Blutgefäßsystem	64
3.	Das Blut	66
4.	Regulationszentren	68
II.	Physiologie für Rettungssanitäter	68
1.	Das Herz	69
2.	Kreislauf	75

III.	Pathophysiologie für Rettungssanitäter	80
1.	Herzkraft	80
2.	Herzfrequenz	82
3.	Herzrhythmusstörungen	83
4.	Blutvolumen	87
5.	Blutdruck	89
6.	Gefäßwand und Gefäßdurchgängigkeit	89
IV.	Erkennen von Störungen des zirkulatorischen Systems	90
1.	Sehen	91
2.	Fühlen	91
3.	Hören	93
4.	Überwachungsgeräte	94

Kapitel 6. Regelkreise mit direktem Einfluß auf die Vitalfunktionen ... 97

A. Bewußtsein ... 97

I.	Physiologie für Rettungssanitäter	97
II.	Pathophysiologie für Rettungssanitäter	97
1.	Störmöglichkeiten des Bewußtseins	97
2.	Stadien der Bewußtlosigkeit	99
3.	Folgen der Bewußtseinsstörungen für die Vitalfunktionen	99
III.	Erkennen von Bewußtseinsstörungen	99
IV.	Behandlung Bewußtloser	100
1.	Maßnahmen des Rettungssanitäters	100
2.	Maßnahmen des Notarztes	100

B. Wasser-Elektrolyt-Haushalt ... 100

I.	Physiologie für Rettungssanitäter	100
1.	Wasserhaushalt	100
2.	Elektrolythaushalt	101
II.	Pathophysiologie für Rettungssanitäter	102
1.	Störungen des Wasser-Elektrolyt-Haushalts	102
2.	Störungen des Elektrolythaushalts	102
3.	Folgen der Störungen im Wasser-Elektrolyt-Haushalt	102
III.	Erkennen von Störungen im Wasser-Elektrolyt-Haushalt	102
1.	Wasserhaushalt	102
IV.	Behandlung von Störungen des Wasser-Elektrolyt-Haushalts	103
1.	Maßnahmen des Rettungssanitäters	103
2.	Maßnahmen des Notarztes	103

C. Wärmehaushalt 103
- I. Physiologie für Rettungssanitäter . . . 103
  1. Drohende Unterkühlung 104
  2. Drohender Anstieg der Körpertemperatur 104
- II. Pathophysiologie für Rettungssanitäter 104
  1. Unterkühlung 105
  2. Hitzeschäden 105
- III. Erkennen von Störungen des Wärmehaushalts 106
- IV. Die Behandlung von Patienten mit Störungen des Wärmehaushalts 106
  1. Maßnahmen des Rettungssanitäters . . 106
  2. Maßnahmen des Notarztes 107

D. Säure-Basen-Haushalt 107
- I. Physiologie für Rettungssanitäter . . . 107
  1. Säure 107
  2. Base 107
  3. pH-Wert 107
  4. Pufferung 108
- II. Pathophysiologie für Rettungssanitäter 108
  1. Azidose 108
  2. Alkalose 108
- III. Erkennen von Störungen des Säure-Basen-Haushalts 109
- IV. Behandlung von Störungen des Säure-Basen-Haushalts 109
  1. Maßnahmen des Rettungssanitäter . . 109
  2. Maßnahmen des Notarztes 109

E. Stoffwechsel 110
- I. Physiologie für Rettungssanitäter . . . 110
  1. Kohlenhydrate 110
  2. Eiweiß 110
  3. Fett 110
- II. Pathophysiologie für Rettungssanitäter 110
  1. Stoffwechselerkrankungen 110
  2. Stoffwechselstörungen bei Sauerstoffmangel 111
- III. Erkennen von Stoffwechselstörungen . 111
- IV. Maßnahmen bei Stoffwechselstörungen 111
  1. Maßnahmen des Rettungssanitäter . . 111
  2. Maßnahmen des Notarztes 111

Kapitel 7. Verfahren zur Behandlung von Notfallpatienten 112

A. Die Lagerung von Notfallpatienten . . 112
- I. Lagerung bei Störungen des Bewußtseins 113
- II. Lagerung bei Störungen des respiratorischen Systems 114
  1. Atemnot 114
  2. Thoraxverletzung 114
  3. Lungenödem 115
- III. Lagerung bei Störungen des zirkulatorischen Systems 116
  1. Volumenmangelschock 116
  2. Kardiogener Schock 117
  3. Cava-Kompressions-Syndrom 118
- IV. Verletzungsangepaßte Lagerungen . . 119
  1. Schädel-Hirn-Traumen 120
  2. Gesichtsverletzungen/Blutungen im Mund-Rachen-Raum 120
  3. Rückenmarksschädigung 120
  4. Brustkorbverletzungen 121
  5. Bauchverletzungen/akutes Abdomen . 121

B. Maßnahmen zur Behandlung von Störungen des respiratorischen Systems 121
- I. Freimachen der Atemwege 121
  1. Überstreckung des Kopfes 122
  2. Absaugen des Rachenraumes 123
  3. Ausräumen des Rachenraums 124
  4. Koniotomie 127
- II. Das Freihalten der Atemwege 129
  1. Das Einlegen von Pharyngealtuben . . 129
  2. Die tracheale Intubation 132
- III. Sauerstoffgabe 137
- IV. Beatmung 139
  1. Beatmung ohne Hilfsmittel – die Atemspende 139
  2. Beatmung mit Hilfsmitteln 141

C. Maßnahmen zur Behandlung von Störungen des zirkulatorischen Systems 146
- I. Unblutiger Aderlaß 146
- II. Punktion peripherer Venen 147
- III. Assistenz bei der Punktion zentraler Venen 152
- IV. Die Infusion 155
  1. Grundsätzliche Vorbemerkungen zur Infusionstechnik 156
  2. Überprüfung der Infusionsbehälter und -lösungen auf ihre Verwendbarkeit . . 158

3.	Technik	159
4.	Durchführung	161

V. Präkordialer Schlag 162
VI. Externe Herzmassage 163
VII. Defibrillation 165
VIII. Schrittmacheranwendung 168

Kapitel 8. Die Fahrzeuge des Rettungsdienstes 170

A. Bodengebundene Fahrzeuge 170
B. Luftfahrzeuge 170
C. Bemerkungen zu Teil 1 der DIN 75 080 170
D. Bemerkungen zu Teil 2 der DIN 75 080 171
E. Bemerkung zur DIN 13 230 171
F. Die mobile Ausrüstung zur Versorgung von Notfallpatienten vor Ort 195
I. Ausstattung „Arztkoffer" 196
II. Ausstattung „Norarztkoffer-Kombination" 197
G. Hygiene in den Fahrzeugen des Rettungsdienstes 197
I. Infektion 198
II. Hygienische Maßnahmen 198
1. Desinfektion 198
2. Sterilisation 198
III. Persönliche Hygiene des Rettungssanitäters 198
1. Hände 200
2. Dienstkleidung 200
3. Schuhe 200
IV. Desinfektions- und Sterilisationsplan für Fahrzeuge und Hubschrauber des Rettungsdienstes 200

Kapitel 9. Medizinische Probleme des Patiententransportes 201

A. Störfaktoren 201
I. Beschleunigungskräfte 201
II. Mechanische Schwingungen 201
III. Lärm 202

B. Der Transport von Notfallpatienten mit bodengebundenen Rettungsfahrzeugen 202
I. Fahrzeuge 202
1. Rettungswagen 202
2. Notarztwagen 203
3. Krankentransportwagen (KTW) 203
II. Einsatztaktik 203

C. Der Transport von Notfallpatienten mit Rettungshubschraubern 203
I. Raumprobleme 203
II. Hoher Lärmpegel 204
III. Flugphysiologie 204
1. Veränderungen des Luftdrucks und ihre Folgen 204
2. Einflüsse auf den Patienten 204
3. Einflüsse auf Geräte 206
4. Veränderungen des O_2-Drucks und ihre Folgen 207

Kapitel 10. Organisation und Einsatztaktik 209

A. Entgegennahme der Notfallmeldung . . 209
I. Stellenwert der Notfallmeldung im System der Rettungskette 209
II. Meldung zum Primäreinsatz 209
1. Meldeschemata 209
2. Abfrageschema 210
III. Meldung zum Sekundäreinsatz 210

B. Einsatzformen und Einsatzsteuerung . 211
I. Einsatzformen 211
1. Primäreinsatz 211
2. Sekundäreinsatz 212
3. Sonstige Einsätze 213
II. Einsatzkriterien für Krankenwagen, Rettungswagen, Notarztwagen und Rettungshubschrauber 213
1. KTW und RTW 213
2. Notarztbesetzte Rettungsfahrzeuge . . 214

C. Koordination der medizinischen Rettungsmaßnahmen mit Polizei, Feuerwehr, Kliniken und anderen Dienststellen 216
I. Mitalarmierung der Polizei 216
II. Mitalarmierung der technischen Rettungsdienste, in der Regel der Feuerwehren 217
III. Vorinformation der Klinik 217
IV. Verhalten des Leitstellenpersonals bei Meldungen über Infektionskrankheiten oder Erkrankungen nach dem Bundesseuchengesetz 217

1.	Gesetzmäßigkeiten bei Infektionskrankheiten	217	B.	**Die CO$_2$-Erstickung**	243
2.	Transport Infektionskranker	218	I.	Terminologie	243
3.	Erkrankungen nach dem Bundesseuchengesetz	219	II.	Pathophysiologie	243
			III.	Symptomatik	244
4.	Sonderfall „Pockenverdacht"	219	IV.	Therapie	244
			V.	Besondere Hinweise	244
D.	Rettung und Bergung von Notfallpatienten	219	C.	**Die Aspiration**	243
E.	Einsatztaktik des Rettungsdienstes bei Massenunfällen und Katastrophen	220	I.	Terminologie	243
			II.	Pathphysiologie	243
F.	Klinikauswahl	221	III.	Symptomatik	244
G.	Klinikübergabe	221	1.	Aspiration nach Erbrechen	244
H.	Dokumentationsbogen	224	2.	Aspiration bei Einfließen von Blut, Schleim, Getränken, aus dem Mund-Rachen-Raum	244

Kapitel 11. Kreislaufstillstand und Wiederbelebung 228

			3.	Aspiration nach Regurgitation	244
			IV.	Therapie	244
			1.	Erste Hilfe	244
I.	Kreislaufstillstand	228	2.	Sofortmaßnahmen des Rettungssanitäters	244
1.	Definition	228			
2.	Ursachen	228	3.	Notärztliche Therapie	244
3.	Symptomfolge	229	V.	Besondere Hinweise	245
4.	Formen des Kreislaufstillstandes	230			
			D.	**Das Asthma bronchiale**	245
II.	Klinischer Tod	231	I.	Terminologie	245
III.	Biologischer Tod	231	II.	Pathophysiologie	245
			III.	Symptomatik	246
IV.	Wiederbelebung	231	IV.	Therapie	246
1.	Maßnahmen zur Sicherung der noch funktionierenden Vitalfunktionen	232	1.	Erste Hilfe	246
			2.	Sofortmaßnahmen des Rettungssanitäters	246
2.	Lebensbedrohliche Störungen des respiratorischen Systems	232	3.	Notärztliche Therapie	246
			V.	Besondere Hinweise	246
3.	Lebensbedrohliche Störungen des zirkulatorischen Systems	233			
			E.	**Das Lungenödem**	246
4.	Die Herz-Lungen-Wiederbelebung (Reanimation)	233	I.	Terminologie	246
			II.	Pathophsyiologie	246
V.	Komplikationen der Herz-Lungen-Wiederbelebung	237	III.	Symptomatik	246
			IV.	Therapie	246
1.	Komplikationen der Beatmung	237	1.	Erste Hilfe	246
2.	Komplikationen der Herz-Druckmassage	238	2.	Sofortmaßnahmen des Rettungssanitäters	246
			3.	Notärztliche Therapie	247
			F.	**Thoraxtrauma**	247

Teil 2. Spezielle Notfallmedizin

Kapitel 12. Störungen der Atmung ... 241

Kapitel 13. Störungen des Herz-Kreislaufsystems 248

A.	**Der Schlaganfall**	241	A.	**Die Angina pectoris**	248
I.	Terminologie	241	I.	Terminologie	248
II.	Pathophysiologie	241	II.	Pathophoysiologie	248
III.	Symptomatik	242	III.	Symptomatik	249
IV.	Therapie	242			
V.	Besondere Hinweise	242			

IV.	Therapie	249
1.	Erste Hilfe	249
2.	Sofortmaßnahmen des Rettungssanitäters	249
3.	Notärztliche Therapie	249
V.	Besondere Hinweise	249

B. Der Herzinfarkt 249

I.	Terminologie	249
II.	Pathophysiologie	250
III.	Symptomatik	250
IV.	Therapie	250
1.	Erste Hilfe	250
2.	Sofortmaßnahmen des Rettungssanitäters	250
3.	Notärztliche Therapie	250
V.	Besondere Hinweise	251

C. Der Adams-Stokes-Anfall 251

I.	Terminologie	251
II.	Pathophysiologie	251
III.	Symptomatik	252
IV.	Therapie	252
1.	Erste Hilfe	252
2.	Sofortmaßnahmen des Rettungssanitäters	252
3.	Notärztliche Therapie	253
V.	Besondere Hinweise	253

D. Die Vasovagale Synkope 253

I.	Terminologie	254
II.	Pathophysiologie	254
III.	Symptomatik	254
IV.	Therapie	254
1.	Erste Hilfe	254
2.	Sofortmaßnahmen des Rettungssanitäters	254
3.	Notärztliche Therapie	254
V.	Besondere Hinweise	254

E. Der kardiogene Schock 255

I.	Terminologie	255
II.	Pathophysiologie	255
III.	Symptomatik	255
IV.	Therapie	255
1.	Erste Hilfe	255
2.	Sofortmaßnahmen des Rettungssanitäters	255
3.	Notärztliche Therapie	255
V.	Besondere Hinweise	256

F. Die Hypertensive Krise 256

I.	Terminologie	256
II.	Pathophysiologie	256
III.	Symptomatik	257
IV.	Therapie	257
1.	Erste Hilfe	257
2.	Sofortmaßnahmen des Rettungssanitäters	257
3.	Notärztliche Therapie	257
V.	Besondere Hinweise	257

Kapitel 14. Störungen des Bewußtseins . 258

A. Das Hirnödem 258

I.	Terminologie	258
II.	Pathophysiologie	258
III.	Symptomatik	259
IV.	Therapie	259
1.	Erste Hilfe	259
2.	Sofortmaßnahmen des Rettungssanitäters	259
3.	Notärztliche Therapie	259

B. Erregungs- und Angstzustände 259

I.	Terminologie	259
II.	Pathophysiologie	259
III.	Symptomatik	259
IV.	Therapie	260
1.	Erste Hilfe	260
2.	Sofortmaßnahmen des Rettungssanitäters	260
3.	Notärztliche Therapie	260
V.	Besondere Hinweise	260

C. Krampfanfälle 260

I.	Terminologie	260
1.	Form der Krämpfe	260
2.	Ursachen der Krampfanfälle	261
II.	Pathophysiologie	261
III.	Symptomatik	261
1.	Generalisierter tonisch-klonischer Anfall	261
2.	Fokale Anfälle	262
IV.	Therapie	262
1.	Erste Hilfe	262
2.	Sofortmaßnahmen des Rettungssanitäters	262
3.	Notärztliche Therapie	262
V.	Besondere Hinweise	262

Inhaltsverzeichnis XIII

D. **Das Schädelhirntrauma** 262
E. **Die Schlafmittelvergiftung** 262

Kapitel 15. Störungen des Wasser- und Elektrolythaushaltes 263

A. **Dehydration** 263

I. Terminologie 263
II. Pathophysiologie 263
III. Symptomatik 264

IV. Therapie 264
1. Erste Hilfe 264
2. Sofortmaßnahmen des Rettungssanitäters 264
3. Notärztliche Therapie 264

B. **Überinfusion** 264

I. Terminologie 264
II. Pathophysiologie 264
III. Symptomatik 265

IV. Therapie 265
1. Erste Hilfe 265
2. Sofortmaßnahmen des Rettungssanitäters 265
3. Notärztliche Therapie 265

Kapitel 16. Störungen des Wärmehaushalts 266

A. **Hitzeerschöpfung und Hitzschlag** ... 266

I. Terminologie 266
1. Definition Hitzeerschöpfung 266
2. Definition Hitzschlag 266

II. Pathophysiologie 266
III. Symptomatik 266

IV. Therapie 266
1. Erste Hilfe 266
2. Sofortmaßnahmen des Rettungssanitäters 266
3. Notärztliche Therapie 266

B. **Unterkühlung** 267

I. Terminologie 267
II. Pathophysiologie 267

III. Symptomatik 268
1. 36,5°–34° C 268
2. 34°–30° C 268
3. 30°–27° C 268
4. 27°–24° C 268

IV. Therapie 268
1. Erste Hilfe 268
2. Sofortmaßnahmen des Rettungssanitäters 269
3. Notärztliche Therapie 269

V. Besondere Hinweise 269
1. Fieberthermometer 269
2. Hibler-Packung 269

Kapitel 17. Störungen des Stoffwechsels 270

A. **Der Diabetes mellitus** 270

I. Terminologie 271
II. Pathphysiologie 271
III. Symptomatik des unbehandelten Diabetes 271

IV. Therapie 271
1. Erste Hilfe 271
2. Sofortmaßnahmen des Rettungssanitäters 271
3. Notärztliche Therapie 271

B. **Das diabetische Koma** 271

I. Terminologie 271
II. Pathophysiologie 272
III. Symptomatik 272

IV. Therapie 272
1. Erste Hilfe 272
2. Sofortmaßnahmen des Rettungssanitäters 272
3. Notärztliche Therapie 272

C. **Der hypoglykämische Schock** 272

I. Terminologie 272
II. Pathophysiologie 273
III. Symptomatik 273

IV. Therapie 273
1. Erste Hilfe 273
2. Sofortmaßnahmen des Rettungssanitäters 273
3. Notärztliche Therapie 273

Kapitel 18. Störungen des Säure-Basenhaushaltes 274

A. **Das Hyperventilationssyndrom** 274

I. Terminologie 274
II. Pathophysiologie 274
III. Symptomatik 274

IV.	Therapie	274	III. Symptomatik	284
1.	Erste Hilfe	274		
2.	Sofortmaßnahmen des		IV. Therapie	284
	Rettungssanitäters	274	1. Erste Hilfe	284
3.	Notärztliche Therapie	274	2. Sofortmaßnahmen des	
			Rettungssanitäters	284
V.	Besondere Hinweise	274	3. Notärztliche Therapie	285

B. Die respiratorische Azidose 275

V. Besondere Hinweise 285

I.	Terminologie	275
II.	Pathophysiologie	275
III.	Symptomatik	275

D. Das Abdominaltrauma 285

I.	Terminologie	285
II.	Pathophysiologie	285
III.	Symptome	285
IV.	Therapie	276
1.	Erste Hilfe	276
2.	Sofortmaßnahmen des	
	Rettungssanitäters	276
3.	Notärztliche Therapie	276
IV.	Therapie	285
1.	Erste Hilfe	285
2.	Sofortmaßnahmen des	
	Rettungssanitäters	287
3.	Notärztliche Therapie	287

V. Besondere Hinweise 276

V. Besondere Hinweise 287

Kapitel 19. Traumatologische Notfälle . 277

A. Das Schädelhirntrauma 277

E. Extremitätentrauma 287

I.	Terminologie	277
II.	Pathophysiologie	277
III.	Symptomatik	278
I.	Terminologie	287
1.	Definition Wunde	287
2.	Definition Blutung	288
3.	Definition Fraktur (Knochenbruch) . .	288
4.	Definition Luxation (Verrenkung) . . .	288
IV.	Therapie	279
1.	Erste Hilfe	279
2.	Sofortmaßnahmen des	
	Rettungssanitäters	279
3.	Notärztliche Therapie	279

II. Pathophysiologie 288

III.	Symptomatik	288
1.	Wunden	288
2.	Blutungen	288
3.	Frakturen	288

V. Besondere Hinweise 279

B. Das Wirbelsäulentrauma 279

IV.	Therapie	289
1.	Grundsätzliche Verfahren	289
2.	Abgestufte Versorgungsmaßnahmen .	291
I.	Terminologie	280
II.	Pathophysiologie	280
III.	Symptomatik	280
V.	Besondere Hinweise	291
1	Amputationsverletzungen (Abriß oder	
	Abtrennung von Körperteilen)	291
2.	Abbindungen	291
IV.	Therapie	281
1.	Erste Hilfe	281
2.	Sofortmaßnahmen des	
	Rettungssanitäters	281
3.	Notärztliche Therapie	281

F. Das Polytrauma 291

I.	Terminologie	291
II.	Pathophysiologie	291

V. Besondere Hinweise 281

C. Das Thoraxtrauma 282

III.	Symptomatik	293
1.	Überprüfen der respiratorischen	
	Funktion	293
2.	Überprüfung des Kreislaufs	293
3.	Feststellung schwerwiegender örtlicher	
	Verletzungen	293
4.	Abschätzung der akuten	
	Lebensgefährdung	293
I.	Terminologie	282
II.	Pathophysiologie	282
1.	Hämatothorax	283
2.	Pneumothorax	283
3.	Spannungs- bzw. entil-Pneumothorax .	283
4.	Herzbeuteltamponade	284

V.	Therapie ... 293
1.	Erste Hilfe ... 293
2.	Sofortmaßnahmen ... 293
3.	Notärztliche Therapie ... 293

Kapitel 20. Besondere lebensbedrohliche Situationen ... 294

A. Die Notgeburt ... 294

- I. Terminologie ... 294
- 1. Beginn der Geburt ... 294
- 2. Eröffnungswehen ... 294
- 3. Preßwehen ... 294
- 4. Dammschutz ... 294
- 5. Schulterentwicklung ... 294
- 6. Abnabelung ... 294
- 7. Nachgeburt ... 294

- II. Pathophysiologie ... 294

- III. Symptomatik ... 295
- 1. Plötzliche, aber normale Spontangeburt ... 295
- 2. Beckenendlage ... 296

- IV. Therapie ... 296
- 1. Erste Hilfe beim Transport Schwangerer mit starken Wehen ... 296
- 2. Sofortmaßnahmen des Rettungssanitäters ... 296
- 3. Notärztliche Therapie ... 298

- V. Hinweise ... 298

B. Das Ertrinken ... 298

- I. Terminologie ... 298
- II. Pathophysiologie ... 298

- III. Symptome ... 300
- 1. Beinahe Ertrinken ... 300
- 2. Ertrinken ... 300
- 3. Sekundäres Ertrinken ... 300

- IV. Therapie ... 300
- 1. Erste Hilfe ... 300
- 2. Sofortmaßnahmen des Rettungssanitäters ... 300
- 3. Notärztliche Therapie ... 300

- V. Hinweise ... 300

C. Der Stromunfall ... 300

- I. Terminologie ... 301
- II. Pathophysiologie ... 301

- III. Therapie ... 302
- 1. Erste Hilfe ... 302
- 2. Sofortmaßnahmen des Rettungssanitäters ... 302
- 3. Notärztliche Therapie ... 302

- IV. Besondere Hinweise ... 303

D. Die Verbrennung ... 303

- I. Terminologie ... 303
- II. Pathophysiologie ... 303
- III. Symptomatik ... 304

- IV. Therapie ... 304
- 1. Erste Hilfe ... 304
- 2. Sofortmaßnahmen des Rettungssanitäters ... 304
- 3. Notärztliche Therapie ... 304

- V. Besondere Hinweise ... 304

E. Notfälle am Auge ... 304

- I. Terminologie ... 304
- II. Pathophysiologie ... 304
- III. Symptomatik ... 304

- IV. Therapie ... 305
- 1. Erste Hilfe ... 305
- 2. Sofortmaßnahmen des Rettungssanitäters ... 305
- 3. Notärztliche Therapie ... 305

F. Der Anaphylaktische Schock ... 306

- I. Terminologie ... 306
- II. Pathophysiologie ... 306
- III. Symptomatik ... 307

- IV. Therapie ... 307
- 1. Erste Hilfe ... 307
- 2. Sofortmaßnahmen des Rettungssanitäters ... 307
- 3. Notärztliche Therapie ... 307

- V. Besondere Hinweise ... 307

Kapitel 21. Vergiftungen ... 308

A. Allgemeine Grundsätze für die Behandlung Vergifteter ... 308

- I. Giftaufnahme ... 308
- 1. Vergiftungsursachen ... 308
- 2. Art des Giftes ... 308
- 3. Vergiftungswege ... 308

- II. Behandlungsgrundsätze ... 309
- 1. Die Elementarhilfe ... 309
- 2. Ursächliche Vergiftungsbehandlung ... 309

- III. Besondere Hinweise ... 309

B.	Die Schlafmittelvergiftung	309	\multicolumn{3}{l}{**Kapitel 23. Medikamente mit vorwiegender Wirkung auf das zirkulatorische System** ... 324}

B. Die Schlafmittelvergiftung ... 309

I. Terminologie ... 309
II. Vergiftungsfolgen ... 309
III. Symptome ... 310

IV. Therapie ... 310
1. Erste Hilfe ... 310
2. Sofortmaßnahmen des Rettungssanitäters ... 310
3. Notärztliche Therapie ... 310

C. Die Kohlenmonoxyd-Vergiftung ... 310

I. Terminologie ... 310
II. Vergiftungsfolgen ... 310
III. Symptome ... 311

IV. Therapie ... 312
1. Erste Hilfe ... 312
2. Sofortmaßnahmen des Rettungssanitäters ... 312
3. Notärztliche Therapie ... 312

V. Besondere Hinweise ... 312

D. Die E-605-Vergiftung ... 312

I. Terminologie ... 312
II. Vergiftungswirkungen ... 312
III. Symptome ... 313

IV. Therapie ... 313
1. Erste Hilfe ... 313
2. Sofortmaßnahmen des Rettungssanitäters ... 313
3. Notärztliche Therapie ... 313

Teil 3. Medikamente zur präklinischen Versorgung von Notfallpatienten

Einleitung ... 317

A. Terminologie ... 317
B. Anwendungsformen ... 317
C. Die Vorbereitung von Injektionslösungen ... 318
D. Erläuterungen zur Darstellung der einzelnen Medikamente ... 322

Kapitel 22. Medikamente mit vorwiegender Wirkung auf das respiratorische System ... 323

A. Broncholytika ... 323
I. Euphyllin ... 326

Kapitel 23. Medikamente mit vorwiegender Wirkung auf das zirkulatorische System ... 324

A. Substanzen, die die Kraft und Erregbarkeit des Herzmuskels verbessern ... 324
I. Novodigal ... 326
II. Alupent ... 326
III. Suprarenin ... 326

B. Substanzen gegen Rhythmusstörungen und Flimmerneigung ... 324
I. Xylocain 2% ... 326
II. Gilurytmal ... 327

C. Substanzen gegen Stenokardien ... 324
I. Nitrolingual-Spray ... 327

D. Blutdrucksteigernde Substanzen ... 324
I. Akrinor ... 327

E. Blutdrucksenkende Substanzen ... 325
I. Hypertonalum ... 327
II. Catapresan ... 327

Kapitel 24. Infusionen mit vorwiegender Kreislaufwirkung ... 328

A. Plasmaproteinlösungen ... 328
I. Humanalbumin 5% ... 329

B. Dextrane ... 328
I. Macrodex ... 329
II. Rhemacrodex ... 329

C. Gelatinelösungen ... 328
I. Gelifundol ... 329

D. Stärkelösungen ... 328
I. Expafusin ... 329

E. Ringer-Lösung ... 328
I. Ringer-Laktat-Lösung ... 329

Kapitel 25. Infusionen und Medikamente mit Wirkung auf den Wasser-Elektrolyt- und Säure-Basen-Haushalt ... 330

A. Elektrolytlösungen und Elektrolytkonzentrate ... 330
I. Calciumglukonat ... 331
II. Kalium-Chlorid ... 331
III. Elektrolyt-Basislösungen ... 331
IV. Natriumchlorid ... 331

B.	Zuckerlösungen	330	B.	Emetika	338
I.	Glukose 5–4%	331	I.	Hypertone Kochsalzlösung	340
II.	Laevulose 5%	331	II.	Sirupus Ipecacuhanae	340
			III.	Apomorphin	340
C.	Osmotisch wirksame Infusionen und Medikamente zur Diurese	330	C.	Laxatien	338
			I.	Natriumsulfat	340
I.	Lasix	332	D.	Paraffinöle	338
II.	Mannit	332	I.	Paraffinum Perliquidum	341
D.	Pufferlösungen	330	E.	Carbo medicinalis	338
I.	Natriumbikarbonat	332	I.	Medizinische Kohle	341
			F.	Antidote	339
			I.	Atropinum sulfuricum	341
			II.	Toxogonin	341
			III.	Dimethylaminophenol	341
			IV.	S-Hydrill	341
			V.	Calciumedetat-Natrium	341

Kapitel 26. Analgetika und Spasmolytika ... 333

A. Novaminsulfon ... 333
I. Novalgin ... 334

B. Opiate und synthetische Betäubungsmittel ... 333
I. Morphin ... 334
II. Dolantin ... 334

C. Butylscopolamin ... 333
I. Buscopan ... 334

Kapitel 30. Medikamente zur Intubation und Narkoseeinleitung ... 342

A. Atropin ... 342
I. Atropinum sulfuricum ... 343

B. Ketamine ... 342
I. Katanest ... 343

C. Barbiturate ... 342
I. Trapanal ... 343

Kapitel 27. Medikamente zur Beruhigung, Mittel gegen allergische Reaktionen ... 335

A. Diazepam ... 335
I. Valium ... 336

B. Triflupromazin ... 335
I. Psyquil ... 336

C. Chloralhydrat ... 335
I. Chloralhydrat-Rectiole ... 336

D. Antihistaminika ... 335
I. Tavegil ... 336

D. Thalamonal ... 342
I. Thalamonal ... 343

E. Relaxantien ... 342
I. Pantolax ... 343
II. Alloferin ... 345

Kapitel 31. Die medikamentöse Reanimation ... 344

I. Natriumbikarbonat ... 345
II. Alupent ... 345
III. Suprarenin ... 345
IV. Calciumglukonat ... 346
V. Xylocain 2% ... 346
VI. Kalium-Chlorid ... 346

Kapitel 28. Hormonpräparate ... 337

A. Kortikoide ... 337
I. Celestan ... 336

B. Insulin ... 337
I. Alt-Insulin ... 336

Anhang

Kapitel 32. Kasuistiken
(T. Graf-Baumann) ... 349

Kapitel 33. Terminologie
(T. Graf-Baumann) ... 358

Kapitel 29. Substanzen zur Entgiftung/ Gegengifte ... 338

A. Silikonentschäumer ... 338
I. SAB ... 340

Sachverzeichnis ... 373

Abbildungsnachweis ... 383

Erläuterungen zur Didaktik des Buches

In verschiedenen Kapiteln dieses Buches wurden besonders wesentliche Textstellen durch Umrandungen, Farbraster und Symbole hervorgehoben:

Rote Umrandung	bedeutet Gefahr
Roter Raster	bedeutet besondere Gefahr
Schwarze Umrandung	bedeutet wichtige Textstelle
Grauer Raster	bedeutet besonders wichtige Textstelle

In den einzelnen Kapiteln wurden folgende Symbole verwendet:

- ▶ bedeutet Indikation
- ◀ bedeutet Ziel bei der Maßnahme
- ■ bedeutet Technik der Durchführung
- ? bedeutet wo/wie erlernbar
- ▼ bedeutet Gefahren
- ! bedeutet Hinweise

Bei der Erstellung des Kapitels Terminologie wurde teilweise auf die Definitionen in den bekannten Medizin-Wörterbüchern (Pschyrembel, Medizin-Duden) zurückgegriffen.

Einleitung

A. Stand des Berufsbildes

Die unter Beteiligung von Fachleuten aus dem nationalen und internationalen Bereich auf den Rettungskongressen des Deutschen Roten Kreuzes (1967 Berlin, 1970 Göttingen, 1974 Sindelfingen, 1978 Wiesbaden) erarbeiteten Empfehlungen lassen eindeutig erkennen, daß ein den heutigen Forderungen entsprechender Rettungsdienst nur dann effizient und sinnvoll sein kann, wenn neben anderen Voraussetzungen ein den Erfordernissen entsprechend ausgebildeter Rettungssanitäter zur Verfügung steht. Diesen Forderungen liegt die Tatsache zugrunde, daß sich die Aufgaben des Rettungsdienstes nicht mehr, wie in früheren Zeiten, im schnellstmöglichen Transport eines Patienten vom Orte des Geschehens zum Krankenhaus erschöpfen darf, sondern am Notfallort und während des Transportes bestimmte, über einfache Sofortmaßnahmen hinausreichende Tätigkeiten nicht nur in der Ausnahmesituation, sondern im Regelfall zur Wiederherstellung und Aufrechterhaltung vitaler Funktionen erforderlich werden. Trotzdem gibt es bis heute einerseits kein Gesetz über den Beruf des Rettungssanitäters, andererseits nicht einmal eine programmierte, systematisierte, übereinstimmende und verbindliche Ausbildung zum Rettungssanitäter, obwohl auch heute noch ca. 80% aller zu versorgenden Notfallpatienten am Orte des Geschehens und auf dem Transport ausschließlich vom Rettungssanitäter betreut werden. Mit anderen Worten: 80% aller Notfallpatienten, also Patienten, bei denen Störungen vitaler Funktionen vorliegen oder aufgrund der Schwere der Verletzung bzw. Erkrankung vermutet werden müssen, werden ausschließlich von nichtärztlichen Helfern in einer Phase versorgt, in der es vordergründig darauf ankommt, das Überleben zu sichern.

Die den neuesten Ermittlungen zugrunde liegenden und auf dem Wiesbadener Rettungskongreß vorgetragenen Zahlen mögen sich in den kommenden Jahren durch einen vermehrten Einsatz von Notärzten verschieben, dennoch ist für die überschaubare Zukunft davon auszugehen, daß bei der Versorgung von Notfallpatienten in der überwiegenden Zahl ausschließlich Rettungssanitäter eingesetzt werden, die dann auch eigenverantwortlich arbeiten müssen. Bereits im Gesetzwurf der Bundesregierung über den Beruf des Rettungssanitäters vom 18.06.1973 fanden diese Tatsachen keine Berücksichtigung oder, was eher anzunehmen ist, die juristische Problematik wurde vordergründiger betrachtet, als die der Notfallmedizin. In diesem Gesetz war der qualifiziert ausgebildete Rettungssanitäter ausschließlich für eine dem anwesenden Arzt assistierende Tätigkeit vorgesehen, Ausnahmeregelungen wurden nicht angesprochen.

Unter den bisher dargestellten Voraussetzungen bedarf es sicher auch einer Prüfung, inwieweit ein Vergleich der Rettungssanitäter und seiner Aufgaben und Befugnisse mit denen anderer medizinischer Assistenzberufe möglich oder notwendig ist. Aus medizinischer Sicht ist die Eigenverantwortung einer Schwester oder eines Pflegers auf einer Intensivtherapiestation im Grunde genommen vergleichbar mit der des Rettungssanitäters. Die Unterschiede bestehen lediglich darin, daß es sich einmal um die Erstversorgung eines Notfalles unter erschwerten Bedingungen handelt, zum anderen in der Intensivtherapie durch die Maßnahmen der Schwestern und Pfleger die Kontinuität einer durch Ärzte eingeleiteten Behandlung und die Durchführung bestimmter Verordnungen sicherzustellen ist. Jeder weiß aber, daß auch, trotz vorliegender ärztlicher Verordnungen, im Bereich der Intensivtherapie Situationen entstehen, die denen vergleichbar sind, die wir aus dem Bereich der Erstversorgung von Notfallpatienten kennen. Bei einem solchen Vergleich wird die Diskrepanz bei einem fehlenden Gesetz für den Beruf des Rettungssanitäters noch größer, da Schwestern und Pfleger nicht nur eine dreijährige Grundausbildung mit Abschluß durch ein Staatsexamen absolvieren, sondern darüber hinaus im allgemeinen eine zwar noch nicht staatlich anerkannte oder geregelte, dennoch auf Empfehlungen medizinischer Fachgesellschaften basierende zweijährige berufsbegleitende Weiterbildung durchlaufen.

Wegen des fehlenden und in überschaubarer Zukunft nicht zu erwartenden Gesetzes über den Beruf des Rettungssanitäters, nicht zuletzt wegen der in den letzten Jahren festgestellten divergierenden Ausbildungsqualität, hat der Bund-Länder-Ausschuß für das Rettungswesen eine Initiative ergriffen und im Einvernehmen mit den Hilfsorganisationen eine bundeseinheitliche Ausbildung der Rettungssanitäter von insgesamt 520 Stunden empfohlen. Die Beratungen darüber, wie diese Ausbildung gegliedert, einheitlich gestaltet und mit einer ebenfalls übereinstimmenden Prüfung abgeschlossen werden soll, sind noch nicht beendet. Auf dem Rettungskongreß in Wiesbaden ist mit entsprechenden Begründungen und nachhaltig darauf hingewiesen worden, daß eine solche stark verkürzte Ausbildung selbst als Interimslösung nur dann akzeptabel erscheint, wenn gleichzeitig mit einer wiederum systematisierten und obligatorischen, den Erfordernissen entsprechenden Fortbildung begonnen wird. Im Augenblick müssen wir davon ausgehen, daß selbst die 520-Stunden-Empfehlung in vielen Bereichen noch nicht zur Anwendung kommt und ebenfalls noch nicht abzusehen ist, ob und wann durch eine obligatorische Fortbildung die in der Grundausbildung erlangten Kenntnisse und Fähigkeiten erhalten oder verbessert werden können.

Bei der Planung und Gestaltung dieses Lehrbuches konnten wir uns also nicht, wie in anderen Ausbildungsberufen, an einem verbindlichen Lehr- und Ausbildungsplan orientieren. Wir mußten vielmehr versuchen, unabhängig davon, wie und wann der Stoff vermittelt wird, die Ausbildungsinhalte darzustellen und abzuhandeln, die der Rettungssanitäter für eine selbständige und assistierende Tätigkeit benötigt. Dieses Lehrbuch ist kein Lernbuch, d. h. der Rettungssanitäter muß nicht den gesamten hier dargestellten Stoff erlernen. Ein Teil dient lediglich zur Information, um dem Rettungssanitäter die Möglichkeit zu geben, sich z. B. über Notfallmedikamente zu informieren oder Zusammenhänge erkennen zu können.

Unabhängig davon wie und in welcher Form in der Zukunft die Aus- und Fortbildung geregelt wird, haben die Ausbilder und die Auszubildenden die Möglichkeit, aus dem angebotenen Stoff jeweils das auszuwählen, was in den Aus- oder Fortbildungsvorhaben vermittelt werden soll.

Solange ein Gesetz über den Beruf des Rettungssanitäters fehlt, ergeben sich zwangsläufig auch rechtliche Probleme in der Fragestellung, was der Rettungssanitäter bei einer selbständigen oder assistierenden Tätigkeit tun darf oder muß. Wir haben aus diesem Grunde in dieses Lehrbuch ein gesondertes Kapitel über die Rechtsstellung des Rettungssanitäters aufgenommen, um die bisher bestehende Rechtsunsicherheit zu verringern.

B. Abgrenzung des Lehrbuches gegenüber Leitfäden

Dieses Buch soll die Leitfäden der Rettungsorganisationen auf den Gebieten der Ersten Hilfe und der Sanitätsausbildung nicht ersetzen. In diesen Leitfäden sind die Grundmethoden, die beim Beginn einer Ausbildung zum Rettungssanitäter vorausgesetzt werden müssen, in ausgezeichneter Weise dargestellt, es bedarf daher hier keiner Wiederholung. Unterschiedlich erscheinende Lehrmeinungen verschiedener Rettungsorganisationen zu Fragen der Ersten Hilfe oder der erweiterten lebensrettenden Sofortmaßnahmen werden in diesem Lehrbuch nicht berücksichtigt, wenn sie für die Rettungspraxis ohne Bedeutung sind.

Ein Beispiel: Ob der Helfer bei der Durchführung der stabilen Seitenlage steht oder kniet, hängt von den jeweiligen Umständen ab. Medizinisch bedeutsam ist allein die situationsgerechte, schonende und korrekte Lagerung des Patienten. Einige Korrekturen erscheinen aufgrund klinischer und notärztlicher Erfahrungen bei der Ausbildung zum Rettungssanitäter erforderlich. Auch dafür ein Beispiel: Der erfahrene Rettungssanitäter wird bei der Überprüfung der Atmung den Atemstillstand nicht durch das Auflegen der Hände auf den Brustkorb bzw. den Oberbauch überprüfen, er muß vielmehr bereits die unzureichende Spontanatmung an einer Kombination von einzelnen Anzeichen erkennen und mit der Beatmung beginnen, selbst wenn noch kein Atemstillstand vorliegt. Diese kleinen Korrekturen ergeben sich aber daraus, daß der Rettungssanitäter beim Abschluß seiner Ausbildung gegenüber dem Laienhelfer wesentlich umfangreichere Kenntnisse und Fähigkeiten besitzt.

C. Lernziele und Lerninhalte für die Ausbildungsbereiche Schule, Krankentransport und Rettungsdienst, Klinik

Unabhängig von den in Zukunft zur Verfügung stehenden Aus- und Fortbildungsmöglichkeiten müssen drei Bereiche
- Schule
- klinische Ausbildung
- der Einsatz im Rettungsdienst

als Ausbildungsstationen vorgesehen werden. Jeder dieser drei Bereiche beinhaltet besondere und abgrenzbare Ausbildungsmöglichkeiten und -ziele. Abgestufte Lerninhalte und ein koordinierter Wechsel zwischen diesen drei Bereichen sind unverzichtbar.

I. Schule

In der Schule ist das für die Tätigkeit im Rettungsdienst erforderliche theoretische Grundwissen aus den Gebieten

Anatomie	Funktechnik
Physiologie	Fahrzeugkunde
Pathophysiologie	Einsatztaktik
Physik/Chemie	Technische Rettung

von Lehrern zu vermitteln. Die schulische Ausbildung soll den Rettungssanitäter außerdem in die Lage versetzen, die Kenntnisse und Fähigkeiten, die im *klinischen* Unterricht vermittelt werden, sinnvoll zu verarbeiten.

Bei Mängeln an theoretischen Kenntnissen wird der Rettungssanitäter bei der klinischen Ausbildung überfordert. Er wird bestenfalls imstande sein, vermittelten Stoff oder auch Maßnahmen und Methoden auswendigzulernen, ohne jedoch die Möglichkeit zu finden, die notwendigen Zusammenhänge zu erkennen.

II. Klinik

In der Klinik soll der Rettungssanitäter unter Anleitung und Aufsicht von Ärzten und Pflegepersonal alle Verfahren, die zur Überprüfung, zur Wiederherstellung und zur Aufrechterhaltung der lebenswichtigen Funktionen am gefährdeten Patienten notwendig sind, erlernen und anwenden. Er soll dabei systematisch auf die von ihm erwartete selbständige und assistierende Tätigkeit vorbereitet werden. Dies alles muß verständlicherweise unter den speziellen Gesichtspunkten der Notfallmedizin geschehen, d. h. die Unterrichtenden müssen sich an den Notwendigkeiten und Möglichkeiten orientieren, die im vorklinischen Bereich, also beim Einsatz der unterschiedlichen Rettungsmittel, gegeben sind. Es bietet sich daher besonders an, daß die Ausbildung in der Klinik von Notärzten durchgeführt, zumindest aber in ausreichender Weise überwacht wird, nur so kann das mit dem Klinikpraktikum angestrebte Ausbildungsziel erreicht werden.

III. Rettungsdienst

1. In Anpassung an das Lebens- und Dienstalter sowie den Ausbildungsstand sollte der Sanitäter seine Ausbildung im außerklinischen Bereich durch ein Praktikum im *Krankentransport* beginnen. Durch diese Vorbereitung auf den Rettungsdienst erlernt er den Umgang mit leichter Erkrankten und Verletzten, die Gefahr einer plötzlichen Überforderung ist bei einem solchen Vorgehen nicht gegeben. Ob das zweite Praktikum in Verbindung mit einem Notarztdienst oder an einer nur mit Rettungssanitätern besetzten Rettungswache absolviert werden kann, wird von den örtlich unterschiedlichen Möglichkeiten abhängen. In jedem Falle muß auch während dieses Praktikums ein kompetenter Rettungssanitäter dafür sorgen, daß der Auszubildende das angestrebte Ausbildungsziel erreicht.

2. Im *Rettungsdienstpraktikum* wird der Auszubildende dann als Mitarbeiter eines bereits ausgebildeten Rettungssanitäters an die schwierige selbständige und eigenverantwortliche Tätigkeit herangeführt. Die besondere Problematik liegt darin, ohne eigene Kompetenzen zu überschreiten, dem einzelnen Patienten ein Maximum an Überwachung und Behandlung zukommen zu lassen.

3. Als *Helfer des Notarztes* führt der Rettungssanitäter einerseits unter dessen Verantwortung selbständig Maßnahmen durch, andererseits assistiert er bei typischen notärztlichen Verfahren. Besonders das umfangreiche Gebiet der medikamentösen Therapie im Rettungsdienst muß in diesem Ausbildungsabschnitt in ausreichender Weise erarbeitet werden, wobei selbstverständlich die Grenzen dieser Ausbildung Beachtung finden müssen. Durch kritische Besprechungen der gemeinsam mit Notärzten durchgeführten Einsätze lassen sich die Kenntnisse wesentlich vertiefen, die Zusammenhänge der jeweils durchgeführten oder notwendigen Maßnahmen erkennen. Der auszubildende Rettungssanitäter kann dies am besten durch die Analyse selbsterlebter oder kasuistisch zusammengestellter Einsätze. Er kann darüber hinaus gerade in dieser Phase, zum Selbststudium angeregt, aus dem Lehrbuch wesentlich leichter bereits bestehende Kenntnisse erweitern oder vertiefen.

D. Zweck des Lehrbuches

Das Lehrbuch für Rettungssanitäter soll auf bereits vorhandenen Leitfäden und anderen bewährten Ausbildungsschriften aufbauend folgende Aufgaben erfüllen:
Unter Berücksichtigung der spezifischen Notfallsituationen im Rettungsdienst sollen
- der Aufbau des menschlichen Körpers (Anatomie)
- das Zusammenspiel der Lebensvorgänge (Physiologie)
- die Wechselbeziehungen krankhafter Vorgänge (Pathophysiologie)
- das Erkennen dieser Störungen (Diagnostik)
- die Verfahren zur Versorgung Lebensbedrohter (Notfalltherapie)

in einer dem Rettungssanitäter verständlichen Sprache dargestellt werden.
Schwierige Zusammenhänge werden in stark vereinfachter Form dargestellt, wenn dadurch das Grundverständnis verbessert oder überhaupt ermöglicht wird und Fehldeutungen für die praktische Umsetzung des Gelernten auszuschließen sind. Anatomische, physiologische und pathophysiologische Zusammenhänge sind speziell unter notfallmedizinischen Gesichtspunkten abgehandelt und ebenfalls vereinfacht.

E. Lernhinweise

Die einzelnen Kapitel sind als Informations-, Lern- und Nachschlagkapitel aufzufassen. Die in den Aus- oder Fortbildungsvorhaben eingesetzten ärztlichen oder nichtärztlichen Ausbilder müssen dem Rettungssanitäter bei der Auswahl des Stoffes behilflich sein und im einzelnen festlegen, in welchen Bereichen sie nur ein informatives Wissen und in welchen lückenlose Kenntnisse erwarten.

Lernhinweise

I. Informationskapitel

In Lesekapiteln werden unter anderem die Themenkreise dargestellt, die dem Rettungssanitäter seinen Stellenwert im Gesamtsystem der Versorgung von Notfallpatienten und speziell im präklinischen Bereich aufzeigen, die das Zusammenwirken der einzelnen Glieder der Rettungskette erläutern und die die notfallmedizinischen Entwicklungen zusammenfassen, die auf die gegenwärtige Situation des Rettungsdienstes einen direkten Einfluß ausüben.

II. Lernkapitel

Der Stoff der Lernkapitel dient der Vorbereitung für die Praxis im engeren Sinne, da hier Medizin für Rettungssanitäter dargestellt wird. Einzelne Abschnitte müssen als Ergänzung des Unterrichts, eventuell sogar schrittweise als Ersatz für einen Unterricht gelernt werden. Außerdem sind diese Kapitel im Sinne einer kontinuierlichen Fortbildung in gewissen Zeitabständen erneut durchzuarbeiten.

III. Nachschlagkapitel

In Nachschlagkapiteln sind Themen und Lerninhalte, z. B. die Medikamentenlehre, dargestellt, die bisher nicht oder nur selten unterrichtet wurden. Hier soll der Rettungssanitäter die Möglichkeit erhalten, sich in eigener Initiative, angeregt durch die tägliche Arbeit und Einsatzerfahrungen oder durch seine Ausbilder, zusätzliche Informationen und Kenntnisse zu erwerben.

IV. Medizinische Terminologie für Rettungssanitäter

In einem gesonderten Abschnitt dieses Lehrbuches ist die medizinische Terminologie für Rettungssanitäter dargestellt. Hier werden Begriffe der medizinischen Umgangssprache erläutert, deren Kenntnis eine Voraussetzung für das Verständnis medizinischer Zusammenhänge und für eine ausreichende Kooperation zwischen Rettungssanitätern und Ärzten sowie Klinikpersonal darstellt.

1 Allgemeine notfallmedizinische und rettungsdienstliche Grundsätze

Kapitel 1. Die Funktionen des modernen Rettungsdienstes

In den letzten 20 Jahren kam es in hochzivilisierten Ländern durch eine zunehmende Rate an Herz-Kreislauf-Erkrankungen und die ansteigende Zahl von Verkehrsunfällen, Arbeitsunfällen und Unfällen des täglichen Lebens zu einer erheblichen Zunahme des Anteils schwerstgefährdeter Patienten.

Nach übereinstimmender Schätzung medizinischer Experten ist davon auszugehen, daß durch eine rechtzeitige, d. h. bereits am Ort des Geschehens eingeleitete, gezielte Therapie 10 bis 20% der durch akute Erkrankungen oder traumatische Einflüsse Verstorbenen zu retten wären. Bei der erheblich größeren Zahl der überlebenden Erkrankten oder Verletzten können durch sachgerechte Behandlung auch während des Transportes die Krankenhausliegezeiten und das Ausmaß bleibender Schäden gesenkt werden.

Nach Angaben des Statistischen Bundesamtes starben im Jahre 1976 bezogen auf 100 000 Einwohner der Bundesrepublik
- 561 an Krankheiten des Kreislaufsystems
- 232 an bösartigen Neubildungen
- 70 an Krankheiten der Atmungsorgane
- 23 nach Kraftfahrzeugunfällen innerhalb und außerhalb des Verkehrs
- 21 durch Selbstmord und Selbstbeschädigung

A. Geschichtlicher Rückblick

Erstes „militärisches Notarztsystem". Als Larrey, der spätere Chefchirurg der großen Armee Napoleons, 1792 bei der Rheinarmee diente, lernte er dort die Mängel des damaligen Verwundetentransportsystems und die Leiden der Betroffenen kennen. Er forderte daher die Einrichtung von sogenannten „fliegenden Lazaretten". Später standen in diesen fliegenden Lazaretten mehr als die Hälfte der bei der Armee anwesenden Militärärzte weniger als eine Meile hinter der Front bereit, um die Verwundetenversorgung ohne größere Verzögerung einleiten zu können. Larrey hatte erkannt, daß zum damaligen Zeitpunkt alle großen Operationen in den ersten Stunden der Schlacht unter Ausnutzung des Schocks durchgeführt werden mußten, wegen der zu diesem Zeitpunkt reduzierten Schmerzempfindlichkeit und um dem Auftreten einer „brandigen Infektion" zuvorzukommen. Heute werden chirurgische Maßnahmen in der Regel erst nach Beseitigung des Schocks durchgeführt. Die grundsätzlichen Überlegungen, die zu dieser Organisation führten, behielten aber in der Folgezeit Gültigkeit, auch wenn Mittel und Methoden zur Verfügung standen, die eine ausreichende Schock- und Schmerzbekämpfung vor der operativen Versorgung ermöglichten.

Militärischer Verwundetentransport beeinflußt zivilen Krankentransportdienst. Im 19. und 20. Jahrhundert wurde der zivile Krankentransport- und Rettungsdienst wesentlich durch Erfahrungen des militärischen Verwundetentransports beeinflußt. Organisatorische und medizinische Verfahren, die sich beim Transport und der Versorgung großer Verwundetenzahlen bewährt hatten, wurden auch für die Versorgung Erkrankter und Verletzter im Frieden übernommen.

Die klassische Erste Hilfe. Da in den konventionellen Kriegen des 19. und 20. Jahrhunderts überwiegend Verwundete, also chirurgische Patienten zu versorgen waren, lag der Schwerpunkt der Maßnahmen vor und während des Transportes zur operativen Versorgung bei Maßnahmen der klassischen Ersten Hilfe, wie dem Anlegen von Verbänden und der Schienung von Frakturen. Auch diese Aussage gilt für die Krankentransport- bzw. Rettungsdienste der entsprechenden Zeit. Nicht-chirurgische Patienten, beispielsweise mit Störungen der Herz-Kreislauf-Tätigkeit und der Atmung sowie Bewußtlose wurden in der Regel ohne gezielte Maßnahmen des Sanitätspersonals zur ärztlichen Versorgung transportiert.

Wiederbelebungsverfahren kamen selten zur Anwendung. Wiederbelebungsversuche etwa bei Ertrunkenen, Gasvergifteten oder bei Neugeborenen ohne Lebenszeichen stellten absolute Ausnahmen dar, da sich diese Notfälle relativ selten ereigneten und die damals bekannten „lebensrettenden Sofortmaßnahmen" zum Teil ineffektiv waren. Außerdem fehlte dem Sanitätspersonal eine Ausbildung in den damals üblichen Verfahren, das gleiche galt übrigens auch für die meisten Ärzte.

Ausbildung des Sanitätspersonals. Sanitäter, die diese Tätigkeit als Beruf wählten, und sozial engagierte medizinische Laien, die ehrenamtlich Kranke und Verletzte versorgten und zur ärztlichen Behandlung transportieren wollten, konnten die Verfahren der klassischen Ersten Hilfe ohne weiteres in relativ kurzer Zeit erlernen. Die Qualität dieser Leistung entsprach unterschiedslos dem damals möglichen Optimum. In vielen Regionen wurden Krankentransport und Rettungsdienst in vollem Umfange unentgeltlich oder gegen geringe Kostenerstattung von Laienorganisationen durchgeführt. Dadurch haben die Hilfs- bzw. Rettungsorganisationen Deutsches Rotes Kreuz, Arbeiter-Samariter-Bund, Malteser Hilfsdienst, Johanniter-Unfallhilfe, die Feuerwehren u. a. der Allgemeinheit unschätzbare Dienste geleistet.

Sanitätsfahrzeuge, reine Transportmittel. Die Sanitätsfahrzeuge waren in Konstruktion, Antriebsart und -leistung jeweils den Möglichkeiten der Fahrzeugtechnik angepaßt. Der Patientenraum wurde als reiner Transportraum mit einer entsprechenden Zahl von Tragen ausgelegt. Apparative Überwachungs- und Behandlungsgeräte gab es nicht. Nach Durchführung der Ersten Hilfe vor Transportbeginn erfolgte keine weitere Behandlung. Der Sanitäter konnte den Zustand des Patienten „nur" durch menschliche Zuwendung und tröstenden Zuspruch beeinflussen. Die rein samaritane Aufgabe stand im Vordergrund.

Prinzip der notärztlichen Versorgung. Für den Ausbau des modernen Rettungsdienstes gingen entscheidende Impulse von der Versorgung Unfallverletzter aus. Der Chirurg Kirschner stellte 1938 für den zivilen Bereich die damals revolutionäre Forderung auf, daß der Verletzte nicht so schnell wie möglich zum Arzt, sondern der Arzt so schnell wie möglich zum Verletzten gebracht werden müsse.

K. H. Bauer und R. Frey: Clinomobil. Die Professoren K. H. Bauer und R. Frey griffen diese Vorstellung 1953 erneut auf und hoben insbesondere die Notwendigkeit einer besseren Versorgung der damals sprunghaft ansteigenden Zahl von Verkehrsverletzten hervor. 1957 setzten sie erstmals ein „Clinomobil" als Operationswagen ein. Man lernte, daß in dieser Phase der Versorgung lediglich die Sicherung des Überlebens und die Herstellung der Transportfähigkeit notwendig waren. Eigentliche Notoperationen, die bereits am Orte des Geschehens, also vor Transportbeginn notwendig wurden, blieben eine absolute Seltenheit. Die Fahrzeuge (Omnibus mit einachsigem Anhänger) waren zu groß und damit relativ unbeweglich, die Besatzung (ein Chirurgenteam) zu umfangreich. Eine Realisierung auf breiter Basis wäre nicht möglich gewesen. Die Konzeption des „Clinomobils" ist zwar mittlerweile auch aus anderen Gründen (hoher Anteil nichttraumatologischer Notfallpatienten) verlassen, die damaligen Initiativen brachten aber erste grundsätzliche Erfahrungen und gaben dem Rettungsdienst neue Impulse, die das heutige Rettungswesen, insbesondere den Notarztdienst maßgeblich beeinflußten.

Sprunghafte Entwicklung der Notfallmedizin. Die sprunghafte Entwicklung der Notfallmedizin besonders in den Jahren nach dem

Zweiten Weltkrieg machte offensichtlich, daß bei akut lebensbedrohten Patienten entscheidende medizinische Maßnahmen schon außerhalb der Klinik erforderlich werden, die früher noch nicht üblich waren oder der innerklinischen Versorgung vorbehalten blieben.

Allgemeine Fortschritte der Medizin, aber auch gerade die durch den zuvor erwähnten bedrohlichen Anstieg der akut gefährdeten Patienten angeregten Forschungen, hatten die Erarbeitung und Verbreitung spezieller notfallmedizinischer Behandlungsmöglichkeiten zur Folge.

In dieser Auflistung sind nur die Verfahren dargestellt, die auch im Rettungsdienst angewendet werden.

Neue notfallmedizinische Verfahren	Routineverfahren
Schockbekämpfung durch Infusion von Volumenersatzmitteln (1870/71 vorausgesagt durch v. Bergmann)	ab 1950
Elektrische Defibrillation (1901 entdeckt durch Igelsrud)	1957
Atemspende (biblisches Verfahren, 16. Jahrhundert Hebammen)	1958
Externe Herzmassage (1892 Maas)	1960

Wie die Anmerkungen in Klammern erkennen lassen, waren fast alle diese Verfahren bereits in früherer Zeit vorausgesagt, genau beschrieben, ja zum Teil sogar über Jahrhunderte in Einzelfällen erfolgreich angewendet worden.

Sie wurden aber von der medizinischen Wissenschaft nicht ausreichend beachtet (Defibrillation), gerieten in Vergessenheit (Herzdruckmassage), oder wurden wieder verlassen (Atemspende). Der wissenschaftliche Beweis ihrer Wirksamkeit und ihrer Zweckmäßigkeit wurde erst in jüngster Zeit durch systematische Forschungen im Bereich der Reanimation und Intensivmedizin, insbesondere auch auf dem Gebiet der Pathophysiologie des plötzlichen Todes untermauert.

Schwerpunktverlagerung auf nichttraumatologische Notfälle. Genauere Kenntnisse über die biologischen Vorgänge beim Eintreten des plötzlichen Todes machten eine Unterscheidung zwischen dem in manchen Fällen reversiblen „klinischen Tod" und dem irreversiblen „biologischen Tod" erforderlich.

Akut lebensbedrohliche Zustände findet man nicht nur nach äußerer Einwirkung durch die verschiedensten Unfallmechanismen, sondern, wie neuere Statistiken zeigen, viel häufiger bei internistischen Erkrankungen im weitesten Sinne. Die bei der Versorgung solcher Patienten im Rettungsdienst zu beachtenden Zusammenhänge sind häufig komplizierter als bei entsprechenden Bemühungen um traumatologische Notfälle.

Funktionen des modernen Rettungsdienstes

Bei
in ihrem Wohlbefinden aufs schwerste
beeinträchtigten
und
lebensbedrohten
Mitmenschen
sind durch gezielte
Überwachung und Behandlung
am
Ort des Geschehens und
während des Transports
- Todesangst und Schmerzen zu beseitigen
- zusätzliche Schäden zu verhindern und
- das Leben zu erhalten.

Die Funktionen des modernen Rettungsdienstes lassen sich schematisch auf folgende Weise zusammenfassen:
Die Aufgaben des Rettungsdienstes bestehen darin,
- die durch Schmerzen und Angst verursachte menschliche Not zu mildern,
- eine Verschlechterung des Zustandes zu verhindern und
- in bestimmten Fällen eine Wiederbelebung klinisch Toter zu versuchen.

Häufig gelingt es, durch relativ einfache Verfahren das Überleben zu sichern sowie Folgekrankheiten mit entsprechend längeren Liegezeiten in der Klinik und bleibende Invalidität zu vermeiden. Überlebenssicherung und

Verhinderung vermeidbarer Krankheits- oder Verletzungsfolgen sind zweifellos die Hauptfunktionen des Rettungsdienstes. Die Wiederbelebung bereits klinisch Toter ist eine wesentliche Teilfunktion, sie sollte aber in ihrem Stellenwert nicht zu hoch bewertet werden.

Reorganisation und Funktionsanpassung des modernen Rettungsdienstes. Die in geraffter Form geschilderten geschichtlichen Zusammenhänge beeinflussen zwangsläufig auch heute noch in maßgeblichem Umfange Selbstverständnis und Arbeitsweise der Rettungsorganisationen.

Die durch die Entwicklung der Notfallmedizin erforderliche Reorganisation der Rettungsdienste begann Anfang der 60er Jahre. Insbesondere die auf den Rettungskongressen des Deutschen Roten Kreuzes in Berlin, Göttingen, Sindelfingen und Wiesbaden erarbeiteten Empfehlungen stellen Meilensteine der Entwicklung dar. Sie führten zu klar definierten Forderungen und schließlich zu Rettungsdienstgesetzen in den Bundesländern. Bereits heute sind die Auswirkungen der auf dieser Basis erfolgten Reorganisation erkennbar: Die Erstversorgung des Notfallpatienten konnte durch Verbesserung der personellen und materiellen Voraussetzungen den Erfordernissen angepaßt werden. Einen wesentlichen Beitrag dazu leisteten auch Privatinitiativen, z. B. die Rettungsdienst-Stiftung Björn Steiger, und der Allgemeine Deutsche Automobilclub (ADAC).

In Abhängigkeit von den Finanzierungsmöglichkeiten und der damit verbundenen schrittweisen Realisierung der gültigen Konzepte wird aber noch ein längerer Zeitraum vergehen, bis das Rettungssystem lückenlos in der gesamten Bundesrepublik funktioniert.

B. Beziehungen zwischen präklinischer und klinischer Versorgung

Wie bereits dargestellt, müssen die zuvor aufgezählten notfallmedizinischen Verfahren bei vielen Patienten bereits am Orte des Geschehens angewendet werden, um ihr Leben zu erhalten und später in der Klinik nicht mehr rückgängig zu machende (irreversible) Schäden zu vermeiden. Es ist daher notwendig, den Rettungsdienst und die klinische Versorgung nicht mehr als völlig getrennte, sondern

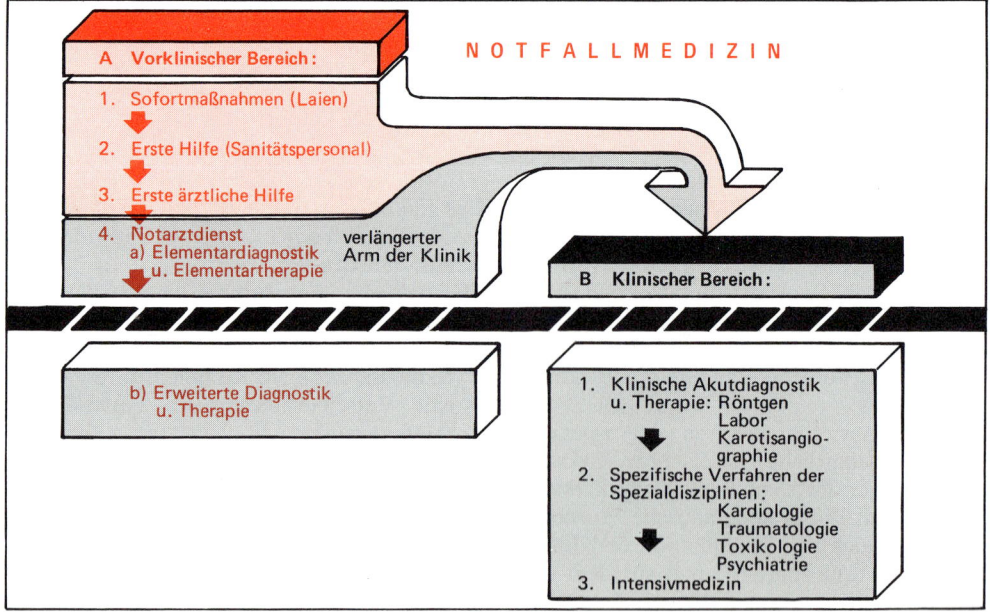

Abb. 1

als eng miteinander verknüpfte Funktionsbereiche zu sehen (Abb. 1).
In Regionen, in denen überdurchschnittliche Initiativen zu richtungsweisenden Verbesserungen des Rettungsdienstes führten, wird der früher rein samaritane, von Laien betriebene Krankentransport und Rettungsdienst zur „präklinischen Versorgung" von Notfallpatienten. Die als Notärzte arbeitenden Ärzte werden als „verlängerter Arm der Klinik" bereits am Notfallort tätig, da Notarztwagen und Rettungshubschrauber mit qualifizierter Besatzung als „mobile klinische Einrichtungen" fungieren. Da die medizinischen Zuständigkeiten und Funktionsabläufe nahtlos ineinandergreifen, müssen in der Regel noch bestehende Ungleichgewichtigkeiten zwischen den medizinischen Möglichkeiten der Krankenhäuser und denen des Rettungsdienstes auf ein vertretbares Maß reduziert werden.

Auffallend ist vor allem die Tatsache, daß die *klinische Behandlung* durch Ärzte und examiniertes Assistenzpersonal erfolgt, während die *präklinische Akutversorgung* Lebensbedrohter häufig ohne ärztliche Anweisungen und Verantwortlichkeit von Sanitätspersonal ohne geregelte Minimalausbildung bewältigt werden soll (Tabelle 1).

Verantwortliche Politiker, die Öffentlichkeit, aber auch Rettungsorganisationen und Kostenträger orientieren sich häufig auch heute noch an überholten Konzepten und verschiedenen Zuständigkeiten für die präklinische

Tabelle 1. Vergleichende Situationsbeschreibung

Rettungsdienst		Krankenhaus
Rettungssanitäter, seltener Notärzte	*I. Medizinische Maßnahmen* Durchführung von Verfahren • der Ersten Hilfe, Verbände, Schienung etc. • der Atem- und Kreislaufüberwachung bei akut gefährdeten Patienten • der Behandlung dieser Patienten • der Wiederbelebung klinisch Toter	Ärzte, examinierte Krankenschwestern und Krankenpfleger
Rettungssanitäter nein ehrenamtlich/hauptberuflich	*II. Personal* a) *Assistenzpersonal* definiertes Berufsbild? Status?	Krankenschwester/Krankenpfleger ja hauptberuflich
Notärzte nein	b) *Ärzte* definierte Ausbildung	Assistenz-/Fachärzte (jeweils fachspezifisch)
nein (i. d. Regel nicht abgedeckt)	*III. Finanzielle Abdeckung* a) Investitionskosten?	ja (durch Krankenhausfinanzierungsgesetz)
ja/nein (in zunehmendem Umfange durch kostendeckende Transporttarife)	b) Betriebskosten?	ja (durch Bundespflegesatzverordnung)

und klinische Versorgung, wenn sie davon ausgehen, daß die präklinische Versorgung von weniger qualifiziertem Personal weitgehend „kostenneutral" abzuwickeln sei. Schuld daran ist die sogenannte „Pfortentheorie", die sich aus überholten Gesetzen und Verordnungen ergibt. Der Notfallpatient ist außerhalb und innerhalb der Klinik noch nicht ein und derselbe, obwohl der gleiche Patient lebensbedroht ist, die am Ort des Geschehens begonnene Behandlung nahtlos in die klinische Versorgung übergehen muß und auch der Kostenträger der gleiche bleibt.

C. Die Rettungskette

Die Versorgung von Patienten mit lebensgefährlichen Störungen der vitalen Funktionen muß in den einzelnen Bereichen, vom Notfallort bis zur endgültigen Behandlung in der Klinik, durch definierte Aufgabenstellungen gesichert sein.

Anhand des vor einigen Jahren von uns vorgeschlagenen Arbeitsmodells der Rettungskette lassen sich die Funktionsabläufe darlegen und entsprechende Forderungen für die einzelnen Glieder dieser Kette ableiten (Abb. 2).

Die Effizienz des gesamten Systems hängt davon ab, daß jeder Bereich auf die Leistungsfähigkeit des Nächsten abgestimmt ist und keine Versorgungslücke, kein Riß der Kette, entsteht.

Dem Rettungsdienst vorgeschaltete Glieder
- Erstes Glied der Rettungskette: Sofortmaßnahmen am Notfallort.
- Zweites Glied der Rettungskette: Melde-, Alarm- und Koordinationssystem.

Der Rettungsdienst

Dem Rettungsdienst nachgeschaltete Glieder
- Die Klinik mit zentraler Notaufnahme und
- Intensiveinheiten

Sofortmaßnahmen am Notfallort. Bei vielen schweren Unfällen, z. B. einem Niederspannungsunfall, einer Schädel-Hirn-Verletzung mit tiefer Bewußtlosigkeit oder einem Schlagaderabriß mit stark spritzender Blutung können trotz der Schnelligkeit der modernen Rettungsfahrzeuge schwere Schäden oder der Tod nur durch sofortiges sachgerechtes Eingreifen der sich in Nähe befindlichen medizinischen Laien (Passanten, Verkehrsteilneh-

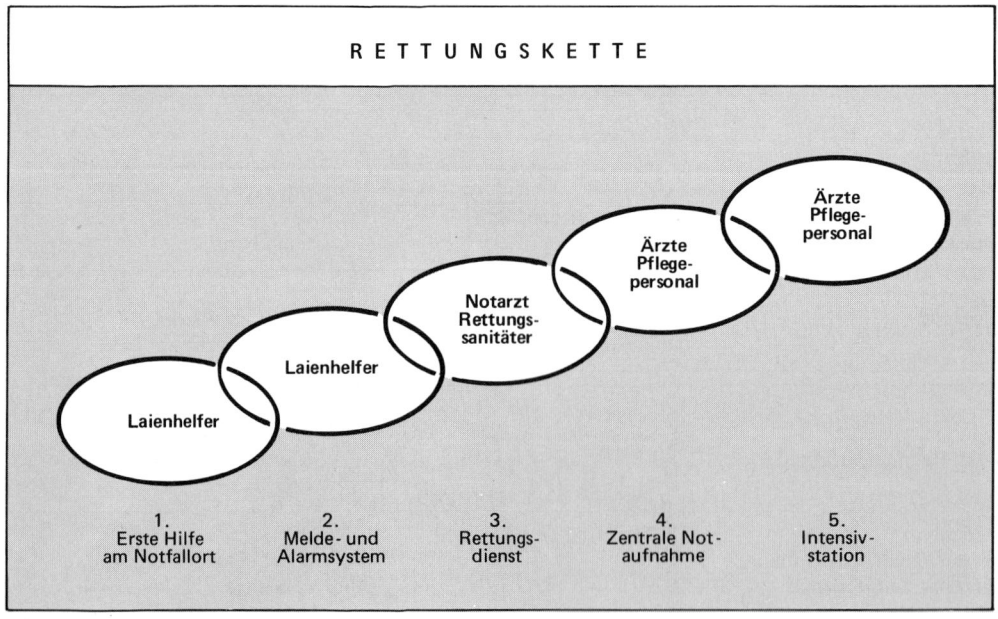

Abb. 2

Die Rettungskette

mer, Arbeitskollegen etc.) verhindert werden. Die Probleme bei Erkrankungen und Vergiftungen, beispielsweise mit akuten Atemstörungen, liegen ähnlich.

Jeder Bürger sollte daher die elementaren Verfahren wie

- schnelle Rettung aus Gefahrenbereichen durch die Anwendung von Rettungsgriffen
- Seitenlagerung Bewußtloser
- Überstreckung des Kopfes bei Verdacht auf Atemwegsverlegung
- Anlegen von Notverbänden und
- Atemspende

beherrschen und anwenden, d. h. über eine Grundausbildung in Erster Hilfe verfügen. Eine vernünftige Erste-Hilfe-Ausbildung sollte zweckmäßigerweise angepaßt an das Verständnisvermögen der Kinder bereits in der Schule beginnen.

Zum Teil leisten niedergelassene Ärzte, die den Notfallort vor Eintreffen des Rettungsdienstes erreichen, erste ärztliche Hilfe.

Jeder Arzt muß, unabhängig von der Fachrichtung, erweiterte ärztliche Behandlungsverfahren verzögerungslos einleiten können. Unter anderem:

- Beatmung mit Beatmungsgeräten
- Schockbehandlung durch Infusion von Volumenersatzmitteln
- medikamentöse Therapie akuter Notfallsituationen.

Er sollte für diese ärztliche Grundfunktion über eine geeignete apparative und medikamentöse Notfallausstattung verfügen.

In § 330c des Strafgesetzbuches ist die allgemeine Hilfepflicht für jedermann festgelegt.

„Unterlassene Hilfeleistung:
Wer bei Unglücksfällen oder gemeiner Gefahr oder Not nicht Hilfe leistet, obwohl dies erforderlich und ihn den Umständen nach zuzumuten, insbesondere ohne erhebliche eigene Gefahr und ohne Verletzung anderer wichtiger Pflichten möglich ist, wird mit Freiheitsstrafe bis zu einem Jahr oder mit Geldstrafe bestraft".

Für den Erwerb des Führerscheins ist nach § 8 Straßenverkehrszulassungsordnung eine Ausbildung in Sofortmaßnahmen am Unfallort Voraussetzung (Klasse III: 3 Doppelstunden; Klasse II: 8 Doppelstunden). Die notfallmedizinische Weiterbildung der Ärzteschaft liegt in der Zuständigkeit der ärztlichen Standesorganisationen und der kassenärztlichen Vereinigung.

Melde-, Alarm- und Koordinationssystem. Voraussetzung für den schnellen und gezielten Einsatz von Rettungsfahrzeugen und Personal ist ein reibungslos arbeitendes Melde-, Alarm- und Koordinationssystem.

Notfallmeldungen müssen über private Telefonanschlüsse und gebührenfrei über öffentliche Münzfernsprecher, zum Teil auch über Notrufzusatzeinrichtungen (Funk oder Draht) durch Wahl einer einheitlichen Notrufnummer (110) bei einer Notrufzentrale, in der Regel der Polizei, auflaufen und von dort bei Vorliegen eines medizinischen Notfalls über Direktleitung zu Leitstellen des Rettungsdienstes weitergegeben werden. Die Auswahl des geeigneten Rettungsfahrzeugs mit der entsprechenden Besatzung hat in diesen Rettungsleitstellen nach klaren einsatztaktischen Prinzipien unter Berücksichtigung der Art des Notrufs, der Entfernungen, der Straßenverhältnisse etc. zu erfolgen. Zusätzlich sollte hier nach Möglichkeit ein Krankenbettennachweis geführt werden. Einzelheiten sind in Kap. 10 dargestellt.

Die Aufgaben der Rettungsleitstellen sind in den Rettungsdienstgesetzen der Länder festgelegt.

Der Rettungsdienst. Die Darstellung der Aufgaben und Probleme des Rettungsdienstes ist ein wesentlicher Inhalt anderer Kapitel dieses Lehrbuchs.

Die Klinik mit zentraler Notaufnahme und Intensiveinheiten. Wie Erfahrungen in Gebieten mit gut funktionierenden Rettungsdiensten zeigen, muß der innerklinische Ablauf der Versorgung von Notfallpatienten an das vorgeschaltete Glied angepaßt werden.

Die Klinik muß bei akuter Lebensgefahr der vom Rettungsdienst übernommenen Patienten auf dem Funk-Draht-Weg eingehende Vorinformationen durch Rettungssanitäter oder Notarzt mit einer den modernen Transportmitteln entsprechenden Schnelligkeit für die Vorbereitung der klinischen Versorgung nützen. Es muß sichergestellt sein, daß über die Rettungsleitstelle die Voraussetzungen für eine funktionierende Verbindung zu den Rettungsfahrzeugen gegeben sind. Innerhalb der Klinik muß in kürzester Zeit der zuständige Vertreter des betroffenen Fachgebietes bereitstehen, Anweisungen für die nachfolgenden Maßnahmen erteilen und beim Eintreffen des Patienten die orientierende Untersuchung des Notarztes oder die Verdachtsbefunde des Rettungssanitäters durch fachspezifische Diagnostik bestätigen und ergänzen. Bei Notfällen, die eine interdisziplinäre Versorgung erfordern, müssen kurzfristig alle betroffenen Fachgebiete mit verantwortlichen Ärzten vertreten sein.

Diese Forderungen für eine Verbesserung der innerklinischen Versorgung lassen sich am sinnvollsten durch die Einrichtung einer zentralen Notaufnahme verwirklichen. Aus der Sicht des Rettungsdienstes ist sie zweckmäßiger als mehrere fachlich und räumlich getrennte Aufnahmestationen; unter anderem, weil dem Rettungssanitäter die heute noch in vielen Fällen bei ihm liegende Entscheidung, in welche Aufnahmestation er den Patienten bringen soll, abgenommen wird. Zahlreiche Probleme der Organisation und Ausstattung fordern eine Lösung in Form einer zentralen Notaufnahme.

Kapitel 2. Die Aufgabenbereiche des Rettungssanitäters

In diesem Kapitel sollen die Aufgaben des Rettungssanitäters in dem zuvor erläuterten Verbundsystem der Rettungskette dargestellt werden.

Die Zahl der Kliniken, die einen Notarztdienst unterhalten, nimmt ständig zu. Dabei sind unterschiedliche personelle und einsatztaktische Modelle zu erproben. Trotzdem werden, besonders in ländlichen Gebieten mit kleineren Krankenhäusern, auf längere Sicht nicht genügend Ärzte für einen solchen organisierten Dienst zur Verfügung stehen. In diesen Bereichen müssen weiterhin akut lebensbedrohte Patienten häufig von auf sich allein gestellten Rettungssanitätern, die zum Notfallort entsandt werden, versorgt, überwacht und in die klinische Behandlung transportiert werden.

Schematisch lassen sich 4 Funktionen des Rettungssanitäters unterscheiden:

Funktion A: Selbständige Tätigkeit des Rettungssanitäters ohne Notarzt
Funktion B: Der Rettungssanitäter als Helfer des Notarztes
Funktion C: Der Rettungssanitäter im Einsatzsteuerungs- und Koordinationsdienst der Rettungsleitstelle
Funktion D: Technische Rettung (Bergung) mit einfachen Hilfsmitteln

Funktion A

In Tabelle 2 werden die Maßnahmen aufgezeigt, die der Rettungssanitäter selbständig auf der Basis ausreichender Kenntnisse durchführen muß. Diese Maßnahmen zur Freilegung und Freihaltung der Atemwege, zur Beatmung (Abb. 3) zur Blutstillung, zur Schockbekämpfung und zur Wiederbelebung

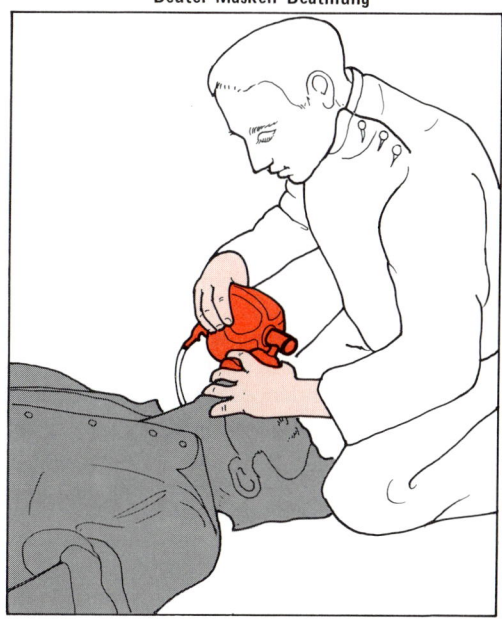

Abb. 3

sind nach den Erfahrungen gut funktionierender Rettungsdienste als unabdingbar einzustufen. Mit der Infusion über eine periphere Vene ist ein entscheidendes, sehr häufig in der Akutversorgung notwendiges Verfahren dem Funktionsbereich des Rettungssanitäters zugeordnet. Das gleiche gilt für die Intubation. Da der Rettungssanitäter in zahlreichen Bereichen selbständig und alleinverantwortlich tätig sein muß, und da von den niedergelassenen Ärzten, auch bei guten organisatorischen Voraussetzungen, niemals sichergestellt werden kann, daß sie jederzeit rund um die Uhr jeden Notfallort innerhalb ca. 10 min. erreichen, bleibt nur die Durchführung dieser Maßnahmen durch Rettungssanitäter. Dies setzt allerdings voraus, daß der Rettungssanitäter eine entsprechende Ausbildung absolviert, eine geregelte Fortbildung erhält und die Fort- und Weiterbildung durch einen verantwortlichen Arzt, z. B. innerhalb eines Rettungsdienstbereichs, überwacht werden.

Tabelle 2

Funktion A: Selbständige Tätigkeit des Rettungssanitäters ohne Notarzt	
Lagerung:	Seitenlagerung bei Bewußtlosigkeit, weitere Lagerungsarten je nach Art des Notfalls
Freimachen und Freihalten der Atemwege	Überstreckung des Kopfes, Entfernen von Fremdkörpern, Anwendung von Absaugpumpen, Einlegen von Naso/Oropharyngealtuben ◇[a].
Beatmung:	Atemspende, Beatmung mit Beuteln und Geräten, Sauerstoffgabe, Intubation ◇[a] bei entsprechender Ausbildung
Blutstillung:	Wundverband, Druckverband, Abbindung
Schockbehandlung:	Schocklagerung, Sauerstoffgabe, Infusion ◇[a] über periphere Venen
Wiederbelebung:	Beatmung und Herzdruckmassage
medikamentöse Behandlung:	---- (Ausnahme: i. v. Infusion bei entsprechender Ausbildung)
chirurgische Noteingriffe:	----

[a] Begriffe, denen dieses Zeichen ◇ nachgestellt ist, werden in Kap. 33, Terminologie, erläutert

Funktion B

Im Idealfall wird der Rettungssanitäter schon im Routinedienst als qualifizierter Helfer des Notarztes eingesetzt. Aber auch der üblicherweise in einem Rettungswagen fahrende Rettungssanitäter muß in der Lage sein, einem im Notfall zustoßenden Arzt bei speziellen notärztlichen Verfahren zu assistieren. Als Beispiele für diese Maßnahmen sind zu erwähnen

- Intubation nach Relaxierung
- Koniotomie
- besondere Beatmungsverfahren
- chirurgische Noteingriffe wie die Punktion eines Pneumothorax
- Punktion zentraler Venen
- Defibrillation (Abb. 4)

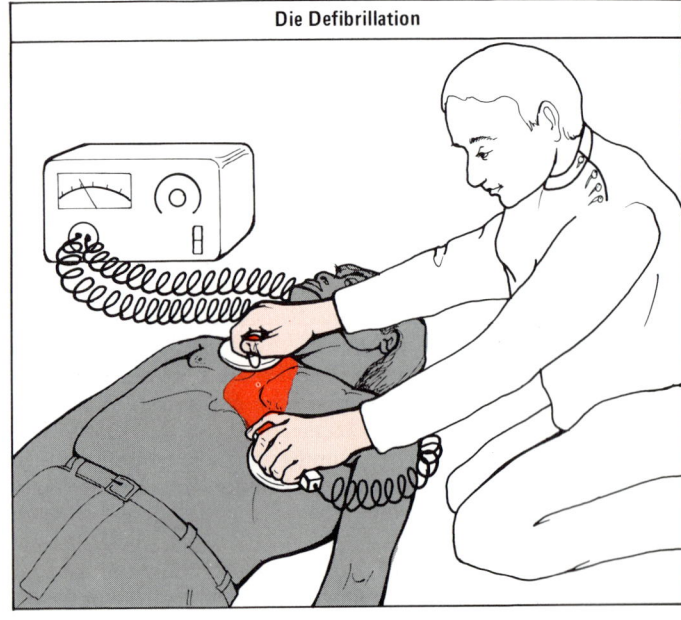

Abb. 4

Tabelle 3

Funktion B: Der Rettungssanitäter als Helfer des Notarztes	
Lagerung:	Seitenlagerung bei Bewußtlosigkeit, weitere Lagerungsarten je nach Art des Notfalls, ggf. auf Anweisung des Notarztes.
Freimachen und Freihalten der Atemwege:	Überstreckung des Kopfes, Entfernen von Fremdkörpern, Anwendung von Absaugpumpen, Einlegen von Naso/Oropharyngealtuben. Assistenz bei der Intubation nach Relaxierung◇, ggf. Durchführung im Auftrag und unter Aufsicht des Notarztes. Assistenz bei der Durchführung der Koniotomie◇.
Beatmung:	Atemspende, Beatmung mit Beuteln und anderen Geräten, Sauerstoffgabe, Assistenz bei besonderen Beatmungsverfahren, z. B. Überdruckbeatmung, ggf. Durchführung im Auftrag und unter Aufsicht des Notarztes.
Blutstillung:	Wundverband, Druckverband, Abbildung
Schockbehandlung:	Schocklagerung, Sauerstoffgabe; Assistenz◇ bei der Punktion zentraler Venen, Infusion über periphere Venen, ggf. Druckinfusion im Auftrag und unter Aufsicht des Notarztes.
Wiederbelebung:	Beatmung und Herzdruckmassage; Durchführung der Defibrillation◇ im Auftrag und unter Aufsicht des Notarztes, Assistenz bei der Schrittmacheranwendung.
medikamentöse Behandlung:	Aufziehen von Notfallmedikamenten, ggf. Injektion◇ im Auftrag und unter Aufsicht des Notarztes
chirurgische Noteingriffe:	Vorbereitung des Instrumentariums Assistenz bei der Durchführung.

- Schrittmacheranwendung
- Gabe von Medikamenten

Eine erfolgreiche, koordinierte Zusammenarbeit mit dem Notarzt setzt voraus, daß der Rettungssanitäter selbst Ablauf und Technik dieser ärztlichen Verfahren kennt.

Tabelle 4

Funktion C: Der Rettungssanitäter im Leitstellendienst
Entgegennahme von Notfallmeldungen
Auswahl der Rettungsmittel
Einsatzleitung von RTW, NAW und RTH
Einsatzkoordination mit Feuerwehr, Polizei und anderen Diensten
Auswahl des aufnehmenden Krankenhauses[a]
Einsatzkoordination mit Kliniken
Voranmeldung dringlicher Notfälle

[a] sofern nicht vom Arzt festgelegt

Funktion C

Zweifellos wird man für die Besetzung der Rettungsleitstelle Rettungssanitäter mit besonderen organisatorischen Fähigkeiten und mehrjähriger Berufserfahrung auswählen. Sie müssen bei der Entgegennahme von Notfallmeldungen von im allgemeinen aufgeregten Laien mit Geschick ein Maximum an Information abfragen (Abb. 5), bei der Anforderung des Rettungsdienstes durch Ärzte deren Terminologie verstehen sowie der Auswahl der Rettungsmittel und in der Einsatzsteuerung nach klaren rettungstaktischen Prinzipien vorgehen. Wenn auch nur eine Auswahl der Rettungssanitäter mit der Besetzung dieser Schlüsselstellung beauftragt wird, so sind trotzdem von allen ausreichende organisatorische Fähigkeiten zu verlangen. Die in der Tabelle dargestellten Einzelfunktionen müssen grundsätzlich von jedem Rettungssanitäter beherrscht werden, denn nicht selten wird der Notfallort trotz des Bestehens einer Leitstelle zu dem Punkt, an dem auch entscheidende organisatorische Maßnahmen eingeleitet und die Weichen für den weiteren Ablauf der Rettungsaktion gestellt werden.

Dieser Aufgabenbereich des Rettungssanitäters sollte in seiner Bedeutung nicht unterschätzt werden, denn die Wirksamkeit der gesamten Rettungskette hängt entscheidend von der Leistungsfähigkeit der Leitstelle und den organisatorischen Fähigkeiten des dort eingesetzten Rettungspersonals ab.

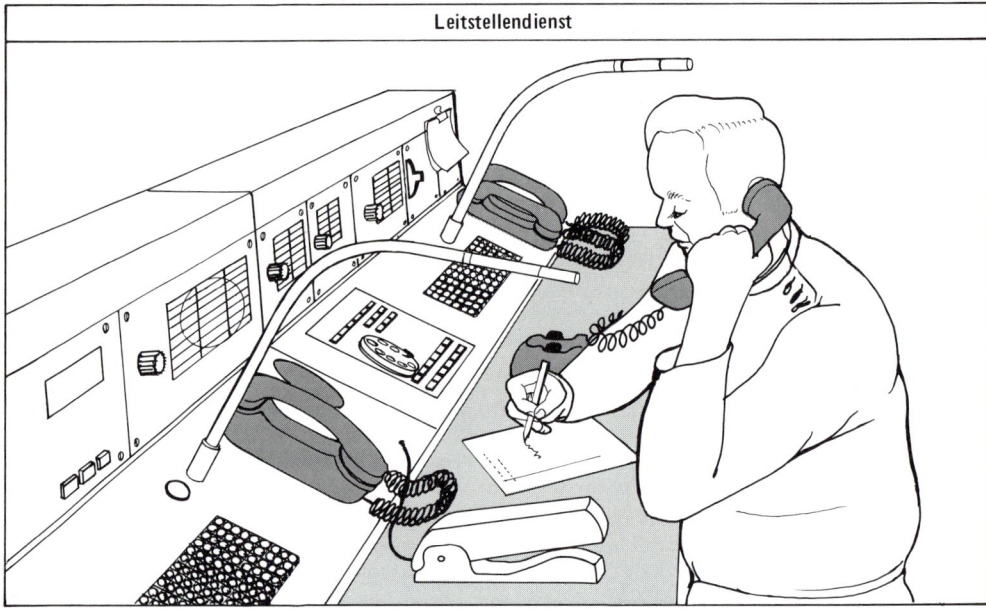

Abb. 5

Tabelle 5

Funktion D: Technische Rettung (Bergung) durch Rettungssanitäter

Erkennen der Notlage
Durchführung technischer Rettungsmaßnahmen mit einfachen Hilfsmitteln
Handhabung von Feuerlöschern
Realistische Einschätzung der Selbstgefährdung am Notfallort
Gezielte Alarmierung technischer Rettungsdienste, in der Regel der Feuerwehr
Koordinierte Zusammenarbeit mit technischen Rettungsdiensten am Notfallort

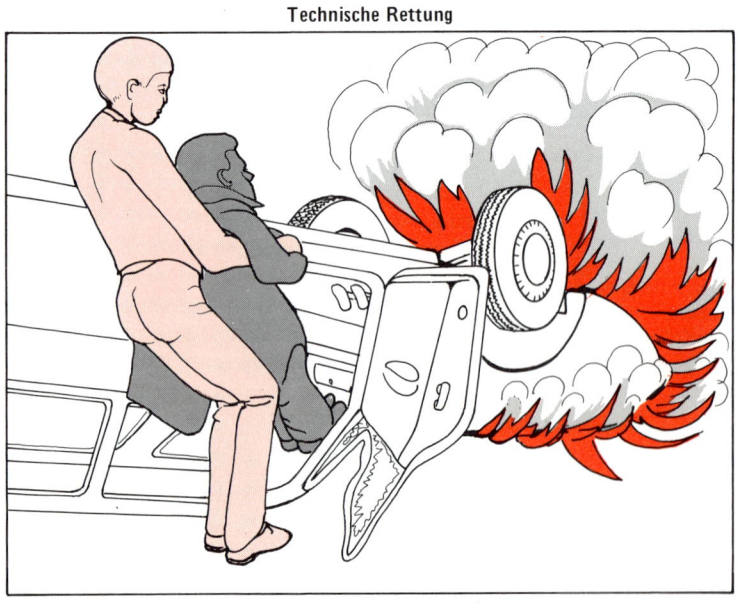

Abb. 6

Funktion D

Da zumindest in ländlichen Gebieten ohne schnell alarmierbare Hilfsdienste der Feuerwehr die Rettung von Notfallpatienten gelegentlich ein primär technisches Problem darstellt, muß der Rettungssanitäter, z. B. bei Verkehrsunfällen, unter Einsatz der mitgeführten Rettungsmittel Feuerlösch- und Rettungsmaßnahmen durchführen oder zumindest einleiten, wobei er allerdings die Grenzen seiner Möglichkeiten stets realistisch einschätzen sollte (Abb. 6).

Treffen medizinisches und technisches Rettungspersonal am Notfallort zusammen, so spielen sich die gemeinsamen Bemühungen um die Rettung von Menschen häufig unter extremen Bedingungen und auf engstem Raume ab. Während bei eingeklemmten Patienten Schock- und Schmerzbekämpfung und/oder Intubation und Beatmung durchgeführt werden, laufen gleichzeitig die Bemühungen mit technischen Rettungsgeräten zur Befreiung der Verletzten. Bei Unfällen mit mehreren Notfallpatienten werden vom medizinischen Team unter Berücksichtigung der unterschiedlichen Lebensgefährdung Hinweise für die Prioritäten◇ der technischen Rettungsmaßnahmen gegeben, die Feuerwehr bestimmt die Verfahren der möglichst schonenden technischen Rettung.

Kapitel 3. Rechtsfragen

Zusammenfassung. Im Vordergrund der rechtlichen Problematik der Tätigkeit des Rettungssanitäters steht die Frage nach seiner medizinischen Kompetenz aus juristischer Sicht, d.h. die Frage, ob der Rettungssanitäter trotz fehlender gesetzlicher Tätigkeitsbeschreibung selbständig notfallmedizinische Maßnahmen in eingeschränktem Rahmen durchführen darf. Diese Frage wird eingehend untersucht und bejaht. Die Voraussetzungen für die Beherrschung dieser Maßnahmen (z.B. endotracheale Intubation und intravenöse Infusion zur Schockbekämpfung) ohne Gefahr für den Patienten sind durch die intensive theoretische und vor allem praktische Aus- und Weiterbildung gewährleistet.

Im weiteren wird das straf- und zivilrechtliche Berufsrisiko des Rettungssanitäters untersucht und den speziellen Problemen des Leitstelleneinsatzes nachgegangen.

I. Einleitung und Problemstellung

Aus verschiedenen Gründen ist umstritten, welche notfallmedizinischen Maßnahmen der Rettungssanitäter durchführen soll. Den medizinischen Aspekt dieser Kontroverse betrifft die Frage nach den möglichen beruflichen Kenntnissen, d.h. danach, welche Grenzen seiner Aus- und Weiterbildungsfähigkeit – bedingt durch das Fehlen eines Medizinstudiums – gesetzt sind. Der berufspolitische Teil der Auseinandersetzung geht darum, inwieweit es sinnvoll ist, einen neuen Heilberuf zu schaffen und wie dieser Beruf gegenüber den bereits bestehenden abgegrenzt werden soll. Beide Problemkreise werden sehr stark beeinflußt von der rein juristischen Fragestellung, welche Tätigkeiten dem Rettungssanitäter auf medizinischem Gebiet erlaubt sind. Hierüber herrscht eine weitgehende Unsicherheit, die nicht geeignet ist, die notwendige Weiterentwicklung des Rettungswesens zu fördern. Die juristische Frage nach den medizinischen Kompetenzen des Rettungssanitäters bedarf daher dringend der Klärung.

II. Fehlende gesetzliche Tätigkeitsabgrenzung

Eine gesetzliche Regelung des Tätigkeitsbereiches des Rettungssanitäters gibt es nicht; in den Rettungsdienstgesetzen der Länder wird der Rettungssanitäter nicht erwähnt. Der Gesetzentwurf der Bundesregierung aus dem Jahre 1973 über den Beruf des Rettungssanitäters wurde nicht verabschiedet und niemand rechnet damit, daß ein ähnliches Gesetz in naher Zukunft in Kraft treten wird. Im übrigen enthält dieser Entwurf (Bundestagsdrucksache VII/822) keineswegs eine Tätigkeitsbeschreibung, sondern hat lediglich den Schutz der Berufsbezeichnung „Rettungssanitäter" bezweckt. Damit folgt er dem Regelungsmodell des Krankenpflegegesetzes: Nur die Erlaubnis zum Führen der Berufsbezeichnung, nicht die Tätigkeit, die Angehörige dieses Berufes ausüben, wird zwingend an eine vorgeschriebene Ausbildung und eine daran anschließende Prüfung gebunden. Die Tätigkeit des Rettungssanitäters soll also nicht nur den berechtigten Trägern dieser Berufsbezeichnung überlassen bleiben, sondern auch durch andere ausgeübt werden können, sofern sie eine andere Berufsbezeichnung wählen. Auch den Ausbildungsinhalt hat der Entwurf nicht festgelegt, sondern dies der Bestimmung durch Rechtsverordnung überlassen. Einen Entwurf dieser Rechtsverordnung gibt es nicht.

Die Frage nach dem zulässigen Tätigkeitsbereich wird durch den Gesetzgeber also nicht beantwortet. Einen Hinweis enthält allerdings die amtliche Begründung. Der Gesetzgeber ist bei seinem Entwurf davon ausgegangen, daß für sein Vorhaben eine Änderung des geltenden Rechts nicht erforderlich sei. Dies begründet er damit, daß der Rettungssanitäter lediglich als Gehilfe des Arztes tätig werden solle. Bei dem für lange Zeit anhaltenden chronischen Mangel an notfallmedizinisch geschulten Ärzten erscheint dieser Ausgangspunkt als Fiktion und nicht als Tatsache, an die eine rechtliche Begründung anknüpfen könnte. Die amtliche Begründung zum Entwurf beantwortet die Frage deshalb nicht, auch nicht prinzipiell.

III. Festlegung des Tätigkeitsbereiches aus notfallmedizinischer und organisatorischer Notwendigkeit

Der Rettungssanitäter ist eines der wichtigsten Glieder der Rettungskette; Anhaltspunkte für seinen Aufgabenbereich ergeben sich daher aus der Aufgabenstellung des Rettungsdienstes. Nach den im wesentlichen gleichlautenden Länder-Rettungsdienst-Gesetzen, Feuerwehr-Gesetzen und Rettungsdienst-Vereinbarungen verfolgt der Rettungsdienst das Ziel, bei Notfallpatienten lebensrettende Maßnahmen durchzuführen und ihre Transportfähigkeit zu gewährleisten. Wenn ein Notarzt eingesetzt werden kann, wird der Rettungssanitäter ihm bei dieser Aufgabe helfen. Falls der Rettungssanitäter alleine am Notfallort eintrifft, muß er versuchen, die lebensrettenden Maßnahmen allein durchzuführen. Von diesen Gegebenheiten ausgehend, differenziert das Lehrbuch in *selbständige* und *assistierende* Tätigkeiten. Dazu kommen noch Aufgaben der technischen Rettung und der Einsatz in der Rettungsleitstelle. Während die technische Rettung keine für den Rettungssanitäter spezifischen Rechtsfragen aufwirft, soll auf die juristischen Aspekte seiner Leitstellen-Tätigkeit in einem besonderen Abschnitt eingegangen werden.

IV. Fragen des Krankenpflegegesetzes

Ein Teil der Aufgaben des Rettungssanitäters deckt sich mit denen der Krankenschwester, deren Beruf im Krankenpflegegesetz geregelt worden ist. Dieses Gesetz enthält aber keinen Tätigkeitsvorbehalt zugunsten der Krankenschwester, sondern schützt nur deren Berufsbezeichnung. Das Krankenpflegegesetz steht daher einer Tätigkeit des Rettungssanitäters auf dem Gebiet der Krankenpflege nicht entgegen.

V. Heilpraktikergesetz und assistierende Tätigkeit

Einen Tätigkeitsvorbehalt zugunsten von Ärzten und Heilpraktikern – nicht nur den Schutz der Berufsbezeichnung – enthält dagegen das Heilpraktikergesetz (HPG). Es macht die Ausübung der Heilkunde ohne ärztliche Approbation von einer behördlichen Erlaubnis – der Zulassung als Heilpraktiker – abhängig. Wer nicht approbierter Arzt oder zugelassener Heilpraktiker ist, darf die Heilkunde nicht ausüben; tut er es dennoch, wird er bestraft. Das HPG gilt jedoch nur für die selbständige Ausübung der Heilkunde, nicht dagegen für die Tätigkeit als Heilhilfskraft. Soweit der Rettungssanitäter Assistent des Notarztes ist, darf er also seine Tätigkeit ausüben.

VI. Heilpraktikergesetz und selbständige Tätigkeit

Damit ist aber das Problem der selbständigen Tätigkeit des Rettungssanitäters noch nicht gelöst. Vielfach versuchen deshalb Ärzte, die notfallmedizinische Aufgaben wahrnehmen und Rettungseinsätze vom Krankenhaus aus organisieren, dem Problem der selbständigen Tätigkeit des Rettungssanitäters dadurch auszuweichen, daß sie bestimmte Aufgaben an den Rettungssanitäter „delegieren", nachdem sie sich von dessen Eignung persönlich überzeugt haben. Dies ist gewiß insofern ein sehr nützliches Verfahren, als es dem Rettungssanitäter die nötige Sicherheit vermittelt und ihn dazu ermuntert, seine Fähigkeiten auch einzusetzen. Das Problem „Heilpraktikergesetz" ist auf diese Art indes nicht zu lösen.

Der Begriff der Delegation hat seinen Ursprung und seine Berechtigung im Klinikbereich und er besagt, daß an Klinikpersonal – über dessen Qualifikation ein Arzt, der die Behandlung eines Patienten übernommen hat, Bescheid weiß – bestimmte Aufgaben zur selbständigen Durchführung übertragen werden. Als Beispiel seien subkutane, intramuskuläre und intravenöse Injektionen genannt, auch das Versorgen kleiner Wunden. Delegation in diesem Sinn umfaßt jedoch immer nur konkrete Anweisungen für Eingriffe bei bestimmten Patienten, die vorher vom Arzt untersucht worden sind. Dagegen würde niemand auf die Idee kommen, etwa einer bestimmten besonders tüchtigen Krankenschwester nach gründlicher Einarbeitung die Behandlung von Symptomenkomplexen dergestalt zu übertragen, daß sie die Behandlung übernimmt und durchführt, ohne daß ein Arzt den Patienten vorher zu sehen bekommen hätte. Genau das aber geschähe beim Rettungssanitäter, wenn ihm beispielsweise die Behandlung des Symptomenkomplexes „Schockzustand" übertragen würde. Der Begriff der Delegation „ärztlicher Aufgaben", wie er im Klinikbereich zu Recht verwendet wird, ist nicht identisch mit der Delegation der „Ausübung der Heilkunde" im Sinne des HPG.

Er umschreibt vielmehr eine im Bereich des Zivilrechts übliche Erscheinung, nämlich die Erfüllung von vertraglich übernommenen Pflichten durch Einschaltung von sogenannten Erfüllungsgehilfen. Der zivilrechtliche Heilbehandlungsvertrag kommt in der Regel zwischen dem Träger des Krankenhauses und dem Patienten zustande. Zur Erfüllung seiner vertraglichen Pflichten, die ihm selbst nur zum geringsten Teil möglich ist, bedient sich der Krankenhausträger verschiedener Gehilfen, etwa der Ober- und Assistenzärzte, der Schwestern und Pfleger, der Laborangestellten usw.

Diese zivilrechtliche Delegation hat mit der öffentlich-rechtlichen Übertragung der vom Staat verliehenen Befugnis, die Heilkunde gemäß HPG auszuüben, nichts zu tun. Eine öffentliche Kompetenz ist nur bei ausdrücklicher Ermächtigung übertragbar. Auf dem Wege der Aufgabendelegation durch den Arzt an den Rettungssanitäter kann die Problematik, die das HPG aufwirft, nicht gelöst werden. Nur nebenbei sei bemerkt, daß ein solches Verfahren auch gegen die ärztliche Berufsordnung verstößt.

Bisweilen wird die Frage gestellt, warum man die Rettungssanitäter nicht einfach als Heilpraktiker zuläßt. Die Voraussetzungen für eine solche Zulassung sind nämlich denkbar gering. Der Heilpraktiker-Anwärter muß lediglich abgeschlossene Volksschulausbildung, körperliche und geistige Eignung und sittliche Zuverlässigkeit nachweisen, außerdem muß er Deutscher oder Bürger eines EG-Mitgliedsstaates sein. Irgendeine Ausbildung muß er nicht nachweisen; es muß durch eine Prüfung, die keine Fachprüfung sein darf, lediglich sichergestellt sein, daß die Ausübung der Heilkunde durch den Anwärter keine Gefahr für die Volksgesundheit darstellt. Alle diese Voraussetzungen kann der ausgebildete Rettungssanitäter sicher erfüllen; an einer Zulassungsvoraussetzung wird der Berufsanwärter jedoch in aller Regel scheitern: die Zulassung als Heilpraktiker erfordert die Vollendung des 25. Lebensjahres.

Zur Lösung des Problems führt jedoch die verfassungsgemäße Auslegung des HPG (sofern man dessen Gültigkeit überhaupt bejaht). Sie besagt, daß immer dann, wenn jemand auf einem Teilgebiet der Heilkunde tätig werden will, für das er eine Ausbildung durchlaufen hat, er nicht gegen das HPG verstoßen kann, sofern diese Ausbildung sicherstellt, daß er keine Gefahr für die Volksgesundheit bedeuten kann. Denn ein Berufsverbot, wie es das HPG für Nichtärzte und -heilpraktiker aufstellt, verstößt gegen das Grundrecht der Berufsfreiheit, wenn es solche Personen an der Ausübung der Heilkunde hindern will, deren Ausbildung den Zweck des HPG – Schutz der Allgemeinheit vor unzuverlässigen und sittlich fragwürdigen „Heilkundigen", die eine Gefahr für die Volksgesundheit bedeuten – besser verwirklicht, als dies durch das HPG selbst möglich ist. Hieraus ergibt sich, daß der Rettungssanitäter auch ohne Zulassung als Heilpraktiker nicht gesetzeswidrig handelt, wenn er sich auf diejenigen selbständigen notfallmedizinischen Maßnahmen beschränkt, in denen er ausgebildet worden ist.

Aber auch dann, wenn der Rettungssanitäter – gewissermaßen als „Notfall im Notfall" – Maßnahmen ergreifen muß, die er mangels entsprechender Ausbildung nur unzureichend beherrscht, macht er sich nicht strafbar, sofern das Risiko für den Patienten bei Vornahme des Eingriffs geringer ist als bei Untätigbleiben des Rettungssanitäters. In dieser Situation kommt dem Rettungssanitäter der Rechtfertigungsgrund des § 34 StGB zugute: Einen zur Abwehr von Leibes- oder Lebensgefahr erforderlichen Gesetzesverstoß billigt die Rechtsordnung als sachgerechte Maßnahme.

VII. Fragen des Arzneimittelrechts

Nun zu den juristischen Fragen, die das Arzneimittelgesetz (AMG) aufwirft. Dieses Gesetz verbietet u. a. das „in Verkehr bringen" von Arzneimitteln im Einzelhandel außerhalb von Apotheken, soweit es sich – wie bei den meisten im Rettungsdienst verwendeten Arzneimitteln – um apothekenpflichtige Arzneimittel handelt. Auch das Vorrätighalten im RTW fiele unter dieses Verbot (§ 43 in Verbindung mit § 4 Abs. 17 AMG), wenn der Rettungsdienst als Einzelhandel anzusehen wäre. Dies muß aber verneint werden. Im Rettungsdienst werden Arzneimittel nicht zum Zwecke der Gewinnerzielung verwendet, der Aufwand hierfür ist vielmehr in den nicht kostendeckenden Pauschalgebühren mitenthalten. Möglicherweise ist diese Frage für gewinnorientierte Rettungsorganisationen anders zu beurteilen.

Gemäß § 48 AMG dürfen verschreibungspflichtige Arzneimittel nur durch Apotheken nach Vorlage einer ärztlichen Verschreibung abgegeben werden. Praktisch alle in der Notfallmedizin verwendeten Arzneimittel sind verschreibungspflichtig. Dennoch kann diese Vorschrift für den Einsatz von Rettungssanitätern, die als Angestellte von Hilfsorganisationen arbeiten, kein Hindernis darstellen. Unter Abgabe versteht die Rechtsprechung nämlich weder die Anwendung eines Arzneimittels noch die Übergabe an eine weisungsabhängige Person zu einem bestimmten Verwendungszweck. Der angestellte Rettungssanitäter ist aber gegenüber seiner Organisation weisungsgebunden, er darf die ihm mit dem RTW anvertrauten Arzneimittel nur zu bestimmten Zwecken verwenden, sie aber keinesfalls an nicht weisungsgebundene Dritte zu deren freien Verfügung übergeben. Eine solche eigentlich verbotene Abgabe läge aber dann vor, wenn der Rettungssanitäter verschreibungspflichtige Arzneimittel dem Notarzt oder einem Rettungssanitäter einer anderen Organisation zur freien Verfügung übergibt. Eine derartige Handlungsweise ist nur dann durch § 34 StGB gerechtfertigt, wenn sie zur Abwendung einer gegenwärtigen Gefahr für Leib und Leben von Notfallpatienten erfolgt, etwa weil dem Notarzt oder dem Rettungssanitäter der fremden Organisation eigene Arzneimittel, die sofort dringend benötigt werden, nicht zur Verfügung stehen.

Mit Sicherheit ist es strafbar, wenn der Rettungssanitäter sich die beim Einsatz verbrauchten verschreibungspflichtigen Arzneimittel vom Klinikpersonal ersetzen läßt. Weder liegt eine Notsituation vor, die den ordnungsgemäßen Weg über die Apotheke oder die eigene Rettungsorganisation ausschließt, noch ist der Rettungssanitäter, der nicht Klinikangehöriger ist, dem Klinikpersonal gegenüber weisungsabhängig.

VIII. Körperverletzung und Einwilligung

Als nächstes wird der strafrechtliche Problemkreis der Körperverletzung und anschließend der Tötung besprochen. Nach der Rechtsprechung erfüllt jeder Eingriff des Arztes oder des Rettungssanitäters in den Körper des Notfallpatienten den Tatbestand der Körperverletzung. Dies gilt auch für den kunstgerecht durchgeführten Heileingriff. Damit die Strafbarkeit und die zivilrechtlichen Schadensersatzfolgen entfallen, bedarf jeder Eingriff der Rechtfertigung. Im Normalfall einer ärztlichen Behandlung, d. h. bei einem Patienten, der nicht bewußtlos ist oder dem nicht aufgrund seiner Erkrankung die nötige Einsichtsfähigkeit fehlt, liefert die Einwilligung des Patienten den Rechtfertigungsgrund, nach ausreichender Aufklärung über die Bedeutung und die Risiken des Eingriffs. Patienten in einwilligungsfähigem Zustand wird der Rettungssanitäter allenfalls während seiner klinischen Ausbildung antreffen. Hier ergibt sich lediglich das Problem, daß der Patient vor Abgabe seiner Einwilligungserklärung wohl kaum darüber informiert werden dürfte, daß etwa der „handwerkliche Teil" der Intubationsnarkose von einem angehenden Rettungssanitäter zu Übungszwecken unter der Aufsicht des Anaesthesisten erfolgen könnte. Ähnliche Situationen sind bisher aufgetaucht etwa beim Einsatz von Medizinalassistenten, Medizinstudenten oder Schwesternschülerinnen, die ja ihr Handwerk auch irgendwann einmal im praktischen Bereich üben müssen. Dabei verlangen unsere Gerichte keineswegs, daß dem Patienten in Einzelheiten mitgeteilt wird, wer welchen Anteil der in Arbeitsteilung durchgeführten Vertragserfüllung leistet. Ein diesbezüglicher Hinweis auf eine mögliche Beteiligung eines angehenden Rettungssanitäters wird man daher ebenfalls für entbehrlich halten dürfen.

Wenn bei einem Notfallpatienten Eingriffe durchgeführt werden müssen, ist eine ausdrückliche Einwilligung des Patienten nicht möglich, wegen der Eilbedürftigkeit der notfallmedizinischen Maßnahmen kann sie auch nicht anderweitig eingeholt werden. Als Rechtfertigung dient daher die mutmaßliche Einwilligung. Dabei ist Ausgangspunkt die Ermittlung des objektiven Interesses des Notfallpatienten. Der indizierte und kunstgerecht durchgeführte Eingriff ist gerechtfertigt, weil er dem objektiven Interesse entspricht. Daran ändert sich auch dann nichts, wenn der wirkliche Wille des Notfallpatienten mit diesem objektiven medizinischen Interesse nicht übereinstimmt (Selbstmordversuch).

Die Rechtfertigung durch mutmaßliche Einwilligung umfaßt auch den Fall, in dem der Rettungssanitäter nicht sicher ist, ob der Eingriff indiziert ist und/oder ob er ihn auch kunstgerecht durchführen kann, sofern er sich nach sorgfältiger Prüfung sagen muß, daß das Gesundheitsrisiko für den Notfallpatienten größer ist, wenn er den Eingriff unterläßt, als wenn er ihn vornimmt.

Nimmt der Rettungssanitäter irrtümlich an, daß der Eingriff, den er durchführen will, indiziert sei, so handelt er gemäß § 16 StGB nicht vorsätzlich, kann also allenfalls wegen fahrlässiger Körperverletzung bestraft werden. Das gleiche gilt, wenn er irrtümlich annimmt, daß die Art, wie er den Eingriff durchführt, unter den gegebenen Umständen kunstgerecht sei.

IX. Fahrlässige Körperverletzung und Tötung

Eine Bestrafung wegen fahrlässiger Körperverletzung kommt in Betracht, wenn der Rettungssanitäter nicht nur die unter den gegebenen Umständen objektiv gebotene Sorgfaltspflicht verletzt hat, sondern wenn er nach seinen persönlichen Fähigkeiten in der Lage gewesen ist, zu erkennen, daß sein Eingriff nicht indiziert gewesen ist, bzw. die von ihm gewählte Art der Durchführung zu einer Schädigung des Notfallpatienten führen mußte. Dabei ist zu beachten, daß das Höchstmaß an Leistung, das der Rettungssanitäter zu erbringen in der Lage ist, nicht als Dauerleistung verlangt werden kann. Niemand ist imstande, die Idealforderung ständiger gespanntester Aufmerksamkeit und rascher, zweckmäßiger Reaktion zu verwirklichen. Auch im Verhalten des gewissenhaftesten Menschen liegt eine Fehlerquote, die durch keine Anstrengung zu beseitigen ist. Ein Versagen in der kritischen Situation kann daher dem Rettungssanitäter nicht schon deswegen zum Vorwurf gemacht werden, weil er ansonsten in der Lage ist, Risiken der in Betracht kommenden Art zu meistern. Zusätzlich sind subjektive Faktoren wie Streß oder Ermüdung zu berücksichtigen. Die Anforderung an die subjektive Sorgfaltspflicht dürfen hier nicht unverhältnismäßig hoch angesetzt werden.

Bei der fahrlässigen Tötung gilt im Prinzip dasselbe, was zur fahrlässigen Körperverletzung gesagt worden ist. Ein vertretbares Maß des vom Rettungssanitäter durch den Eingriff hervorgerufenen Risikos im Verhältnis zum sonst wahrscheinlichen Tod des Patienten ist erlaubt. Auch unter den wesentlich günstigeren Bedingungen im Operationssaal eines Krankenhauses besteht schließlich bei jedem intensivmedizinischen Eingriff ein – wenn auch statistisch geringes – Todesrisiko.

X. Unterlassene Hilfeleistung

Wenn es der Rettungssanitäter angesichts der oben gezeigten Problematik seiner Hilfeleistung vorziehen würde, am Notfallort untätig zu bleiben, könnte er sich wegen unterlassener Hilfeleistung bzw. wegen Körperverletzung oder Tötung durch Unterlassen strafbar machen. Hierzu muß von vorneherein gesagt werden, daß sich der Rettungssanitäter durch Untätigbleiben einem ungleich größeren Risiko aussetzt, bestraft zu werden. Im Falle seines Tätigwerdens kommt eine Bestrafung nur in Ausnahmefällen in Betracht, nämlich dann, wenn er mehr oder weniger bewußt medizinischen Unfug treibt. Solange er sich bemüht, in einer schwierigen Situation einen Ausweg zu finden und dabei scheitert, wird ihm niemand einen Vorwurf machen. Dagegen ist die Staatsanwaltschaft verpflichtet, ein Strafverfahren einzuleiten, wenn sie davon erfährt, daß der Rettungssanitäter mit der Notwendigkeit seines Eingreifens auch nur gerechnet hat.

Es genügt nicht, daß am Notfallort irgendetwas getan wird, vielmehr muß die *erforderliche* Hilfe geleistet werden. Der Rettungssanitäter darf also nicht weniger und nichts anderes tun als das Erforderliche, soweit es in seiner Macht steht. Soweit ihm mehrere Möglichkeiten bleiben, muß er die wirksamste wählen, bei mehreren gleich wirksamen die mit dem geringsten Risiko. Ein stärker wirkendes Arzneimittel muß er trotz gesteigerten Risikos in jedem Fall dann einsetzen, wenn das schwächere nicht mit hinreichender Sicherheit Abhilfe verspricht. Dies gilt natürlich nur, sofern der Rettungssanitäter in der Lage ist, die Wirkungsweise der verschiedenen Arzneimittel richtig einzuschätzen. Darüber, ob und welche Arzneimittel der Rettungssanitäter verwendet, entscheidet ohnehin sein Ausbildungsstand. Ganz allgemein muß darauf hingewiesen werden, daß sich die Hilfeleistungspflicht grundsätzlich nach den Fähigkeiten des Rettungssanitäters richtet. Je größer diese sind, desto größer sind die Anforderungen an seine Hilfeleistung. Maßstab für den Umfang und die Qualität der Hilfeleistung ist keineswegs das, was ein durchschnittlicher Rettungssanitäter in dieser Situation leisten könnte, es kommt vielmehr darauf an, was gerade der eingesetzte Rettungssanitäter kann.

An dieser Stelle sei noch auf einen anderen Umstand hingewiesen: Wer einen Rettungssanitäter – etwa auch durch eine Empfehlung oder eine Dienstanweisung – dazu veranlaßt, eine notwendige Maßnahme zu unterlassen, kann sich zumindest wegen Anstiftung zu unterlassener Hilfeleistung strafbar machen, sofern der Rettungssanitäter diese Maßnahme beherrscht. Etwas ganz anderes ist es, wenn der Arzt, der den Rettungssanitäter kennt, aufgrund seiner Kenntnis vom Ausbildungsstand diesem empfiehlt, er solle bestimmte Maßnahmen unter keinen Umständen durchführen, weil der Rettungssanitäter sonst nur den Notfallpatienten gefährden würde.

Unter bestimmten Voraussetzungen ist eine unterlassene Hilfeleistung nicht nur nach § 323c StGB strafbar, sondern weit strenger als Körperverletzung oder Tötung durch Unterlassen zu ahnden. Der Unterschied liegt in der gegenüber der allgemeinen Hilfeleistungspflicht des § 323c StGB – die für jedermann gilt – gesteigerten besonderen Verpflichtung aus seiner sozialen Position gegenüber dem Notfallpatienten, die man *Garantenstellung* nennt. Eine solche Position hat der Rettungssanitäter, wenn ihn sein Beruf verpflichtet, vom Notfallpatienten Schaden abzuwenden und diese Verpflichtung auch gegenüber dem Notfallpatienten besteht. Hierbei müssen verschiedene Fälle für sich betrachtet werden. Solange der Rettungssanitäter nicht im Dienst ist, sondern zufällig Zeuge eines Notfalles wird, besteht diese gesteigerte Verantwortlichkeit nicht, es verbleibt bei der Strafbarkeit nach § 323c StGB, wenn er nichts unternimmt. Soweit der Rettungssanitäter als Assistent des Notarztes im Einsatz ist, trifft ihn die gesteigerte Verantwortlichkeit deshalb, weil sich der Notarzt und andere Mitglieder der Rettungskette darauf verlassen, daß er die ihm vom Notarzt zugewiesenen Aufgaben nach bestem Wissen erfüllen wird.

Soweit der Rettungssanitäter selbständig auf einem Gebiet tätig werden muß, das nicht zu seinen erlernten Standardaufgaben gehört, besteht die gesteigerte Verantwortlichkeit nicht. Hier kann sich niemand berechtigt darauf verlassen, daß der Rettungssanitäter die Angelegenheit erledigen werde, etwa den Notarzt wirkungsvoll ersetzen könne. Es besteht kein Anlaß, daß die Rechtsgemeinschaft darauf vertraut, der Rettungssanitäter werde das Erforderliche schon möglich machen, wenn er das Erforderliche nicht beherrscht. Erwogen werden kann die gesteigerte strafrechtliche Verantwortlichkeit des Rettungssanitäters im Rahmen seiner selbständigen Tätigkeit nur, wenn es sich um die Durchführung von Aufgaben handelt, die er sicher beherrscht und deshalb durchführen muß, weil sie ihm durch Gesetz oder seine soziale Position ausdrücklich als seine Aufgabe zugewiesen ist. Derzeit kann man hiervon jedoch nicht ausgehen. Eine gesetzliche Aufgabenzuweisung gibt es nicht und auch nicht eine unumstrittene soziale Position, die dem Rettungssanitäter die selbständige Durchführung bestimmter heilkundlicher Tätigkeiten als Aufgabe zuweist.

XI. Der Rettungssanitäter in der Leitstelle

Zwar ist die Leitstellentätigkeit, d. h. die Entgegennahme von Notrufen und die Entscheidungen, welche Maßnahmen ergriffen werden sollen, nicht unbedingt dem Rettungssanitäter vorbehalten; dessen Kenntnisse und Erfahrungen aus praktischen Einsätzen sind hierbei jedoch sicher von großem Wert.

Typische Leitstellenfehler sind z. B.:
A Ein Notruf wird nicht richtig eingeschätzt und deshalb werden keine,
B zu wenige, zu langsame und untaugliche Rettungsmittel in Bewegung gesetzt.
C Kurz nacheinander gehen mehrere Meldungen ein, eine davon wird vergessen.
D Die Gefahr wird überschätzt und unnötigerweise werden alle oder der größte Teil der verfügbaren Rettungsmittel in Bewegung gesetzt. Beim nächsten Alarm sind diese somit nicht mehr schnell genug einsetzbar.

Viele dieser Fehler können durch eine adäquate Organisation (Checkliste zum Abfragen der Notfallsituation usw.) vermieden werden. Die Anforderungen, die das Strafrecht an den Rettungssanitäter stellt, sind jedoch stets die gleichen. Wenn die Organisation besser ist, wird dem Rettungssanitäter u. U. ein Fehler schon angelastet werden können, der bei einer schlechten Organisation entschuldbar wäre, sofern den Rettungssanitäter an der schlechten Organisation kein Verschulden trifft.

Gemeinsam ist allen vier Fällen, daß der Rettungssanitäter nur dann bestraft werden kann, wenn sein Fehlverhalten schädliche Folgen hat, d. h., es muß mit Gewißheit oder an Gewißheit grenzender Wahrscheinlichkeit feststehen, daß ohne das Fehlverhalten des Rettungssanitäters der Verunglückte

- noch leben würde (§ 22 StGB, fahrlässige Tötung)
- erst wesentlich später gestorben wäre, z. B. nicht schon am Notfallort, sondern erst im Krankenhaus während der Operation (§ 222 StGB)
- keine oder geringere gesundheitliche Schäden davongetragen

oder weniger Schmerzen zu ertragen gehabt hätte (§ 230 StGB)

Daneben kommt natürlich auch eine Bestrafung wegen unterlassener Hilfeleistung in Betracht, die nicht generell einen Schaden des Notfallpatienten voraussetzt. Weil der Tatbestand des § 330c StGB aber den Vorsatz voraussetzt, betrifft er nicht den Bereich von „Leitstellenfehlern".

Zurück zu den Ausgangsfällen:
Bei Fall D) entstand die schädliche Folge dadurch, daß der Rettungssanitäter etwas Falsches getan hat. Davon unterscheidet sich die Situation von Fall A) und C) deshalb, weil der Rettungssanitäter hier gerade nichts getan hat, sondern die ihm pflichtgemäße Handlung unterlassen hat. Im Fall B) hat der Rettungssanitäter sowohl etwas getan als auch etwas unterlassen. Der Schwerpunkt der Vorwerfbarkeit liegt jedoch darin, daß er das Richtige unterlassen hat. Insofern ist die Situation im Fall B) mit denen von Fall A) und C) vergleichbar.

Die Strafbarkeit im Fall D) wirft keine besonderen Probleme auf, dagegen ist sie in den Fällen A) bis C) an das schon oben erörterte Bestehen einer Garantenpflicht gebunden. Diese Garantenpflicht, d. h. die Verpflichtung aus einer tatsächlich ausgeübten Schutzfunktion, die nicht nur zur Abwendung der drohenden Gefahr verpflichtet, sondern in der ihm auch die maßgebliche Entscheidung über den Eintritt des Schadens obliegt, muß hier bejaht werden.

Beispielhaft sei hier aufgeführt der § 6 des Rettungsdienstgesetzes des Landes Rheinland-Pfalz:

Abs. 1.
„Die Rettungsleitstelle ist die Einsatzzentrale für den gesamten Rettungsdienst eines Rettungsdienstbereiches. Sie koordiniert die Dienstpläne der Rettungswachen und veranlaßt und lenkt den Einsatz der Rettungsmittel."

Abs. 2.
„Die Rettungsleitstelle muß mit den notwendigen Fernmeldeeinrichtungen ausgestattet, ständig besetzt und erreichbar sein. Sie hat insbesondere folgende Aufgaben:
I. Annahme aller Hilfeersuchen
II. Regelung und Koordinierung der Einsätze aller mobilen Rettungsmittel in ihrem Zuständigkeitsbereich
III. Weisungsbefugnis gegenüber den im Rettungsdienst tätigen Personen während der Einsatzbereitschaft und des Einsatzes
IV. Überwachung der Funkgespräche und Einsatzfahrten ..."

Aus diesen Bestimmungen ergibt sich die Schlüsselposition der Rettungsleitstelle. Fehlerhaftes Handeln und fehlerhaftes Untätigbleiben des Rettungssanitäters in der Leitstelle sind also in strafrechtlicher Hinsicht gleich zu bewerten.

XII. Zivil- und versicherungsrechtliche Fragen

Soweit der Notfallpatient durch eine unsachgemäße Hilfeleistung des Rettungssanitäters einen Sach-, Körper- oder Gesundheitsschaden erleidet, kommen zivilrechtliche Schadensersatzansprüche in der Regel nur aus Delikt oder Geschäftsführung ohne Auftrag in Betracht, aus Vertragsbeziehungen nur dann, wenn der Notfallpatient bei ungetrübtem Bewußtsein ist. Soweit der Rettungssanitäter untätig geblieben ist und dadurch dem Notfallpatienten ein Schaden entstanden ist, haftet der Rettungssanitäter nur, wenn er zum Tätigwerden verpflichtet war, weil § 330c StGB kein Schutzgesetz im Sinne von § 823 Abs. 2 BGB ist.

Weil die Tätigkeit des Rettungssanitäters die Anwendung einer dem Notfallpatienten drohenden dringenden Gefahr bezweckt, hat der Rettungssanitäter nur Vorsatz und grobe Fahrlässigkeit zu vertreten (§ 680 BGB). Dies gilt sowohl für die Ansprüche aus Delikt als auch für die aus Geschäftsführung ohne Auftrag und in gleicher Weise für das Verschulden bei Übernahme der Tätigkeit (irrtümliche Annahme einer Gefahrensituation) und bei deren Durchführung.

Grob fahrlässig handelt der Rettungssanitäter, wenn er die bei Übernahme und Durchführung seiner Tätigkeit erforderliche Sorgfalt in besonders schwerem Maße verletzt. Es muß also eine besonders grobe und auch subjektiv schlechthin unentschuldbare Pflichtverletzung gegeben sein, die das gewöhnliche Maß der Fahrlässigkeit im Sinne des § 276 Abs. 1 BGB erheblich übersteigt. Grobe Fahrlässigkeit liegt dann vor, wenn der Rettungssanitäter dasjenige außer acht läßt, was in der gegebenen Situation jedem einleuchten muß.

Sofern der Rettungssanitäter den Notfallpatienten grob fahrlässig geschädigt hat, kann dieser Ersatz seines materiellen (Sachschaden, Heilungskosten) und immateriellen Schadens (Schmerzensgeld) beanspruchen. Der Rettungssanitäter hat trotz seiner gefahrgeneigten Arbeit bei grober Fahrlässigkeit nur in besonderen Ausnahmefällen einen Anspruch gegen seine Rettungsorganisation auf Freistellung von diesen Schadensersatzansprüchen. Allerdings kann er sich gegen dieses Risiko versichern bzw. seine Rettungsorganisation wird dies für ihn tun.

Soweit der Rettungssanitäter bei seinem Einsatz einen Sach-, Körper- oder Gesundheitsschaden erleidet, stehen ihm wahlweise Ansprüche gegen den Notfallpatienten aus Geschäftsführung ohne Auftrag, gegen seinen Arbeitgeber aus dem Arbeitsvertrag und gegen das jeweilige Bundesland aus der Reichsversicherungsordnung (RVO) zu.

XIII. Ergebnis

Als Ergebnis kann festgehalten werden, daß weder das HPG noch das AMG oder die allgemeinen Strafgesetze einer umfassenden Tätigkeit des Rettungssanitäters entgegenstehen. Die Befugnisse und die Pflichten des Rettungssanitäters sind vielmehr nur begrenzt durch seine in Aus- und Weiterbildung vermittelten Kenntnisse. Diese sind ebenfalls keinerlei rechtlichen Beschränkungen unterworfen, sondern lediglich begrenzt durch die Ausbildungsmöglichkeiten.

Diese Ausbildungsmöglichkeiten in ausreichendem Maße zu schaffen, ist nach den Rettungsdienstgesetzen der Länder die Aufgabe der Landkreise und kreisfreien Gemeinden, soweit ihnen der Rettungsdienst vom jeweiligen Bundesland zugewiesen wurde. Dem jeweiligen Kostenträger obliegt die Pflicht zumindest gegenüber der Allgemeinheit, für die Bereitstellung entsprechender finanzieller Mittel zu sorgen.

Kapitel 4. Der Notfallpatient

Früher wurde im Krankentransport- und Rettungsdienst, ähnlich wie in der Laiensprache, eine Vielzahl unterschiedlicher Begriffe zur Kennzeichnung des Patientengutes verwendet.

Je nach Ursache sprach man von Unfallverletzten, Verwundeten, Kranken. Je nach Ausmaß der Lebensgefährdung waren die Begriffe lebensbedrohlich Verletzter oder Erkrankter, Schwerkranker, Scheintoter üblich.

Aus vielfältigen Gründen empfiehlt es sich, für die Belange der präklinischen Versorgung einen bestimmten Kreis von Erkrankten und Verletzten unter dem umfassenderen Begriff **Notfallpatient** zusammenzufassen.

A. Definition

Patienten, bei denen sich eine lebensbedrohliche Störung der *Vitalfunktionen – Atmung und Kreislauf* – anbahnt oder bereits vorliegt, und Patienten, bei denen über schwerwiegende Störungen weiterer wichtiger Funktionskreise wie *des Bewußtseins, des Wasser-Elektrolyt-Haushaltes, des Wärmehaushaltes, des Säure-Basen-Haushaltes und des Stoffwechsels* lebensbedrohliche Einwirkungen auf die Vitalfunktionen erwartet werden müssen, kennzeichnet man unabhängig von der auslösenden Ursache als **Notfallpatienten** (Abb. 7).

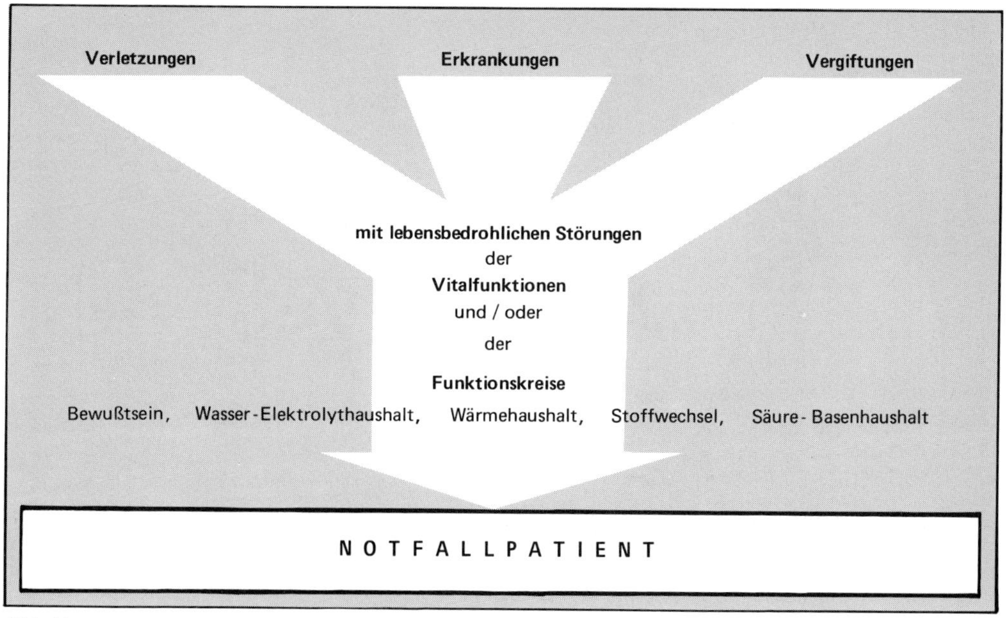

Abb. 7

B. Die vitalen Funktionen

Normale Funktionen
Die Vitalfunktionen Atmung und Kreislauf sind zwei hintereinandergeschaltete Transportsysteme für die Zufuhr von Sauerstoff und für die Ausscheidung von Kohlendioxyd◇. Der über die Lunge aufgenommene Sauerstoff gelangt ins Blut und wird durch die Pumpfunktion des Herzens in den Gefäßen bis zu den einzelnen Zellen transportiert. Kohlendioxyd geht den gleichen Weg in umgekehrter Richtung (Abb. 8).

Gestörte Funktionen
Eine schwere Störung der einen Vitalfunktion führt in erster Linie über den sich entwickelnden Sauerstoffmangel zu einer entsprechenden Störung der anderen.

Zeitraum vom Beginn der Störung bis zum Eintritt von Lebensgefahr
Störungen der Vitalfunktionen entwickeln sich häufig innerhalb weniger Minuten und bewirken in vielen Fällen schlagartig eine akute Lebensgefahr.

C. Funktionskreise mit direktem Einfluß auf die Vitalfunktionen

Die Vitalfunktionen Atmung und Kreislauf werden von 5 wichtigen Funktionskreisen beeinflußt. Der Normalzustand dieser Systeme ist Voraussetzung für die normale Tätigkeit der lebenswichtigen Funktionen. Die wesentlichsten Beziehungen und Querverbindungen sind in Abb. 9 dargestellt.
Bei Notfallpatienten beobachtet man oft weitere, sich überlagernde Störungen (ausführliche Darstellung s. Kap. 5).

I. Bewußtsein (Abb. 10)

Normale Funktionen
Voll erhaltenes Bewußtsein ist Voraussetzung für bewußte und gezielte Reaktionen des Menschen auf unterschiedliche Reize und Gefahren.
Genauso wichtig ist das unbewußte verzögerungslose Einsetzen wichtiger Abwehr- und

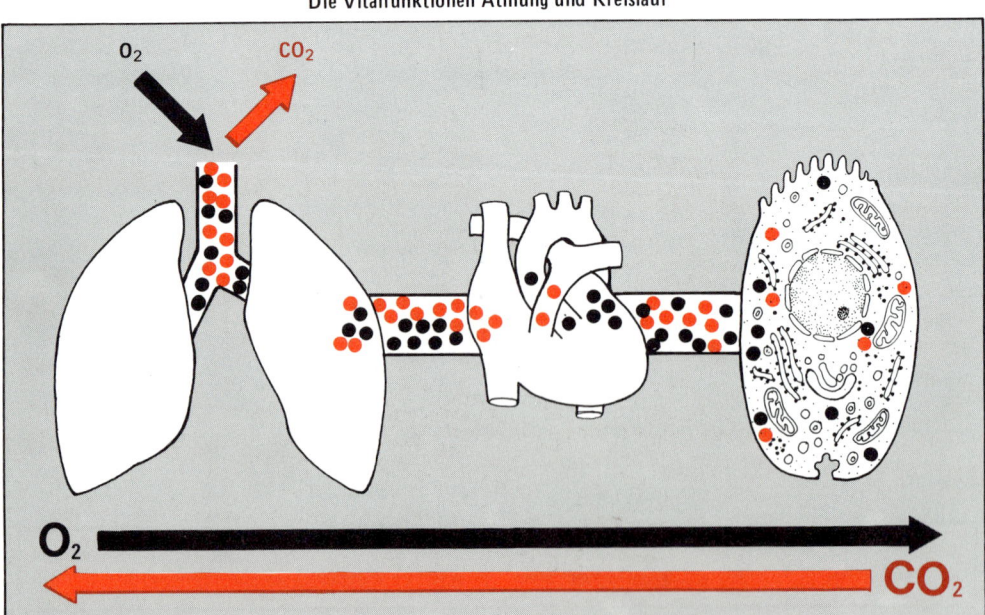

Die Vitalfunktionen Atmung und Kreislauf

Abb. 8

Funktionskreise mit direktem Einfluß auf die Vitalfunktionen

Schutzreflexe◊. Das schnelle Wegziehen einer Hand nach einem starken Schmerzreiz ist ein Abwehrreflex, das Husten nach Eindringen von Fremdkörpern in die Luftröhre ist ein wichtiger Schutzreflex.

Gestörte Funktionen
Mit zunehmender Bewußtlosigkeit erlischt die Befähigung, auf Reize gezielt zu reagieren, bei tiefer Bewußtlosigkeit kommt es auch zum Ausfall der Schutzreflexe.

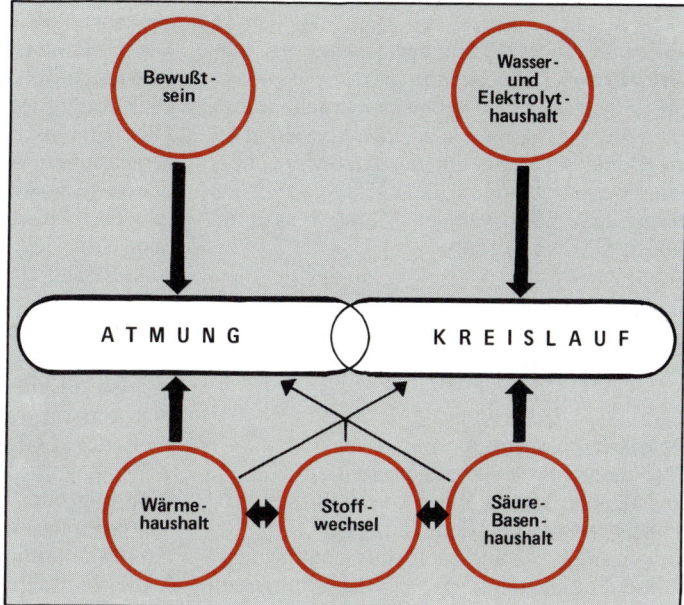

Abb. 9

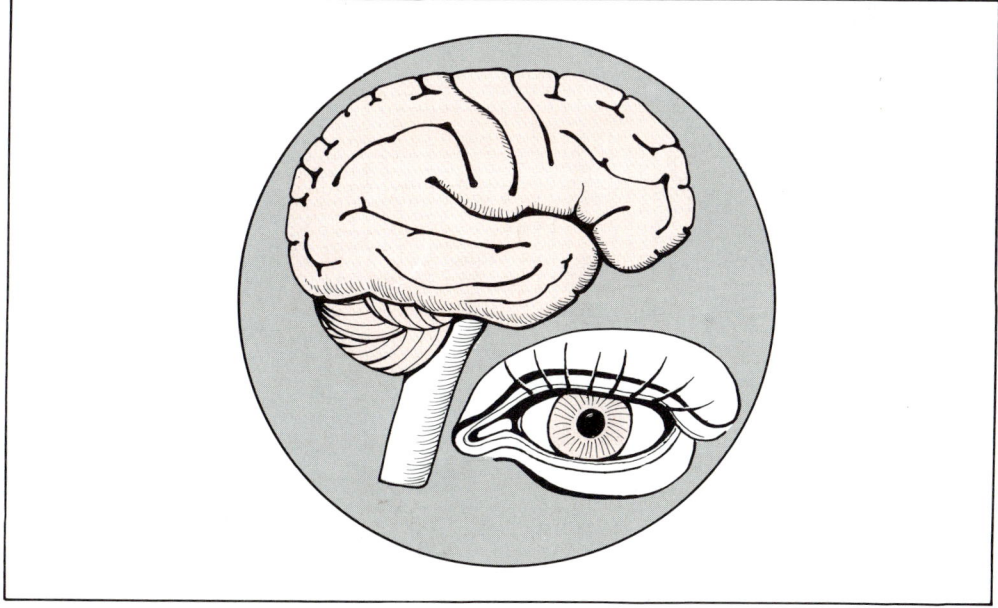

Abb. 10

Außerdem läßt dann der Spannungszustand der Zungen- und Kiefermuskulatur nach, die Zunge sinkt im Rachenraum zurück und verlegt die Atemwege. Nach Wegfall des Schluck- und Hustenreflexes können außerdem Erbrochenes oder Blut – besonders bei Schädel-Hirn-Verletzten – in die Luftröhre eindringen und eine Aspiration bewirken.

Zeitraum vom Beginn der Störung bis zum Eintritt von Lebensgefahr
Störungen des Bewußtseins durch unterschiedliche Ursachen ausgelöst, können in erster Linie bei Verlegung der Atemwege, über eine Beeinträchtigung der *Vitalfunktion Atmung* innerhalb weniger Minuten akut lebensgefährlich werden.

II. Wasser- und Elektrolythaushalt
(Abb. 11)

Normale Funktionen
Der menschliche Körper besteht zu ca. 60% aus Wasser. Dieses Wasser verteilt sich auf 3 Flüssigkeitsräume, den Intravasalraum, das Interstitium ◇ und den Intrazellulärraum. Diese Flüssigkeitsräume stehen untereinander in Verbindung. An den Grenzflächen laufen geregelte Austauschvorgänge ab. Diese Austauschvorgänge und die Zirkulation der Körperflüssigkeiten sind Voraussetzung für das Zusammenwirken aller Gewebe und Organe.

In den Körperflüssigkeiten sind Substanzen◇ gelöst. Substanzen, die unter diesen Umständen elektrisch positive oder negative Ladungen tragen, nennt man Salze oder Elektrolyte. Die Gesamtsummen der positiv und negativ geladenen Teilchen sind gleich, die einzelnen Elektrolyte liegen aber in den verschiedenen Flüssigkeitsräumen in unterschiedlichen Konzentrationen vor. Normale Konzentrationen der Salze und ihr ausgewogenes Verhältnis in den drei Flüssigkeitsräumen sind Voraussetzung für viele wichtige physikalisch-chemische Reaktionen im Organismus.

Gestörte Funktionen
Störungen der Körperflüssigkeiten betreffen in erster Linie den Wasserhaushalt und die Natriumkonzentration◇. Verschiedene Formen der Überwässerung oder des Flüssigkeitsmangels sind gekoppelt mit einer Vermehrung oder Verminderung des Gehalts an Kochsalz und anderen Salzen.
Im präklinischen Bereich findet man in erster Linie Notfallpatienten, die wegen Wasser- und Elektrolytverlusten durch Erbrechen,

Wasser- und Elektrolythaushalt

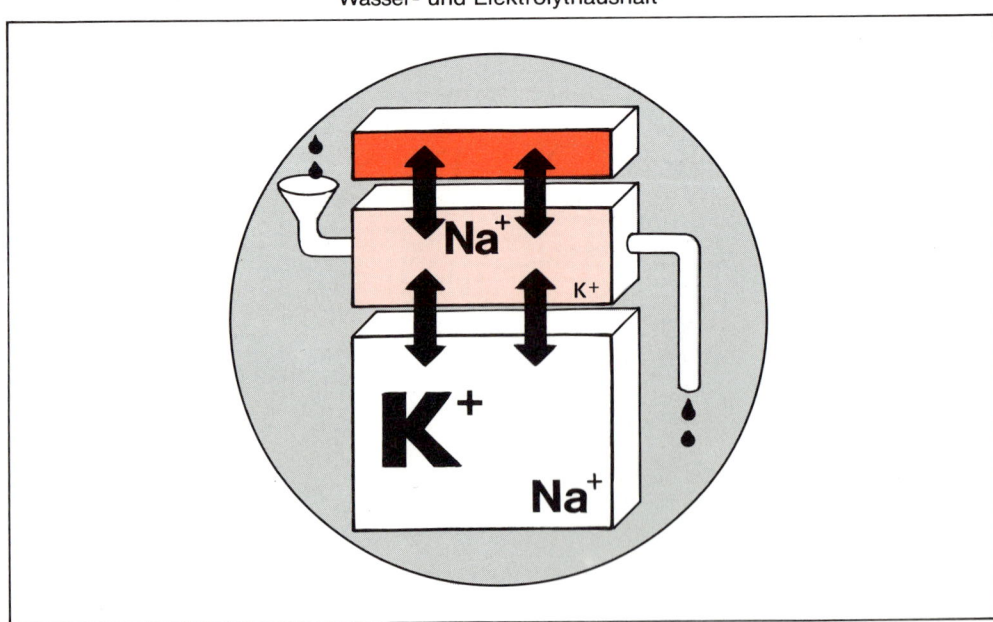

Abb. 11

Durchfälle oder starke Schweißverluste in einen bedrohlichen Zustand gerieten.

Zeitraum vom Beginn der Störung bis zum Eintritt von Lebensgefahr:
Von Ausnahmen abgesehen entwickeln sich Veränderungen im Wasser- und Elektrolythaushalt über Stunden und Tage. Schließlich kommt es durch Wassermangel – seltener durch Überwässerung – und Verschiebungen des Elektrolytgleichgewichts zu einer Beeinträchtigung der *Vitalfunktion Kreislauf*. Langanhaltende Flüssigkeitsverluste führen zu einer Eindickung des Blutes. Salzverluste können die Erregungsbildung und Erregungsweiterleitung am Herzen stören.

III. Wärmehaushalt (Abb. 12)

Normale Funktionen
Zur Aufrechterhaltung der komplizierten Energiegewinnungsvorgänge ist der menschliche Körper auf eine Regeltemperatur von ca. 37 °C eingestellt. Man unterscheidet einen Körperkern mit relativ konstanter Temperatur und eine Körperschale, die durch Durchblutungsänderungen auf Schwankungen der Außentemperatur reagiert.

Gestörte Funktionen
Abweichungen von der „Normaltemperatur" sind in zwei Richtungen möglich.

Unterkühlung
Neben vielfältigen Veränderungen des gesamten Organismus werden bei tiefer Unterkühlung die *Vitalfunktionen Atmung und Kreislauf* duch schwere Funktionsminderungen bis hin zum Atem- und Kreislaufstillstand betroffen.

Hitzeschäden
Auch bei Erhöhung der Körpertemperaturen werden *alle Regelkreise* im menschlichen Körper gestört und unterschiedliche Krankheitsbilder hervorgerufen. Der Anstieg der Körpertemperatur sowie Schweiß- und Elektrolytverluste verursachen Störungen des *Wasser- und Elektrolythaushaltes*, des *Kreislaufs* und des *Bewußtseins*.

Zeitraum vom Beginn der Störung bis zum Eintritt von Lebensgefahr
Bis zum Eintritt einer lebensbedrohlichen Temperatursenkung des Körperkerns vergehen mindestens 10 min (Eiswasserbad) meist aber Stunden. Mit ähnlichen Zeiträumen ist bei der Entwicklung lebensbedrohlicher Hitzeschäden zu rechnen.

Wärmehaushalt

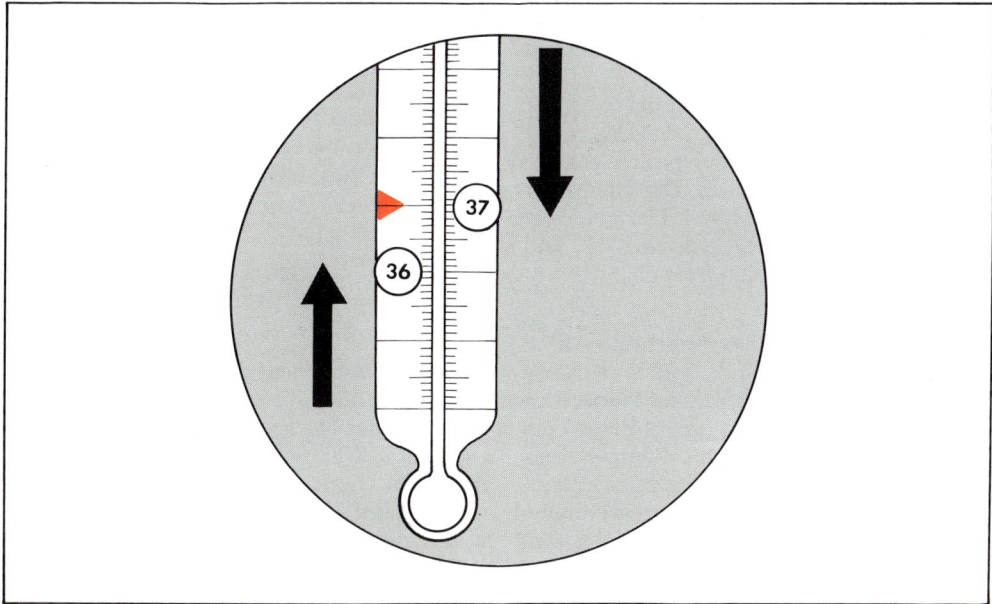

Abb. 12

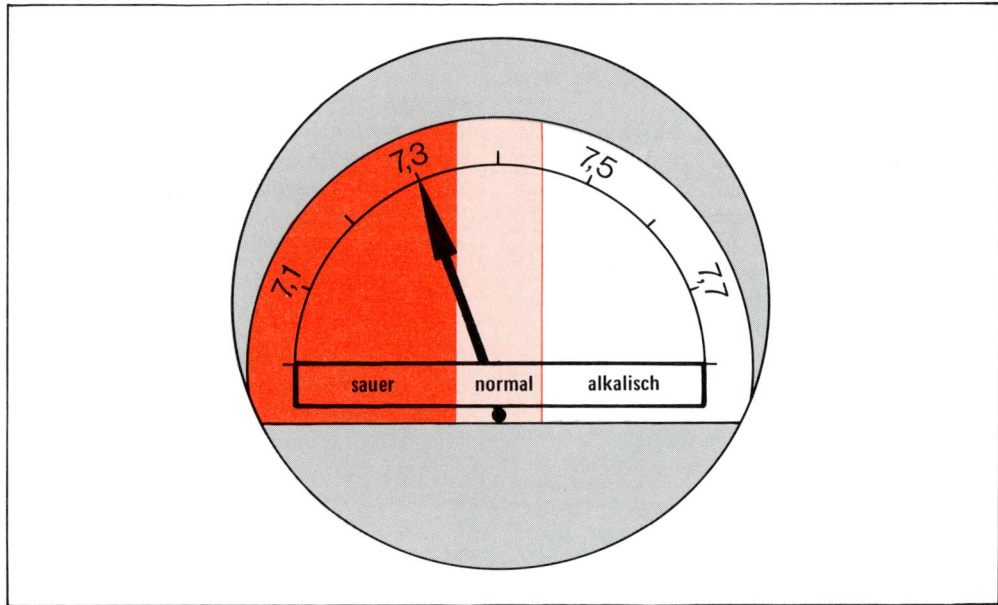

Abb. 13

IV. Säure-Basen-Haushalt (Abb. 13)

Normale Funktionen

Das normale Zusammenspiel der verschiedenen Lebensprozesse im menschlichen Körper ist an einen bestimmten „Säurewert" der Körperflüssigkeiten gebunden, der sich nur in engen Grenzen nach der sauren oder basischen Seite verändert, ohne zu wesentlichen Störungen zu führen.

Diesen „Säurewert" nennt man pH-Wert. Er gibt das Verhältnis von Säuren und Basen, genauer die Konzentration der positiv geladenen Wasserstoffionen H^+ an. Der chemische Neutralpunkt liegt bei pH = 7. Der pH-Wert des arteriellen Blutes liegt zwischen 7,35 und 7,45 also *fast* im neutralen Bereich.

Gestörte Funktionen

Wenn der pH-Wert durch vermehrten Anfall von Säuren unter 7,35 fällt, spricht man von Azidose ◇. Verschiebt er sich auf Werte über 7,45 spricht man von Alkalose ◇. Beide Formen der Verschiebung des Säure-Basen-Gleichgewichtes lassen sich nach der Entstehung in respiratorische und metabolische (durch die Atmung bzw. durch Störungen im Zellstoffwechsel bedingte) Störungen unterteilen. Bei akuten Notfällen findet man häufiger schwere, durch O_2-Mangel im Gewebe ausgelöste metabolische Azidosen, die sich lähmend, besonders auf das *Herz-Kreislaufsystem* auswirken.

Zeitraum vom Beginn der Störung bis zum Eintritt von Lebensgefahr

Bei jedem schweren Sauerstoffmangel im Gewebe entwickelt sich innerhalb von Minuten durch den vermehrten Anfall von Säuren eine schwere Azidose.

Isolierte Störungen des Säure-Basen-Haushaltes, die kurzfristig zu Lebensgefahr führen, sind seltener. Meist handelt es sich um Vorgänge, die sich über mehrere Stunden anbahnen.

V. Stoffwechsel (Abb. 14)

Normale Funktionen

Durch eine Vielzahl verschiedener, z. T. sehr komplizierter biochemischer Prozesse werden zugeführte Nahrungsmittel ab- bzw. umgebaut. Da hierbei Energie freigesetzt wird, werden diese Vorgänge auch als Verbrennung bezeichnet. Die Verwertung von
- Kohlehydraten
- Eiweiß und
- Fett

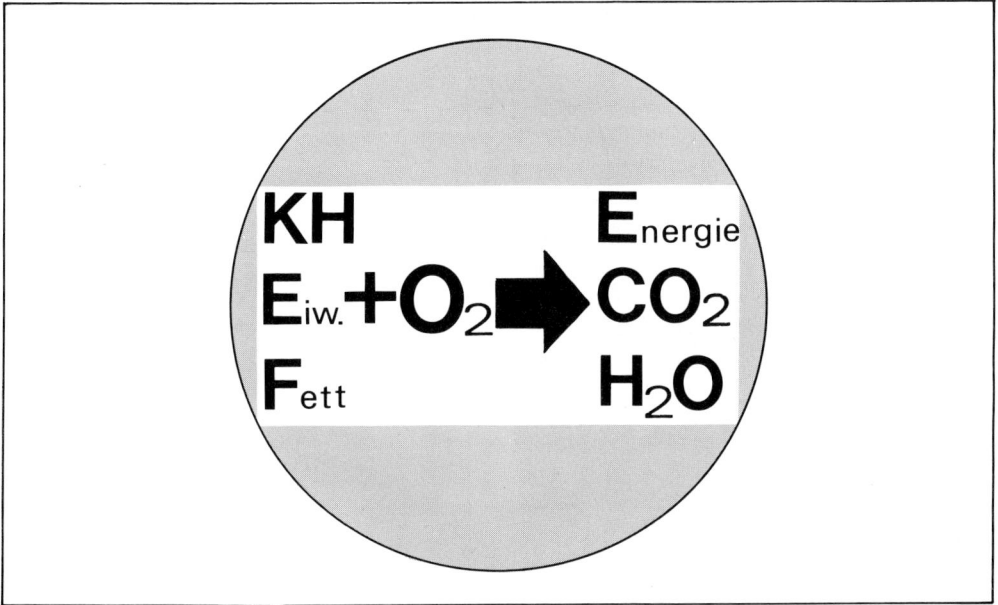

Abb. 14

ist Voraussetzung für äußere Arbeit und unterschiedliche Leistungen von Zellen. Stoffwechselvorgänge haben wesentlichen Einfluß auf den Wärmehaushalt. Außerdem ermöglichen sie das Wachstum und den Ersatz zugrunde gegangener Zellen. Die Tatsache, daß alle in die Körperzellen eingebauten Stoffe in bestimmten Zeiträumen durch neue ersetzt werden, erklärt den Begriff Stoffwechsel.

Gestörte Funktionen
Stoffwechselerkrankungen treten meist auf
- als Folge von Defekten an Enzymen, speziellen Wirkstoffen des Körpers, die den Stoffwechsel steuern
- bei Störungen in der Produktion verschiedener Hormone.

Die meisten Stoffwechselerkrankungen wie beispielsweise Fettsucht, Magersucht und Gicht haben chronischen Charakter. Sie spielen in der präklinischen Notfallmedizin keine bedeutsame Rolle, da diese Erkrankungen selbst nur selten zu akuten lebensbedrohlichen Zuständen führen. Im Gegensatz dazu besteht bei schweren Stoffwechselentgleisungen der häufig vorkommenden Volkskrankheit Diabetes mellitus (Zuckerkrankheit) akute Lebensgefahr.

Zeitraum vom Beginn der Störung bis zum Eintritt von Lebensgefahr
Die schwere Überzuckerung, das diabetische Koma, entwickelt sich allmählich über Stunden bis Tage.
Die Unterzuckerung, der hypoglykämische Schock, entsteht dagegen typischerweise innerhalb weniger Minuten. Beide bedrohlichen Stoffwechselentgleisungen stören das Gesamtsystem der Vitalfunktionen und der Regelkreise.
Ein *Bewußtseinsverlust* kann in beiden Fällen eintreten. Je nach Richtung der Blutzuckerveränderung sind zusätzlich in erster Linie *Atmung, Kreislauf, Säure-Basen-Haushalt* und *Wasser-Elektrolyt-Haushalt* mitbetroffen.

D. Verhältnis von traumatologischen zu nichttraumatologischen Notfällen

Die sprunghaft ansteigende Industrialisierung in den Jahren nach dem II. Weltkrieg, mit der besonders die Zahl der Verkehrs- und Betriebsunfälle zunahm, führte dazu, daß dieser

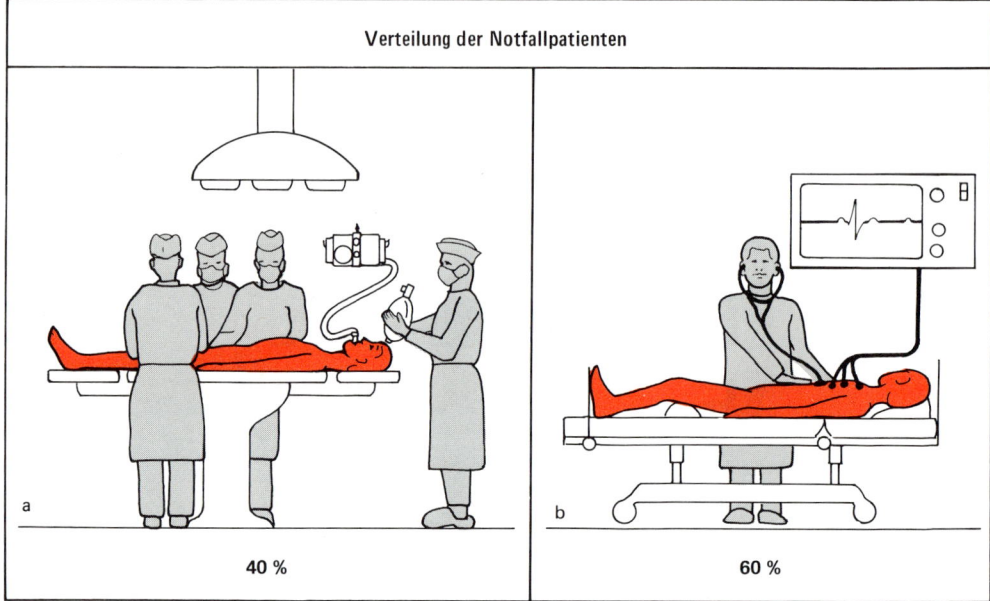

Abb. 15

Sparte von Notfällen in der Laienschaft, in Presse, Funk und Fernsehen breite Beachtung eingeräumt wurde. Die Öffentlichkeit verlangt, daß die Folgen solcher Ereignisse nicht zuletzt durch die Schaffung eines modernen Rettungsdienstes gemildert werden.

Durch die große Zahl der akut behandlungsbedürftigen lebensbedrohten Erkrankten läßt sich die Allgemeinheit viel schwerer mobilisieren, da sich solche Notfälle meist unter weniger spektakulären Umständen, häufig in der Wohnung des Betroffenen ereignen. Einzelne sind betroffen, man ist eher bereit, solche Geschehnisse als unabwendbar und schicksalhaft hinzunehmen.

Die zuvor dargestellten Zusammenhänge bewirkten eine Überbewertung der Verletztenversorgung gegenüber der Versorgung lebensbedrohlich Erkrankter und führten zur Verwendung vieler an sich einseitiger Begriffe im Rettungsdienst.

Beispiele. Unfallrettungsdienst, Unfallort, Unfallwagen, Erste Hilfe am Unfallort usw.
Man weiß heute, daß in der zivilisierten Welt – von geringfügigen Schwankungen abgesehen – der Anteil der lebensbedrohlich Verletzten, also der traumatologischen Notfallpatienten, durch die Zahl der lebensbedrohlich erkrankten Notfallpatienten übertroffen wird. Das Verhältnis liegt ungefähr bei 40% traumatologisch-chirurgischen Notfällen und 60% nichttraumatologischen Notfällen (Abb. 15).

E. Das Spektrum der Notfallpatienten – Altersbeispiele

Frühgeburt. Das Frühgeborene ist der „jüngste" Notfallpatient. Bedroht ist in erster Linie die Vitalfunktion Atmung, da die Lunge häufig noch nicht ausgereift ist. Weiterhin sind Störungen des Regelkreises Wärme-Haushalt relativ typisch, da bei Früh- oder Neugeborenen sehr schnell eine Unterkühlung eintreten kann!

Kindlicher Krampfanfall. Während eines Krampfanfalls ist stets die Sauerstoffversorgung aller Organe, insbesondere des für O_2-Mangel empfindlichen Gehirns gestört. Einfluß auf den Regelkreis Bewußtsein!

Kind trinkt versehentlich Spülmittel. Neben Störungen, die den Gesamtorganismus beeinträchtigen, ist hierbei wegen der Gefahr der Schaumbildung beim Erbrechen besonders die Vitalfunktion Atmung gefährdet!

Rollerfahrender Junge prallt mit dem Bauch gegen Lenkstange. Das Bild des „akuten Bauches" ist durch eine schwere innere Blutung verursacht. Gefahr besonders für die Vitalfunktion Kreislauf!

Schüler stürzt mit dem Moped. Kopfplatzwunden, Bewußtseinsverlust und Pupillendifferenz sprechen für Druckerhöhung und Gewebsquetschung oder Blutungen im Schädelinnern. In erster Linie Störung des Regelkreises Bewußtsein!

Eine junge Frau bricht plötzlich unter schweren Bauchschmerzen zusammen. Bild des akuten Bauches. Ausbleiben der normalen monatlichen Blutung seit ca. 10 Wochen. Platzen des Eileiters bei Eileiterschwangerschaft mit schwerer Blutung? Gefährdung der Vitalfunktion Kreislauf!

Mit Insulin eingestellter ca. 45jähriger Diabetiker ist plötzlich unruhig, krampft und wird bewußtlos. Nach großer beruflicher Aufregung ließ der Patient eine Zwischenmahlzeit aus. Es tritt „Unterzuckerung" ein. Komplexe Störung, Beeinträchtigung des Regelkreises Bewußtsein!

PKW-Fahrer rast mit seinem Auto gegen einen Brückenpfeiler. Bewußtlos mit Brustkorb und Bauch hinter Steuerrad eingeklemmt, anscheinend mehrere Beinbrüche. Gefährdung der Vitalfunktionen Atmung und Kreislauf durch Bewußtseinsstörung, direkte Verletzung und Blutverluste!

50-jähriger Mann klagt über Stechen der Brust, Todesangst. Von der Brust in den linken Arm ausstrahlender Schmerz und Unregelmäßigkeit des Pulsrhythmus sprechen für einen Herzinfarkt. Schwere Gefahr für die Vitalfunktion Kreislauf!

70-jähriger Mann wird bewußtlos auf dem Boden liegend in seiner Wohnung gefunden. Verzögerte Reaktionen auf Schmerzreize; Abwehrbewegungen sind nur an Arm und Bein einer Seite auslösbar. Schlaganfall? Akute Gefährdung der Vitalfunktion Atmung durch Schädigung des Atemzentrums bei Störungen des Regelkreises Bewußtsein!

Kapitel 5. Die Vitalfunktionen

A. Die Atmung/ Das respiratorische System

I. Funktionelle Anatomie für Rettungssanitäter

1. Obere Luftwege
a) Nase
b) Rachen

2. Untere Luftwege
a) Kehlkopf
b) Luftröhre
c) Bronchialbaum
d) Lungen

} anatomischer Totraum

3. Mechanisches System
a) Zwerchfell
b) Brustmuskeln
c) Atemhilfsmuskulatur

4. Atemzentrum
a) Medulla oblongata

1. Obere Luftwege

a) Nasenraum

Der Nasenraum besteht aus zwei nebeneinanderliegenden, durch die Nasenscheidewand (Septum) getrennten Raumsystemen. Sie werden jeweils begrenzt durch die beiden äußeren Nasenöffnungen und am Übergang zum Rachenraum durch die Choanen. Während die Septumwände glatt sind, befinden sich an den äußeren Wänden die drei Nasenmuscheln, von Schwellgeweben umgebene dünne Knochenleisten. Der glatte Boden wird durch den knöchernen Gaumen gebildet. Häufig sind die rechte und linke Nasenhöhle nicht gleich groß und weit, so daß auch ihre Durchgängigkeit unterschiedlich ist. Die Nasenhöhlen haben über feine Gänge Verbindung mit den Nasennebenhöhlen, die größte ist die Kieferhöhle. Zwischen der unteren Muschel und dem Nasenboden liegt bei aufrechter Kopfhaltung waagrecht nach hinten verlaufend der untere Nasengang (Abb. 16).

Hinweise für die Praxis

- Durch Anheben der Nasenspitze steht die Nasenöffnung senkrecht. Dadurch wird der Zugang zum unteren Nasengang erleichtert.
  – Absaugschläuche
  – nasale Rachentuben
  – die nasal eingeführte Magensonde
  – nasale Trachealtuben
    können nur auf diese Weise in der durch Pfeil gekennzeichneten Richtung eingeführt und vorgeschoben werden.
- Die Dicke eines Tubus für den nasalen Zugang sollte die des Kleinfingers des Patienten nicht überschreiten.

- Häufiger Fehler: Wegen der irrigen Vorstellung, die Durchgängigkeit der Nasenräume sei parallel zum Nasenrücken am größten, werden Katheter und Tubus erfolglos in dieser Richtung vorgeschoben, bleiben an den Muscheln hängen und verursachen Verletzungen zum Teil mit stärkeren Blutungen.

Die Atmung/Das respiratorische System

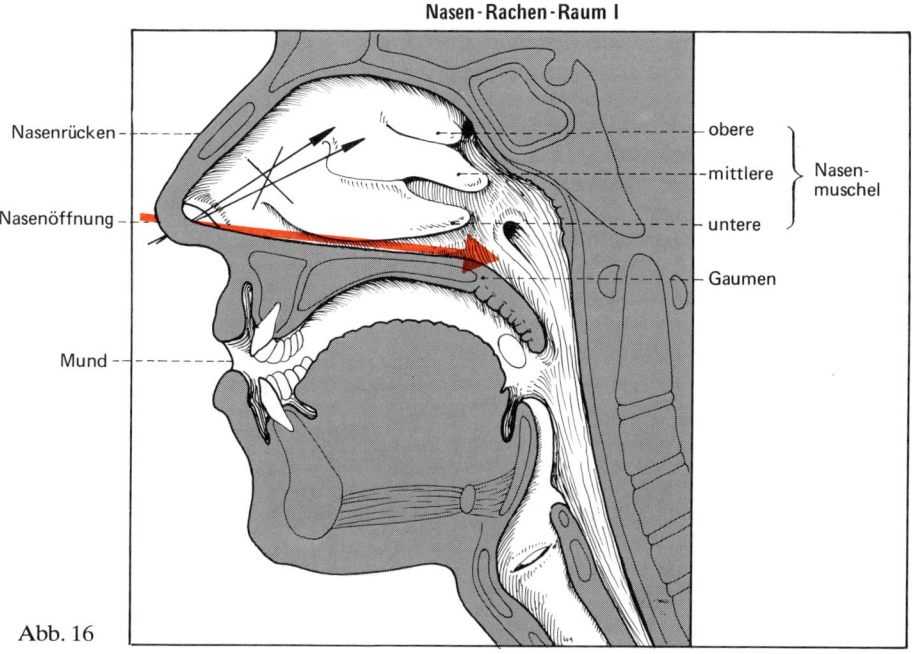

Abb. 16

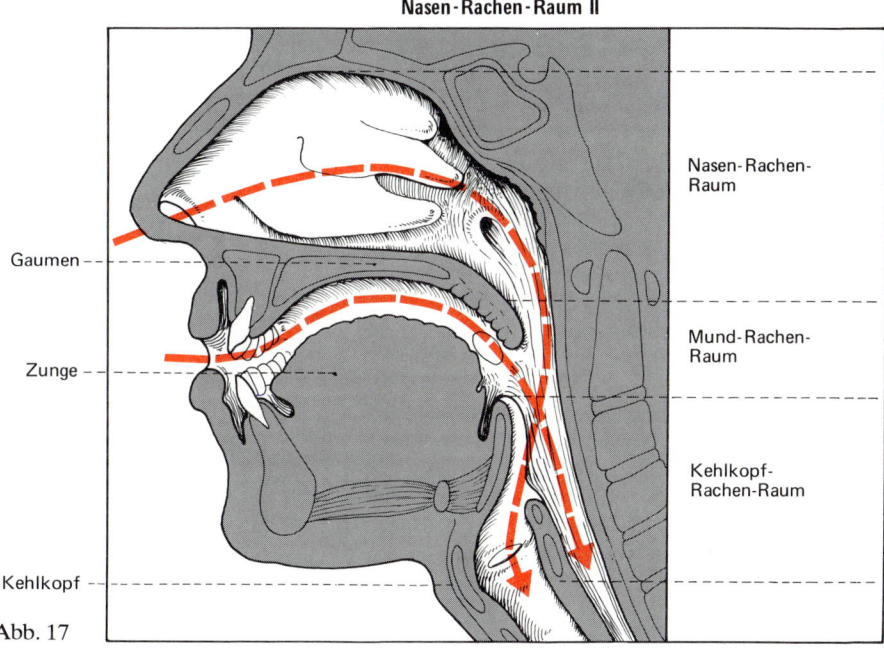

Abb. 17

b) Rachenraum

Hinter Mund- und Nasenhöhle schließt sich der Rachenraum (Pharynx◇) an. Er reicht von der Schädelbasis bis zum Beginn der Speiseröhrenöffnung (Ösophagusmund). An der Rachenhinterwand liegt die Schleimhaut direkt den Halswirbelkörpern an.
Drei Etagen des Pharynx werden unterschieden (Abb. 17):

- Der *Nasen-Rachen-Raum* reicht von den Choanen◇ bis zum weichen Gaumen. An der Hinterwand vor dem Atlaswulst liegt die Rachenmandel.
- Als *Mund-Rachen-Raum* bezeichnet man den Raum zwischen weichem Gaumen und Kehlkopfeingang. Hier kreuzen sich Luft- und Speisewege. Der Luftweg mündet nach vorn, der Speiseweg zieht nach hinten.
- Der Kehlkopf-Rachen-Raum liegt hinter dem Kehlkopf und umfaßt den Bereich des Eingangs zur Speiseröhre.

Hinweise für die Praxis

- Die an der Hinterwand vor dem Atlaswulst gelegene Rachenmandel kann besonders beim Kind das nasale Vorschieben eines Katheters in den Rachenraum erschweren und bei Verletzungen zur Blutungsquelle werden.

- Die Luftwege vollziehen eine starke Krümmung von oben hinten aus dem Nasen-Rachen-Raum nach vorn unten zum Kehlkopfeingang. Diese Krümmung ist Ursache für viele Probleme bei der Behandlung respiratorischer Störungen.
- Durch Überstrecken des Kopfes nach hinten wird der Kreuzungswinkel je nach Umfang größer oder kleiner. Diese anatomischen Bedingungen sind besonders zu beachten, wenn Katheter oder Tubus in den Rachen, den Ösophagus oder durch den Kehlkopf in die Luftröhre geschoben werden sollen.
- Blind nasal (und oral) eingeführte Katheter gleiten bei Überstreckung des Kopfes mit großer Wahrscheinlichkeit in den Kehlkopfbereich, weil sie sich an der Rachenhinterwand abstoßen und nach vorn wenden. Bei starker Beugung des Kopfes – Kinn auf die Brust – passen sich Katheter, Schläuche und Tubus der Krümmung der Rachenhinterwand an und gleiten meist in den Ösophagus.

- Typische durch die Anatomie bedingte Gefahren:
  - Bei zu tiefem Einführen eines Nasopharyngeal-Tubus erfolgt Intubation des Ösophagus.
  - Intubationsversuche Unerfahrener: Einstellen des Speiseröhrenmundes mit dem Laryngoskop und Einführen des Tubus in diese sichtbare Öffnung.
  - „Schwierige Intubation": Abgleiten des Trachealtubus seiner Form entsprechend von vorn nach hinten in die Speiseröhre. Wird diese Fehllage nicht sofort erkannt, erstickt der nicht spontan atmende Patient.

2. Untere Luftwege

a) Kehlkopf

Der Kehlkopf (Abb. 18) (Larynx◇) besteht aus mehreren durch Bänder beweglich verbundenen Knorpeln. Nach oben ist der Kehlkopf durch ein flächenhaftes Band am Zungenbein befestigt. Nach unten schließt sich die Luftröhre an. Der Schildknorpel besteht aus zwei Platten, die meist unter der Haut sichtbar, zumindest aber tastbar in einem spitzen Winkel zusammenlaufen („Adamsapfel").

Der Ringknorpel erinnert durch seine Form an einen Siegelring, dessen Siegelplatte speiseröhrenwärts und dessen Reif vorn und seitlich liegt. Unter dem „Adamsapfel" sind Schild- und Ringknorpel durch die Haut tastbar durch ein Band, das Ligamentum conicum verbunden.

Die Epiglottis◇, der Kehldeckelknorpel ist eine spatelförmige Knorpelplatte, die vom Zungengrund von vorn unten nach hinten oben verlaufend über dem Eingang des Kehlkopfs steht. Beim Schluckvorgang verschließt der Kehldeckel den Eingang zum Kehlkopf.

Die Schleimhaut des Kehlkopfs verengt sich in Höhe des Schildknorpels und bildet seitlich je ein Stimmband. Zwischen den beiden Stimmbändern liegt die von vorn nach hinten verlaufende spaltförmige Stimmritze.

Hinweise für die Praxis

- In der Regel ist der Bereich der Stimmritze die engste Stelle des Kehlkopfes. Ihre Länge beträgt beim Mann ca. 2–2,5 cm, bei Frauen etwas weniger.

Die Atmung/Das respiratorische System

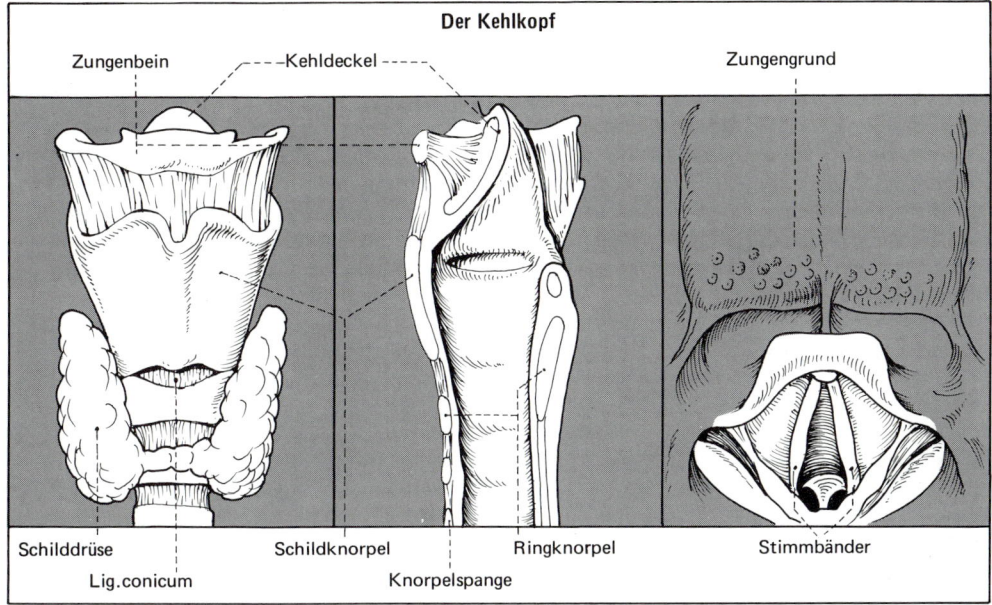

Abb. 18

- Zur Durchführung der Koniotomie wird das zwischen Schild- und Ringknorpel ca. 6 mm unter der Haut liegende Ligamentum conicum durchtrennt.
- Für die Dicke der zur oralen Intubation verwendeten Tuben gilt als Richtmaß: Klein- bis Ringfingerdicke des Patienten.

b) Luftröhre

Die Luftröhre (Trachea◇) schließt sich an den Kehlkopf an und endet an der Aufteilung in den rechten und linken Hauptbronchus. Beim Erwachsenen ist sie 10–15 cm lang. Der Durchmesser beträgt 1,5–3 cm. Sie besteht aus elastischem Gewebe. Durch hufeisenförmige Knorpelspangen sind die Vorderwand und die seitlichen Wände verstärkt. Die Schleimhaut hat ein Flimmerepithel dessen Flimmerstrom Schleim und Staubteile mundwärts bewegt (Abb. 19).

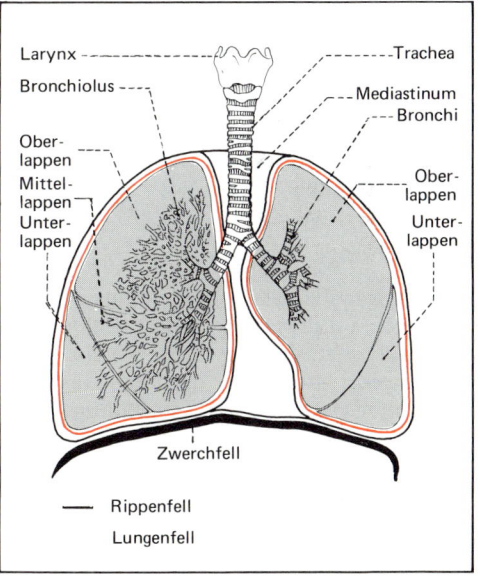

Abb. 19

Hinweise für die Praxis

- Die Länge der Strecke von der Stimmritze bis zur Teilungsstelle der Luftröhre (Bifurkation◇) beträgt
  - bei Kindern 3,5–8 cm
  - bei Erwachsenen 10–16 cm.

Diese anatomischen Bedingungen sind zu beachten, um das versehentliche einseitige Einführen eines Luftröhrentubus (Intubation ◇) typischerweise in den rechten Hauptbronchus zu vermeiden.

c) Bronchialbaum

Der Bronchialbaum besteht aus den beiden Luftröhrenästen (Hauptbronchien◇), rechts und links, und den sich abzweigenden feineren Verästelungen (Bronchiolen◇). Der Bau des Bronchus gleicht dem der Trachea. Knorpelspangen halten die Öffnung stets offen. Die Bronchioli haben keine Knorpelstützen, ihre Lichtung wird durch Muskelzüge offen gehalten, die die Weite der Bronchioli dem Atemstrom anpassen.

Hinweise für die Praxis

> - Der rechte Hauptbronchus setzt etwa die Richtung der Luftröhre fort, da er steiler nach unten abzweigt. Seine Lichtung ist außerdem größer als die des linken. Der rechte Oberlappenbronchus zweigt bereits nach wenigen Zentimetern ab.

- Diese anatomischen Bedingungen sind
  - für die Vermeidung einer einseitigen Intubation
  - für das Abhören mit dem Stethoskop (◇auskultatorische Kontrolle), nach Intubation und
  - für die Behandlung von Patienten nach Fremdkörperaspiration

  von Bedeutung.

d) Die Lunge

Die Lunge (Pulmo◇) besteht aus rechtem und linkem Lungenflügel. Der rechte Lungenflügel setzt sich aus Ober-, Mittel- und Unterlappen zusammen, der linke aus Ober- und Unterlappen. Jeder Lungenflügel liegt durch Unterdruck aufgespannt in einem abgetrennten Raum, der rechte Lungenflügel in der rechten Brustfellhöhle (Pleurahöhle◇), der linke Lungenflügel in der linken Pleurahöhle.
(Dazwischen liegt als zusätzlicher abgetrennter Raum das Mittelfell oder Mediastinum◇.)
Die Brustfellhöhlen sind mit dem Rippenfell, einer feinen Haut ausgekleidet, die Lungen sind mit einer entsprechenden Haut, dem Lungenfell überzogen.

3. Das mechanische System der Atmung

a) Das Zwerchfell ist eine aktiv und passiv bewegliche, nach oben gewölbte Muskelplatte, die die Brusthöhle vom Bauchraum trennt und eine wichtige Funktion bei der Ein- und Ausatmung erfüllt.

b) Die tiefen Brustmuskeln setzen an verschiedenen Punkten der Rippen an und verlaufen in unterschiedlicher Zugrichtung.
- Rippenheber
- äußere Zwischenrippenmuskeln } Einatmung
- innere Zwischenrippenmuskeln   Ausatmung

c) Verschiedene Muskeln des Schulter-Halsbereichs fungieren bei erschwerter Atmung (Dyspnoe◇) als Atemhilfsmuskulatur.

4. Anatomische Lage des Atemzentrums

Das Atemzentrum liegt im verlängerten Rückenmark (Medulla oblongata◇).

Hinweise für die Praxis

> *Direkte* Schädigung durch Verletzungen des verlängerten Rückenmarks führen sofort zum Ausfall der normalen Atmung. Durch die besondere Lage können aber auch Blutungen und andere krankhaften Zustände, die zu einer Druckerhöhung im Schädel und/oder im Rückenmarkskanal der oberen Halswirbelsäule führen, *indirekt* eine Beeinträchtigung des Atemzentrums verursachen.

II. Physiologie für Rettungssanitäter

1. Mechanik der Atmung
a) Zwerchfelltätigkeit
b) Rippenmuskulatur
c) Atemhilfsmuskulatur

2. Regulation der Atmung
a) Atemzentrum
b) Meßstellen
c) Atemreize

3. Atemgrößen
a) Lungenvolumina
b) Atemvolumina

Die Atmung/Das respiratorische System

4. Gasaustausch
a) in der Lunge
b) im Gewebe

Die Aufnahme von Sauerstoff (O_2) zur Verbrennung der Nahrungsstoffe in den Geweben und die Abgabe des dabei entstandenen Kohlendioxyds (CO_2) und des Wassers (H_2O) bezeichnen wir als Atmung.

Äußere Atmung Austausch von O_2 und CO_2 zwischen Blut und Außenluft in der Lunge.

Innere Atmung Austausch von O_2 und CO_2 zwischen Blut und Zelle.

Das respiratorische System läßt sich aufteilen in das gasleitende und das gasaustauschende System.

Respiratorisches System

gasleitendes System
Obere Luftwege
  Nase
  Rachen

Untere Luftwege
  Kehlkopf
  Luftröhre
  Bronchialsystem

gasaustauschendes System
Die Gesamtheit aller Alveolen hat bei Erwachsenen eine Oberfläche von ca. 100 m²

Hinweise für die Praxis

- Neben den zahlenmäßig überwiegenden Störungen der äußeren Atmung können seltener und meist schwerer erkennbar, z. B. durch Vergiftungen Störungen der inneren Atmung auftreten.

- Wegen der fehlenden Möglichkeit des Gasaustausches nennt man das gasleitende System auch Totraum. Der Totraum beträgt ca. 2 ml/kg KG (Milliliter pro Kilogramm Körpergewicht), beim normalgewichtigen Erwachsenen ca. 150 ml.

- Flache Atemzüge, die nur zu einer Luftbewegung im gasleitenden System führen, sind meist als „Atmung" erkennbar, der letztlich entscheidende Gasaustausch findet aber nicht statt, da die Luft in den Alveolen dabei nicht erneuert wird!

1. Mechanik der Atmung

Die beiden Phasen der Atmung
- Einatmung (Inspiration) und
- Ausatmung (Exspiration)

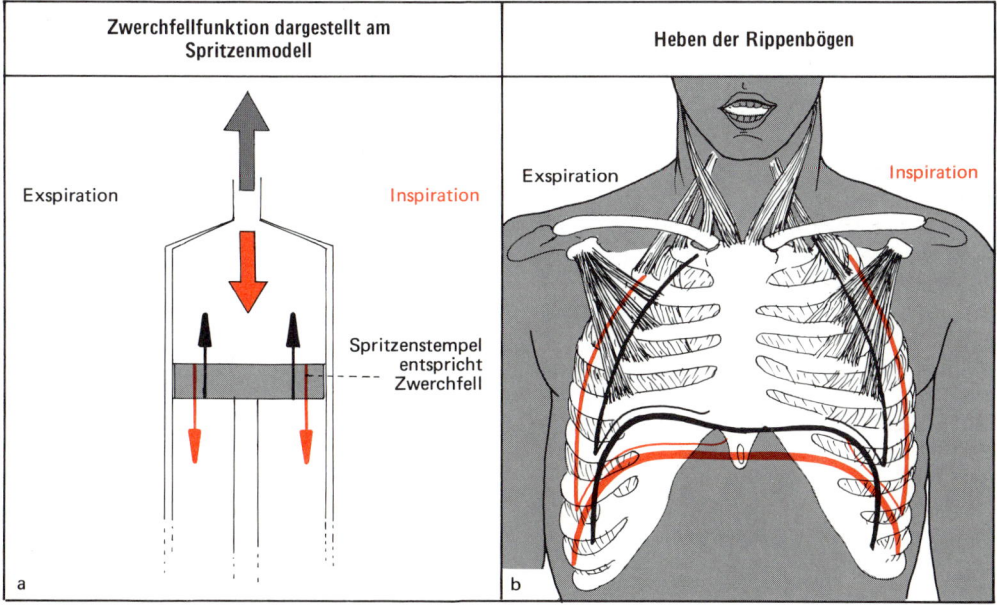

Abb. 20 Mechanik der Atmung

werden durch Vergrößerung und Verkleinerung des Rauminhaltes der rechten und linken Pleurahöhle hervorgerufen.

Zwei muskuläre Vorgänge bestimmen das Ausmaß der Volumenänderung und damit die Größe des Atemzugs (Abb. 20).

a) Zwerchfelltätigkeit

Das Zwerchfell, der wichtigste Atemmuskel, spannt sich bei der Einatmung an, flacht seine Wölbung ab und senkt sich dabei. Bei der Ausatmung entspannt sich das Zwerchfell und wölbt sich nach oben.

b) Rippenmuskulatur

Die Rippenheber und die äußeren Zwischenrippenmuskeln spannen sich bei der Einatmung, heben die Rippen an und vergrößern so den Querdurchmesser des Brustkorbs. Sie entspannen sich bei der Ausatmung.

Der Unterdruck im Pleuraraum
- Inspiration 6–8 cm H_2O
- Exspiration 3–5 cm H_2O

Die beiden Lungenflügel sind durch den zwischen Lungen- und Rippenfell herrschenden Unterdruck in der Pleurahöhle beweglich aufgespannt, während in den Lungenflügeln ein ständiger elastischer Zug in Richtung Lungenwurzel besteht. Bei Vergrößerung der Pleurahöhle durch Bewegungen des Zwerchfells und der Brustmuskulatur nimmt der Unterdruck zu, die Lunge wird passiv weiter ausgedehnt, dadurch wird der Rauminhalt in der Lunge größer und Luft wird eingesogen (Abb. 21).

Die Inspiration erfordert aktive Muskelarbeit,
die Exspiration erfolgt weitgehend passiv ohne Kraftaufwand.

Hinweise für die Praxis

- Bei allen Beatmungsverfahren im Rettungsdienst wird die Einatmung künstlich durch Druck von außen über die Luftwege ersetzt oder unterstützt, die Ausatmung erfolgt passiv ohne Atemhilfe.

- Der im Pleuraspalt bestehende Unterdruck ist Voraussetzung für eine funktionierende Atemmechanik. Der Wegfall des Unterdrucks durch eindringende Luft führt zum Zusammenziehen des Lungenflügels der betroffenen Seite. Eine durch Verletzungen oder Erkrankungen bedingte Luftansammlung im Brustkorb nennt man Pneumothorax.

- Die Atemhilfsmuskulatur, von Schultergürtel, Kopf und Hals zum Brustkorb ziehende Muskelgruppen, wird nur bei bestimmten Störungen des respiratorischen Systems, z. B. dem Asthma bronchiale, eingesetzt.

2. Regulation der Atmung

a) Atemzentrum

Bereiche des Stammhirns und der Medulla oblongata sind entscheidende Steuerzentralen für die Atmung. Jeweils eine Region ist für die Inspiration, eine andere für die Exspiration zuständig. Nach schwerer Schädigung des Gehirns oberhalb der Medulla oblongata tritt

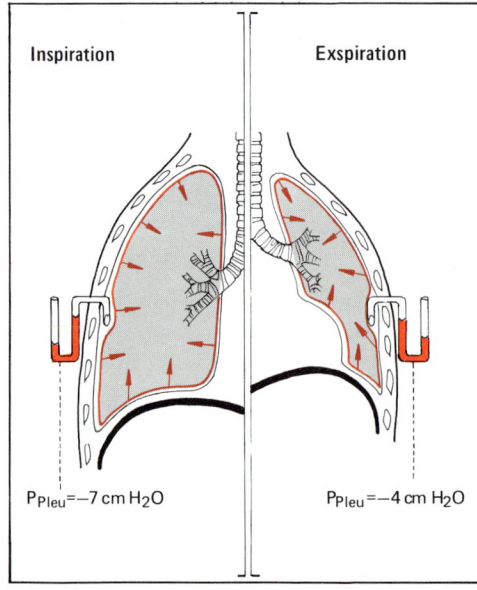

Abb. 21

Die Atmung/Das respiratorische System

häufig eine Schnappatmung ein, die aber wegen der zu niedrigen Atemfrequenz für ein Überleben nicht ausreicht.
Das Atemzentrum reagiert direkt oder indirekt über „Meßstellen" auf Veränderungen
- des CO_2-Drucks
- des O_2-Drucks und
- des Säurewertes (pH-Wert) im Blut (Abb. 22).

b) Meßstellen
Als Meßstellen, die Veränderungen der oben angeführten Größen an das Atemzentrum weitermelden, fungieren „Fühler",
- im Bereich einer Gabelung der Kopfschlagader (Glomus caroticum◇) und
- im Bogen der großen Körperschlagader.

c) Atemreize

O_2-Druck im arteriellen Blut
Ein Abfall des O_2-Drucks im Blut führt zwar zu einer Zunahme von Atemfrequenz und Atemtiefe, der Einfluß von O_2-Druckänderungen auf das Atemzentrum ist aber – unter normalen Bedingungen – relativ gering.
Bei krankhaften Veränderungen des respiratorischen Systems, die eine dauernde Erhöhung des CO_2-Drucks weit über den Normalwert hinaus verursachen (chronische Lungenerkrankungen), erfolgt die Atemsteuerung allerdings über O_2-Druckveränderungen.

CO_2-Druck im arteriellen Blut
Veränderungen der CO_2-Drucke haben entscheidenden Einfluß auf die vom Atemzentrum ausgehenden Impulse. Ein CO_2-Abfall durch Hyperventilation führt je nach Umfang des Druckabfalls zu einer Verminderung der Atmung bis zum vorübergehenden Atemstillstand. Eine Zunahme des CO_2-Drucks bewirkt verstärkte Atemtätigkeit.

Zunahme des Säurewertes im Blut (pH-Abfall)
Der durch eine Zunahme des Säureanteils im Blut verursachte pH-Abfall, führt zusätzlich über komplizierte Mechanismen zu einer Steigerung der Atemtätigkeit.

Maximale Steigerung des Atemzeitvolumens
CO_2-Zunahme kann das Atemzeitvolumen verzehnfachen, pH-Abfall kann das Atemzeitvolumen vervierfachen und O_2-Abfall kann das Atemzeitvolumen verdreifachen (Abb. 22).

Zusätzliche Steuersysteme der Atmung
Reflexbögen, die den Funktionszustand des Lungengewebes und der Atemmuskulatur registrieren, beeinflussen zusätzlich die Atemtätigkeit. Ein Beispiel: Dehnung des Lungengewebes bei der Inspiration führt zur Hemmung des Inspirationszentrums.

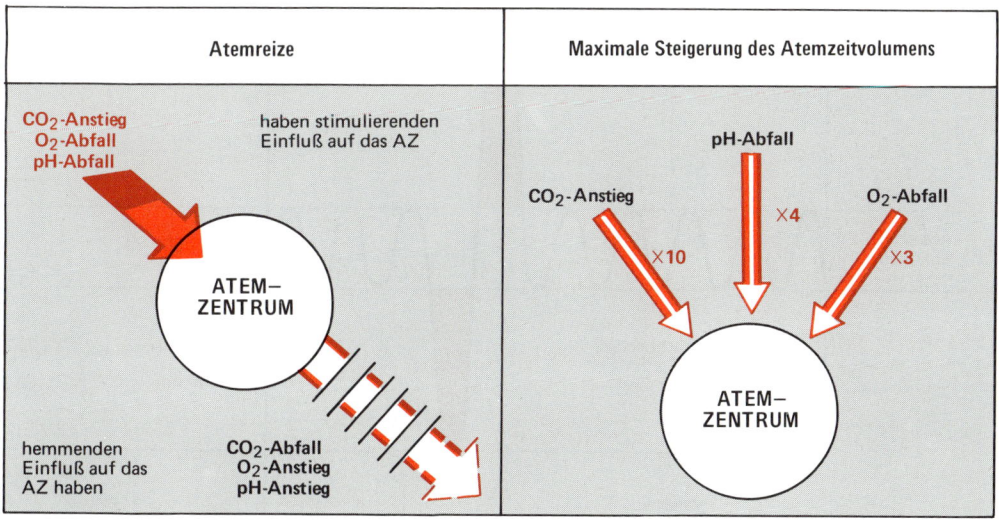

Abb. 22

Hinweise für die Praxis

- Starke Hyperventilation z. B. vor Tauchversuchen führt nicht – wie meist angenommen wird – zu einer entscheidenden Verbesserung der Sauerstoffreserven, sondern nur zu einem „Abrauchen" des CO_2. Die nachfolgende Atemanhaltephase wird über verspätet einsetzende Atemreize verlängert. Dies ist aber als „Betrug" des Atemzentrums zu sehen, denn schon vor dem Einsetzen der Atemreize durch CO_2-Anstieg auf Normalwerte kann ein schwerer Sauerstoffmangel vorliegen.

- Auf die Gefährdung der Atmung bei Verletzungen und/oder Druckerhöhung in Schädel und Rückenmark der oberen Halswirbelsäule wurde im Abschnitt Anatomie hingewiesen.

3. Atemgrößen

a) Lungenvolumina (Abb. 23)

Der Gasgehalt der Lunge besteht aus einem mobilisierbaren, d. h. durch direkte Messung der Atemzüge meßbaren Anteil und einer kleineren Gasmenge, die am Ende einer maximalen Exspiration in der Lunge verbleibt.

Atemzugvolumen (AZV). Das pro Atemzug eingeatmete Luftvolumen heißt AZV.

Vitalkapazität (VK). Vitalkapazität nennt man die Luftmenge, die nach einer maximalen Inspiration maximal ausgeatmet werden kann.

Inspiratorisches Reservevolumen (IRV). Das inspiratorische Reservevolumen ist die Luftmenge, die am Ende einer normalen Inspiration noch zusätzlich eingeatmet werden kann.

Exspiratorisches Reservevolumen (ERV). Die Luftmenge, die nach normaler Exspiration zusätzlich ausgeatmet werden kann.

Residualvolumen (RV). Das Residualvolumen verbleibt nach einer maximalen Exspiration in der Lunge.

b) Atemvolumina

Wichtiger als die zuvor dargestellten statischen Lungenvolumina sind verschiedene Meßgrößen der Atmung.

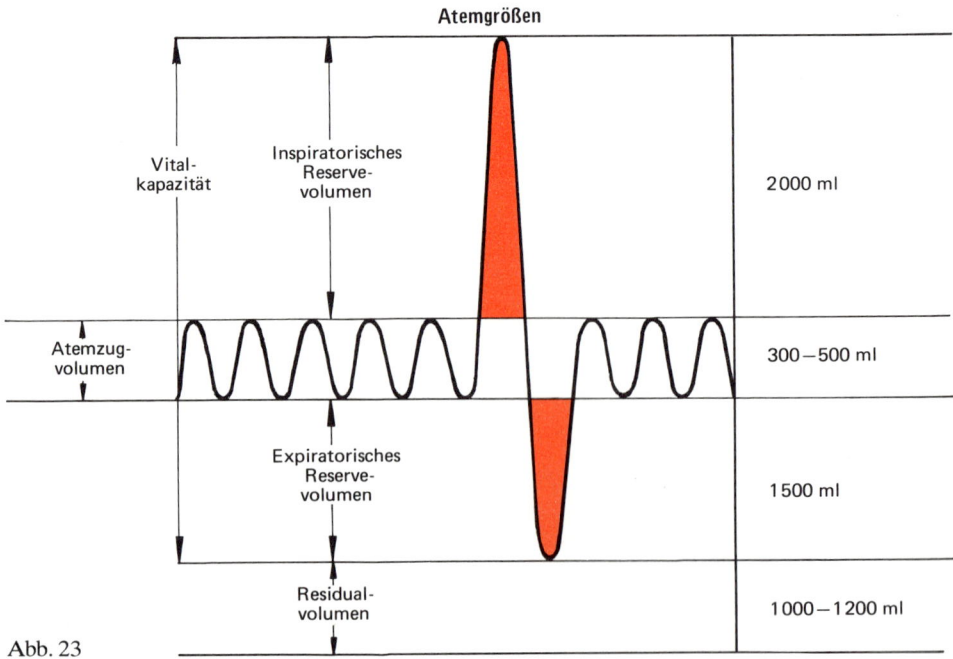

Abb. 23

Die Atmung/Das respiratorische System

Atemminutenvolumen (AMV). Das Atemminutenvolumen ergibt sich aus der Multiplikation (AZV × Atemfrequenz = AMV).

Atemfrequenzen in Ruhe
Neugeborene 40–50
Kleinkinder 30–40
Kinder 20–30
Jugendliche 16–20
Erwachsene 14–18

Totraumventilation (TRV). Die Luftmenge, die bei der Einatmung im gasleitenden System bleibt und ohne am Gasaustausch teilgenommen zu haben ausgeatmet wird, nennt man Totraumventilation.

Schätzregel: 2 ml/kg KG entspricht ca. 150 ml beim normalgewichtigen Erwachsenen

Alveoläre Ventilation. Für ein ausreichendes Sauerstoffangebot an den Organismus und den normalen Abtransport des in der Lunge anfallenden CO_2 entscheidet nur *die* Luftmenge, die die Alveolen durchströmt. Diese Gasmenge wird als alveoläre Ventilation gekennzeichnet.
Alveoläre Ventilation = Atemzugvolumen minus Totraumventilation
Das gemessene AMV läßt nur in Kombination mit der Atemfrequenz eine Aussage über die alveoläre Ventilation zu, da vom gemessenen AMV die Totraumventilation pro Atemzug × Atemfrequenz abzuziehen ist.

Beispiele
Ein 70 kg schwerer Mann atmet:
200 ml (AZV)×30 (Frequenz) = 6000 ml AMV
– 140 ml (TRV)×30 (Frequenz)= 4200 ml
___
alveoläre Ventilation: 1800 ml
Bei diesen Patienten liegt eine schwere Minderbelüftung des gasaustauschenden Systems vor.

Ein 80 kg schwerer Mann atmet:

600 ml (AZV)×12 (Frequenz) = 7200 ml AMV
– 160 ml (TRV)×12 (Frequenz)= 1920 ml
___
alveoläre Ventilation 5280 ml
Die alveoläre Ventilation dieses Patienten ist ausreichend.

Hinweise für die Praxis

- Auch eine Totraumatmung, bei der die entsprechende Luftmenge (2 ml/kg KG) nur im gasleitenden System strömt und die Alveolen als gasaustauschendes System nicht mehr belüftet werden, ist häufig – sogar am bekleideten Patienten – als „Atmung" erkennbar. Diese „Atmung" ohne Gasaustausch in den Alveolen ist in ihrer Wirkungslosigkeit für die Sauerstoffversorgung des Organismus dem kompletten Atemstillstand gleichzusetzen!

4. Der Gasaustausch in der Lunge und im Gewebe

a) Der Gasaustausch in der Lunge – Endphase der „äußeren Atmung"

Der durch die Atmung in die Alveolen beförderte Sauerstoff geht durch
- die Alveolenwand
- die Wand der Lungenkapillare
- den Plasmarandstrom im Gefäß zu
- den roten Blutkörperchen

mit deren Hämoglobin er sich zu Oxyhämoglobin verbindet.
Für diesen Gasaustausch zwischen Alveolen und Lungenkapillarblut steht nur eine Zeit von ca. 0,2 bis 0,3 sec zur Verfügung, die aber bei Gesunden für diesen Vorgang ausreicht (Abb. 24).

Hinweise für die Praxis

- Alle krankhaften Vorgänge, Entzündungen, Wasseransammlungen, Gefäßveränderungen etc., die in der Lunge die Diffusionsstrecke (Übertrittstelle für O_2 und CO_2) vergrößern, verursachen Störungen des Gasaustausches.

b) Der Gasaustausch im Gewebe – „innere Atmung"

Das arterielle Blut liefert Sauerstoff an die Zelle, die Zelle gibt das durch die Verbrennungsvorgänge entstandene CO_2 an die roten Blutkörperchen ab (Abb. 25).

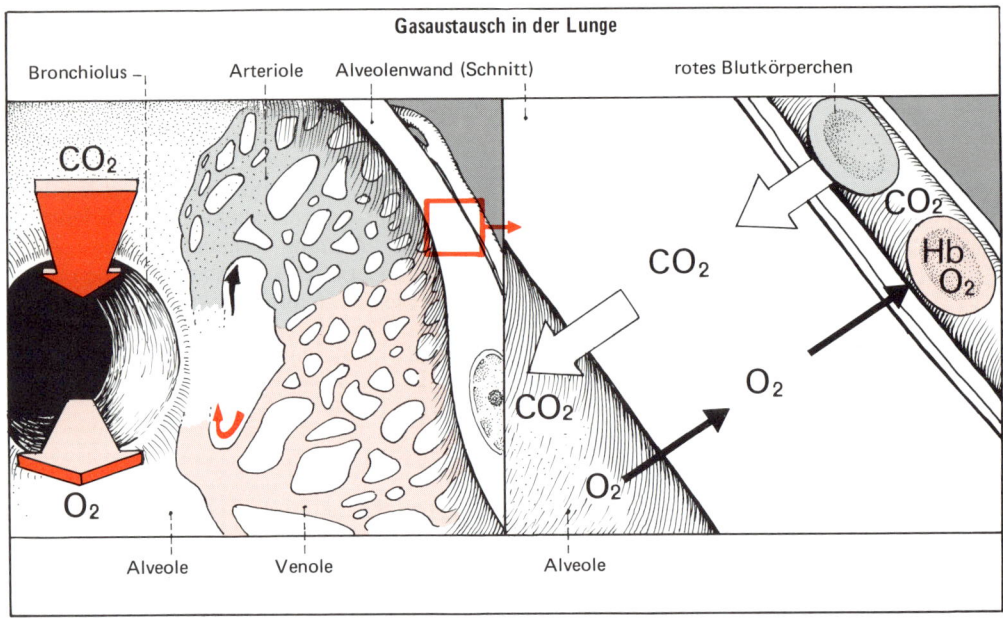

Abb. 24

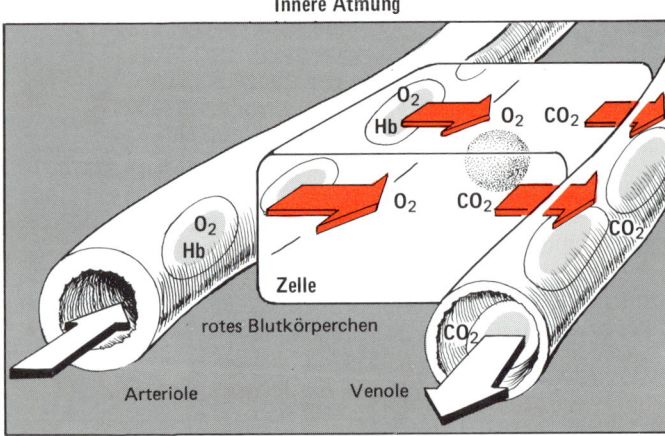

Abb. 25

Hinweise für die Praxis

- Es gibt Gifte, sogenannte Zellgifte, die den komplizierten Vorgang des Gasaustausches an der Zelle stören und dadurch die „innere Atmung" beeinträchtigen oder unterbrechen.

III. Pathophysiologie für Rettungssanitäter

Störstellen des respiratorischen Systems (Abb. 26). Störungen des respiratorischen Systems können an verschiedenen Bereichen einsetzen. Schematisch lassen sich folgende Störstellen festlegen:
1. Atemzentrum
2. Atemgase
3. Rachenraum

Die Atmung/Das respiratorische System

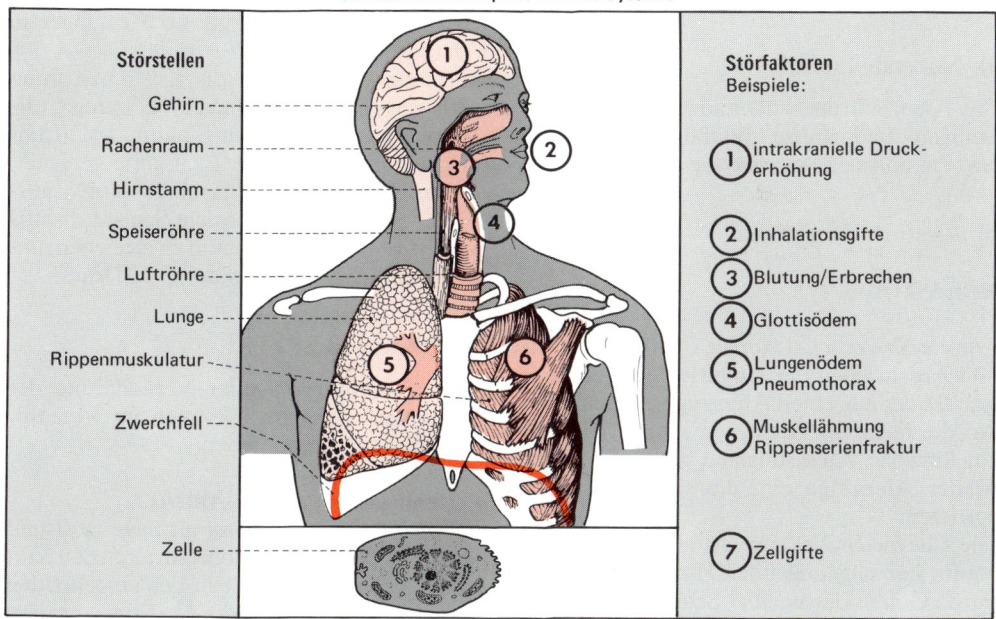

Abb. 26

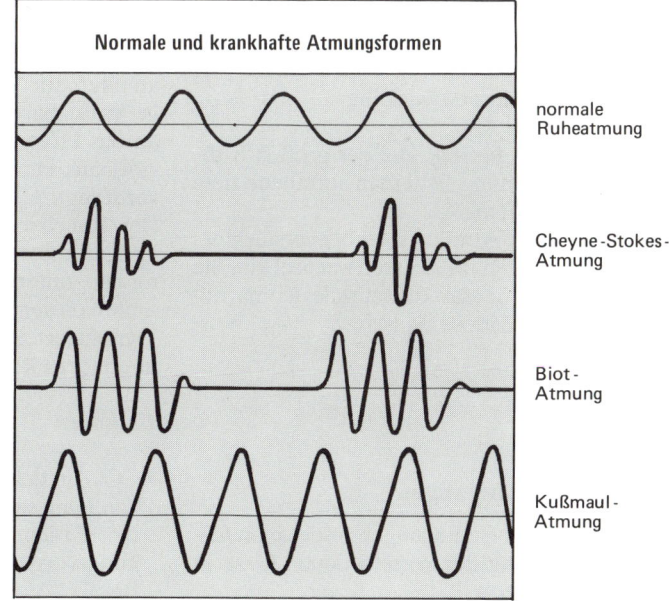

Abb. 27

4. Kehlkopf
5. Lunge
6. Thoraxwand und Zwerchfell
7. Innere Atmung

Die von einer Störstelle ausgehende Beeinträchtigung des respiratorischen Systems greift je nach Schwere auf alle anderen Bereiche der Atmung über und führt damit – auch durch Beeinflussung der Vitalfunktion Kreislauf – zur Lebensbedrohung.
Unzureichende Sauerstoffversorgung von Geweben wird durch Zyanose erkennbar.

1. Atemzentrum

a) Normale Funktion

Das Atemzentrum sendet angepaßt an die jeweiligen Bedürfnisse rhythmische Impulse aus, die normale Atembewegungen auslösen.

b) Gestörte Funktion

Beispiele (Abb. 27)

Cheyne-Stokes'sches Atmen. Periodisches An- und Abschwellen der Atemtiefe und des Abstandes der einzelnen Atemzüge voneinander. An die flachsten Atemzüge schließt sich oft ein kürzerer Atemstillstand an, dann setzen wieder Atemzüge ein, die sich zunehmend vertiefen.
Die Cheyne-Stokes'sche Atmung findet man häufig bei ungenügender Hirndurchblutung, durch Gefäßsklerose, bei Schlaganfällen und Vergiftungen.

Biot'sche Atmung. Zwischen regelmäßigen tiefen Atemzügen kommt es wiederkehrend zu kurzdauernden Atemstillständen. Auch die Biot'sche Atmung kann sich nach Schädigung des Atemzentrums entwickeln.

Kußmaul'sche Atmung. Bei der großen Kußmaul'schen Atmung sieht man auffallend tiefe regelmäßige Atemzüge.
Diese Form der Atmung setzt bei verstärktem Anfall von Säuren im Zellstoffwechsel ein. Sie ist besonders für das diabetische Koma mit hochgradiger Azidose typisch.

2. Atemgase

a) Normalbedingungen

Unter normalen Bedingungen findet man folgende Verteilung der verschiedenen Gase in der Einatemluft.

Atemgase

Einatemluft Vol%		Ausatemluft Vol%
78	Stickstoff	78
21	Sauerstoff	**16**
1	Edelgase	1
0,03	Kohlendioxyd	**4**

Dieses Verhältnis, insbesondere der O_2-Anteil von rund 21 Vol%, gilt für Messungen in Meereshöhe.
Auch die Ausatemluft, die sich durch ihren niedrigeren O_2-Anteil und den höheren CO_2-Anteil von der normalen Einatmungsluft unterscheidet, ist für eine Beatmung geeignet, da der O_2-Anteil von rund 16 Vol% ausreicht, um praktisch normale Sauerstoffsättigungswerte beim Beatmeten zu erreichen, ohne wesentlichen Anstieg des CO_2-Drucks.

b) Störungen

Störungen, die von einer Veränderung der Einatemluft ausgehen, können im wesentlichen zwei Ursachen haben:

- *Herabsetzung des O_2-Anteils*
Beispiel: CO_2 ist schwerer als Sauerstoff und verdrängt bei höherer Konzentration den Sauerstoff nach „oben". Ist in der umgebenden Luft keine ausreichende O_2-Konzentration vorhanden, droht – trotz tiefer Atemzüge – Erstickung.
- *Zumischung von Giftgasen*
Beispiel: CO (Kohlenmonoxyd) führt auch bei normalem Sauerstoffanteil in der Einatemluft zur Vergiftung, da es den in der Lunge verfügbaren Sauerstoff in seiner Bindung an das Hämoglobin hindert, bzw. den Sauerstoff aus einer Bindung an das Hämoglobin verdrängt.
Bei Rauchvergiftungen, Vergiftungen durch Erdgas, etc. handelt es sich häufig um Gasgemische unterschiedlicher Zusammensetzung. Unter diesen Umständen sind die Vorgänge komplizierter, da sich verschiedene Störungen überlagern können.

Erkennen

CO_2-Erstickung ist an der Blaufärbung von Haut und Schleimhäuten zu erkennen. Der Patient leidet bzw. litt an dem Erstickungsvorgang.
Bei CO-Vergiftungen entwickelt sich keine Zyanose.
Häufig ist die Ursache der Lebensgefährdung nur indirekt über eine Wertung des gesamten Unfallhergangs und der örtlichen Situation möglich.

Die Atmung/Das respiratorische System

Hinweise für die Praxis

- Anwendung und Wiederentdeckung der Atemspende wurden lange Zeit wegen der irrigen Annahme, die „verbrauchte" Luft des Atemspenders könne dem „Scheintoten" nichts nützen, verzögert.

- Bei Vergiftungsunfällen durch Veränderung der Atemgase ist auch von seiten der medizinischen Rettungsdienste sofort bei Entgegennahme der Notfallmeldung zu bedenken, daß in der Regel die Einschaltung technischer Rettungsdienste mit Atemschutzgeräten erforderlich ist.

3. Rachenraum

a) Normalbedingungen

Der Durchmesser des Rachens ist normalerweise ausreichend für eine ungestörte, fast geräuschlose inspiratorische und exspiratorische Durchströmung des erforderlichen Atemgases.

b) Störungen

Störungen der Durchgängigkeit des Rachenraums haben im wesentlichen zwei Ursachen:
- *Verlegung durch den zurückfallenden Zungengrund*

Bei Bewußtlosen, die auf dem Rücken liegen, sinkt wegen des Nachlassens der Muskelspannung der Unterkiefer mit der Zunge nach hinten. Je nach Tiefe der Bewußtlosigkeit blockiert der Zungengrund die Atemwege vollständig oder unvollständig.
- *Verlegung durch Blut, Erbrochenes oder Fremdkörper*

Während Blut im Rachenraum dessen Durchgängigkeit in der Regel nur behindert, können Erbrochenes und Fremdkörper, je nach Festigkeit und Teilchengröße eine komplette Verlegung verursachen.

Erkennen

Inkomplette Verlegung Bei Inkompletter Verlegung weisen ein hörbar auffälliges Atemgeräusch und ruckartig veränderte Atembewegungen auf eine Störung hin.

Atemgeräusch Verlegung durch Zungengrund → schlürfendes, schnarchendes, ungleichmäßiges Atemgeräusch
Blut oder Schleim → Gurgeln, klingende grobblasige Rasselgeräusche

Atembewegungen bei Verlegung Zu Beginn verstärkte (durch CO_2-Anstieg und O_2-Mangel ausgelöste) ruckartige Brustkorb- und Bauchdeckenbewegungen mit zunehmender Frequenz. Ein- und Ausatmung sind weder hör- noch fühlbar. Zyanose von Haut und Schleimhäuten, (inverse Atmung) → Nachlassen der Tiefe der Atembewegungen → Atemstillstand.

4. Kehlkopf

a) Normalbedingungen

Die Durchgängigkeit von Stimmritze und Kehlkopf ermöglicht normalerweise eine ungestörte, fast geräuschlose inspiratorische und exspiratorische Durchströmung der erforderlichen Atemgase.

b) Störungen

- Störungen durch Fremdkörperverlegung in dieser Region unterscheiden sich nicht grundsätzlich von einer entsprechenden Beeinträchtigung des respiratorischen Systems durch Verlegung im Rachenraum.
- Der Kehlkopf ist der Eingang zur Luftröhre. Schwellungen im Bereich einer Röhre verursachen besonders schnell eine bedrohliche Einengung der Lichtung. Ähnliche Wirkung haben Blutungen in den Halsweichteilen oder ein starker Kropf, wenn die Trachea von außen eingeengt wird.

Erkennen

Pfeifendes Atemgeräusch (Stridor◇), das inspiratorisch und exspiratorisch gleich stark sein kann. Je nach Ursache und Lokalisation der Enge kann aber auch nur eine Phase der Atmung hörbar stärker betroffen sein.

5. Die Lunge

a) Normalbedingungen

Die gesunde Lunge ist auch bei stärkster körperlicher Leistung in der Lage, durch ausgewogene Beziehungen zwischen
- der Belüftung
- der Durchblutung und
- der Diffusion

in den verschiedenen Lungenabschnitten die arteriellen Blutgaswerte für O_2 und CO_2 im Normbereich zu halten.

b) Störungen

Störungen können die Belüftung, die Lungendurchblutung und die Diffusion betreffen.

Belüftung
- *Pneumothorax.* Der betroffene Lungenflügel hat sich in Richtung Lungenwurzel zusammengezogen, bei Ausdehnung des Brustkorbes strömt nur noch wenig Luft in die Alveolen der betroffenen Seite, da nach dem Wegfall des negativen Drucks im Pleuraspalt die Lunge nicht mehr den Brustkorbbewegungen folgen kann (s. Abb. 169).
- *Asthma bronchiale.* Bei diesem Krankheitsbild kommt es in den Brochialästen zu einer Erhöhung des Strömungswiderstandes für die Atemluft. Besonders die Ausatmung ist erschwert (s. Tabelle 24).

Lungendurchblutung
- *Lungenembolie.* Belüftete Lungenabschnitte werden nicht mehr durchblutet, wenn die den betroffenen Lungenabschnitt versorgende Lungenarterie durch einen Embolus verschlossen ist.

Diffusion
- *Lungenentzündung (Pneumonie◇).* Bei entzündlich verdickten Alveolarwänden ist die Diffusion der Gase O_2 und CO_2 aus den Alveolen in das Blut oder umgekehrt erschwert.
- *Lungenödem.* Die Atemgase müssen zusätzlich einen Flüssigkeits- bzw. Schaumfilm durchdringen, die Diffusionsstrecke wird verlängert.

Erkennen

Störungen der Lungenfunktion sind an einer Zyanose von Haut und Schleimhäuten, häufig an zusätzlich vorhandenen krankhaften Atemgeräuschen, erschwerter Atmung und über eine Beurteilung der Gesamtsituation (Unruhe, Luftnot) zu erkennen.

6. Thoraxwand und Zwerchfell

a) Normalbedingungen

Durch rhythmisches Heben und Senken des knöchernen Brustkorbs und Tiefer- und Höhertreten des Zwerchfells wird die durch Unterdruck in den Pleurahöhlen aufgespannte Lunge bei der Einatmung weiter ausgedehnt, bei der Ausatmung zieht sie sich zusammen, Atemluft strömt ein bzw. aus.

b) Störungen

Störungen der Atemmechanik werden durch Verletzungen oder Erkrankungen am knöchernen oder muskulären System der Atemmechanik ausgelöst.
Bei *Rippenserienfrakturen* kann paradoxe Atmung einsetzen, wenn sich die betroffene Brustkorbseite bei der Einatmung einzieht, bei der Ausatmung ausdehnt (s. Abb. 168).
Die sich normalerweise bei der Einatmung ausdehnende Brustkorbseite wird bei Instabilität des knöchernen Systems durch die elastische Spannung der Lunge nach innen gezogen, → das Atemzugvolumen nimmt ab.
Eine zu starke Kopf-Tief-Lage, die gelegentlich von Unerfahrenen als Schocklage durchgeführt wird, führt infolge des Druckes der Baucheingeweide auf das Zwerchfell bei geschwächten Patienten zu einer Behinderung der Einatmung, da die Zwerchfellbeweglichkeit eingeschränkt wird.

7. Innere Atmung

a) Normalbedingungen

Der an das Hämoglobin des Erythrozyten gebundene Sauerstoff wird in der Zelle durch komplizierte chemische Vorgänge als „Betriebsmittel" für den Zellstoffwechsel (Ver-

Die Atmung/Das respiratorische System

brennung von Eiweiß, Kohlenhydraten und Fett) verbraucht. Dabei entstehen Kohlensäure, Wasser, Energie und Schlackenstoffe.

b) Störungen

Störungen der inneren Atmung können durch Gifte ausgelöst werden die
- die Bindung des O_2 an das Transportmittel Hämoglobin erschweren bzw. verhindern, z. B. CO,
- die Ausnützung des arteriell zugeführten O_2 im Gewebe verhindern, z. B. Blausäure und
- das Transportmittel Hämoglobin verändern oder zerstören, z. B. Methämoglobinbildner: Nitrit, Nitrobenzol.

Erkennen

> Störungen der inneren Atmung sind zum Teil nur schwer erkennbar. Bei Kohlenmonoxydvergiftung entwickelt sich häufig eine rosige Farbe von Haut und Schleimhäuten.
> Bei Blausäurevergiftung findet man zuerst eine rosige Hautfarbe und erst später eine Zyanose.
> Bei Giften, die zu einer Methämoglobinbildung führen, wird in der Regel eine besondere grau-braune Zyanose feststellbar.

8. Die Zyanose

Normale Hautfarbe

16 g% sind der Gesamtanteil des Blutes an Hämoglobin. Solange mehr als 10 g% Hämoglobin im Gewebe mit Sauerstoff beladen sind, ist die Haut rosig.
Die Zyanose der Haut durch Sauerstoffabgabe im Gewebe ist besonders früh an den Schleimhäuten, Lippen und Zunge, an den Ohrläppchen, an der Nasenspitze und am Nagelbett erkennbar.
Wenn mehr als 10 g% Hämoglobin ihren Sauerstoff abgegeben haben, entwickelt sich eine schwere, auch an der übrigen Haut erkennbare Zyanose. Unter diesen Umständen ist ein echter Sauerstoffmangel im Gewebe zu vermuten.
Zwei wichtige Entstehungsursachen sind zu unterscheiden:

a) Zentrale oder arterielle Zyanose. Bereits das von der Lunge über das linke Herz in den Kreislauf gepumpte arterielle Blut enthält vermehrt reduziertes Hämoglobin, hervorgerufen durch Störungen der äußeren Atmung.
Wertung: bedrohliche Atemstörung, Sauerstoffmangel gefährdet auch die Vitalfunktion Kreislauf!
b) Periphere oder Ausschöpfungszyanose. Bei einer allgemeinen oder lokalisierten, die Körperperipherie betreffenden, verminderten und/oder verlangsamten Durchströmung der Kapillaren werden weniger rote Blutkörperchen durch das Gewebe gepumpt.
Diese wenigen roten Blutkörperchen müssen nun vermehrt ihren Sauerstoff abgeben, um die Gewebszellen zu versorgen.
Wertung. Je nach Ursache, z. B. nach Bad in kaltem Wasser, ungefährlich.
Bei schwerem Kreislaufversagen überlagern sich andererseits zentrale und periphere Zyanose.
Unter diesen Umständen besteht akute Lebensgefahr!

Hinweise für die Praxis

- Die zentrale oder arterielle Zyanose und die periphere Ausschöpfungszyanose lassen sich durch Betrachtung des Patienten allein nicht voneinander abgrenzen. In Zweifelsfällen ist daher stets eine zentrale Zyanose anzunehmen und zu beatmen!
- Nach Blutverlusten, die zu einer Verdünnung des Blutes mit einem Hämoglobingehalt unter 8 g% (16 g% Norm) führen, tritt auch bei schwerstem Sauerstoffmangel – wegen des zu geringen Anteils an Blutfarbstoff – keine Zyanose auf!

- Das Ausbleiben einer Zyanose nach Blutverlusten ist daher kein verläßliches Zeichen für ausreichende Sauerstoffversorgung!

- Zyanose spricht nur für Sauerstoffmangel; es gibt keine sicheren Zeichen, die am Aussehen des Patienten eine Erhöhung des CO_2-Drucks im Blut erkennen lassen!

IV. Erkennen von Störungen des respiratorischen Systems

Unter normalen Bedingungen gibt eine Kombination von Sinneswahrnehmungen Aufschluß über den Funktionszustand des respiratorischen Systems (Tabelle 6).

Tabelle 6. Die Überprüfung der Atmung

1. Sehen
a) Farbe von Haut und Schleimhäuten
b) Atembewegungen
c) Atemfrequenz
d) Atemrhythmus
2. Fühlen
a) Atemstoß
b) Atembewegungen
3. Hören
a) Atemgeräusch

1. Sehen

a) Farbe von Haut und Schleimhäuten

- *Rosige Farbe von Haut und Schleimhäuten*

Ein ausreichender Anteil des Hämoglobins liegt als sauerstoffbeladenes Hämogoblin (Oxyhämoglobin) in den Gewebskapillaren vor.
Wertung: In der Regel Hinweis auf ungestörte Atmung
Ausnahme: 1. ganz akute (weniger als 1 min bestehende) Atemstörung; noch liegt kein O_2-Mangel im Gewebe vor.
2. CO-Vergiftung
- *Zyanose*
Weniger als die Hälfte des Hämoglobins liegt als Oxyhämoglobin in den Hautkapillaren vor.
Wertung: Je nach Ausmaß der Zyanose Hinweis für eine schwere Störung des respiratorischen Systems, da bis zum Beweis des Gegenteils anzunehmen ist, daß auch das arterielle Blut zu wenig Sauerstoff enthält.
Ausnahme: Periphere Ausschöpfungszyanose.

- *Blässe*
Verminderte Durchblutung von Haut und Schleimhäuten
Wertung: Blässe läßt keine Aussage über den Zustand des respiratorischen Systems zu.

Hinweise für die Praxis

> Bei Blutverlusten mit einer Verminderung der roten Blutkörperchen und damit des Hämoglobins um die Hälfte bleibt der Betroffene auch bei schwerem Sauerstoffmangel blaß.
> Er kann nicht mehr „blau" werden, da das Hämoglobin, das nach Abgabe des O_2 auch die Blaufärbung verursacht, in einem zu geringen Anteil vorliegt. Trotzdem besteht ein Sauerstoffmangel.

b) Atembewegungen

Normale, regelmäßige (rhythmische) tiefe Atemzüge: Sofort erkennbar; sprechen für eine ungestörte Atmung.
- *Dyspnoe*
Vom Patienten empfundene, auch für den Betrachter sichtbare Atemnot. Häufig ist, wie beim Asthmaanfall die Ausatemphase verlängert. Die Patienten stehen oder sitzen, und stützen sich zusätzlich mit den Armen ab, um ihre Atemhilfsmuskulatur zu beteiligen.
Wertung: Je nach Ausmaß bedrohlich!
- *Inverse Atmung*
Wechselnde Niveauschwankungen (Vorwölbungen) von Bauchdecken und Brustkorb, meist stoßartig und mit hoher Frequenz
Wertung: Verlegung der Atemwege, ganz akute Lebensbedrohung.
- *Paradoxe Atmung*
Paradoxe Atmung ist meist erst nach eingehender Inspektion erkennbar. Bei der Ein- und Ausatmung sind im Bereich der durch Rippenserienfrakturen instabilen Brustwand gegensinnige (paradoxe) Einziehungen bei der Einatmung bzw. Vorwölbungen bei der Ausatmung feststellbar (s. Abb. 168).
Wertung: Je nach Ausmaß lebensbedrohlich!
- *Kaum sichtbare Atembewegungen*
(Hypoventilation)
Es ist zu befürchten, daß nur Totraumatmung (ca. 2 ml/kg KG) vorliegt, das heißt „Atmung" im gasleitenden System ohne Belüftung der Alveolen.

Die Atmung/Das respiratorische System

Wertung: Totraumatmung ist in ihrer Wirkung dem Atemstillstand gleichzusetzen!

- *Schnappatmung*

Nach dem Ausfall des im Stammhirn liegenden Atemzentrums werden ersatzweise Atemimpulse in der Medulla oblongata ausgelöst, die in Frequenz und Atemzugvolumen nur eine unzureichende Atmung einleiten.
Wertung: Schnappatmung ist häufig Folge des schweren Sauerstoffmangels beim drohenden oder bereits eingetretenen Kreislaufstillstand.
Höchste Lebensgefahr!

- *Atembewegungen nicht erkennbar (Apnoe)*
Wertung: Akute Lebensgefahr, auch wenn minimale Atemzüge übersehen werden sollten. (siehe Totraumatmung)

c) Atemfrequenz

Normalfrequenzen in Ruhe	
Neugeborene	40–50/min
Kleinkinder	30–40/min
Kinder	20–30/min
Jugendliche	16–20/min
Erwachsene	14–18/min

Bei erkennbaren Atembewegungen wird die Atemfrequenz während der übrigen Überprüfungsmaßnahmen abgeschätzt, nur in Zweifelsfällen ausgezählt, wichtiger ist die Bewertung als normale, verminderte oder erhöhte Frequenz.

- *Beschleunigte Atmung*

Eine stark beschleunigte Spontanatmung unter Ruhebedingungen, d. h. Zunahme der Atemfrequenz um mehr als ein Drittel des dem jeweiligen Alter zuzuordnenden Normalwertes, spricht
- für eine zentrale Atemstörung, z. B. Schädel-Hirn-Trauma
- oder für Störungen des Gasaustausches in der Lunge.

Wertung: Je nach Ausmaß lebensbedrohlich!

- *Verlangsamte Atmung*

Eine deutlich verlangsamte – meist flache – Spontanatmung mit einer Frequenz, die mehr als ein Drittel unter dem altersspezifischen Normalwert liegt, spricht für eine zentrale Atemstörung.
Wertung: Häufig akute Lebensgefahr

d) Atemrhythmus

- *Normaler Atemrhythmus*

Gleichmäßig tiefe, in regelmäßigen Abständen aufeinanderfolgende rhythmische Atemzüge sprechen für eine ungestörte Atmung.

- *Arrhythmische Atmung*

In unterschiedlichen Zeitabständen aufeinanderfolgende (arrhythmische◇) Atemzüge gleichbleibender oder wechselnder Tiefe sprechen für eine zentrale Störung der Atmung. (siehe pathologische Atemformen)
Wertung: Zeichen für zentrale Störung

2. Fühlen

Während der genaueren Untersuchung durch Sehen werden der Atemstoß und Atembewegungen gefühlt. Die richtige Wertung der dabei gewonnenen Zeichen bedarf besonders großer Erfahrung.

a) Atemstoß

- *Normaler Atemstoß*

Warme Ausatemluft des Patienten streicht über die Wange des Rettungssanitäters, der mit über Mund und Nase des Patienten gebeugtem Kopf gleichzeitig hört, fühlt und sieht (Beobachtung der Brustbewegungen).

- *Schwacher oder fehlender Atemstoß*

Wertung: nur als ergänzender Hinweis zu den durch Sehen und Hören gewonnenen Eindrücken verwertbar als Zeichen unzureichender Atmung.

b) Atembewegungen

Das Ausmaß der Atembewegungen kann auch durch das Auflegen jeweils einer Hand auf Brustkorb und Bauchdecke des Patienten, über die Niveauschwankungen gefühlt werden.
Diese Methode wird aber vom Erfahrenen in der Praxis selten angewendet, da hierzu beide Hände benötigt werden und dabei beispielsweise die Überstreckung des Kopfes unterbrochen werden müßte.

3. Hören

Im Rahmen der genaueren Untersuchung des Patienten durch Sehen und Fühlen können durch Hören weitere wichtige Hinweise zum

Funktionszustand des respiratorischen Systems gewonnen werden.

• *Normale Atemgeräusche*

Der Rettungssanitäter beugt seinen Kopf mit einer Seite über Mund und Nase des Patienten und hört ein leises inspiratorisches und exspiratorisches Strömungsgeräusch im Zeitverhältnis 1 : 1,2. Diese Zahlenangaben bedeuten, daß bei Gesunden die Dauer der Ausatmung nur geringfügig die der Einatmung überschreitet.

• *Spastische Atemgeräusche*

Verlängerte Ausatemphase mit deutlichem Pfeifen und Giemen. Zeitverhältnis zwischen Einatmung und Ausatmung ca. 1 : 2 oder 1 : 3.

Wertung: bedrohliche Störung der Atmung je nach Dauer und Schwere des Asthmaanfalles.

• *Grobblasiges, klingendes Rasselgeräusch im Rachen*

Diese Geräuschkombination wird bei bewußtseinsgestörten Patienten durch eine Ansammlung von Schleim oder Blut im Rachenraum hervorgerufen, da bei diesen Patienten der Schluckreflex nicht mehr funktioniert.

Grobblasiges klingendes Rasseln entsteht bei Ein- und Ausatmung, wenn der Patient auf dem Rücken liegt und die Atemluft diese Flüssigkeitsansammlungen durchdringt.

Wertung: Aspirationsgefahr, zentrale Atemstörung; durch die Ursache und die Zunahme der Bewußtlosigkeit besteht Lebensgefahr!

• *Dumpfes, brodelndes, feinblasiges Rasselgeräusch*

Das bei Inspiration und Exspiration ungefähr gleichlaute und gleichklingende Atemgeräusch, das sich ähnlich wie Kochen und Brodeln anhört, entsteht in den unteren Luftwegen, wenn Atemluft die Flüssigkeit durchströmt. Der sich dabei entwickelnde Schaum bestimmt das charakteristische Geräusch des Lungenödems.

Wertung: schwere Einschränkung der respiratorischen Funktion; je nach Ursache schwere Störungen auch der kardialen Leistungsfähigkeit.

• *Stoßartiges, schlürfendes oder schnarchendes Atemgeräusch*

Das bei verstärkten unruhigen Atemzügen auftretende Geräusch entsteht durch unvollständige Verlegung des Rachenraums, meist durch die zurückgesunkene Zunge.

Wertung: Lebensgefahr, da das Atemzugvolumen und damit die Belüftung der Alveolen wegen dieser Behinderung unzureichend ist.

• *Stridoröses Atemgeräusch*

Das pfeifende, ziehende Atemgeräusch (Stridor◇) entwickelt sich bei starker Kehlkopfeinengung. Es ist meist bei der Inspiration besonders laut und begleitet von Einziehungen der Weichteile über Brust- und Schlüsselbeinen.

Ursache: Kropf, weicher Kehlkopf bei Neugeborenen, Glottisödem, sonstige Schwellungen im Kehlkopfbereich.

Wertung: je nach Stärke des Stridors akute Erstickungsgefahr!

Abschließend sei darauf hingewiesen, daß die hier ausführlich dargestellten Verfahren zum Erkennen von Störungen des respiratorischen Systems am Patienten gleichzeitig und innerhalb weniger Sekunden ablaufen müssen.

---

4. Überwachungsgeräte

Zum gegenwärtigen Zeitpunkt stehen praktisch keine speziell für die Überwachung der Atmung entwickelten Geräte zur Verfügung, die von Rettungssanitätern ohne Zeitverzögerung und ohne erheblichen Mehraufwand eingesetzt werden können.

a) Behandlungsgeräte mit Überwachungsmöglichkeit

In Rettungswagen, Notarztwagen und Hubschrauber, in denen ein Narkosekreisteil zur Beatmung eingebaut ist, können über die dichtsitzende Maske oder den Trachealtubus
• Atemzugvolumen
• Atemminutenvolumen und
• Beatmungsdrucke
gemessen werden (Abb. 28).

b) Zukünftige Entwicklungen

Es ist z. Zt. nicht zu übersehen, ob neue oder bereits heute in manchen Kliniken angewandte Meßverfahren bzw. Geräte für die Überwachung der Vitalfunktion Atmung in absehbarer Zukunft so weiterentwickelt werden, daß
• Atemzugvolumina (z. B. über Messung des Atemstoßes bzw. der Thoraxbewegung) oder
• der arterielle Sauerstoffdruck (durch die Haut)

Herz und Kreislauf/Das zirkulatorische System 59

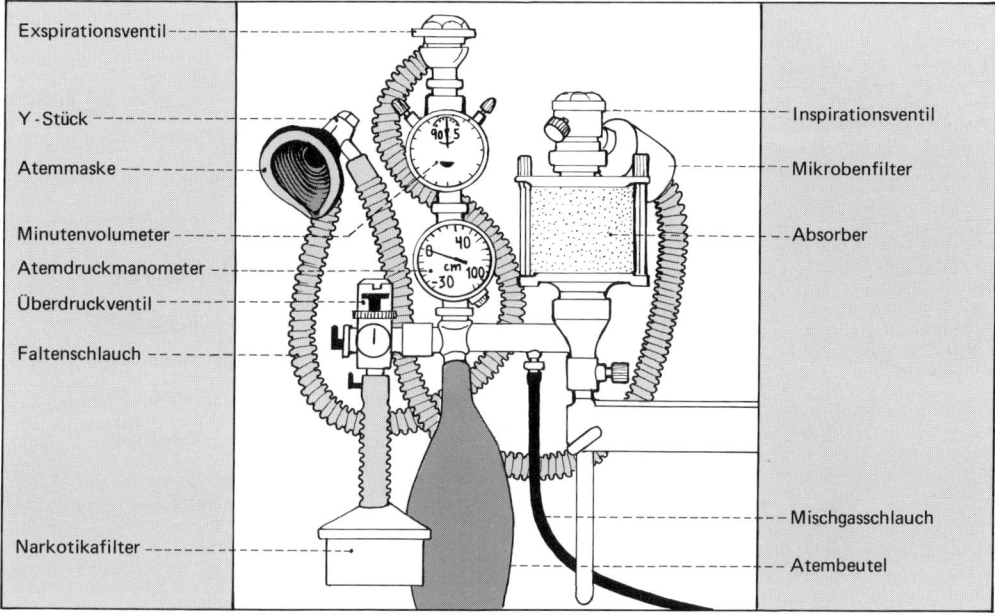

Abb. 28

unkompliziert, sicher und schnell in den Rettungsfahrzeugen angewendet werden können.

Die durch SEHEN, FÜHLEN und HÖREN direkt am Patienten erzielbaren Informationen reichen im allgemeinen für den Bereich der Notfallmedizin aus.

B. Herz und Kreislauf/ Das zirkulatorische System

I. Funktionelle Anatomie für Rettungssanitäter

1. Herz
a) Form, Lage, Größe
b) Aufbau des linken und rechten Herzens
c) Herzklappen
d) Reizleitungssystem
e) Blutgefäße des Herzens

2. Blutgefäße
a) Arterien
b) Venen
c) Kapillarsystem
d) Lymphgefäße

3. Blut
a) Blutmenge
b) Verhältnis Blutflüssigkeit/ geformte Bestandteile
c) Plasma
d) Blutkörperchen

4. Regulationszentren

1. Herz

a) Form, Lage, Größe

Vereinfacht dargestellt entspricht das Äußere des Herzens einem Kegel, dessen abgerundete Spitze nach links unten zeigt, dessen Basis mit mehreren Blutgefäßstämmen hinter dem oberen Brustbeindrittel nach rechts oben gerichtet ist (Abb. 29).
Lage: Das Herz befindet sich im Mittelfellraum des Brustkorbes (Mediastinum◇) direkt hinter der unteren Hälfte des Brustbeins vor Luft-, Speiseröhre und Wirbelsäule. Ein Teil der rechten Außenwand und der Herzspitze liegt dem Zwerchfell auf. Ungefähr ein Drittel

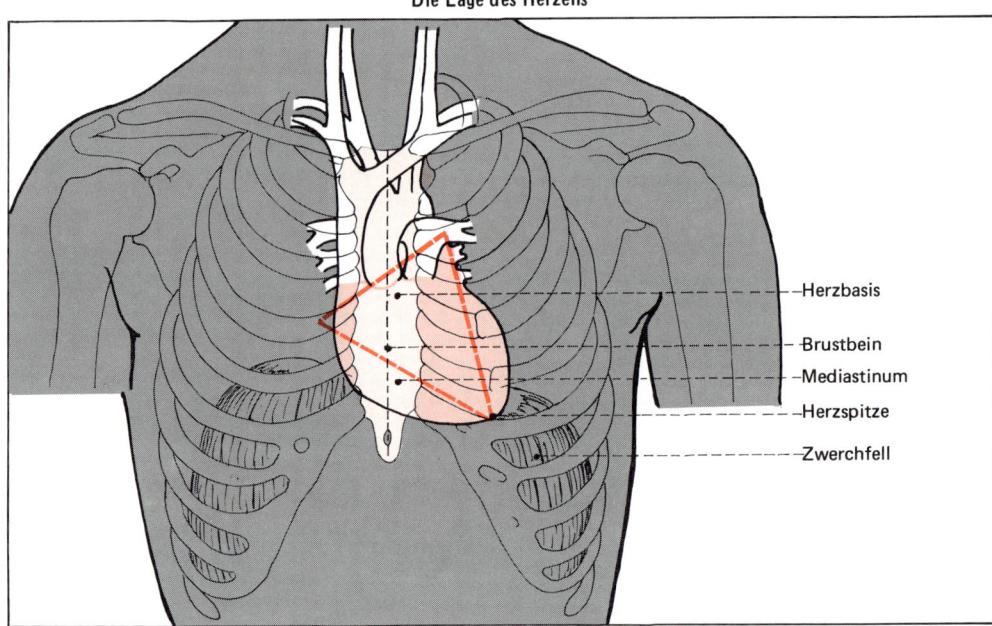

Die Lage des Herzens

Abb. 29

seines Umfangs reicht in die rechte Brustkorbhälfte, zwei Drittel liegen in der linken Brustseite. Der meist tastbare Spitzenstoß des Herzens ist unter normalen Umständen zwischen der 5. und 6. Rippe fühlbar.

Größe: Das Herz hat beim Gesunden ungefähr die Größe einer geballten Faust des betreffenden Menschen. Es paßt sich aber auch in seiner Größe in einem gewissen Umfange alters- und leistungsbedingten Anforderungen an.

Hinweise für die Praxis

- Die Lage des Herzens zwischen Brustbein und Wirbelsäule ist Voraussetzung für die Wirksamkeit der Herz-Druck-Massage.
- Auch bei stumpfen Brustkorbverletzungen, z. B. durch Aufprall des Thorax gegen das Steuerrad des Autos, muß stets an eine Schädigung des Herzens durch Quetschung (Herzkontusion) gedacht werden.

b) Aufbau des linken und rechten Herzens (Abb. 30)

Eine im Verlauf der Herzachse liegende Scheidewand (Septum◇) unterteilt das Herz in zwei annähernd gleich große Hälften, in das rechte und linke Herz. Eine zweite querverlaufende mit Herzklappen versehene Abgrenzung trennt jede Herzseite in einen Vorhof und eine Kammer.

Am gesunden Herzen gibt es keine direkte Verbindung zwischen der rechten und linken Seite. Das rechte Herz nimmt über die obere und untere Hohlvene venöses Blut auf und transportiert es weiter in die Lunge. Das linke Herz transportiert das nach dem Gasaustausch in der Lunge mit Sauerstoff beladene Blut in den Körper. Die Vorhofmuskulatur ist geringer entwickelt als die Kammermuskulatur.

Die Wände des linken Herzens sind deutlich dicker als die des rechten, da die linke Herzseite höheren Druck erzeugen muß.

Die Wand des Herzens setzt sich aus 3 Schichten zusammen:

- Die Herzinnenhaut (Endokard◇) überzieht als zarte glänzende Haut die Innenflächen des Herzens.

Herz und Kreislauf/Das zirkulatorische System

Aufbau des Herzens

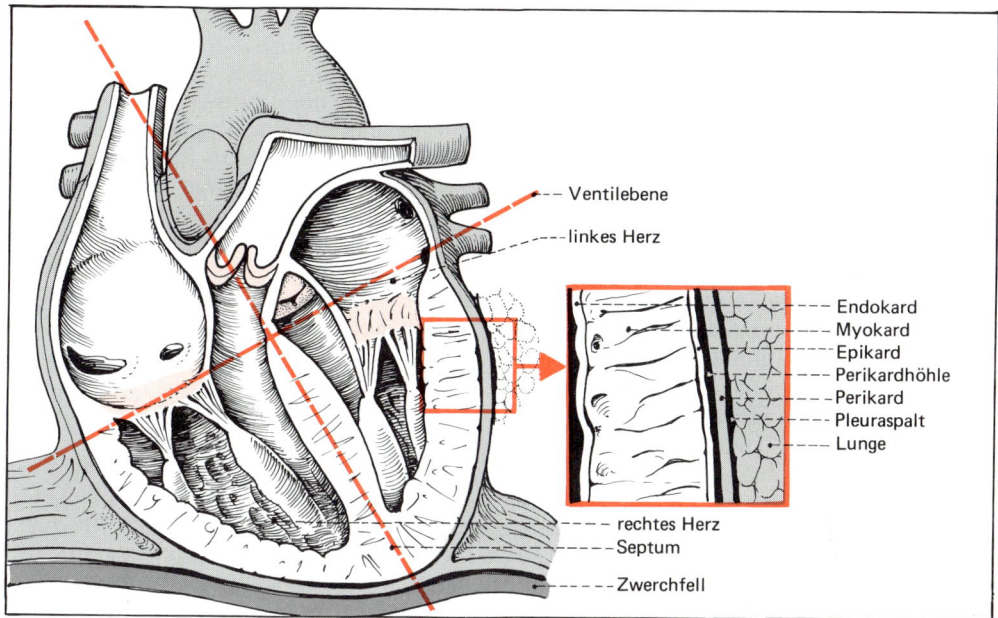

Abb. 30

Klappensysteme

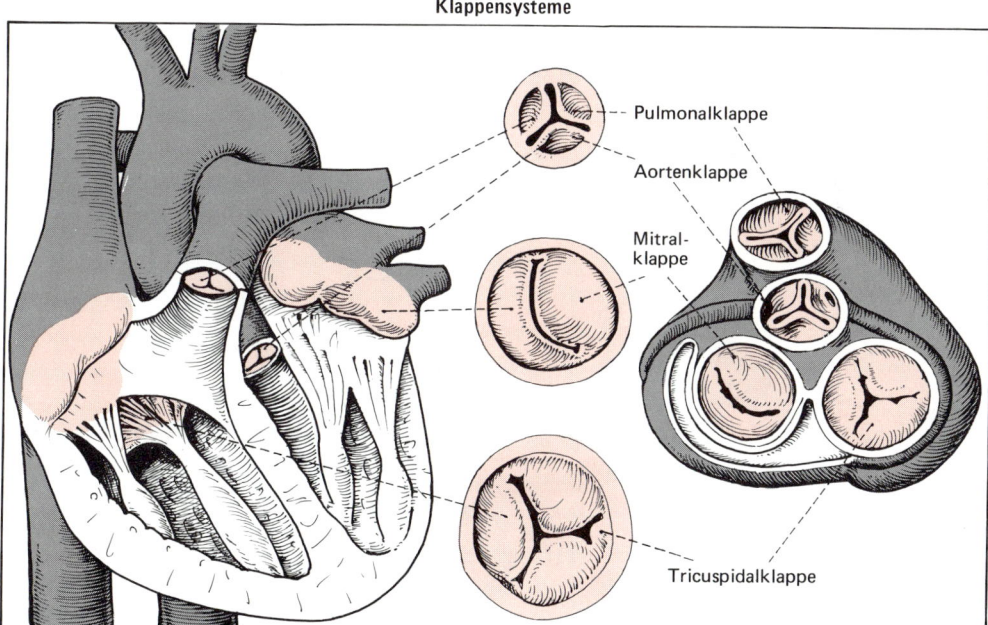

Abb. 31

- Die Muskelschicht (Myokard◇) besteht
- aus einem Netzwerk von Muskelfasern, der Arbeitsmuskulatur
- und einem spezifischen System von Muskelfasern, dem Reizleitungssystem.

Die untereinander verbundenen Fasern der Arbeitsmuskulatur verlaufen ring- und spiralförmig um die Herzkammern. Dadurch verkleinert sich deren Innenraum bei jeder Erregung der Muskulatur.

- Die Außenhaut (Epikard◇) überzieht das Herz als spiegelnde Haut.

c) Herzklappen

Vier Ventilsysteme (Abb. 31) steuern den stets in einer Richtung verlaufenden Blutstrom in den vier Innenräumen des Herzens. Der Rückfluß von Blut in die Vorhöfe während des Pumpvorgangs der Kammern (Systole◇) wird durch Segelklappen verhindert.

Taschenklappen übernehmen nach Beendigung der Kammeraktion eine entsprechende Funktion an den Übergangsstellen der Ventrikel zu den großen Gefäßstämmen, Schlagader (Aorta◇), bzw. Lungenarterie (Arteria pulmonalis◇).

- Zwischen rechtem Vorhof und rechter Kammer liegt eine aus drei Segeln bestehende Klappe, die Trikuspidalklappe. Die Segel werden aus einer Verdoppelung der Herzinnenhaut gebildet, ihre Spitzen sind über Sehnenstränge an Muskelbalken in den Herzkammern befestigt.

- Die zwischen linkem Vorhof und linker Kammer liegende Mitralklappe besteht aus 2 Segeln, im übrigen gleicht ihre Funktion der der Trikuspidalklappe.

- Die Pulmonalklappe liegt in der Ausstrombahn des rechten Herzens, die Aortenklappe in der Ausstrombahn des linken Herzens. Auch ihr Aufbau ist im wesentlichen gleich. Sie bestehen jeweils aus 3 halbmond- oder schwalbennestartigen Taschen. Diese Taschen werden in der Ruhe- bzw. Füllungsphase der Herzkammern durch rückströmendes Blut gefüllt, legen sich mit ihren Rändern dicht aneinander und verhindern so den Rückfluß des Blutes in die Ventrikel. Während der Pumpaktion der Herzkammern legen sich diese Taschen der Gefäßwand an, ohne einen wesentlichen Widerstand zu bilden.

Hinweise für die Praxis

- Bei vielen angeborenen oder erworbenen Herzfehlern ist der Klappenschluß unzureichend, so daß Blut „den falschen Weg" zurückfließt. Andererseits gibt es krankhafte Verengungen der Klappen, die durch eine Widerstandserhöhung die vor der Klappe liegenden Herzanteile belasten. In beiden Fällen droht eine Leistungseinschränkung des Herzens (Herzinsuffizienz) durch dauernde Mehrbelastung.

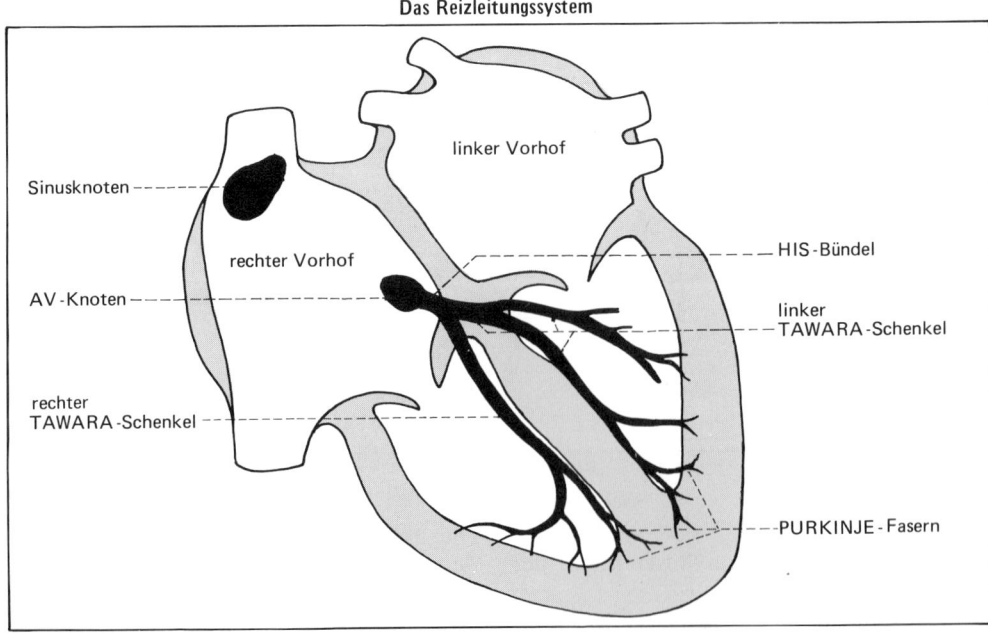

Abb. 32

d) Reizleitungssystem und Herznerven

Das aus speziellen Muskelfasern bestehende Reizleitungssystem des Herzens (Abb. 32) unterhält die Impulsaussendung und die Steuerung der rhythmischen Arbeitsvorgänge des Herzens. Man könnte sagen, das Reizleitungssystem stellt die „elektrische Zündung" der „Motorpumpe" Herz dar.

In sogenannten Knoten des Reizleitungssystems entstehen die Erregungen, in Leitungsbahnen werden die Impulse weitergegeben.

- Der Sinusknoten liegt in der Wand des rechten Vorhofs. Er ist der Schrittmacher des Herzens. Unter Ruhebedingungen entstehen hier 60–80 Erregungsimpulse.
- Der Atrioventrikularknoten (AV-Knoten) liegt am Boden des rechten Vorhofs. Vom eigentlichen Knoten geht das HIS-Bündel ab. Bei Ausfall der Schrittmacherfunktion des Sinusknotens übernimmt der AV-Knoten die Reizbildung mit einer Frequenz von 40–60 Schlägen.
- Das HIS-Bündel teilt sich nach einer kurzen Strecke. Es leitet die Erregung über die beiden an der linken und rechten Kammerscheidewand laufenden Schenkel (Tawara-Schenkel) weiter zu den Endverzweigungen, den Purkinje-Fasern. Diese Endverzweigungen liegen unter dem Endokard in der Muskulatur der Kammerwände.
- Bei Ausfall des AV-Knotens wird die Erregungsübertragung vom rechten Vorhof zu den Kammern unterbrochen. Der dann im Reizleitungssystem der Kammern einsetzende Kammereigenrhythmus erzeugt Frequenzen die bei 30–40 Schlägen/min liegen.

Hinweise für die Praxis

- Frequenz und Rhythmusveränderungen, die durch Störungen im Reizleitungssystem, beispielsweise bei einem Herzinfarkt entstehen, sind durch die Pulskontrolle feststellbar.
- Jede die Norm deutlich über- oder unterschreitende Frequenz oder Rhythmusstörungen sind als Ausdruck akuter oder chronischer Veränderungen zu werten. Sie erfordern bei akuten Notfällen eine fortlaufende Pulskontrolle.

e) Blutgefäße des Herzens – die Herz-Kranzgefäße

Die Blutgefäße des Herzens werden als Herzkranzgefäße bezeichnet (Abb. 33), da sie vor ihrer Aufzweigung in der Herzkranzfurche

Die Herzkranzgefäße

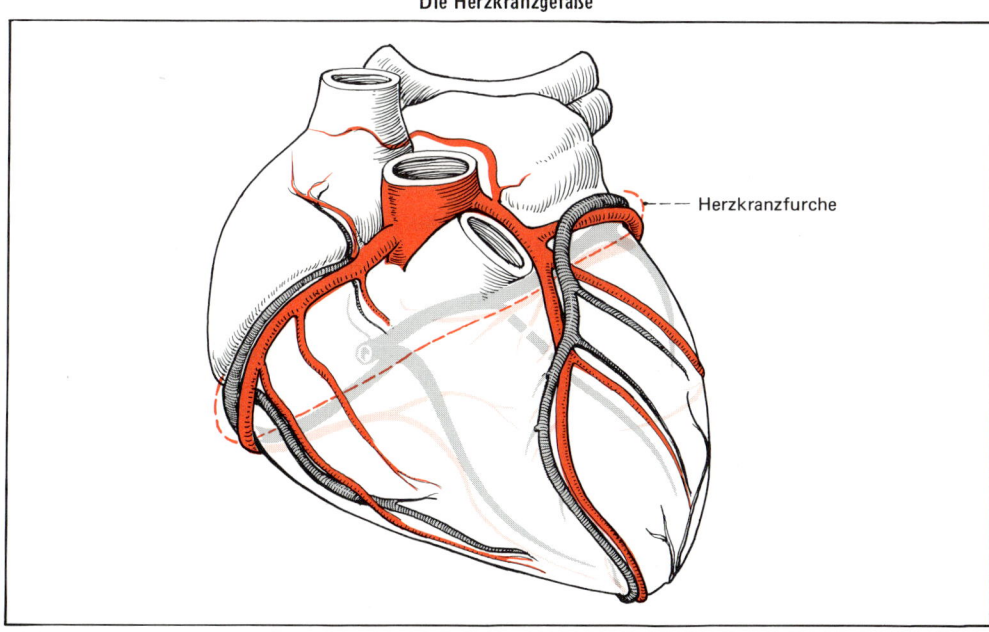

zwischen Vorhöfen und Kammern verlaufen.

Die beiden Arterien entspringen noch im Bereich der Taschenklappen, oberhalb der Ventilebene aus der Aorta.

Die rechte Kranzarterie verläuft in der Furche zwischen Vorhof und Kammer zunächst horizontal um die rechte Herzhälfte nach hinten. Hier teilt sie sich in einen absteigenden und einen weiter nach rechts verlaufenden Ast.

Die rechte Kranzarterie versorgt die Muskulatur des rechten Herzens und die Hinterwand beider Herzkammern mit Blut.

Die linke Kranzarterie teilt sich sofort nach ihrem Abgang aus der Aorta in einen absteigenden Ast, der an der Vorderwand zur Herzspitze zieht und in einen zur Hinterwand der linken Kammer ziehenden kleineren Ast.

Die linke Kranzarterie versorgt in erster Linie die Muskulatur des linken Herzens mit Blut.

Die Venen des Herzens verlaufen mit ihren kleineren Ästen gemeinsam mit den Arterien. Sie sammeln sich zum Schluß in einem einzigen Gefäß dem Sinus coronarius, der in den rechten Vorhof mündet.

Hinweise für die Praxis

- Verengungen oder eine totale Verlegung in den Herzkranzarterien sind die Ursache der Zivilisationskrankheit Herzinfarkt.

2. Blutgefäßsystem

Alle mit bloßem Auge erkennbaren Blutgefäße dienen der Fortleitung des Blutes. In Schlagadern (Arterien◇) wird Blut vom Herzen wegtransportiert, Blutadern (Venen◇) führen Blut zum Herzen zurück. Die kleineren, nur mit dem Mikroskop erkennbaren, Haargefäße (Kapillaren◇) haben zusätzlich zur Fortleitungsfunktion Austauschfunktion. Sie verfügen über durchlässige Wände, um im Gewebe einen Austausch von chemischen Stoffen und Blutzellen zu ermöglichen.

Das Gefäßsystem besteht aus
Schlagadern (Arterien)
kleinen Schlagadern (Arteriolen)
Blutadern (Venen)
kleinen Blutadern (Venolen)
und dem dazwischenliegenden Haargefäßnetz
(Kapillarsystem).

a) Arterien (Abb. 34)

Größere Arterien, die Blut unter hohem Druck weiterleiten, verlaufen von außen unsichtbar und nur an wenigen Körperstellen durch die Haut tastbar durch Muskulatur und Gewebe geschützt, in der Tiefe.

Die Wände aller Arterien sind nach einem einheitlichen Plan aufgebaut, sie bestehen aus 3 Schichten.

Die innere Schicht kleidet das Gefäß aus.

Die mittlere Schicht enthält Muskulatur und elastische Fasern. Sie kann durch Veränderung ihrer Dehnbarkeit eine Verengung oder Erweiterung der Arterien bewirken und dadurch den Blutkreislauf beeinflussen.

Die äußere Schicht besteht aus Fasernetzen. Sie führt Gefäßnerven und kleinste Blutgefäße, die zur Blutversorgung der Arterienwand bis in die mittlere Schicht eindringen.

b) Venen

Venen, die Blut unter niedrigem Druck weiterleiten, verlaufen als „tiefe Venen" meist mit den entsprechenden großen Arterien. Die mit ihnen in Verbindung stehenden oberflächlichen Venen bilden die Gefäßzeichnung der Körperoberfläche.

Bei Venen ist der zuvor für Arterien dargestellte dreischichtige Aufbau weniger deutlich. Außerdem ist ihre Wand dünner als die der Arterien.

An den Venen von Armen und Beinen befinden sich regelmäßig Venenklappen, die in Bau und Funktion den Taschenklappen des Herzens ähneln. Sie steuern den herzwärts gerichteten venösen Blutfluß (Abb. 35).

c) Das Kapillarsystem

Das Kapillarsystem liegt als Austauschgebiet für Blutgase und Stoffwechselprodukte zwischen Arterien und Venen. Die für viele Substanzen und weiße Blutkörperchen durchlässige Wand der Kapillaren besteht nur aus einer dünnen, durch Zellen gebildeten Auskleidung (Abb. 36).

d) Das Lymphgefäßsystem

Im Nebenschluß des Blutgefäßsystems ist der Körper von Lymphgefäßen durchzogen, die parallel zum venösen Gefäßsystem Lymphe herzwärts transportieren. Die Lymphe der

Herz und Kreislauf/Das zirkulatorische System

Extremitäten hat eine dem Plasma ähnliche Zusammensetzung, die Lymphe aus dem Bauchraum (Chylus◊) enthält u. a. resorbiertes Fett.
Die Lymphgefäße beginnen als kleinste Ästchen mit dünnen durchlässigen Wänden im Gewebe und führen die Gewebsflüssigkeit zu Lymphknoten. Von den Lymphknoten aus gehen größere Gefäßstämme über weitere große Lymphknotenregionen herzwärts bis sie im Zuflußbereich der oberen Hohlvene in das venöse Gefäßsystem einmünden (Abb. 37).

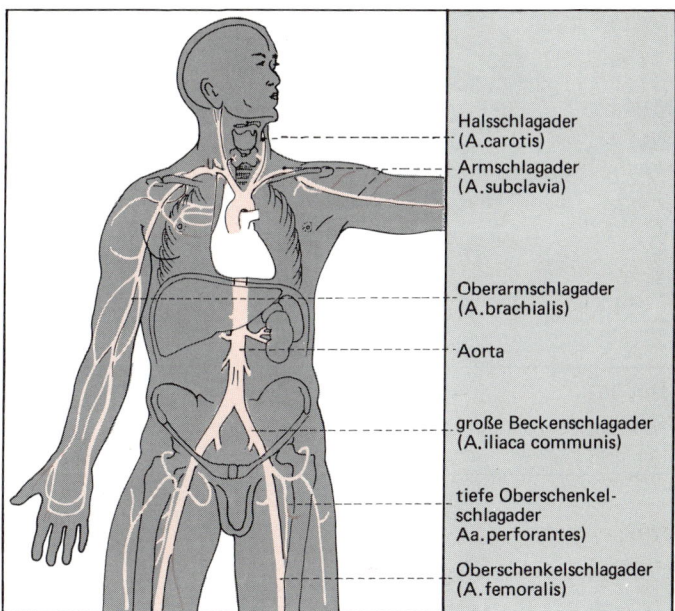

Abb. 34

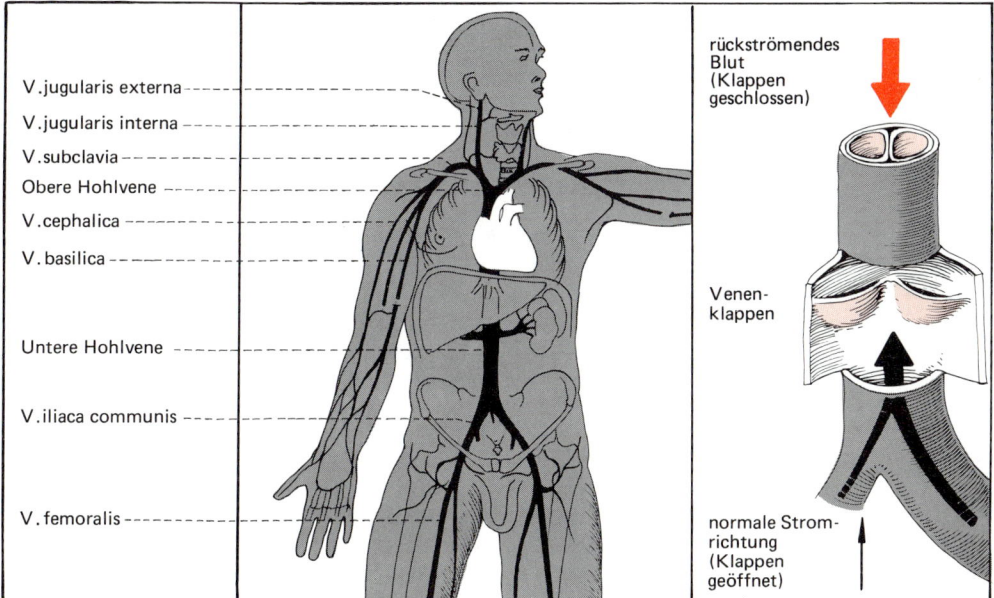

Abb. 35 Venenstämme und Venenklappen

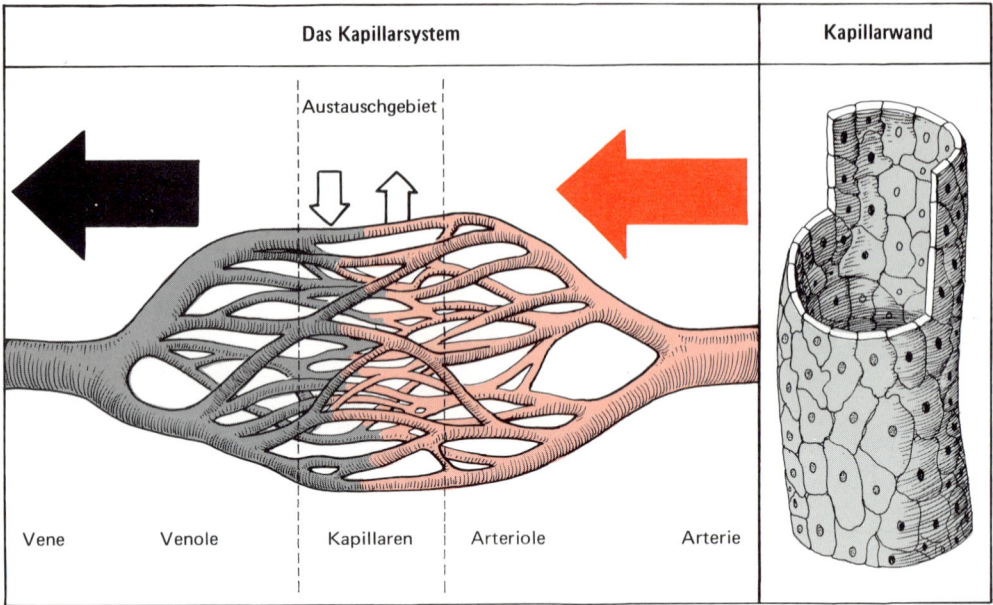

Abb. 36

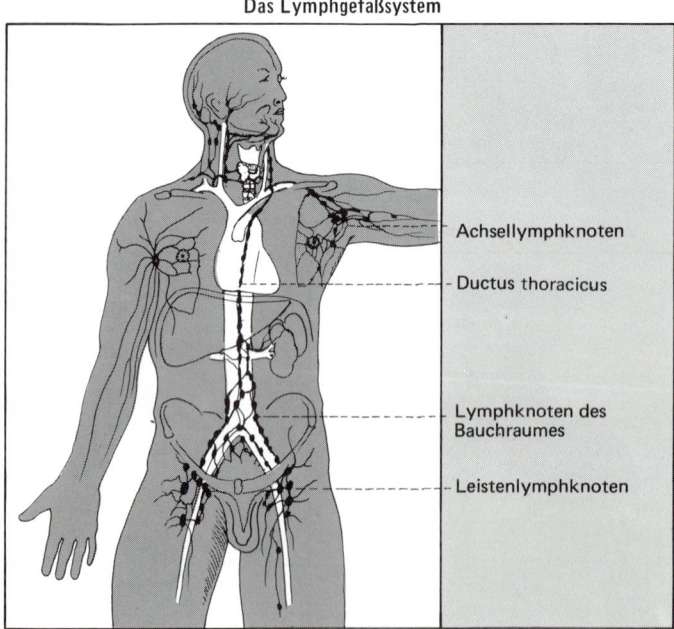

Abb. 37

3. Das Blut

Das Blut steht während seines Kreislaufs durch den Körper in engem Kontakt mit den Zellen aller Organe.
Die wichtigsten Aufgaben des Bluts:

- Die Atemfunktion (Antransport des Sauerstoffs von der Lunge an die Zellen, Abtransport von Kohlensäure)
- Die Nährfunktion (Antransport von Kohlenhydraten, Eiweiß und Fett vom Verdauungstrakt zu den Stoffwechsel-

Die Bestandteile des Blutes

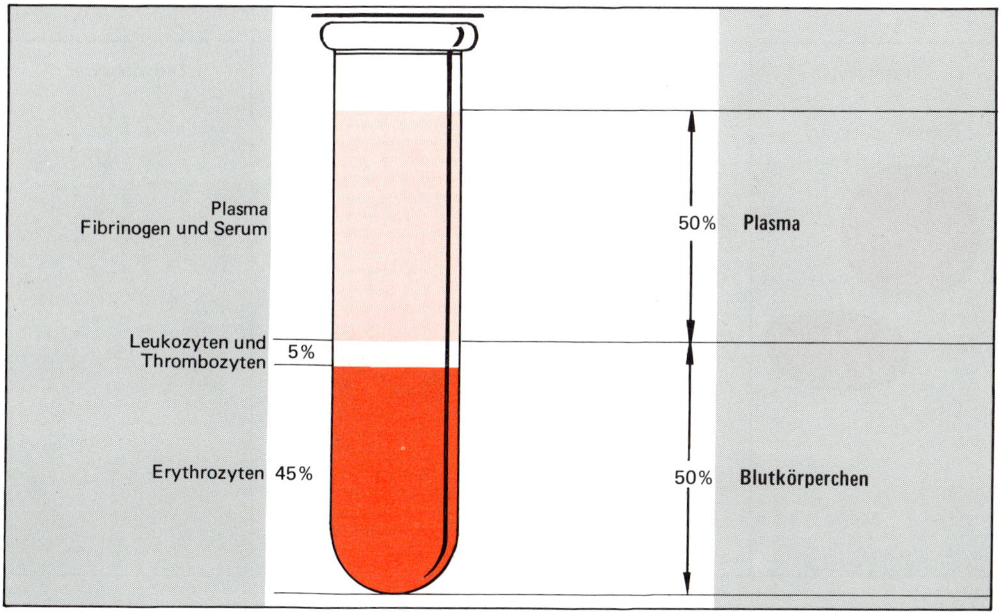

Abb. 38

organen, z. B. der Leber und zu den Zellen)
- Die Transportfunktion für Stoffwechselprodukte (Abtransport der Stoffwechselprodukte zu Niere und Leber)
- Die Pufferfunktion (Konstanthaltung des pH-Wertes)
- Die Wärmetransportfunktion (Geregelter Abtransport der bei der Verbrennung von Nahrungsstoffen gebildeten Wärme zur Körperoberfläche)

a) Blutmenge

Die Gesamtblutmenge des Menschen entspricht ungefähr 8–9% seines Körpergewichtes. Bei einem 70 kg schweren Mann ergeben sich beispielsweise rund 6,3 l.

b) Verhältnis Blutflüssigkeit/geformte Bestandteile

Das Gesamtblut besteht zu rund 50% aus Blutflüssigkeit und zu 50% aus geformten Bestandteilen, den Blutkörperchen (Abb. 38). Die Blutflüssigkeit nennt man Plasma. Geformte Bestandteile sind
- rote Blutkörperchen (Erythrozyten◇)
  45% des Gesamtblutes = Hämatokrit
- weiße Blutkörperchen (Leukozyten◇)
- Blutplättchen (Thrombozyten)
  5% des Gesamtblutes

c) Das Plasma

Das Blutplasma enthält neben ca. 90% Wasser folgende Bestandteile
- *Fibrinogen,* das sich bei der Gerinnung in den Faserstoff Fibrin umwandelt.
  Die nach Ausfällung des Fibrinogens zurückbleibende Flüssigkeit nennt man Serum.
  Plasma = Fibrinogen + Serum
- *Spezielle Eiweiße*
  60% Albumine, deren Wasserbindungsvermögen von besonderer Wichtigkeit ist;
  40% Globuline, die als Schutzstoffe (Antikörper) für die Infektabwehr von Bedeutung sind.
- *Elektrolyte, Salze*
  z. B. Natrium und Kalium
- *Nährstoffe*
  - Fette und fettähnliche Stoffe (Cholesterin etc.)
  - Kohlenhydrate (Glukose)
  - Eiweiß (Aminosäuren)
- *Besondere Wirkstoffe* wie Hormone, Enzyme und Vitamine

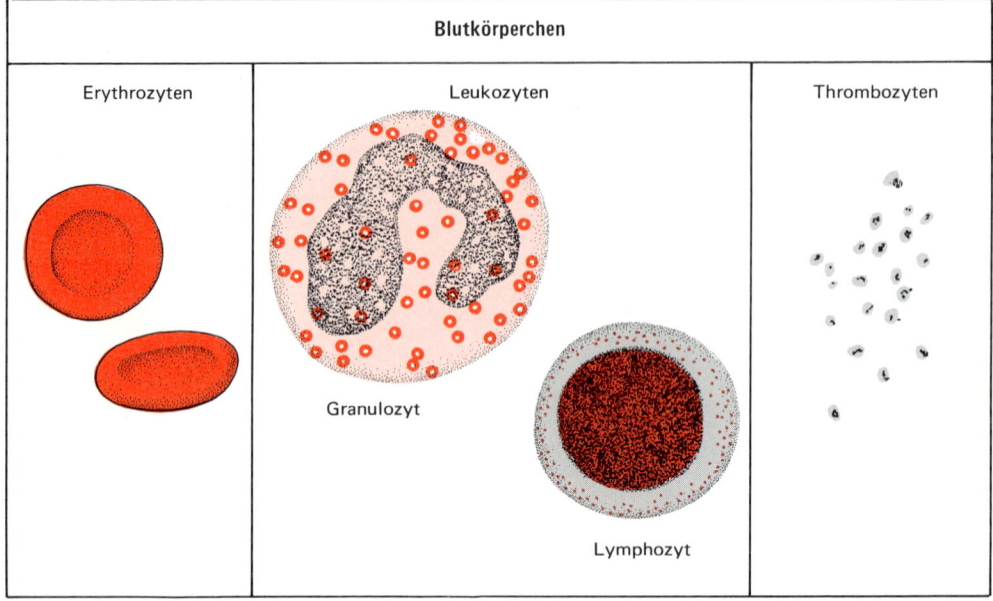

Abb. 39

- *Stoffwechselprodukte*, z. B. Harnsäure, die beim Abbau von eiweißhaltiger Nahrung entsteht.

d) Geformte Bestandteile, die Blutkörperchen (Abb. 39)

Erythrozyten ca. 5 Mill./mm³. Die roten Blutkörperchen, scheibchenförmige kernlose Zellen, (Durchmesser ungefähr $\frac{8}{1000}$ mm, $\sim 8,0\,\mu$) mit einem verdickten Rand sind die Träger des roten Blutfarbstoffs Hämoglobin. In der Lunge verbindet sich das Hämoglobin mit Sauerstoff und wird zu Oxyhämoglobin. Im Gewebe gibt der größte Teil des Oxyhämoglobins den Sauerstoff ab. Ein Teil der zur Lunge rückströmenden Erythrozyten trägt noch sauerstoffbeladenes Hämoglobin.

Leukozyten 6–10 Tausend/mm³. Die weißen Blutkörperchen sind kernhaltige Zellen mit unterschiedlicher Gestalt.
- *Granulozyten,* die ihr Vorkommen hauptsächlich im Blut haben, zusammen mit
- *Lymphozyten,* die vor allem im lymphatischen Gewebe zu finden sind, haben

Abwehrfunktion. Sie können zu diesem Zweck die Kapillarwand durchdringen, aus der Blutbahn austreten und Fremdkörper, wie z. B. Bakterien, zerstören.

Thrombozyten 200–300 Tausend/mm³. Die Blutblättchen, sehr kleine, unregelmäßig geformte Scheibchen (Größe 2–3 μ) spielen eine wichtige Rolle bei der Blutgerinnung.

4. Regulationszentren

Im verlängerten Rückenmark, der Medulla oblongata, befinden sich zwei getrennte Regelzentren, die über das vegetative Nervensystem die Herztätigkeit beeinflussen.
Das Hemmzentrum wirkt über Vagusnerven; das Zentrum, das die Herztätigkeit anregt, schickt entsprechende Impulse über das sympatische Nervensystem.
Ein weiteres Zentrum liegt im Bereich einer Gabelung der Kopfschlagader (Carotis◇), im Karotissinus.

II. Physiologie für Rettungssanitäter

1. Herz
a) Das Herz, zwei hintereinandergeschaltete Pumpsysteme
b) Elektrophysiologische Grundvorgänge
c) Das Elektrokardiogramm

Das Herz, zwei hintereinandergeschaltete Pumpsysteme

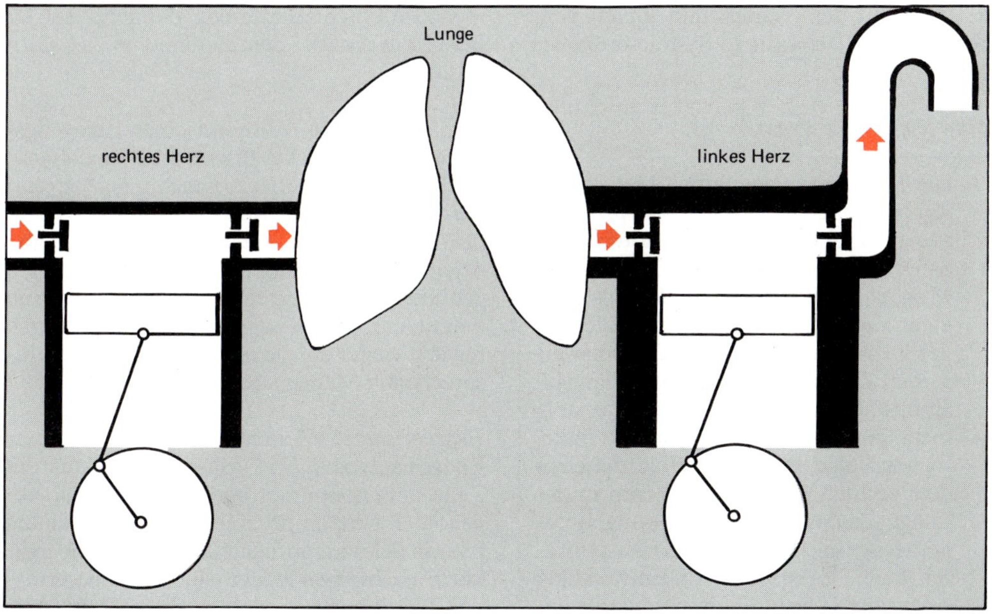

Abb. 40

d) Nervale Kontrollvorgänge
e) Die Förderleistung des Herzens
f) Herztöne

2. Kreislauf
a) Blutkreislauf
b) Hochdrucksystem
c) Niederdrucksystem
d) Blutbedarf verschiedener Organe
e) Blutdruck
f) Kreislaufregulation

1. Das Herz

a) Das Herz, zwei hintereinandergeschaltete Pumpsysteme

Man kann die rechte und linke Seite des Herzens als zwei hintereinandergeschaltete Pumpsysteme bezeichnen (Abb. 40). Bei dieser Vorstellung kann die Unterteilung jeder Herzseite in Vorhof und Kammer unberücksichtigt bleiben.
Unter normalen Umständen fördern die beiden hintereinandergeschalteten Pumpsysteme (rechte und linke Herzseite) die gleiche Blutmenge. Das rechte Herz pumpt Blut durch die Lunge zum linken Herzen, dieses pumpt die gleiche Blutmenge weiter in den großen Kreislauf.

Die Arbeitsleistung beider Herzen dagegen unterscheidet sich ganz erheblich, da das rechte Herz als Pumpe des Niederdrucksystems arbeitet, während das linke Herz Pumpfunktion im Hochdrucksystem ausübt.
Die Arbeit jeder Herzseite besteht darin, eine bestimmte Blutmenge unter einem bestimmten Druck weiterzupumpen.

Arbeit = Druck × Volumen.

Man spricht daher beim Herzen in erster Linie von Druck-Volumen-Arbeit.
Für die unterschiedliche Arbeit des rechten und linken Herzens ein Rechenbeispiel:

Arbeit des rechten Herzens	Arbeit des linken Herzens
Auswurfvolumen 70 ml/Systole	
mittlerer Pulmonalarteriendruck 15 mm Hg = 19,5 g/cm^2	mittlerer Aortendruck 100 mm Hg = 130 g/cm^2
70 cm^3 × 19,5 g/cm^2 = 1356 g cm je Systole	70 cm^3 × 130 g/cm^2 = 9100 g cm je Systole

(Diese Zahlenangaben dienen nur dem Verständnis der unterschiedlichen, vom rechten und linken Herzen zu erbringenden Arbeitsleistung)

Bei normalgewichtigen Erwachsenen werden in Ruhe von der rechten und linken Kammer jeweils 70 ml/Blut je Systole ausgeworfen.

Hinweise für die Praxis

- Die Muskulatur des linken Herzens ist wegen der dargestellten höheren Leistung stärker durch Überbelastung und Sauerstoffmangel gefährdet als die Muskulatur des rechten Herzens. Bei einer akuten Leistungsverminderung des linken Herzens kann ausnahmsweise der Zustand eintreten, daß das voll arbeitsfähige rechte Herz mengenmäßig mehr pumpt als das geschädigte linke. In der Folge staut sich Blut zwischen dem rechten und linken Herzen in der Lunge, da das linke Herz die angebotene Menge nicht voll weitertransportieren kann. Es kommt zur Entwicklung eines durch Leistungseinschränkung des linken Herzens bedingten Lungenödems (Kardiales Lungenödem).

b) Elektrophysiologische Grundvorgänge an Nerven- und Muskelfasern

An den Zellwänden von Muskel- und Nervenfasern treten elektrische Potentialdifferenzen auf, da die Zellwand verschieden konzentrierte Elektrolytlösungen voneinander trennt und für verschiedene Ionen eine unterschiedliche Durchlässigkeit (Permeabilität◇) besteht. Für die Entstehung und Fortleitung von Reizen spielen die beiden positiv geladenen Elektrolyte Natrium und Kalium eine besondere Rolle (Abb. 41).

Die Funktion der Elektrolyte Natrium und Kalium bei der Bildung und Fortleitung von Reizen

Ruhepotential. In der Zelle befinden sich sehr viel elektrisch positiv geladene Kalium-Ionen (K^+) und wenig Natrium-Ionen (Na^+). In der die Zelle umgebenden Flüssigkeit liegt ein umgekehrtes Verhältnis vor, viel Na^+ und wenig K^+. Da die Permeabilität der Membran für K^+ unter Ruhebedingungen etwa hundertmal größer ist als für Na^+, wandert mehr K^+ nach außen als Na^+ nach innen. Die Zahl der positiv geladenen Teilchen ist daher außerhalb der Zelle größer. Es entsteht eine meßbare Potentialdifferenz, denn das Zelläußere ist gegenüber dem Zellinneren elektrisch positiv.

Aktionspotential. Während eines Erregungsreizes ändert sich kurzfristig die Permeabilität für Na^+ auf das über 500fache, Na^+ strömt entsprechend dem Konzentrationsgefälle in das Zellinnere ein, die Außenfläche ist dann negativ gegenüber dem Zellinneren und gegenüber der unerregten Umgebung. Nun nimmt die Durchlässigkeit der Zellmembran für K^+ wieder zu, die dem Na^+-Einstrom entsprechende Menge strömt nach außen.

Repolarisation. Anschließend werden unter Energieaufwand Na^+-Ionen wieder aus der Zelle herausgepumpt und K^+-Ionen zurückgeholt (Ionenpumpe). Diese Vorgänge laufen zwar in Sekundenbruchteilen ab, für eine ganz kurze nachfolgende Zeit sind aber die erregten Zellen nicht wieder erregbar (Refraktärzeit◇).

Dauer: Herzmuskel: 1/10 sec
Skelettmuskel: 1/1000 sec
Nervenfasern: 1/1000 sec

Darstellung der elektromechanischen Vorgänge an Herzmuskelfasern (Abb. 42)

Nun ist verständlich, daß alle Erregungsabläufe an Nerven- und Muskelfasern durch die zuvor geschilderte Ionenwanderung bedingt sind und daß erregte Bereiche gegenüber unerregten elektrisch negativ sind (bioelektrisches Grundgesetz). Die entstehenden Spannungsunterschiede können mit geeigneten Geräten gemessen werden.
Der Sinusknoten als Schrittmacher des Herzens sendet 60–100 mal pro Minute über das Reizleitungssystem elektrische Impulse zur Herzmuskulatur (Myokard). Das Myokard besteht aus vielen tausend Muskelfasern, die auch in der zuvor geschilderten Weise durch die Impulse des Reizleitungssystems in Erregung versetzt werden.
Die ständig wechselnden Phasen von Erregung und Erregungspause des Herzens sollen nun am Beispiel einer einzigen Myokardfaser dargestellt werden.
In Ruhe ist die gesamte Oberfläche einer Herzmuskelfaser elektrisch positiv gegenüber dem Zellinnern. 1. Wird nun das eine Ende der Myokardfaser von einem elektrischen Im-

Herz und Kreislauf/Das zirkulatorische System

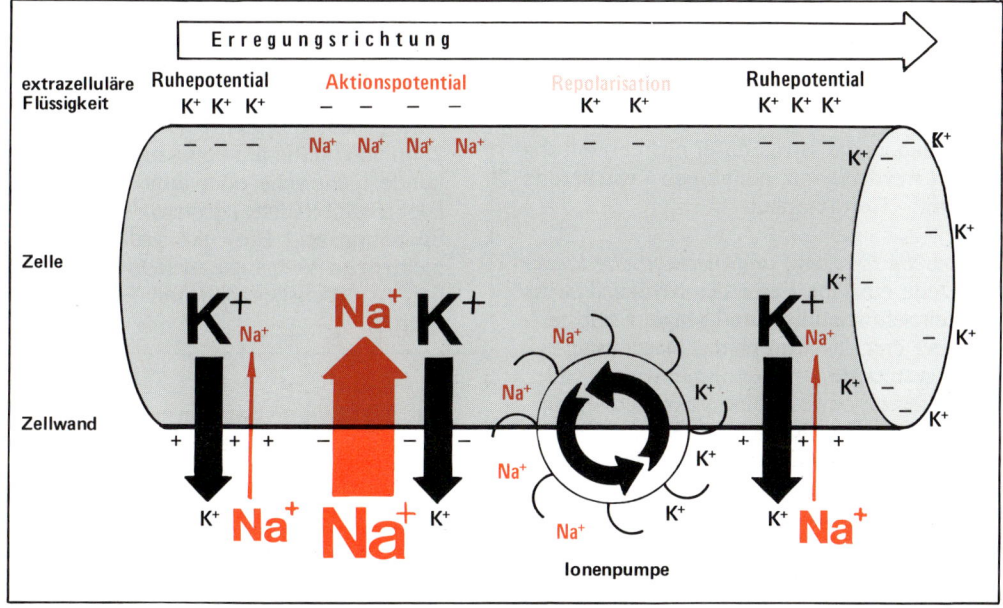

Abb. 41

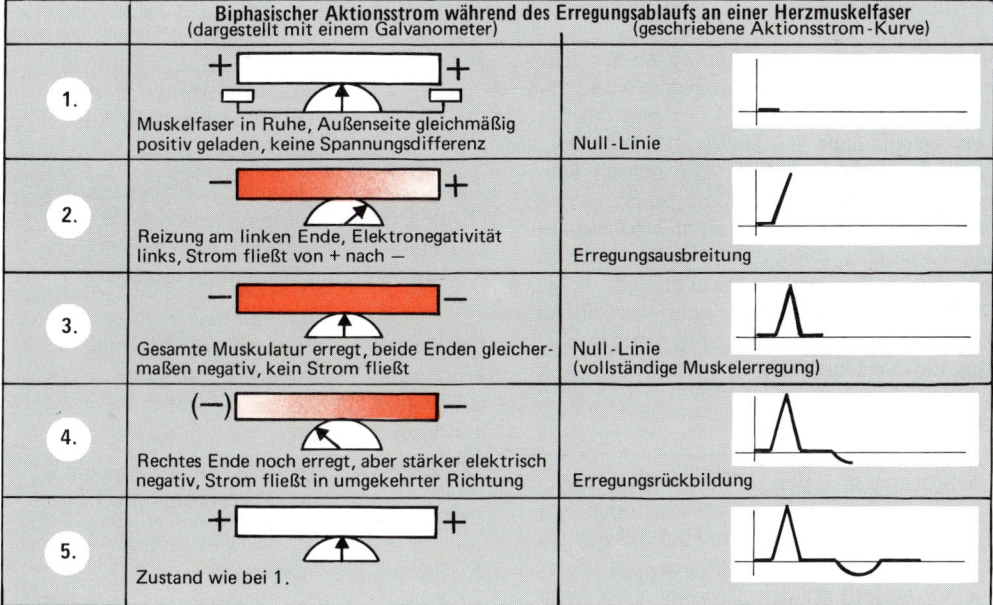

Abb. 42

puls des Reizleitungssystems stimuliert, kommt es über eine Permeabilitätsänderung der Membran für Na^+ zu einer Umkehrung der Verhältnisse. Die Oberfläche ist negativ gegenüber dem Zellinneren und gegenüber unerregten Arealen 2, das Innere der Muskelfaser wird positiv gegenüber der Oberfläche.

Dieser Vorgang läuft nun an einem Ende beginnend in einer Welle über die gesamte Muskulatur hinweg 3 und 4 löst *gleichzeitig* die *Kontraktion der Muskelfaser* aus.

Nach der Kontraktion wird über die Ionen-Pumpe wieder der alte Zustand hergestellt, das Äußere der Muskelfaser wird positiv gegenüber dem Faserinneren. Den kurzen Zeitraum, in dem die Muskelfaser nicht erneut stimuliert werden kann, nennt man – wie bereits erwähnt – Refraktärzeit.

Elektrische Erregung und mechanische Funktion. Jede einzelne Faser des Myokards wird zwar einzeln stimuliert und reagiert selbständig, aber erst das – durch das Reizleitungssystem gesteuerte – Zusammenwirken aller Muskelfasern bewirkt eine geordnete Pumpleistung von Vorhöfen und Kammern, die *elektro-mechanische* Funktion des Herzens.

Erregungsausbreitung in den Vorhöfen. Kurz nach der Impulsbildung im Sinusknoten werden die Muskelfasern der Vorhöfe erregt, während diese danach (für 0,1 sec) unerregbar sind, erreicht die Impulswelle den AV-Knoten, wandert von dort zu den Purkinjeschen Fasern und löst die Erregung der Kammermuskulatur aus.

Weg der Erregungsausbreitung in der Kammermuskulatur. Zuerst wird die Wand zwischen rechtem und linkem Herzen, das Septum, erregt, dann die Herzspitze, von da aus die spitzennahen Anteile der beiden Kammern und zuletzt die Herzbasis im Bereich der AV-Grenze. Schließlich ist die Muskulatur der Kammern unter gleichzeitiger Zusammenziehung beider Ventrikel erregt.
Die Erregungsrückbildung geht – vereinfacht dargestellt – von der Herzspitze aus in Richtung auf die Herzbasis.

Hinweise für die Praxis

- Störungen des Wasser-Elektrolyt-Haushaltes, die zu einer Zu- oder Abnahme des Gehaltes an Elektrolyten im Organismus, insbesondere zu einer Veränderung des Verhältnisses von Na^+ und K^+ führen, können sich bedrohlich auf alle Erregungsvorgänge, insbesondere die Herztätigkeit auswirken.
- Die Prinzipien der für die Herzmuskulatur dargestellten Erregungsausbreitung gelten auch – von geringfügigen Besonderheiten abgesehen – für die entsprechenden Vorgänge bei anderen Muskel- und Nervenfasern.
- Da normale Erregungsabläufe im menschlichen Körper durch bioelektrische Prozesse in Gang gesetzt werden, kann von außen auf den Körper einwirkende technische oder atmosphärische Elektrizität (Blitze) je nach Frequenz, Spannung und Einwirkungsdauer bioelektrische Vorgänge auslösen und dabei zu lebensbedrohlichen Störungen führen.

c) Das Elektrokardiogramm

Im Herzmuskel mit seiner Vielfalt von Herzmuskelfasern entsteht bei jeder Herzaktion eine Vielzahl der zuvor aufgezeigten Spannungskurven. Mit dem *E*lektro*k*ardio*g*ramm (EKG) leitet man an der Körperoberfläche die *Summe* dieser Einzelspannungskurven ab (Abb. 43).

Die Erregungspotentiale des Sinusknoten sind so schwach, daß sie mit dem normalen EKG nicht aufgezeichnet werden.

P-Welle:	*Vorhofteil* Erregungsausbreitung in beiden Vorhöfen, in der Regel positiv, d. h. Ausschlag nach oben
PQ-Strecke: (Ende P bis Q-Beginn)	Beginn der Erregungsrückbildung der Vorhöfe, die zum Teil von der Kammeraktion überlagert wird.
QRS-Komplex: (Q-Beginn bis S-Ende)	*Kammerteil* Erregungsausbreitung in beiden Ventrikeln
Q-Zacke:	erster negativer Ausschlag der Kammerhauptschwankung
R-Zacke:	immer positiv
S-Zacke:	stets negative Zacke, die einer positiven R-Zacke folgt
ST-Strecke und T-Welle:	Kammerendteil; entspricht zunächst der vollen Erregung und anschließend der Erregungsrückbildung in den Ventrikeln

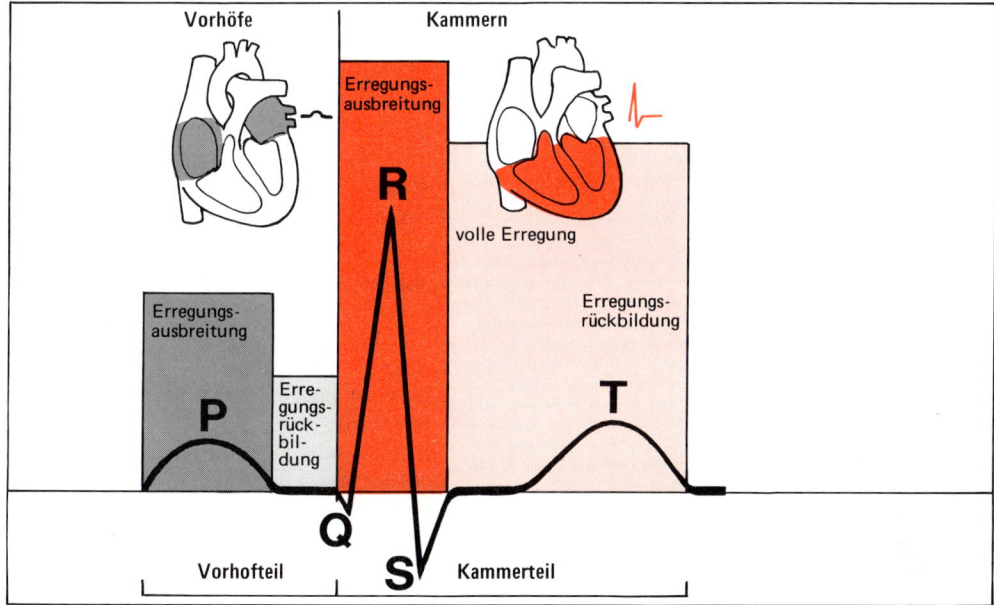

Abb. 43

Das EKG des Herzgesunden registriert einen Sinusrhythmus.
Der Sinusrhythmus, d. h. die sinusknotengesteuerte Herztätigkeit ist im EKG
- an der gleichmäßigen Aufeinanderfolge stets gleichaussehender P-Wellen und
- an sich in regelmäßigen Abständen anschließenden gleichförmigen QRS-Komplexen

zu erkennen.

Hinweise für die Praxis

- Im Rettungsdienst wird das EKG-Gerät in erster Linie zur Diagnostik von Rhythmusstörungen und zur Unterscheidung der Formen des Kreislaufstillstandes eingesetzt.

d) Nervale Kontrollvorgänge

Das Nervensystem
Die Vielfalt von Lebensvorgängen und Funktionsabläufen, Denken, Fühlen, körperliche Bewegung, Nahrungsaufnahme, Verdauung etc. setzt ein kompliziertes Steuersystem voraus.
Diese Steuerfunktionen werden durch das Nervensystem wahrgenommen.

Das Nervensystem läßt sich in folgender Weise unterteilen:

- *Das zentrale Nervensystem*
  - Gehirn
  - Rückenmark

  Das periphere Nervensystem
  - periphere Nerven

  Das autonome oder vegetative Nervensystem
  - Sympathikus
  - Parasympathikus (Vagus)

Im Zusammenhang mit Kontrollvorgängen des Herzens interessiert hier das vegetative Nervensystem.
Das autonome oder vegetative Nervensystem setzt sich aus verschiedenen Kontrollzentren und einem Netzwerk von Nervenbahnen zusammen. Es reguliert die nicht dem Willen unterworfenen (vegetativen) Körperfunktionen wie
- Herzfunktion
- Atmung und
- Verdauung.

„Autonom" heißt, es steuert sich weitgehend selbst, es ist nicht dem Willen unterworfen.
Das autonome oder vegetative Nervensystem besteht aus zwei unterschiedlichen Komponenten.
- Nervus sympathicus
- Nervus parasympathicus oder Vagus.

Beide Untergruppierungen des vegetativen Nervensystems weisen funktionelle Unterschiede auf; bis zu einem gewissen Grade üben sie an ihren Erfolgsorganen, Herz, glatte Muskulatur und Drüsen eine gegensätzliche Wirkung aus. Andererseits sind sie in ihrer Funktion so aufeinander abgestimmt, daß normalerweise ein harmonisches Gleichgewicht im vegetativen Gesamtsystem besteht.

Sympathikus und Parasympathikus (Vagus) bewirken in ihrem Zusammenspiel u. a. Veränderungen
- der Herzleistung
- des Blutdrucks
- der Herzfrequenz
- der Atmung.

Zwei in der Medulla oblongata liegende Regelzentren beeinflussen über das vegetative Nervensystem die Herztätigkeit. Das Hemmzentrum wirkt über Vagusnerven, das Zentrum, das die Herztätigkeit verstärkt, schickt entsprechende Impulse über das sympathische Nervensystem.

Parasympathikuswirkung am Herzen. Vagusfasern greifen
in erster Linie am Sinus-Knoten,
in zweiter Linie am Av-Knoten,
in geringem Umfange am Hiss'schen Bündel an.

Verstärkte Vagustätigkeit führt zu:
- Frequenzminderung am Sinusknoten
- Überleitungserschwerung am Av-Knoten
- Erregbarkeitsminderung nur im Vorhof
- Leistungsminderung nur im Vorhof

Bei Reizung des Vagus wird ein „Vagusstoff", das Azetylcholin freigesetzt.
Diese Substanz wirkt nicht nur am Herzen und an anderen Erfolgsorganen des Parasympathikus. Azetylcholin hat auch Übertragerfunktion bei der Weiterleitung von Reizen vom Nerv zur Muskulatur (Motorische Endplatte◇).

Sympathikuswirkung am Herzen. Sympathikusfasern erreichen das gesamte Reizleitungssystem und die Arbeitsmuskulatur.
Verstärkte Sympathikustätigkeit führt zu:
- Frequenzerhöhung
- Verkürzung der Erregungsleitung
- Steigerung der Erregbarkeit
- Erhöhung der Herzkraft.

Auch an sympathischen Nervenendigungen wird bei Erregung eine Übertragersubstanz freigesetzt, ein Gemisch von Nor-Adrenalin und Adrenalin.

Adrenalin wird außerdem im Nebennierenmark bei starker körperlicher und seelischer Anspannung (Streß) und in akuten schwerwiegenden Notfallsituationen ausgeschüttet. Es hat dann im Herzkreislaufsystem die gleiche Wirkung wie eine Stimulierung des Sympathikus.

Hinweise für die Praxis

- Viele Medikamente, die in der Notfallmedizin angewendet werden, sind Übertragerstoffe des vegetativen Nervensystems oder sind ihnen in ihrer Wirkung sehr ähnlich. Dies gilt besonders für die Übertragersubstanzen des Sympathikus.

e) Die Förderleistung des Herzens

Schlagvolumen. Unter dem Schlagvolumen versteht man die Blutmenge, gemessen in ml, die während einer Herzaktion weitergepumpt wird.

Herzminutenvolumen. Herzminutenvolumen nennt man die Blutmenge, gemessen in ml oder l, die während einer Minute in den Kreislauf gepumpt wird.

Die Herzleistung muß sich stets dem jeweiligen Durchblutungsbedarf des Organismus durch ständigen Wechsel
- der Pulsfrequenz,
- des Blutdrucks und
- des Herzminutenvolumens

anpassen.

Das Herzminutenvolumen kann unter Belastung um das 5–6fache des Wertes unter Ruhebedingungen zunehmen. Diese Zunahme kommt durch einen Anstieg des Schlagvolumens auf 200 ml bei einer Pulsfrequenz von 180 als normale Reaktion des Körpers auf einen hohen Sauerstoffbedarf und einen Anstieg des CO_2-Spiegels zustande. Eine Erhöhung des Blutvolumens oder des Füllungsdrucks in den Herzkammern bewirkt in normalen Grenzen eine Zunahme der Auswurfleistung, da die Herzmuskelfasern unter diesen Umständen stärker ausgedehnt sind und sich kraftvoller zusammenziehen können (Abb. 44).

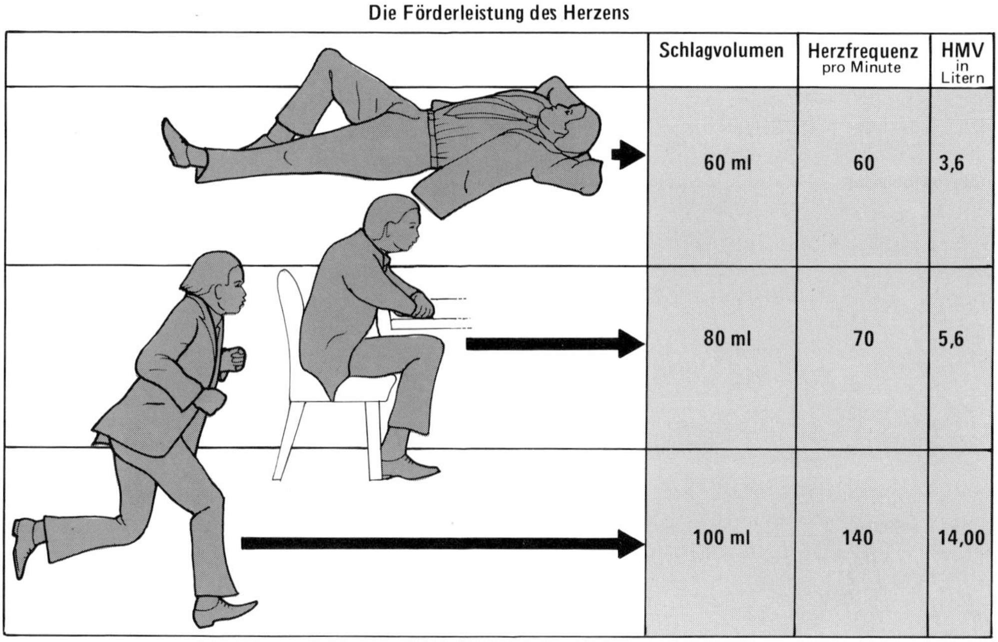

Herz und Kreislauf/Das zirkulatorische System

Die Förderleistung des Herzens

	Schlagvolumen	Herzfrequenz pro Minute	HMV in Litern
liegend	60 ml	60	3,6
sitzend	80 ml	70	5,6
laufend	100 ml	140	14,00

Abb. 44

Veränderungen der Herzleistung bei unterschiedlicher Belastung (am Beispiel eines ca. 70 kg schweren Mannes).

f) Herztöne

Die bei jeder Herzaktion dicht aufeinanderfolgenden Herztöne, die der Arzt zur Erkennung eines Herzfehlers oder einer akuten Herzschädigung abhört, kommen durch zwei Mechanismen zustande:
Der 1. Herzton ist ein Muskelton. Er entsteht bei der Kontraktion des Myokards und bei Anspannung der Segelklappen. Der sich anschließende 2. Herzton ist ein Schwingungston. Er entsteht durch Schwingung der Herzklappen und der vorgelagerten Blutsäule.

Hinweise für die Praxis

- Da das Abhören der Herztöne (die Auskultation des Herzens◇) besonderer ärztlicher Erfahrungen bedarf, fällt dieses Verfahren nicht in den Aufgabenbereich des Rettungssanitäters.
- Das Abhören der Herztöne ist bei Verdacht auf Kreislaufstillstand grundsätzlich kein Verfahren zur Überprüfung der Herzfunktion oder zur Feststellung des biologischen Todes. An seine Stelle sind in der Notfallmedizin die Prüfung der Tastbarkeit des Karotispulses und andere Zeichen, insbesondere die Ableitung eines EKG, getreten.

2. Kreislauf

Die wesentliche Funktion des Kreislaufes besteht darin, das Durchströmungsvolumen
- des Gesamtkreislaufs und
- der einzelnen Kreislaufbereiche

zu dosieren.
Eine stets dem Bedarf angepaßte Dosierung ist erforderlich, da
- die einzelnen Organe wegen ihrer unterschiedlichen Stoffwechselsituation unterschiedlich stark durchblutet werden und
- sich außerdem der Blutbedarf unter wechselnder Belastung erheblich ändern kann.

a) Der Blutkreislauf

Der Blutkreislauf wird im wesentlichen durch die Pumpaktion des Herzens aufrechterhalten. Ergänzend wirken die Muskeln des Bewegungsapparates, die bei Anspannung die

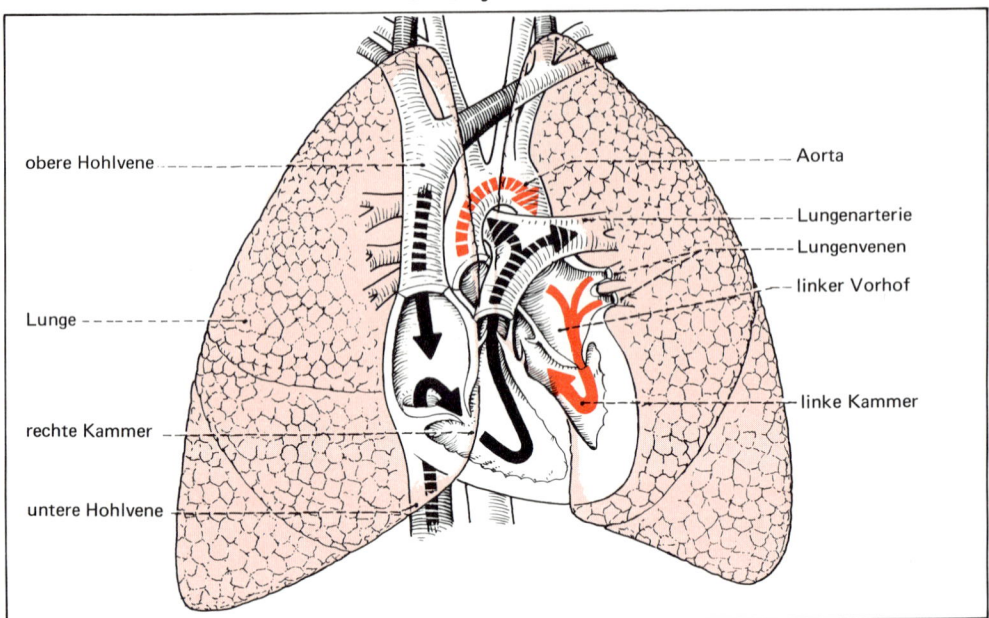

Der Lungenkreislauf

Abb. 45

Venen „auspressen". Der Blutstrom wird durch die an Beinen und Armen befindlichen Venenklappen herzwärts gelenkt.

Lungenkreislauf. (Abb. 45) Der Lungenkreislauf, wegen seiner kürzeren Strombahn auch „kleiner Kreislauf" genannt, beginnt am rechten Herzen. Dem Vorhof des rechten Herzens fließt sauerstoffarmes, kohlendioxydreiches Blut aus der Körperperipherie über drei Zugangswege zu:
- Über die obere Hohlvene (V. cava superior) wird das Blut der oberen Körperhälfte zugeführt,
- über die untere Hohlvene (V. Ca cava inferior) strömt das Blut aus der unteren Körperpartie zurück und
- über die Venen des Herz-Kranzgefäßsystems fließt das venöse Blut aus dem Herzmuskel zurück.

Das venöse Blut fließt durch die Trikuspidalklappe in die rechte Kammer und wird von dort durch die Pulmonalklappe in die Lungenschlagader (Pulmonalarterie◇)[1] gepumpt.

---
[1] Da nicht der Gasanteil des Blutes sondern die Stromrichtung für die Bezeichnungen Vene und Arterie entscheidend ist, enthalten die Pulmonalarterien „venöses", die Pulmonalvenen „arterielles" Blut.

Rechte und linke Lungenschlagader teilen sich auf in das Kapillarbett der Lunge. In den feinen Haargefäßen, die die Alveolen umgeben, findet der Gasaustausch statt. Das venöse Blut gibt Kohlendioxyd ab und nimmt aus der Atemluft Sauerstoff auf.

Das mit Sauerstoff aufgesättigte Blut fließt durch die Lungenvene (Pulmonalvene◇)[1] zum linken Vorhof.

Körperkreislauf (Abb. 46). Aus dem linken Vorhof fließt das Blut durch die Mitralklappe in die linke Kammer. Die Wand des linken Ventrikels (Pumpe im Hochdrucksystem) ist der muskelstärkste Teil der vier Abteilungen des Herzens. Von der linken Kammer wird das Blut in die Hauptschlagader (Aorta◇) gepreßt. Die Aorta und die sich in ihr abzweigenden Arterien wandeln den rhythmischen Strom des Blutes zunehmend zu einem ununterbrochenen gleichmäßigen Fluß zu den Gewebskapillaren. Die Blutgeschwindigkeit in der Aorta beträgt in Ruhe ca. 30–40 cm/sec, in den Kapillaren nimmt sie mit der Vergrößerung des Gesamtquerschnitts ab, sie liegt nur noch bei ca. 0,5 mm/sec.

Hier am Scheitelpunkt des großen Kreislaufs bzw. des Hochdrucksystems geben die roten Blutkörperchen Sauerstoff ab und nehmen Kohlensäure auf. Die Verweildauer des ein-

Herz und Kreislauf/Das zirkulatorische System

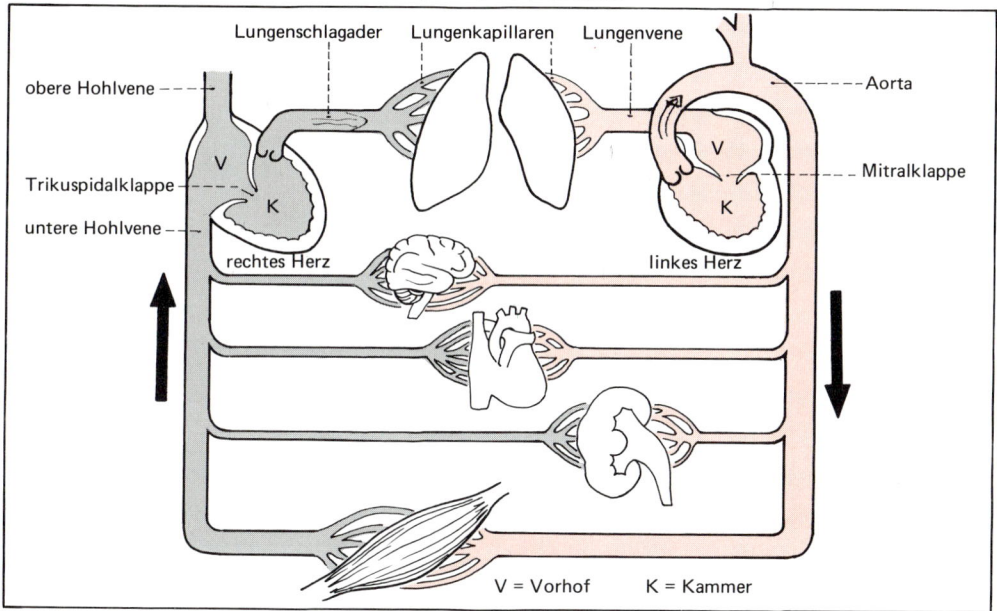

Abb. 46

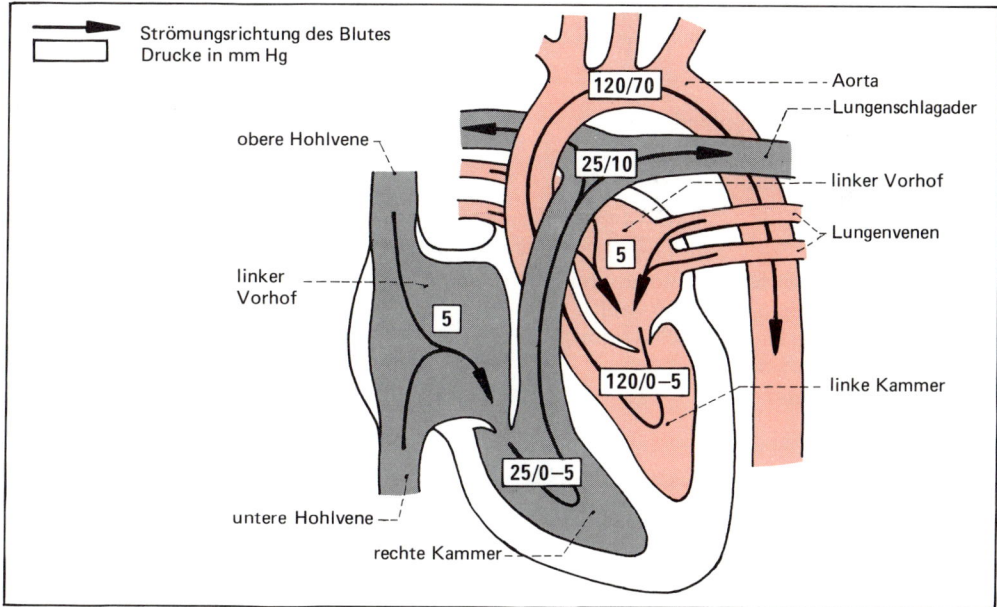

Abb. 47

zelnen Erythrozyten innerhalb der Kapillarregion des Kreislaufs beträgt ca. 1–2 sec.
Wenn man von den unterschiedlichen Drucken im Gesamtkreislauf ausgeht, so bietet sich eine Unterteilung in
- Hochdrucksystem und
- Niederdrucksystem an (Abb. 47 u. 49).

b) Hochdrucksystem

Das Hochdrucksystem reicht vom linken Ventrikel bis zum Kapillarsystem des großen Kreislaufs. Die linke Herzkammer als Pumpe des Hochdrucksystems erzeugt Drucke über 100 mm Hg.

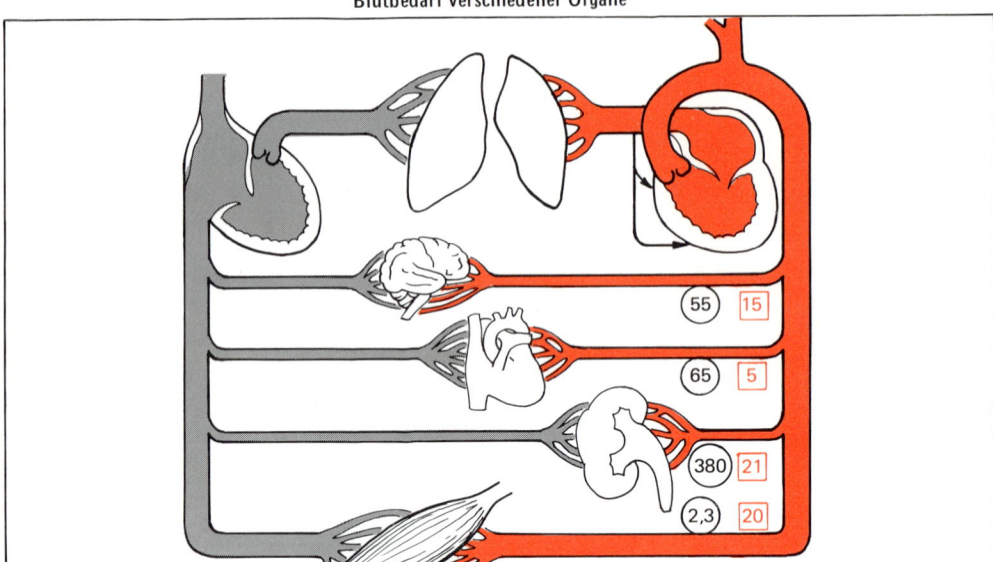

Abb. 48

Die Gefäßrohre des Hochdrucksystems, die Arterien sind
- relativ wandstark
- wenig dehnbar
- relativ eng im Innendurchmesser.

c) Niederdrucksystem

Das Niederdrucksystem beginnt im Kapillarbereich, es schließt das rechte Herz mit Vorhof und Kammer sowie den Lungenkreislauf ein und endet mit dem linken Vorhof.
Die Gefäßrohre des Niederdrucksystems, Kapillaren und Venen sind:
- relativ wandschwach
- stark dehnbar
- relativ weit im Innendurchmesser

Die rechte Herzkammer, als Pumpe des Niederdrucksystems erzeugt Drucke die in der Regel unter 25 mm Hg liegen.

Hinweise für die Praxis

- Gefäße des Hochdrucksystems, deren Verletzung wegen des höheren Blutverlustes gefährlicher ist, liegen geschützt in der Tiefe der Gewebe. Daher sind Blutungen aus Arterien wesentlich seltener als Blutungen aus Kapillaren und Venen.

d) Blutbedarf verschiedener Organe

Der Anteil am Herzminutenvolumen, und die Durchblutung pro Gramm Organgewicht und Minute sind bei verschiedenen Organen relativ hoch, während sie bei anderen Geweben vergleichsweise niedrig sind. Von einer Ausnahme (Niere) abgesehen ist dieser Bedarf durch einen hohen Energieumsatz mit entsprechend hohem Sauerstoffverbrauch hervorgerufen (Abb. 48).

Durchblutung von 100 g Organgewebe pro Minute (unter Ruhebedingungen)

Gehirn: hoher Sauerstoffverbrauch (55 ml)

Herz: noch höherer Sauerstoffverbrauch (65 ml)

Niere: relativ hoher Sauerstoffverbrauch (380 ml)
Die Durchblutung ist erheblich höher als sie vom Sauerstoffverbrauch her notwendig wäre. Hohe Durchblutung nicht nur zur Organerhaltung sondern entscheidend zu *Filtrationszwecken* (Harnproduktion = Ausscheidung von Stoffwechselprodukten).

Haut/Muskel/Skelett: geringer O_2-Verbrauch (2,3 ml)

(Diese Zahlen dienen nur dem Verständnis)

Herz und Kreislauf/Das zirkulatorische System

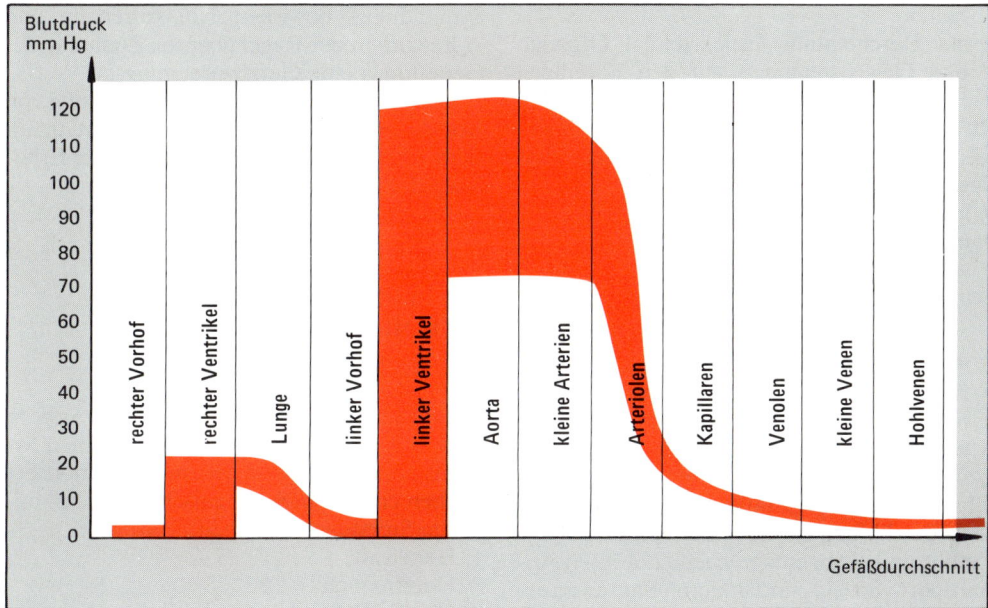

Abb. 49

Hinweise für die Praxis

> • Aus dem unterschiedlichen Durchblutungs- bzw. Sauerstoffbedarf der angeführten Organe und Gewebe läßt sich auch das unterschiedliche Ausmaß der akuten Gefährdung bei lebensbedrohlichen Zwischenfällen ableiten. Irreversible Zellschädigungen treten am schnellsten an Herz und Gehirn auf, da hier der Sauerstoffbedarf am größten ist.

e) Der Blutdruck

Die durch die Tätigkeit der linken Herzkammer hervorgerufenen rhythmischen Druck- und Volumenschwankungen im arteriellen System werden durch die Windkesselfunktion der Aorta und der großen Arterien gedämpft. Die Wände dieser Gefäße werden während der Austreibungsphase gedehnt, speichern dabei etwa 50% des Schlagvolumens und geben diese Blutmenge bei nachlassendem Gefäßinnendruck während der Diastole an die sich anschließenden Gefäßabschnitte weiter. Diese Druckschwankungen in den Gefäßen des Hochdrucksystems werden durch Angabe der Extremwerte als

• systolischer und
• diastolischer Blutdruck
registriert.

Die am Oberarm gemessenen Normalwerte des Blutdrucks liegen um 120/80 mm Hg.
Auch bei manchen Gesunden findet man unter Ruhebedingungen niedrigere Werte bis zu 90/50 mm Hg.
Mit zunehmendem Lebensalter steigen der systolische und – weniger stark – der diastolische Blutdruck an, man betrachtet aber (in Ruhe gemessen) systolische Werte von über 160 mm Hg und diastolische Werte über 95 mm Hg auch bei älteren Menschen als krankhaft.
Das Blutdruckverhalten hängt von folgenden Faktoren ab:
• der Druck-Volumenarbeit des Herzens
• dem peripheren Widerstand
• der Elastizität des Gefäßsystems und
• dem zirkulierenden Blutvolumen.
Abbildung 49 zeigt die Veränderungen des Blutdrucks in den einzelnen Abschnitten des Kreislaufsystems unter Ruhebedingungen.

f) Kreislaufregulation

Ziel der Kreislaufregulation ist es:
• das Herzzeitvolumen dem Durchblutungsbedarf des Organismus anzupassen,

- den Blutdruck weitgehend konstant zu halten
- die Durchblutung in einzelnen Organen und Gewebsregionen auf den jeweiligen Funktionszustand einzustellen.

Zu diesem Zwecke werden das Kreislaufvolumen, die Gefäßweite und die Gefäßelastizität durch
- lokal-chemische Regelmechanismen
- nervale Regelmechanismen und
- spezielle Übertragersubstanzen

dem wechselnden Bedarf angepaßt.

Lokal-chemische Selbststeuerung der Gefäße
- Anstieg des CO_2-Druckes
- pH-Abfall
- und Absinken des O_2-Druckes in einzelnen Organen,

führen über eine Gefäßerweiterung zu einer Mehrdurchblutung, um eine verstärkte O_2-Zufuhr und einen entsprechend erhöhten Abtransport von CO_2 und anderen Säuren zu ermöglichen.

Nervale Steuerung. Druckfühler (Pressorezeptoren◊) im Aortenbogen und in einer Erweiterung der Arteria carotis interna (Sinus caroticus) wirken auf das in der Medulla oblongata liegende Kreislaufzentrum. Ein an den Druckfühlern registrierter Blutdruckanstieg führt reflektorisch zu einem Blutdruckabfall und zu einem Nachlassen der Sympathikuswirkung. Weitere Druckfühler im Herzen haben ähnliche Wirkungen. Verschiedene Meßstellen, die auf chemische Reize reagieren, haben zusätzliche Steuerfunktionen.

Darüber hinaus sind der Wasser-Elektrolyt-Haushalt, die blutbildenden Organe sowie Niere und Nebenniere an der langfristigen Kreislaufregulation beteiligt.

Hinweise für die Praxis

> - Langes, starkes Pressen auf die Arteria carotis bei der Karotispulskontrolle kann wegen der erwähnten Reflexbahnen unerwünschte Reaktionen an Herz und Kreislauf (z. B. Bradykardie und/oder Blutdruckabfall) auslösen. Pulskontrolle und Pulsüberwachung durch gefühlvolles Palpieren der A. carotis sollten auf absolute Notfälle beschränkt bleiben.

Übertragersubstanzen. Bei Aktivierung des Sympathikus bewirken Nor-Adrenalin und Adrenalin in der Regel über die Zunahme des Gefäßtonus eine Gefäßverengung.

Die in Notfällen verstärkte Ausschüttung von Nor-Adrenalin durch das Nebennierenmark führt im gesamten Organismus zu einer Erhöhung des Sympathikustonus.

III. Pathopyhsiologie für Rettungssanitäter

Störstellen des zirkulatorischen Systems Abb. 50). Störungen des zirkulatorischen Systems können an verschiedenen Funktionsbereichen einsetzen. Schematisch lassen sich folgende Störstellen festlegen:
1. Herzkraft
2. Herzfrequenz
3. Herzrhythmus
4. Blutvolumen
5. Blutdruck
6. Gefäßwand und Gefäßdurchgängigkeit

Die von einer Störstelle ausgehende Beeinträchtigung greift je nach Schwere auf alle anderen Bereiche des Herzkreislaufsystems über.

Über Querverbindungen zum respiratorischen System führen bedrohliche Zustandsbilder auch zu schwerwiegenden Störungen der Atmung.

1. Herzkraft

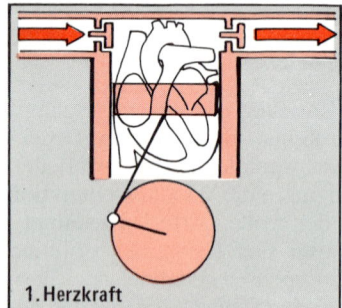

a) Normale Funktion

Das Herz als Motor der Blutbewegung paßt seine Pumpleistung durch rhythmischen Wechsel von Systole und Diastole den ständig

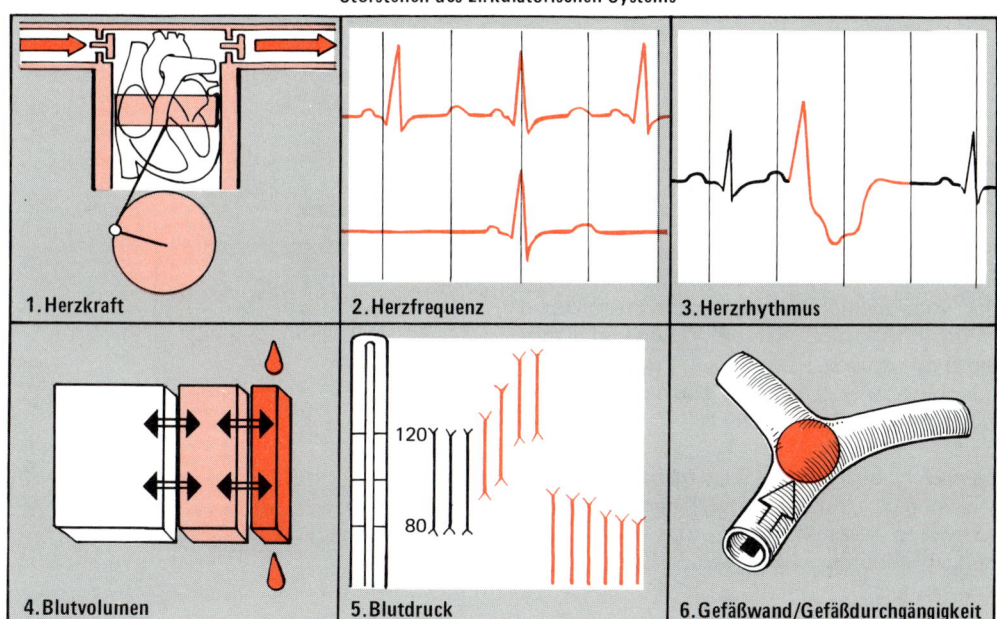

Abb. 50

wechselnden Bedürfnissen der Organe und Gewebe des Körpers an.

b) Gestörte Funktionen

Der Begriff *Herzinsuffizienz* bedeutet Leistungseinschränkung des Herzens, ein Nachlassen der Pumpleistung bei genügendem venösem Blutangebot.

Man unterscheidet chronische, d. h. sich langsam über Wochen entwickelnde Formen, die im Rettungsdienst seltener vorkommen und akute, sich schnell über Minuten oder Stunden entwickelnde Formen, deren wichtigste im folgenden dargestellt werden.

Akute Linksherzinsuffizienz

Bei der akuten Linksherzinsuffizienz entsteht durch die noch normale Funktion des rechten Herzens eine zunehmende Lungenstauung. (Herz: zwei hintereinandergeschaltete Pumpsysteme), da das linke Herz das vom rechten Herz vorgegebene Pumpvolumen nicht mehr bewältigen kann. Als Ursache der akuten Linksherzinsuffizienz einige typische Beispiele.

Herzinfarkt Schädigung von Muskelgewebe des linken Herzens.

Herzdruckkrise: Überbelastung der linken Herzkammer (Pumpe des Hochdrucksystems).

Volumenüberfüllung: Überbelastung des Herzens, besonders der Pumpe des Hochdrucksystems.

Erkennen:

- Herzfrequenz über 100/min (Tachykardie) wegen des Versuchs des linken Herzens, das geringe Schlagvolumen (links) durch eine höhere Zahl von Herzaktionen auszugleichen.
- Blutdruckabfall, Zentralisationszeichen, zum Teil kardiogener Schock.
- Blaurote Färbung von Haut und Schleimhäuten (Zyanose) durch verminderte O_2-Sättigung des Blutes in der gestauten Lunge.
- Atemnot (Dyspnoe) durch Lungenstauung; Patienten atmen schnell mit aufgerichtetem Oberkörper; je nach Schwere sind Rasselgeräusche zu hören; beim Lungenödem wird zunächst weißer, später fleischwasserfarbiger Schaum abgehustet.

Hinweise für die Praxis

- Eine besonders schwere Form der akuten Linksherzinsuffizienz ist der kardiogene Schock.
- Flüssigkeitsansammlung in Bauchhöhle und Pleuraspalt aus den gleichen Gründen (für den Rettungssanitäter schwer erkennbar).

Akute Rechtsherzinsuffizienz

Eine akute Rechtsherzinsuffizienz findet man insgesamt seltener. Bei dieser Form staut sich das vom rechten Herzen nicht ausreichend weitertransportierte Blut in Venen und Kapillaren des großen Kreislaufs.
Als Ursache der akuten Rechtsherzinsuffizienz ein typisches Beispiel:

Schwerer Asthmaanfall. Das rechte Herz muß – besonders während der verlängerten und erschwerten Ausatemphase – das Blut mit erheblich höherem Druck in den Lungenkreislauf pumpen.

Erkennen

- Pulsierende Halsvenenstauung: durch das sich vor dem rechten Herzen stauende Blut
- Tachykardie: wegen des Versuchs des Herzens, das geringe Schlagvolumen (rechts) durch eine höhere Zahl von Herzaktionen auszugleichen.

Globalinsuffizienz
Eine sich eher chronisch entwickelnde Leistungsminderung beider Herzseiten wird als Globalinsuffizienz bezeichnet. Meist beginnt sie mit einer Insuffizienz des linken Herzens. Die dadurch bedingte mäßige Stauung in der Lunge überträgt sich auf das rechte Herz und verursacht eine Leistungseinschränkung auch der rechten Seite.
Typische Ursachen: chronische Linksherzinsuffizienz, z. B. hoher Blutdruck

Erkennen

- Kombination der Symptome von Links- und Rechtsherzinsuffizienz
- Ödeme in den Geweben durch Austritt von Flüssigkeit aus den gestauten Kapillaren (Beinödeme).

2. Herzfrequenz

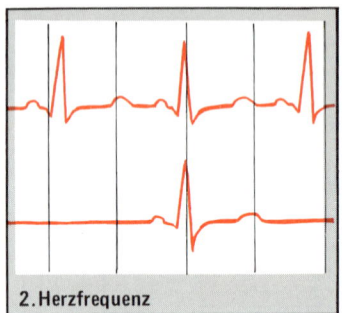

a) Normale Funktion

Das gesunde Herz des Erwachsenen schlägt unter Ruhebedingungen 60 bis 80 mal pro min, um Organe und Gewebe entsprechend oft mit sauerstoffreichem Blut zu versorgen.
Fällt die Herzfrequenz unter 60 Schläge pro min, spricht man von Bradykardie.
Ein Frequenzanstieg über 100 Schläge, wird als Tachykardie bezeichnet.
Bradykardie: <60 Schläge pro min
Tachykardie: >100 Schläge pro min
Eine physiologische, d. h. nicht krankhafte Bradykardie tritt nur bei manchen Hochleistungssportlern in Ruhe auf, die die geringere Zahl der Herzaktionen durch ein höheres Schlagvolumen und andere komplizierte Vorgänge ausgleichen.
Physiologische Tachykardien sind eine typische Reaktion des Körpers auf Belastungen.

b) Gestörte Funktionen:

Bradykardie
Bei Bradykardie besteht die Gefahr, daß besonders Organe mit hohem Sauerstoffverbrauch (Gehirn, Herz), durch zu „seltene" Versorgung mit O_2-reichem Blut in ihrer Leistung nachlassen.

Herz und Kreislauf/Das zirkulatorische System

Erkennen

- Frequenzbestimmung durch Pulsmessung
- Frequenzabschätzung über EKG-Monitor
- Bewußtseinsverlust als indirektes Zeichen für Sauerstoffmangel im Gehirn

Tachykardie
Bei jeder über Tage anhaltenden Tachykardie droht ein Herz-Kreislaufversagen.
Das Herz selbst durchblutet sich über die Herzkranzgefäße während jeder Systole und Diastole. Da die Herzkranzgefäße bei jeder Systole durch den Muskeldruck eingeengt werden, ist eine ausreichend lange Diastole für die Durchblutung und damit eine ausreichende Sauerstoffversorgung des Myokards von Bedeutung.
Bei jeder Tachykardie ist aber die Diastole verkürzt. Die Verkürzung der Diastole vermindert zusätzlich auch die Zeit für die Ventrikelfüllung. Bei hoher Tachykardie gehen daher das Schlagvolumen und letztlich auch das Herzminutenvolumen – trotz hoher Frequenz – zurück, da sich die Kammern nicht ausreichend mit Blut füllen konnten.

Erkennen

- Frequenzbestimmung durch Pulsmessung
- Frequenzabschätzung über EKG-Monitor
- Abfall des Blutdrucks
- evtl. Zeichen der Linksherzinsuffizienz

Hinweise für die Praxis

- Extreme Frequenzänderungen sind häufig mit Rhythmusstörungen gekoppelt

3. Herzrhythmusstörungen

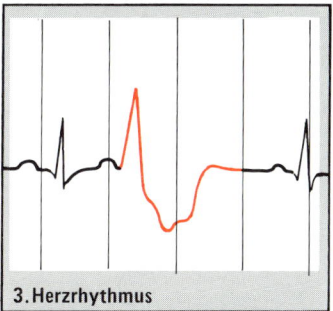

3. Herzrhythmus

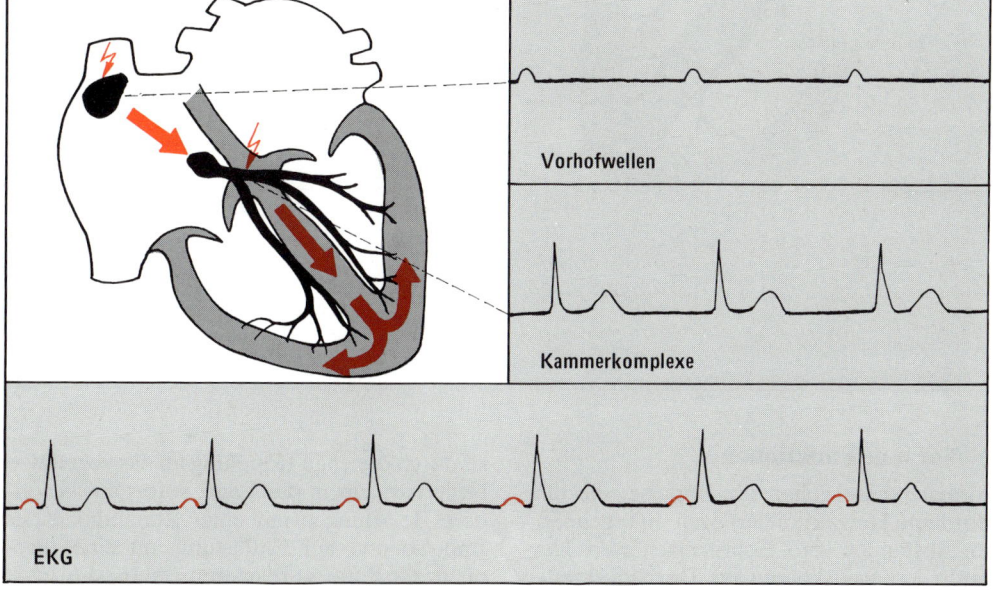

Abb. 51   Normaler Sinusrhythmus

Vorhofwellen

Kammerkomplexe

EKG

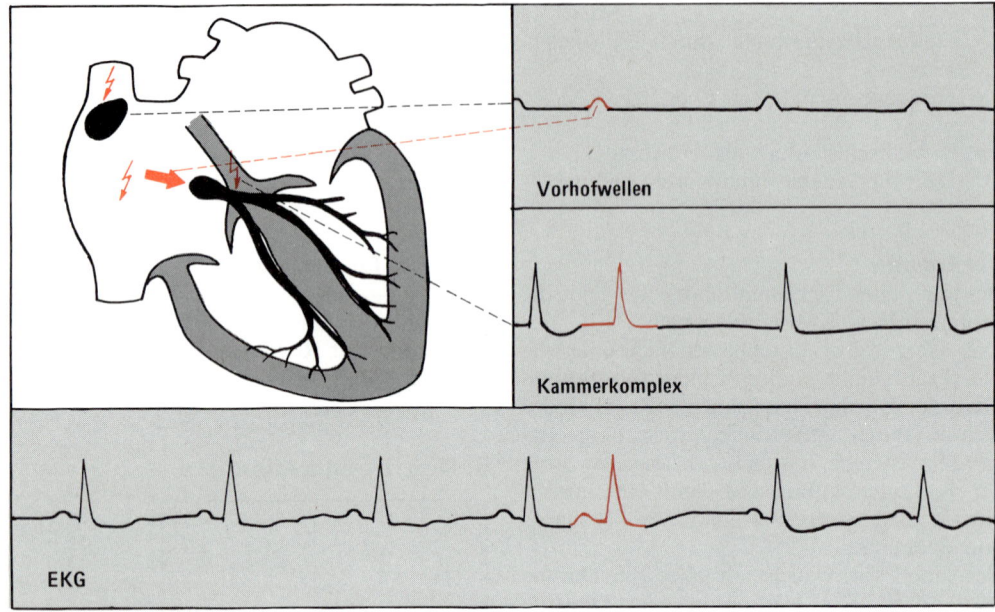

Abb. 52

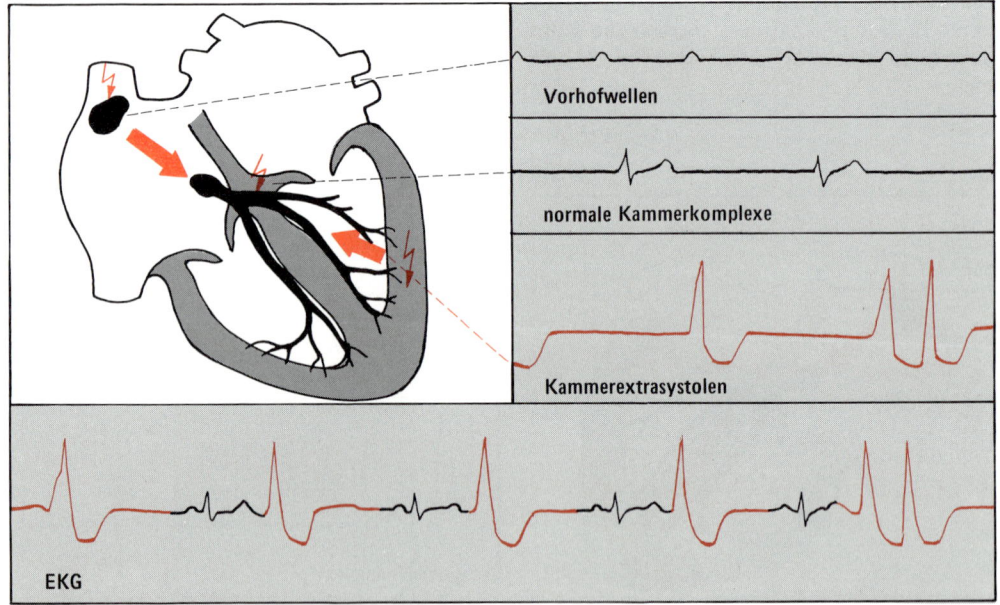

Abb. 53

a) Normale Funktionen

Normalerweise gehen die Impulse, die eine geordnete Herzaktion auslösen, in regelmäßigen Abständen vom „Schrittmacher des Herzens", dem Sinusknoten aus. Der Sinusknoten ist durch die enge Kopplung an das vegetative Nervensystem in der Lage, sofort auf besondere Belastungen mit einer Zunahme seiner Impulse und auf Entlastung mit einer Frequenzabnahme zu reagieren (Abb. 51).

Herz und Kreislauf/Das zirkulatorische System

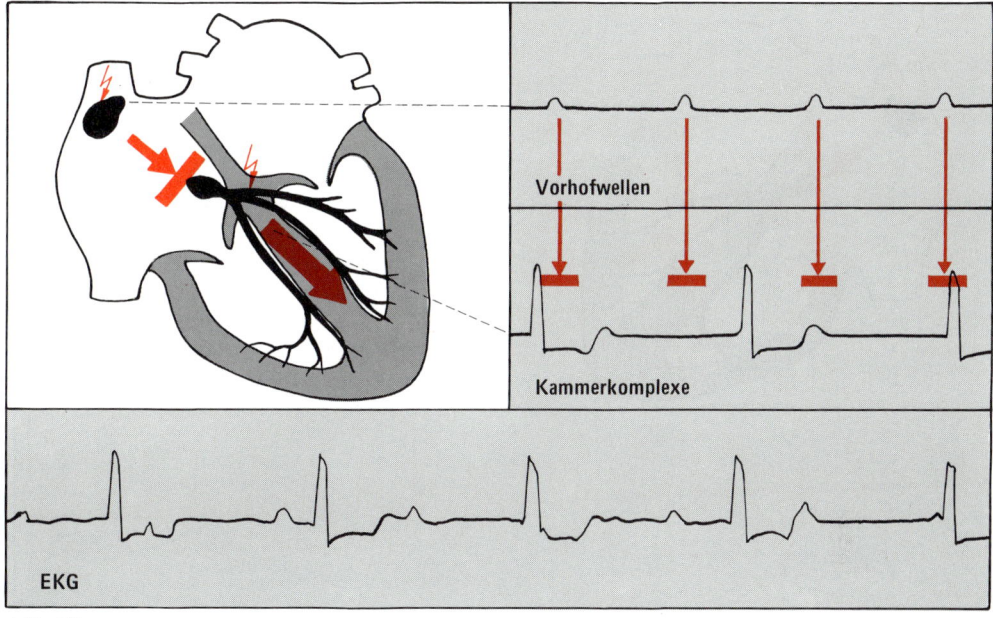

Abb. 54

Bei der Pulskontrolle fühlt man Pulswellen in regelmäßigen Abständen. Auf dem EKG-Monitor sieht man die gleichmäßige Aufeinanderfolge stets gleich aussehender P-Wellen und sich anschließender Kammerkomplexe.

b) Gestörte Funktionen

Supraventrikuläre Extrasystolie
Supraventrikuläre Extrasystolen werden durch Herzaktionen verursacht, die außerhalb der normalen Reizbildungsregionen im Vorhofgebiet ausgelöst werden und den normalen Rhythmus durchbrechen. In der Regel treten sie anfallsweise auf und führen zu einer Tachykardie (Abb. 52).

Erkennen

- Puls: Tachykardie, Arrhythmie,
- EKG-Monitor: P-Wellen sind meist verändert oder nicht erkennbar, normal aussehender Kammerkomplex

Ventrikuläre Extrasystolie
Durch Reizbildung im Kammerbereich kommt es zu einer vorzeitigen Erregung der Ventrikel. In Abhängigkeit vom Zeitpunkt während der Diastole (Füllungsphase der Ventrikel) und der bereits eingeflossenen Blutmenge führen die vorzeitig einfallenden Extrasystolen zu Herzaktionen *mit* oder *ohne* Auswurfleistung (Abb. 53).
Monotope Extrasystolen haben stets den gleichen Kurvenverlauf, da sie vom gleichen Reizursprung ausgehen.
Polytope Extrasystolen gehen von verschiedenen Reizherden aus und haben ein wechselndes Aussehen.

Erkennen

- Puls: die zusätzlichen Systolen sind als „vorzeitiger" Pulsschlag fühlbar oder es kommt zu einer wahrnehmbaren Pause, da die nächste Herzaktion *mit* Auswurfleistung verspätet einsetzt.
- EKG-Monitor: vorzeitig einfallende breite Kammeraktionen mit meist stärkeren Ausschlägen, die sich von normalen QRS-Komplexen deutlich unterscheiden.
- Monotope Extrasystolen: alle Extrasystolen haben den gleichen Kurvenverlauf.
- Polytope Extrasystolen: wechselndes Aussehen der Extrasystolen.

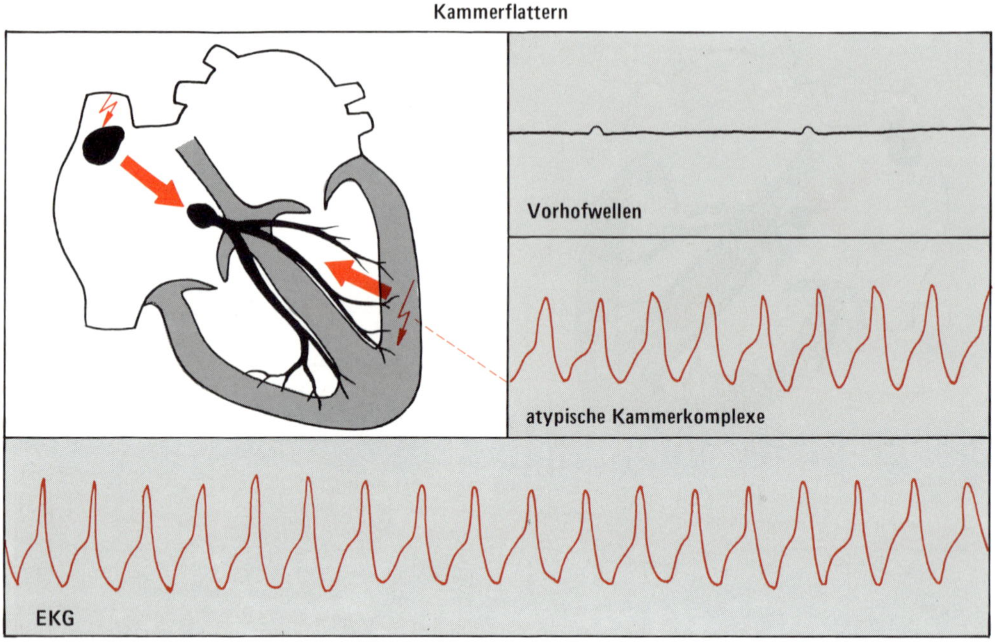

Kammerflattern

Abb. 55

AV-Block III. Grades
Bei einer Blockierung der normalen Erregungsübertragung zwischen Vorhöfen und Kammern schlagen die Vorhöfe regelmäßig weiter. Nach Einsetzen der Reizbildungszentren in den Kammern kommt es *unabhängig* von der Vorhoftätigkeit zu Kammerfrequenzen von 25–30 pro min (Abb. 54).

Erkennen

- Bewußtsein: häufig werden die Patienten bei Eintritt des AV-Blocks III. Grades wegen der Minderversorgung des Gehirns mit O$_2$ schlagartig bewußtlos.
  Die Förderleistung des Herzens reicht bei stark erniedrigten Frequenzen nicht mehr aus, um eine normale Hirndurchblutung und damit eine genügende O$_2$-Zufuhr sicherzustellen.
- Puls: Pulsfrequenz von 25–30 pro min, Schläge folgen meist in regelmäßigen Abständen
- EKG-Monitor: regelmäßige P-Wellen mit normaler oder erhöhter Frequenz. Unabhängig von den P-Wellen deformierte Kammerkomplexe mit Frequenzen um 30 pro min.

Kammerflattern
Sehr hohe Kammerfrequenzen meist über 220/min. Wegen der hohen Frequenz können die Kammern nicht genügend mit Blut gefüllt werden, die Herzkontraktionen bewirken daher nur einen geringen Blutauswurf. Minimale Pumpleistung! (Abb. 55).

Erkennen

- Bewußtsein: meist werden die Patienten nach Einsetzen von Kammerflattern wegen der Minderversorgung des Gehirns mit O$_2$ bewußtlos. Häufig entsteht im Anschluß das Bild des Kreislaufstillstandes!
- Puls: an der Arteria radialis und im Bereich der Karotiden meist nicht mehr tastbar.
- EKG-Monitor: „haarnadelförmige" Wellen großer Amplitude mit Frequenzen über 220/min.

Kammerflimmern
Unkoordinierte Kontraktionen *einzelner* Herzmuskelfasern ohne Steuereinflüsse des Reizleitungssystems. *Keine* Pumpleistung, da nur das synchronisierte Zusammenwirken al-

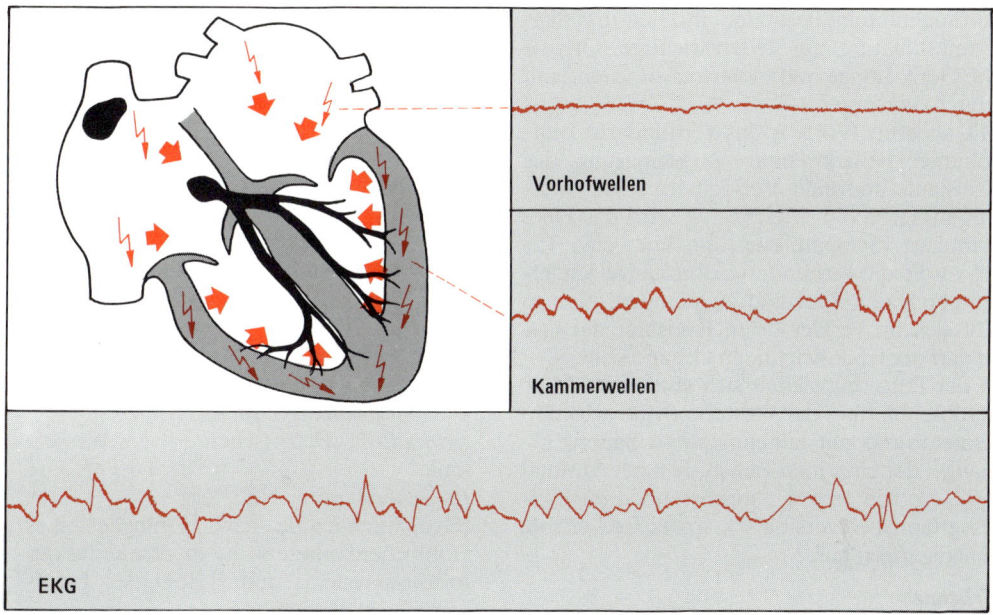
Abb. 56

ler Myokardfasern zum Auswurf von Blut führt. Kammerflimmern ist eine Form des Kreislaufstillstandes! (Abb. 56).

Erkennen

- Bewußtsein: Bewußtlosigkeit durch Unterbrechung der Hirndurchblutung
- Puls: kein Karotispuls tastbar
- EKG-Monitor: schnelle Folge völlig unregelmäßiger Wellen mit „Frequenzen" über 500/min.

4. Blutvolumen

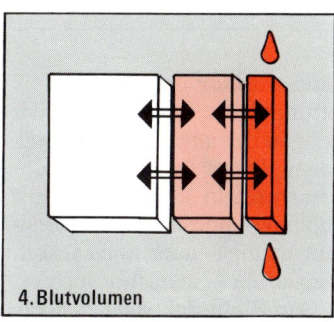

a) Normale Verhältnisse

Die Gesamtblutmenge des Menschen entspricht ungefähr 8–9% seines Körpergewichtes. Bei einem 70 kg schweren Mann ergeben sich beispielsweise rechnerisch 6,3 l.

b) Gestörte Verhältnisse

Volumenmangelschock

Eine Verminderung der zirkulierenden Blutmenge kann durch sichtbare Blutungen nach außen und durch Blutungen in Körperhöhlen und Gewebe entstehen.
Weiterhin führen Flüssigkeitsverluste z. B. bei Verbrennung, Durchfall und Erbrechen nicht nur zu einer Verminderung der zirkulierenden Blutmenge, sondern darüber hinaus zu einer „Eindickung des Blutes" (weniger Flüssigkeit, mehr Blutzellen). In beiden Fällen verursacht ein ungenügendes Blutvolumen eine Störung der Blutverteilung (Makrozirkulationsstörung).
Bei der Bluteindickung ist außerdem wegen der verschlechterten Fließeigenschaften der Transport des Blutes erschwert.
Als Schutzmechanismus (Notfallreaktion) tritt eine Zentralisation des Kreislaufs ein. Unter Zentralisation versteht man die Eng-

stellung der Gefäße mit entsprechender Minderdurchblutung besonders in Haut und Skelettmuskulatur, um lebenswichtige Organe wie Herz, Lunge und Gehirn ausreichend mit Blut zu versorgen.

Mit anderen Worten: das verminderte Blutvolumen bewirkt eine Verkleinerung des Kreislaufs und eine Verkleinerung des Versorgungsgebietes. Gleichzeitig wird das Herz stimuliert (Sympathikus), um über eine Tachykardie die verminderte Blutmenge schneller durch den Kreislauf zu pumpen. Nur so läßt sich im verkleinerten Kreislauf der O_2-Bedarf der lebenswichtigen Organe sichern.

In der Folge entwickelt sich eine akute Minderdurchblutung der Gewebe (Mikrozirkulationsstörung) mit zunehmendem Sauerstoffmangel der einzelnen Zellen. Je nach Ausmaß der Hypoxie treten zunächst noch rückbildungsfähige (reversible◊), später irreversible Schädigungen auf.

Erkennen

- *sichtbare Schockzeichen:*
  - Blässe (Minderdurchblutung der Peripherie)
  - verminderte Venenfüllung/Venenkollaps (Zentralisation)
  - Frieren (periphere Minderdurchblutung und Störung des vegetativen Nervensystems)
  - ungewöhnliches psychisches Verhalten, Unruhe oder Starre (Störung des nervalen und vegetativen Gesamtsystems)
- *fühlbare Schockzeichen:*
  - Schneller flacher Puls (100–140), (Ausgleichstachykardie)
  - leicht unterdrückbarer Puls (indirektes Zeichen für niedrigen Blutdruck)
  - kalte Haut (Minderdurchblutung der Peripherie)
  - Zirkulationsverzögerung am Nagelbett (verminderte Durchblutung der Hautkapillaren, Zentralisation)
  - kalter Schweiß (Störung des vegetativen Systems)
- *meßbare Schockzeichen:*
  - Arterieller Blutdruck (Abfall des systolischen Blutdrucks meist unter 100 mm Hg)
  - Schockindex: Verhältnis Pulsfrequenz/systolischer Blutdruck

Normal:
Puls 60, systolischer Blutdruck 120

Index $\frac{60}{120} = 0{,}5$

Im Schock:
a) Puls 100, systolischer Blutdruck 100

Index $\frac{100}{100} = 1{,}0$

b) Puls 120, systolischer Blutdruck 80

Index $\frac{120}{80} = 1{,}5$

- *Zentralvenöser Druck (ZVD)*
Normal: Druck zwischen 3–6 cm Wassersäule
Im Schock: unter Null, Sog! (Grobabschätzung nach Einlegen eines Hohlvenenkatheters durch Abnahme des Infusionssystems und Halten der Tropfkammer in Herzhöhe)

Hinweise für die Praxis

> - Bei einem Puls und einem Blutdruck um 100 immer an einen Schock denken, entsprechende Sofortmaßnahmen durchführen und die Kreislaufsysteme in kurzen Abständen kontrollieren, um Besserung oder Verschlechterung feststellen zu können.
> - Grundsätzlich gilt:
>   Je höher der Puls über 100, je tiefer der Blutdruck unter 100, um so bedrohlicher ist der Schock. Die 100/100-Regel gilt als Anhalt.
> - Besonders bei jugendlichen Patienten ist die Tachykardie oft das eindrucksvollste Schockzeichen, der Blutdruckabfall erfolgt relativ spät, dann aber häufig sehr dramatisch.

Akute Volumenüberfüllung

Gerade im Rettungsdienst kann es bei der Schockbehandlung in der allgemeinen Hektik zu einer über dem Bedarf liegenden Zufuhr von Volumenersatzmitteln kommen, da die Pulsfrequenzerhöhung und die Minderdurchblutung der Haut häufig – auch *nach* ausreichender Volumenzufuhr – zunächst noch erhalten bleiben. Der Blutdruck steigt jedoch, wenn die Blutungen gestillt werden konnten, in der Regel wieder an. Auch aus diesem Grunde sind während der Volumenzufuhr häufiger Blutdruckkontrollen erforderlich.

Erkennen

- *Sehen:* verstärkte Füllung herznaher Venen am deutlichsten sichtbar an der V. jugularis externa
- Abschätzung des ZVD, Venendruck über 14 cm H_2O (bei zentralvenösem Katheter)
- evtl. Entwicklung eines Lungenödems als Zeichen einer schweren Volumenbelastung insbesondere des linken Herzens.

5. Blutdruck

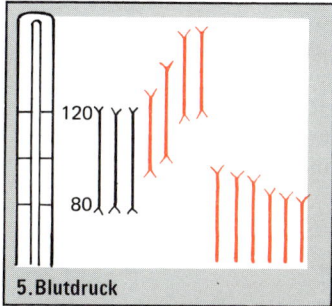

5. Blutdruck

a) Normale Verhältnisse

In Abhängigkeit vom Lebensalter liegen die Normwerte für den systolischen und diastolischen Blutdruck zwischen 100 : 60 und 160 : 95. Die Regel: „100 + Lebensalter ergibt den systolischen Blutdruckwert" ist nur als grober Hinweis anzusehen.

b) Gestörte Verhältnisse

Zu hoher Blutdruck (Hypertonie) und hypertone Krise
Die altersbedingte Erhöhung des Blutdrucks ist durch den Elastizitätsverlust des arteriellen Windkessels verursacht. Akute hypertone Krisen mit systolischen Blutdruckwerten über 220–250 mm Hg und diastolischen Werten über 130 mm Hg haben andere kompliziertere Ursachen, die hier nicht dargestellt werden sollen.

Erkennen

- hochroter Kopf
- Blutdruckmessung: Werte über 160 : 95 mm Hg bedeuten Hypertonie
- Werte über 220 : 130 mm Hg stellen u. a. wegen der Gefahr einer Hirnblutung oder eines Herzversagens eine akute Lebensbedrohung dar.

Zu niedriger Blutdruck (Hypotonie)
Systolische Blutdruckwerte unter 100 mm Hg bei Gesunden sind Ausnahmen. Sieht man vom Blutdruckabfall beim Volumenmangelschock ab, so sind hypotone Zustände in erster Linie bei der durch einen überschießenden Vaguseinfluß ausgelösten Kreislaufreaktion, dem *vagalen Schock* zu finden. Der vermehrte Vaguseinfluß, ausgelöst durch Schmerz, Schreck oder Angst, bewirkt eine Weitstellung der Gefäße bei gleichzeitiger Bradykardie.
Obwohl kein Blut verlorengeht, „versackt" die vorhandene Blutmenge in den Gefäßen. Das am Kreislauf teilnehmende Volumen reicht nicht mehr für eine Durchströmung aller Gewebe aus. Eine Hypotonie kann auch infolge einer direkten Gifteinwirkung auf das Kreislaufzentrum entstehen.

Erkennen

- Ohnmacht bei plötzlichem Versacken des Blutes
- Blässe als Zeichen der verminderten Durchblutung
- Puls beim vasovagalen Schock im Gegensatz zu anderen Schockformen langsam, bzw. nicht deutlich erhöht
- Blutdruck: systolische Werte unter 100 mm Hg

6. Gefäßwand und Gefäßdurchgängigkeit

a) Normale Verhältnisse

Bei völlig gesunden Menschen sind die Gefäßwände der Arterien glatt, elastisch ohne in ihrem Inneren durch Ablagerungen eingeengt zu sein.

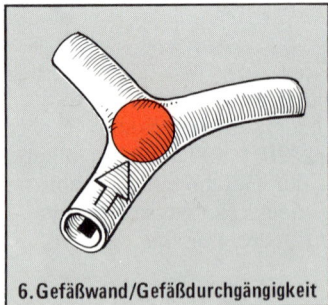

6. Gefäßwand/Gefäßdurchgängigkeit

b) Gestörte Verhältnisse

Arteriosklerose
Schon bei 20- bis 30-Jährigen können besonders im Bereich der Herzkranzgefäße Veränderungen der Gefäßwand gefunden werden, die durch Ablagerungen von fettähnlichen Substanzen, Eiweißstoffen und Mineralien entstehen. Es kommt zu Verdickung, Verhärtung und Elastizitätsverlust der Gefäßwand, der Innendurchmesser wird eingeengt. Diese Vorgänge verstärken sich mit zunehmendem Alter und führen zu verschiedenen Folgeerkrankungen wie Hypertonie, Apoplexie, Herzinfarkt etc.

Erkennen

- Die Arteriosklerose ist kein akutes Geschehen. Sichere Anzeichen dieser Erkrankung sind für den Rettungssanitäter nicht erkennbar.
Er muß aber Patienten mit bedrohlichen Folgeerkrankungen der Arteriosklerose wie Herzinfarkt oder Apoplexie sachgerecht versorgen.

Lungenembolie
Bei der Lungenembolie werden Thromben meist aus den tiefen Beinvenen losgerissen und gelangen über das rechte Herz in die Pulmonalarterie. Je nach Größe und Sitz des Embolus in den Pulmonalgefäßen entwickelt sich akut eine lebensbedrohliche Situation. Das Geschehen führt über ein Versagen des rechten Herzens, das gegen einen zu hohen Druck pumpen muß und über reflektorische Vorgänge zum Sinken des Schlagvolumens im linken Herzen. Dadurch entwickelt sich ein schwerer Schock. Die Symptome ähneln auch denen des Herzinfarktes.

Erkennen

- Schocksymptomatik
- Zyanose und Dyspnoe
- häufig Schmerzen im Thorax

Arterielle Embolie einer Gliedmaßenarterie
Bei Herzfehlern und Herzrhythmusstörungen können sich Blutgerinnsel (Emboli) meist aus dem linken Vorhof losreißen und eine Gliedmaßenarterie verstopfen.

Erkennen

- Schmerz
- Blässe
- Pulsverlust
- Bewegungsunfähigkeit
- Gefühlsstörung

im Bereich der betroffenen Extremität.

Thrombotischer Venenverschluß
Durch Veränderungen in der Blutgerinnung, Gefäßwandschädigung und Verlangsamung der Strömungsgeschwindigkeit (Bettlägerigkeit) bilden sich Thromben in Beinen- und/oder Beckenvenen, die die betroffenen Gefäße völlig verschließen können.

Erkennen

- Zyanose
- Schwellung
- Hitze und Spannungsgefühl

im Bereich der betroffenen Extremität.

IV. Erkennen von Störungen des zirkulatorischen Systems

Im Rettungsdienst wird der Funktionszustand des zirkulatorischen Systems durch eine Kombination von Sinneswahrnehmungen überprüft (Tab. 7). Dabei werden routinemäßig das Gerät zur Blutdruckmessung und – falls in der Ausstattung der Rettungsfahrzeuge vorhanden – der EKG-Monitor eingesetzt.

Tabelle 7. Die Überprüfung des Kreislaufs

1. Sehen
- Farbe von Haut und Schleimhäuten
- Pupillenverhalten

Herz und Kreislauf/Das zirkulatorische System

2. Fühlen
- Puls
- Hauttemperatur
- Hautfeuchtigkeit
- systolischer Blutdruck

3. Hören
- systolischer und diastolischer Blutdruck

1. Sehen

Häufig geben dem Rettungssanitäter optische Wahrnehmungen schon während der Annäherung an den Patienten wichtige Hinweise auf Störungen des zirkulatorischen Systems. Neben der Wertung der Gesamtsituation, z. B. dem Zustandekommen einer Verletzung, gibt es wichtige Einzelmerkmale, die zu überprüfen sind.

a) Farbe von Haut und Schleimhäuten

- *rosige Farbe von Haut und Schleimhäuten*

Haut und Schleimhäute werden mit sauerstoffreichem Blut durchströmt.
Wertung: Hinweis für ungestörte Kreislaufverhältnisse

- *Zyanose*

In den Hautkapillaren ist weniger als die Hälfte des Hämoglobins mit O_2-beladen (Oxyhämoglobin).
Wertung: Ausschöpfungszyanose durch zu langsamen oder unterbrochenen Blutfluß in den Geweben.
Die Zyanose kann, wie bereits dargestellt, auch Zeichen für einen arteriellen Sauerstoffmangel durch Störungen des respiratorischen Systems sein.

Blässe

Verminderte Durchblutung von Haut und Schleimhäuten
Wertung: Hinweis für Zentralisation und/oder geringes zirkulierendes Blutvolumen.

Hinweise für die Praxis

- Bei Blutverlust mit einer Verminderung des Hämoglobins um die Hälfte bleibt der Betroffene auch bei schwerem Sauerstoffmangel blaß. Er kann nicht mehr „blau" werden, da das Hämoglobin, das nach Abgabe des O_2 auch die Blaufärbung verursacht, in einem zu geringen Anteil vorliegt.

b) Pupillenverhalten

Normale Funktion
Pupillen je nach Lichteinfall eng bis mittelweit, reagieren prompt auf Licht.
Wertung: keine schwerwiegende Durchblutungsminderung des Gehirns

Pupillen weit; träge oder nicht feststellbare Reaktion auf Licht
Das zentrale Nervensystem hat seine Funktion, auf unterschiedliche Reize zu reagieren, verloren.
Wertung
- akute lebensbedrohliche Durchblutungsminderung des Gehirns
- Kreislaufstillstand

2. Fühlen

Sofort nach Annäherung an den Patienten werden gleichzeitig während des Betrachtens Puls, Hauttemperatur und Hautfeuchtigkeit gefühlt. Je nach Zustand wird durch Tasten (Palpation◇) der Blutdruck überprüft.

a) Puls

Das Fühlen des Pulses gibt *direkten* Aufschluß über
- die Herzfrequenz
- den Herzrhythmus.
- Die Unterdrückbarkeit des Pulses gibt einen *indirekten* Hinweis auf die Höhe des Blutdrucks.

Normalerweise wird der Puls an der Arteria radialis getastet. Nur wenn an dieser Stelle kein Puls fühlbar ist, wird im Bereich der Karotiden palpiert (Abb. 57).

Hinweise für die Praxis

- Im Bereich der Karotisgabel liegt ein kompliziertes Reflexzentrum der Vitalfunktionen Atmung und Kreislauf.

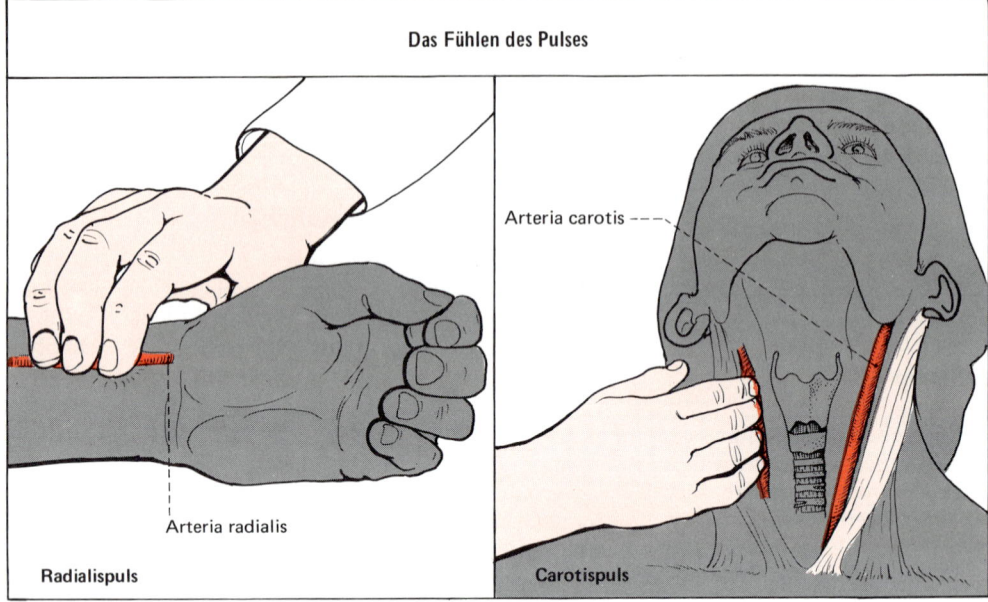

Abb. 57

- Nie Karotispulskontrolle auf beiden Seiten gleichzeitig!!
  Gefahr: Unterbrechung der Hirndurchblutung

Die periphere Pulskontrolle kann in besonderen Fällen auch Aufschluß über das Vorliegen eines arteriellen Gefäßverschlusses geben.

Korrekte Meldung über das Ergebnis der Pulskontrolle.
Bei nicht akut lebensbedrohten Patienten wird auch in der Klinik bei der Pulskontrolle häufig nur die Frequenz registriert, da sie unter Normalbedingungen als Kontrolle des zirkulatorischen Systems ausreicht.
Da neben Frequenzänderungen bei Notfallpatienten besonders häufig Rhythmusstörungen und Abweichungen des Blutdrucks vorzufinden sind, werden in der Notfallmedizin stets 3 Pulsqualitäten
- die Frequenz
- der Rhythmus und
- die Unterdrückbarkeit

überprüft und gegebenenfalls dem Arzt weitergemeldet.

Beispiele:
Meldung: Frequenz 84, Puls rhythmisch, gut tastbar
Meldung: Frequenz 58, Puls arrhythmisch, kaum tastbar

b) Hauttemperatur

Haut warm
gute Durchblutung von Muskulatur und Haut (meist verbunden mit rosiger Hautfarbe)
Wertung: Hinweis für ungestörte Kreislaufverhältnisse

Haut kalt
eingeschränkte Durchblutung von Muskulatur und Haut
Wertung:
- Kreislaufzentralisation beim Schock
- Verminderung der Oberflächendurchblutung zur Erhaltung der Körperkerntemperatur
- je nach Umständen
  - unbedenklich, z.B. nach Bad in kaltem Wasser
  - indirektes Zeichen für Unterkühlung, z.B. nach Auffinden eines Bewußtlosen im Schnee.

Herz und Kreislauf/Das zirkulatorische System

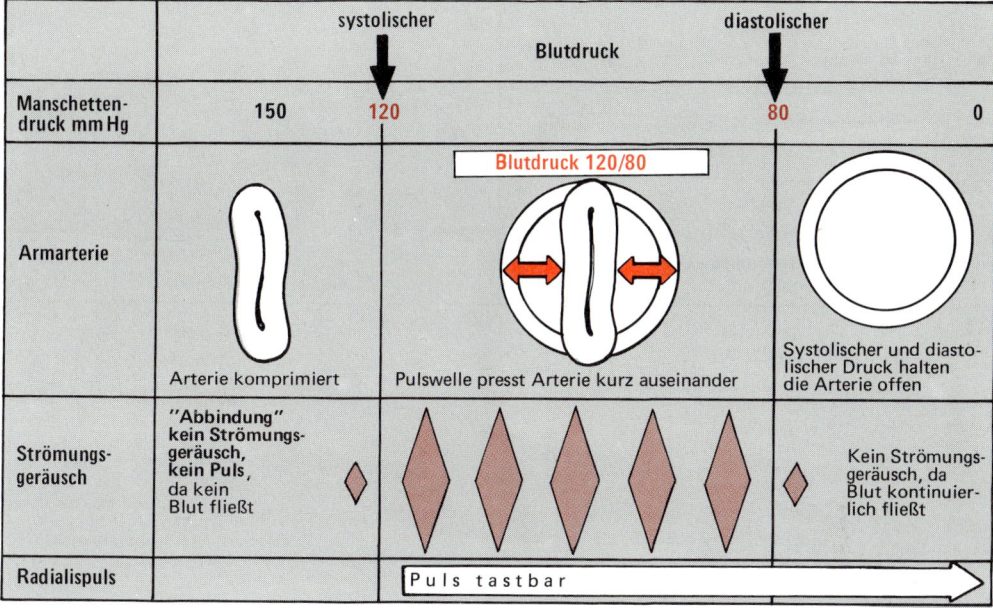

Abb. 58

c) Hautfeuchtigkeit

Haut trocken
Wertung: bedingter Hinweis für ungestörte Kreislaufverhältnisse

Haut feucht/Schweißabsonderung
Wertung: Je nach Umständen sicheres Zeichen, z. B. für schweren Schock (aber auch schwere Hypoglykämie bei einem Diabetiker).

d) Bestimmung des systolischen Blutdruckes durch Palpation

Bei starkem Lärm und Vibrationen, die die auskultatorische Blutdruckmessung (Abhören der Preßstrahlgeräusche mit dem Stethoskop) unmöglich machen, oder bei Fehlen eines Stethoskops, wird der systolische Blutdruck durch das Fühlen des wiedereinsetzenden Radialispulses bei nachlassendem Manschettendruck bestimmt (Abb. 58).

3. Hören

a) Systolischer und diastolischer Blutdruck

Prinzip der Blutdruckmessung nach RIVA-ROCCI. Der systolische Blutdruck wird während der Pumpaktion (Systole) der linken Herzkammer erzeugt.
Durch das elastische Zusammenziehen der bei der Systole zuvor gedehnten großen Arterien während der Pumppause (Diastole) des linken Ventrikels wird ein Absinken des Drucks auf Null verhindert. Der in dieser Phase meßbare Druck wird diastolischer Blutdruck genannt. Solange der Manschettendruck zwischen systolischer und diastolischem Wert die Armarterie nach jeder Pulswelle zusammenpreßt und die nächste Pulswelle die Arterie wieder kurzzeitig gegen den Manschettendruck öffnet, hört man mit dem Stethoskop ein systolisches Preßstrahlgeräusch (Abb. 58).
Technik (Abb. 59)
Erforderliches Material. Manschette geeigneter Breite mit Druckmanometer
Pumpbällchen und Ventil
Stethoskop
Postition des Meßarms. Entfernen der Kleidung am Oberarm. Der Bizepsbereich des Meßarms wird am sitzenden oder liegenden Patienten ungefähr in Herzhöhe gebracht.
Anlegen der Manschette. Die luftleere Manschette wird straff, ohne zu stauen um den entblößten Oberarm gelegt.
Aufblasen der Manschette (Ventil geschlossen). Während gleichzeitiger Radialispulsta-

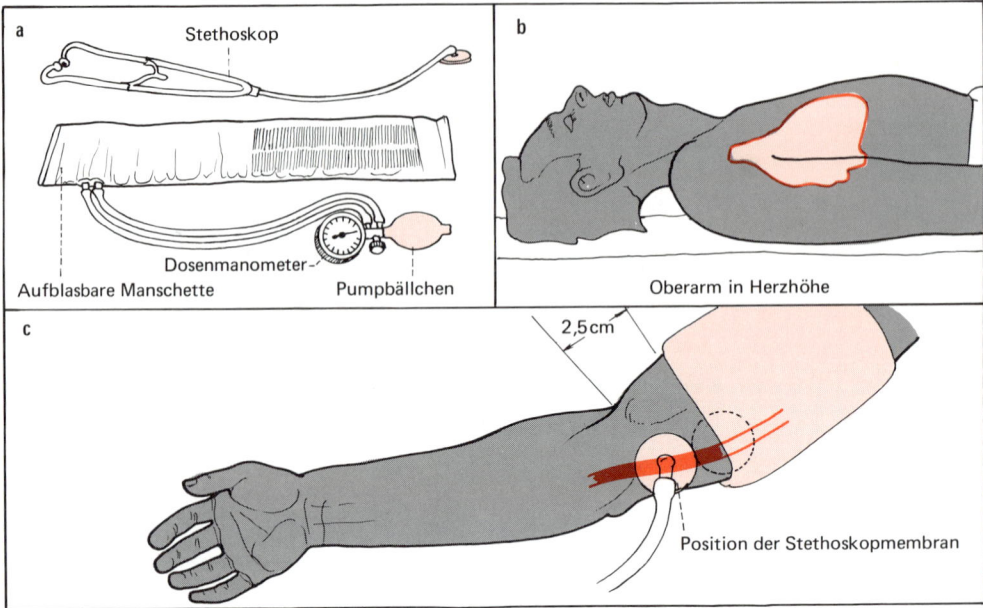

Technik der Blutdruckmessung

Abb. 59

stung wird der Druck rasch 30–40 mm Hg über den beim Verschwinden des Pulses feststellbaren Wert erhöht.
Die Armarterie ist nun völlig zusammengepreßt; der Manschettendruck ist höher als der Druck in der Arterie „Abbindung".
Aufsetzen der Stethoskopmembran. Die Stethoskopmembran wird nun direkt über den Verlauf der Armarterie an der Innenseite der Ellenbeuge aufgesetzt oder an dieser Stelle unter den Rand der Blutdruckmanschette geschoben.
Ablassen des Druckes (Ventil geöffnet) 1. Während des langsam sinkenden Manschettendruckes wird bei Erreichen des systolischen Druckes über das Stethoskop plötzlich ein Preßstrahlgeräusch hörbar.
Systolischer Blutdruck! Die Armarterie öffnet sich kurz (→ Preßstrahlgeräusch) und wird dann wieder durch den Manschettendruck zusammengepreßt.
Ablassen des Druckes (Ventil geöffnet) 2. Das Preßstrahlgeräusch bleibt bis zum Erreichen des diastolischen Wertes eindeutig hörbar. Danach wird es deutlich leiser und verschwindet in der Regel nach weiteren 5–10 mm Hg Druckabfall vollständig. *Diastolischer Blutdruck*
Ablassen des Druckes (Ventil geöffnet) 3. Die Arterie bleibt auch in der Diastole offen. Das Preßstrahlgeräusch entfällt. Schnelles Ablassen des Manschettendruckes.
Wertung. Die Meßgenauigkeit für den systolischen und diastolischen Blutdruck liegt bei dieser Methode bei etwa ± 3 mm Hg. Daher werden die Angaben immer auf 5 mm Hg ab- bzw. aufgerundet. (Bei einer Messung von z. B. 123 mm Hg werden 125 angegeben.)
Die systolischen Blutdruckwerte, die durch Auskultation gemessen werden, liegen im Durchschnitt (5–10 mm Hg) über den durch Fühlen des Pulses palpatorisch bestimmten.

4. Überwachungsgeräte

a) Blutdruckmeßgerät

Blutdruckmeßgeräte sind in allen Rettungsfahrzeugen vorhanden, sie müssen auch für die Versorgung von Notfallpatienten vor Ort in Notfallkoffern oder Taschen mitgeführt werden.
Blutdruckmeßgeräte fehlen z. Zt. noch in der DIN-Ausstattung Krankenwagen.
Wann wird Blutdruck gemessen? Bei jedem Notfallpatienten wird zumindest vor Antritt des Transportes der Blutdruck gemessen, um das Ausmaß der Gefährdung zu erkennen und um die an den Zustand angepaßte Lagerung durchführen zu können.

Herz und Kreislauf/Das zirkulatorische System

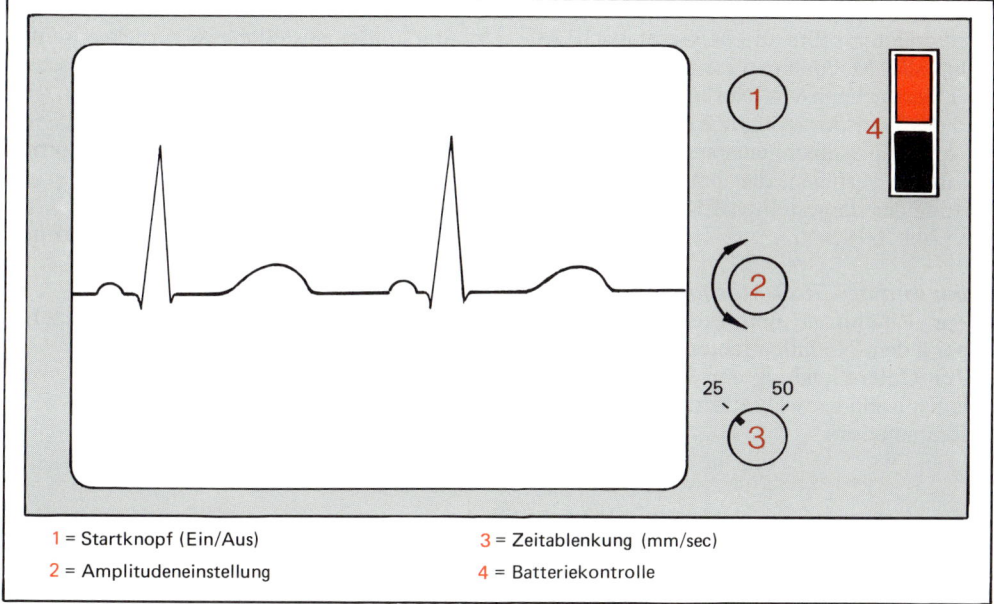

Abb. 60

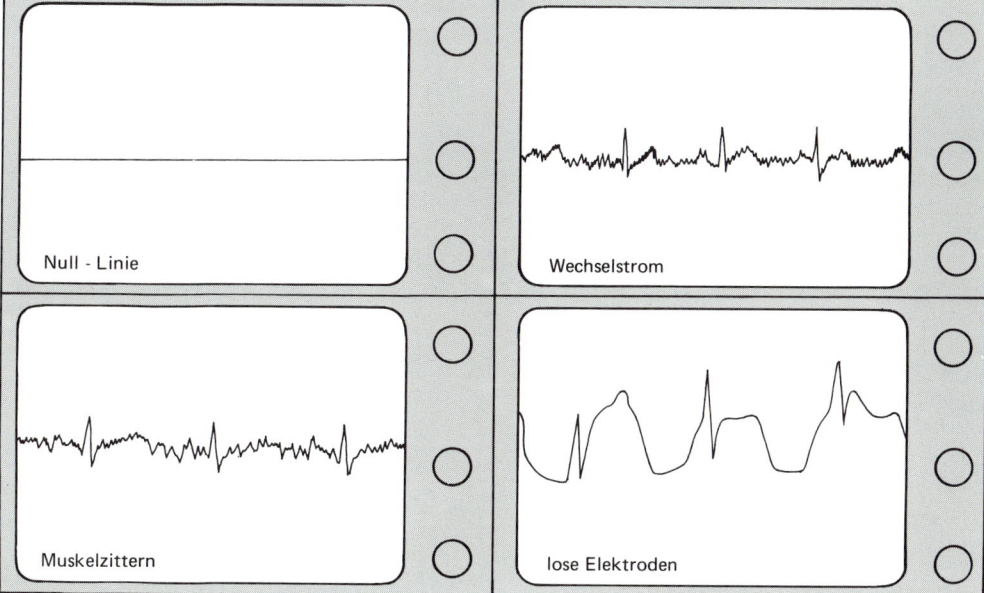

Abb. 61

Fehlerquellen. Bei Verwendung zu schmaler Manschetten (ideale Manschettenbreite beträgt ⁶/₅ des Oberarmdurchmessers) oder nicht straff sitzender Manschetten werden zu hohe Werte gemessen.

b) EKG-Monitor

Rettungswagen müssen – auch wenn sie ohne Notarzt eingesetzt werden – über eine den modernen notfallmedizinischen Behandlungsverfahren angepaßte Ausstattung verfügen.

Für den Notarzt ist die Verfügbarkeit eines EKG-Monitors unabdingbar. Auch der Rettungssanitäter sollte dieses Gerät nach Abschluß aller Maßnahmen zur Lebenssicherung zur Überwachung von Notfallpatienten während des Transportes in die Klinik verwenden. Er muß also über entsprechende Grundkenntnisse verfügen, die ihm eine grobe Bewertung des dargestellten EKG-Bildes erlauben (Abb. 60).

Wann wird der EKG-Monitor eingesetzt?
- Zur Rhythmus- und Frequenzdiagnostik bei jedem Notfallpatienten.
- Zur Unterscheidung der Form des Kreislaufstillstandes während der notärztlichen Reanimation.

Fehlerquellen und Fehldeutungsmöglichkeiten (Abb. 61)
- Amplitudeneinstellung ist zurückgedreht
  Fehldeutung: Null-Linie bei normal schlagendem Herzen!
- Muskelzittern des Patienten
  Fehldeutung: Kammerflimmern bei normal schlagendem Herzen!
- Wechselstromüberlagerung
  Fehldeutung: Kammerflimmern bei normal schlagendem Herzen!
- Lockere Elektroden
  Fehldeutung: Träge Kammeraktionen bei normal schlagendem Herzen!

Kapitel 6. Regelkreise mit direktem Einfluß auf die Vitalfunktionen

In Kap. 4 wurden bei der Erläuterung des Begriffs „Notfallpatient" in kurzen Darstellungen bereits 5 Regelkreise beschrieben, die einen direkten Einfluß auf die Vitalfunktionen Atmung und Kreislauf ausüben.
Die Regelkreise beeinflussen sich auch gegenseitig positiv oder negativ. Zusätzlich werden sie auch von primären Störungen der Vitalfunktionen mitbetroffen (Abb. 62).
Im folgenden Teil sollen nun ausführlicher typische Abweichungen von den Normalfunktionen der Regelkreise besprochen werden. Vieles ist stark vereinfacht dargestellt, da umfangreiches theoretisches Grundwissen, beispielsweise aus Chemie und Biochemie dem Rettungssanitäter nicht gelehrt werden kann.

laufen außerordentlich komplizierte Regel- und Steuervorgänge ab.
Das voll erhaltene Bewußtsein versetzt den Menschen in die Lage, Vorgänge seiner Umgebung zu erkennen und zu werten. Er wird sich seiner Gedanken und seiner Erinnerung „bewußt", er kann seine Aufmerksamkeit steuern und nach eigenem Willen handeln.
Bewußtsein ist Voraussetzung für gezielte Reaktionen auf unterschiedliche Gefahren, beispielsweise Schwimmbewegungen bei Versinken im Wasser oder Weglaufen bei Brand- und Explosionsgefahr.
Lebenswichtig ist aber auch das unbewußte (reflektorische), regelrechte, verzögerungslose Einsetzen wichtiger Abwehr- und Schutzreflexe, wie das Anziehen eines Arms bei starken Schmerzreizen an der Hand oder Husten und Schlucken bei Ansammlung von Flüssigkeiten oder Fremdkörpern im Rachen.

A. Bewußtsein

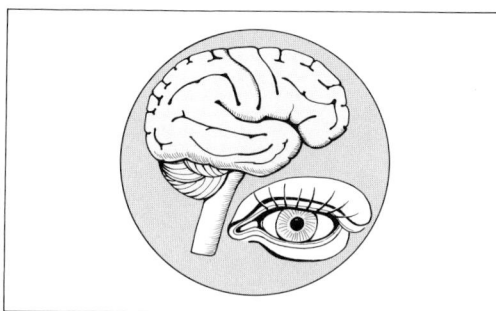

I. Physiologie für Rettungssanitäter

„Bewußtsein" setzt ein ungestörtes Zusammenwirken verschiedener Bereiche des Hirnstamms und der Großhirnrinde voraus. Dabei

II. Pathophysiologie für Rettungssanitäter

1. Störmöglichkeiten des Bewußtseins

Erkrankungen, Vergiftungen oder umweltbedingte Einflüsse können zu Veränderungen des Bewußtseins führen.
In dieser vereinfachten Darstellung (Abb. 63) sollen 3 Einflußmöglichkeiten auf das Bewußtsein hervorgehoben werden.

a) Durchblutungsveränderung/ Blutzusammensetzung
Jede schwere Durchblutungsverminderung des Gehirns oder auch der Durchfluß von

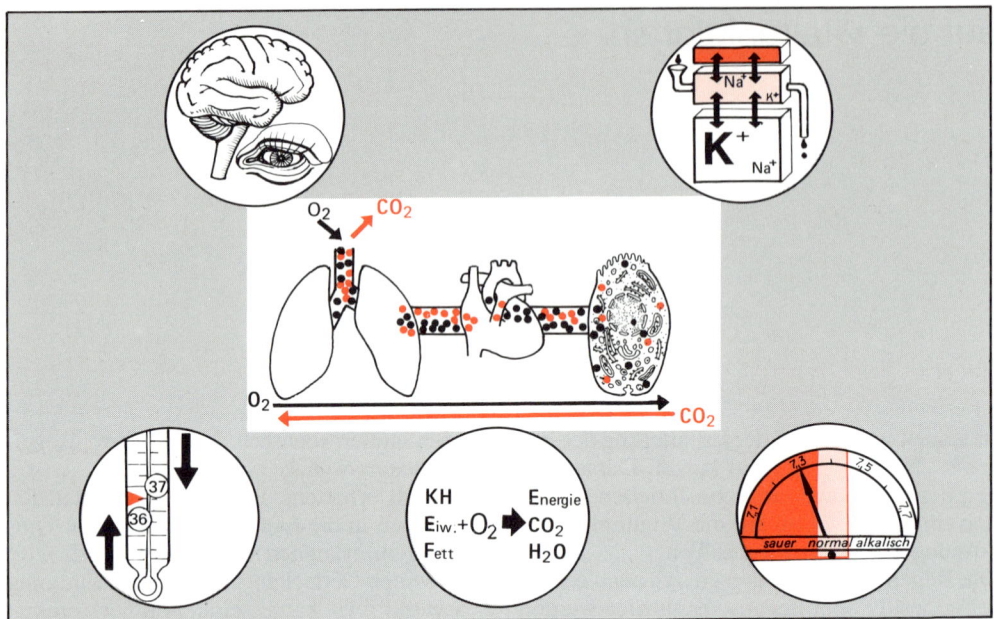

Abb. 62

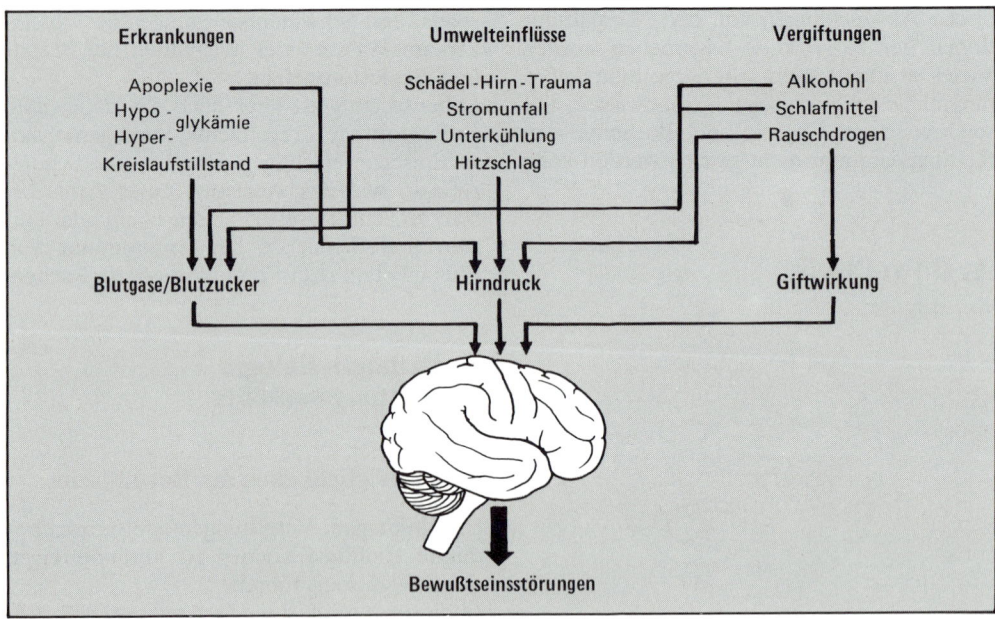

Abb. 63

Blut, das in seiner Gas- oder Glukosekonzentration krankhaft verändert ist, verursacht letztlich über Störungen des Zellstoffwechsels Bewußtlosigkeit.

b) Druckerhöhung

Alle physikalischen Einflüsse auf das Gehirn, die über eine Blutung im Schädelinnern und/ oder durch den Eintritt eines Hirnödems zu einer Druckerhöhung im Schädelinnern führen, verursachen Bewußtlosigkeit.

c) Giftwirkung

Verschiedene Gifte haben einen direkten Angriffspunkt in den Gehirnregionen, deren normale Funktion Voraussetzung für erhaltenes Bewußtsein ist. Der Antransport dieser Gifte auf dem Blutweg und ihre Wirkung als Zellgifte verursachen Bewußtlosigkeit.

In vielen Notfallsituationen überlagern sich mehrere Störmöglichkeiten gleichzeitig.

2. Stadien der Bewußtlosigkeit

Für die Belange der präklinischen Notfallmedizin ist die unterschiedliche *Tiefe* der Bewußtseinsstörung von Bedeutung. Man unterscheidet 3 Grade der Bewußtlosigkeit:

a) Somnolenz

Somnolenz nennt man den Zustand einer schläfrigen Teilnahmslosigkeit bei noch vorhandener, aber nur vorübergehender Weckbarkeit.

b) Sopor

Sopor ist ein schlafähnlicher Zustand, in dem der Patient durch bestimmte Reize, z. B. lautes Anrufen, starke Schmerzreize (Kneifen) Weckreaktionen zeigt (Öffnen der Augen, Veränderung der Mimik, Murmeln, etc.) und mit Abwehrreaktionen antwortet, ohne daß volle Ansprechbarkeit erreicht wird.

c) Koma

Als Koma bezeichnet man die tiefe Bewußtlosigkeit, aus der der Patient auch durch stärkste Reize nicht mehr erweckbar ist. Die Schutzreflexe sind erloschen, die Pupillenreaktion auf Licht ist träge oder nicht mehr feststellbar. Atmung und Kreislauftätigkeit sind meist erheblich eingeschränkt.

Akute Lebensgefahr!

Hinweise für die Praxis

- Übergänge zwischen den 3 Graden der Bewußtlosigkeit sind fließend.
- Es ist für viele Krankheits-, Vergiftungs- und Verletzungsbilder typisch, daß sich die Tiefe der Bewußtlosigkeit auch nach der Übernahme des Patienten durch den Rettungsdienst verändert, häufig nimmt sie weiter zu.

3. Folgen der Bewußtseinsstörungen für die Vitalfunktionen

Eine Bewußtlosigkeit mit Ausfall der Schutzreflexe führt unabhängig von der Ursache, die häufig auch direkt die Vitalfunktionen Atmung und Kreislauf beeinträchtigt, in erster Linie über eine Verlegung der oberen Atemwege und/oder Aspiration zur akuten Lebensgefahr durch schwerwiegende Störungen des respiratorischen Systems.

III. Erkennen von Bewußtseinsstörungen

In Abhängigkeit von der Situation, in der Rettungssanitäter den Notfallpatienten antreffen, geben eine Vielfalt von Anzeichen und Informationen Hinweise für das wahrscheinliche Vorliegen und für die Tiefe der Bewußtlosigkeit.

a) Situation
Art der Erkrankung:
- bekannter Diabetes◇

Unfallgeschehen:
- Motorradunfall, Aufprall des unbehelmten Kopfes
- Sturz aus großer Höhe

Selbstmordverdacht:
- Tablettenpackungen und Alkohol am Bett des Notfallpatienten

b) Informationen durch Augenzeugen oder Familienangehörige

c) Sichtbare Verletzungen
- schwere Kopfplatzwunde
- Brillenhämatom◇
- Austritt von Hirnmasse

d) *Reaktion des Patienten auf Reize.* Reagiert verzögert oder nicht auf Anruf, reagiert verzögert/nicht auf starke Schmerzreize (z. B. Kneifen in die Muskulatur des Armes)

e) *Augensymptome* (je nach Ursache und Tiefe der Bewußtlosigkeit)
- Augenlider geschlossen
- Pupillen seitengleich bei verzögerter Lichtreaktion
- Pupillen unterschiedlich weit
- Pupillen weit mit nicht feststellbarer Reaktion auf Licht

Hinweise für die Praxis

- Selten können schwer hysterische Patienten eine tiefe Bewußtlosigkeit simulieren. Es ist nicht zulässig, daß der Rettungssanitäter diese „Verdachtsdiagnose" stellt oder gar deswegen den Transport des Patienten zum Arzt, bzw. in die Klinik unterläßt.

IV. Behandlung Bewußtloser

1. Maßnahmen des Rettungssanitäters

Gegen die *Ursache* der Bewußtlosigkeit kann der Rettungssanitäter in der Regel keine gezielten Maßnahmen einleiten. Seltene Ausnahmen sind Gas- oder Erstickungsunfälle, bei denen die Betroffenen teilweise schon durch Verbringen in eine andere Umgebung das Bewußtsein wiedererlangen.
Die wichtigste Maßnahme zur Behandlung Bewußtloser besteht – ausreichende Spontanatmung vorausgesetzt! – in der Durchführung einer stabilen Seitenlagerung unter Beachtung der Kreislaufsituation.
In stabiler Seitenlage ist die Gefahr, daß bei Bewußtlosen, die nach Ausfall der Schutzreflexe nicht mehr „reflektorisch" abhusten oder schlucken, Blut, Schleim oder Erbrochenes in die Luftröhre und in die Bronchien eindringt, geringer. Auch das Zurücksinken von Unterkiefer und Zungengrund sind bei richtiger Lagerung vermeidbar.
Die Sicherung freier Atemwege bei Bewußtlosen und ein *absoluter* Schutz vor einer Aspiration◇ sind nur durch die Intubation◇ der Trachea◇ erreichbar.

2. Maßnahmen des Notarztes

Sieht man von der Glukosegabe beim hypoglykämischen Schock◇ und der Infusion hochprozentiger Glukoselösung bei Alkoholvergifteten ab, ist auch die notärztliche Behandlung Bewußtloser symptomatisch, d. h. die eigentliche Ursache kann nicht beseitigt werden.

B. Wasser-Elektrolyt-Haushalt

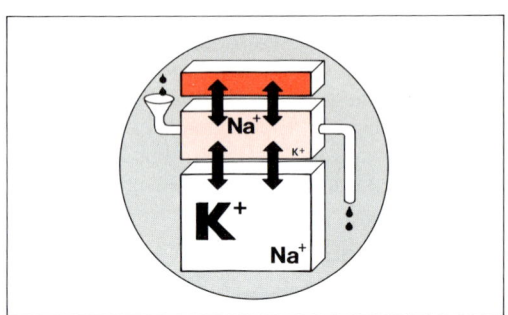

I. Physiologie für Rettungssanitäter

1. Wasserhaushalt

Der Mensch besteht zu ca. 60% seines Körpergewichts aus Wasser, bei Säuglingen ist der Wasseranteil noch höher (75%).
Ca. 40% des Gewichtsanteils liegen als Wasser in der Gesamtheit aller Körperzellen, ca. 15% im Gewebe zwischen den Zellen und nur! ca. 5% intravasal, d. h. im Gefäßsystem vor.
Diese Flüssigkeitsräume stehen untereinander in Verbindung. An den Grenzflächen laufen geregelte Austauschvorgänge ab.

Tägliche Wasseraufnahme
Die Trinkmenge ist unterschiedlich, sie wird normalerweise durch das Durstgefühl genau auf den Bedarf abgestimmt (ca. 1500 ml). Die täglich aufgenommenen halbfesten und festen Nahrungsbestandteile enthalten ca. 700 ml Wasser. Bei der Verbrennung von Fett, Kohlenhydraten und Eiweiß im Stoffwechsel ent-

Wasser-Elektrolyt-Haushalt

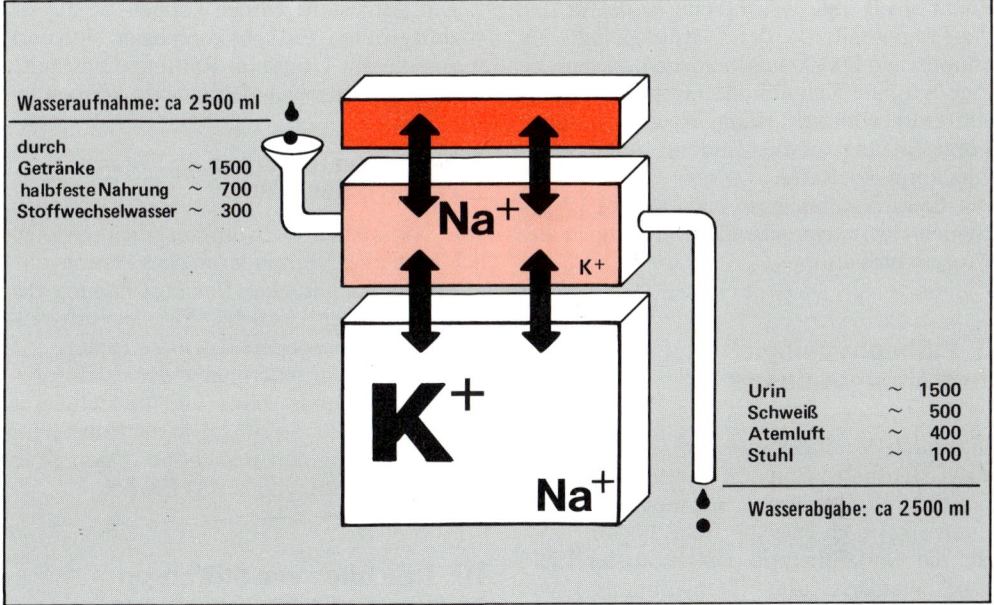

Abb. 64

steht u. a. auch Wasser, das bei normaler Nahrungsmenge nochmals ca. 300 ml pro Tag beträgt (Abb. 64).

Tägliche Wasserabgabe

Das entscheidende Organ für die Regulation des Wasserhaushaltes und die Wasserausscheidung ist die Niere. Die durchschnittliche Urinmenge liegt bei ca. 1500 ml, sie wird aber stets wechselnd der Aufnahme und dem Gesamtbestand an Wasser angepaßt. Ohne erkennbares Schwitzen gibt der Mensch täglich bereits ca. 500 ml Wasser über die Haut ab. Mit der feuchten, aus der Lunge zurückströmenden Ausatemluft verliert der Mensch ca. 400 ml. Über den Stuhlgang werden ca. 100 ml pro Tag abgegeben.

Mit dieser Bilanz sind bereits alle möglichen Störstellen, die bei krankhaften Vorgängen die Zufuhr oder die Abgabe von Wasser beeinflussen können, dargestellt.

2. Elektrolythaushalt

In den Körperflüssigkeiten finden sich die Elektrolyte, elektrisch positiv oder negativ geladene Ionen.
Ihre Konzentrationen in der extrazellulären und intrazellulären Flüssigkeit sind unterschiedlich (Tabelle 8).

Tabelle 8

Elektrolyte	Plasma mval/l	intrazelluläre Flüssigkeit mval/l
Kationen, elektrisch positiv geladene Teilchen		
Natrium	142	33
Kalium	5	136
Kalzium	5	–
Magnesium	3	26
Kationen total	155	195
Anionen, elektrisch negativ geladene Teilchen		
Chlorid	103	–
Bicarbonat	27	10
Phosphat	2	110
Sulfat	1	1
org. Säuren	6	–
Proteine	16	74
Anionen total	155	195

Diese Tabelle dient nur zur Information, Einzelheiten sind für den Rettungssanitäter von geringerer Bedeutung.

Natrium liegt in der extrazellulären Flüssigkeit in hoher, Kalium in geringer Konzentration vor. In den Zellen ist das Verhältnis umgekehrt.

Die Natriumkonzentration im extrazellulären Raum spielt eine wesentliche Rolle für den Wasserhaushalt, da der Natriumgehalt den osmotischen Druck entscheidend bestimmt.

Eine normale Kaliumkonzentration im intra- und extrazellulären Raum ist eine wichtige Voraussetzung für die Bildung und Fortleitung normaler Reize.

Die Elektrolytaufnahme und -abgabe ist gekoppelt mit entsprechenden Vorgängen des Wasserhaushaltes.

II. Pathophysiologie für Rettungssanitäter

Die durch Veränderungen im Wasser-Elektrolyt-Haushalt bedingten Notfälle entstehen meist durch chronische Störungen, seltener kurzfristig durch extreme Belastungen.

Für die Notfalltherapie sind in erster Linie hohe Wasserverluste (Dehydration◇) von Bedeutung, da sie letztlich auch eine Verminderung des Plasmavolumens bewirken.

Der Zustand einer Überwässerung (Hyperhydration), der in der Klinik bei verschiedenen Erkrankungen oder Fehlern in der Infusionsbehandlung zu beachten ist, spielt im präklinischen Bereich – von Ausnahmen abgesehen – keine Rolle.

1. Störungen des Wasser-Elektrolyt-Haushalts

Dehydrationsursachen
- starkes Erbrechen
- starke Durchfälle
- starkes Schwitzen
- zu geringe Trinkmenge bei alten Menschen und längerzeitig Bewußtlosen

Hyperhydrationsursachen
- feuchtes Süßwasserertrinken
- intensive Magenspülung ohne Kochsalzzusatz
- übermäßiges Trinken
- Störungen der Nierenfunktion

2. Störungen des Elektrolythaushalts

Die in der Regel mit Störungen des Wasserhaushalts gekoppelten Veränderungen im Elektrolytgleichgewicht werden nicht dargestellt, da sie meist

- erst in der Klinik über Laboruntersuchungen festgestellt werden können,
- zum größten Teil sehr kompliziert sind und
- aus diesem Grund im Rettungsdienst auch nicht gezielt behandelt werden können

3. Folgen der Störungen im Wasser-Elektrolyt-Haushalt

Alle Formen der Dehydration bewirken letztlich auch eine Verminderung des Plasmavolumens und damit eine Beeinträchtigung des zirkulatorischen Systems. Die Hyperhydration belastet besonders das linke Herz.

Krankhafte Veränderungen der Elektrolytkonzentrationen im extra- und intrazellulären Raum lösen u. a. Störungen in der Entstehung und Fortleitung von Reizen aus. Dadurch ist die normale Herztätigkeit gefährdet.

III. Erkennen von Störungen im Wasser-Elektrolyt-Haushalt

1. Wasserhaushalt

Dehydration
- Situation:
  - Schweißverluste bei starker körperlicher Belastung (z. B. Märsche)
  - seit Tagen schwerer Durchfall
- Fremdinformation: z. B. „starker Durst"
- Trockenheit von Haut und Schleimhäuten
- Stehenbleiben einer abgehobenen Hautfalte
- zum Teil Fieber
- zum Teil Verwirrtheit, Unruhe, evtl. Krämpfe
- Pulsanstieg und Blutdruckabfall
- (niedriger zentralvenöser Druck)

Hyperhydration
- Situation: z. . Ertrinkungsunfall im Süßwasser
- Fremdinformation: z. B. „trinkt" seit Tagen große Flüssigkeitsmengen
- Nierenerkrankung
- evtl. Lungenödem
- (hoher zentralvenöser Druck)

a) Dehydration

Zusätzlich zu den Schlüssen, die sich aus der Situation, den eigenen Angaben des Patienten oder Fremdinformationen ableiten lassen, sprechen die Trockenheit der Haut, insbesondere der Schleimhäute für einen Wassermangel. Die Sprache der Patienten ist wegen der Trockenheit der Zunge häufig lallend. Fieber – besonders bei Kindern – kann Ursache aber auch Folge des Wassermangels sein, da die Temperaturregulation bei einer Dehydration gestört wird.

Bei längerfristig bestehendem Wassermangel verliert die Haut durch den Wasserverlust im subkutanen Fettgewebe ihre Elastizität, aufgehobene Falten verstreichen nur langsam.

Durch den intrazellulären Wassermangel in Zellen des zentralen Nervensystems entwickeln sich Abgeschlagenheit, Unruhe, Verwirrtheitszustände und Krämpfe.

Über einen (vom Notarzt eingeführten) zentralvenösen Katheter wird ein erniedrigter zentralvenöser Druck gemessen.

Puls und Blutdruck verändern sich letztlich wie beim Volumenmangelschock.

b) Hyperhydration

Eine akute Hyperhydration kann je nach Situation und Fremdinformation nur vermutet werden.

Ein gemessener hoher zentralvenöser Druck und die Entwicklung eines Lungenödems können den Verdacht bestätigen.

IV. Behandlung von Störungen des Wasser-Elektrolyt-Haushalts

1. Maßnahmen des Rettungssanitäters

Der Rettungssanitäter wird schwere Formen der Dehydration, die zu einer schockähnlichen Störung des zirkulatorischen Systems führten, in gleicher Weise wie den Schock durch entsprechende Lagerung behandeln. In Abhängigkeit von der Transportdauer und der Gesamtsituation wird, wenn der Patient bei Bewußtsein ist und trinken kann, Flüssigkeit angeboten.

Sie sollte zumindest mit Kochsalz (1 Teelöffel/Liter) angereichert sein. Noch zweckmäßiger ist die orale Verabreichung von im Handel befindlichen Elektrolytlimonaden, da mit dem Wasserverlust praktisch immer Elektrolytverluste gekoppelt sind.

Für die seltener vorkommenden Notfälle der Hyperhydration gibt es außer der an die Kreislaufsituation angepaßten Lagerung keine speziellen Maßnahmen, die für den Rettungssanitäter anwendbar wären (Maßnahmen beim Lungenödem, siehe dort).

2. Maßnahmen des Notarztes

Dehydration. Der Notarzt wird nach Abschätzen der Ursache der Dehydration, falls verfügbar, Elektrolytlösungen unterschiedlicher Konzentration und Zusammensetzung verabreichen.

Hyperhydration. Die Gabe von Medikamenten, die die Urinproduktion anregen und damit eine Ausschwemmung von Wasser bewirken, ist angezeigt.

C. Wärmehaushalt

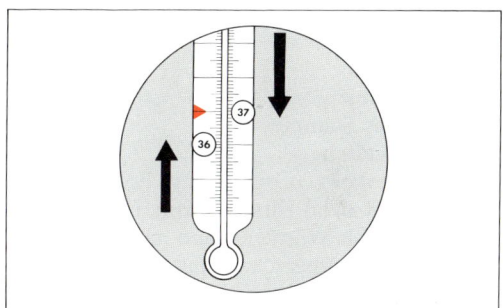

I. Physiologie für Rettungssanitäter

Zur Aufrechterhaltung der normalen Lebensvorgänge ist der menschliche Körper auf eine Regeltemperatur von ca. 37 °C eingestellt. Diese Temperatur wird unabhängig von der Umgebungstemperatur durch Wärmeproduktion oder Wärmeabgabe weitgehend konstant gehalten.

Man unterscheidet einen
Körperkern
- Gehirn
- Thorax und
- Bauchorgane

Konstanterhaltung der Körperkerntemperatur

Kerntemperatur

Abfall der Kerntemperatur
- niedrige Umgebungstemperatur
- kaltes Wasser
- hohe Luftfeuchtigkeit
- Wind

Gegenregulation
- Durchblutungssteigerung in der Körperschale
- Schwitzen

Gegenregulation
- Durchblutungsverminderung in der Körperschale
- Stoffwechselsteigerung
- Muskelarbeit
  - Schüttelfrost
  - Gänsehaut

Zunahme der Kerntemperatur
- hohe Umgebungstemperatur
- hohe Luftfeuchtigkeit
- geringe Luftbewegung
- starke körperliche Arbeit
- Fieber

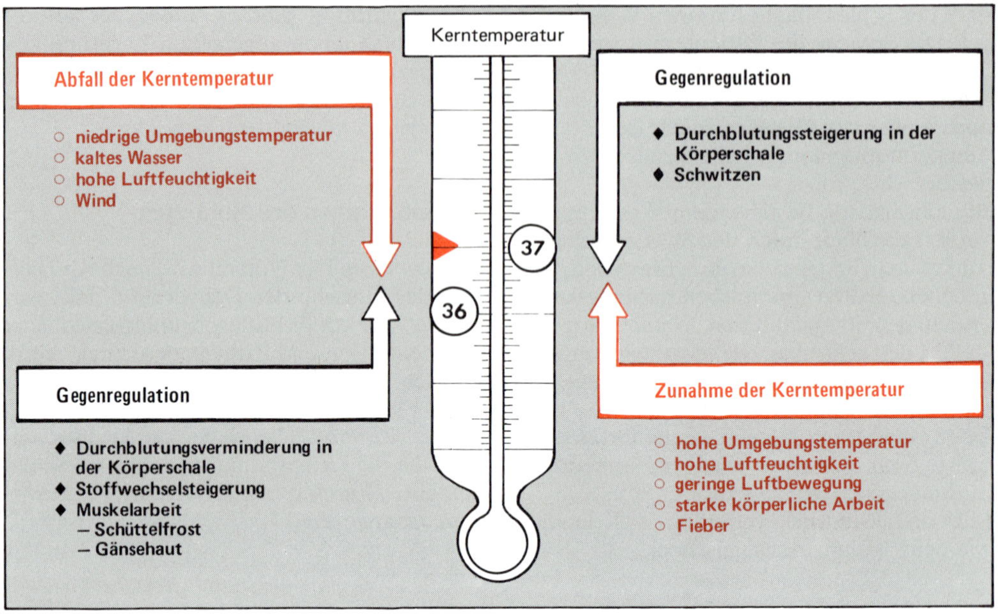

Abb. 65

von der
Körperschale
- Muskulatur
- Haut des Stammes
- Extremitäten

Im Körperkern (Organe mit hohem Stoffwechsel) wird das Blut erwärmt, in der Schale wird es durch Wärmeabgabe nach außen gekühlt. Die Körperschale hat normalerweise die Funktion eines „Kühlers" für den „Motor" Körperkern. Die Stärke der Schalendurchblutung bestimmt das Ausmaß der Wärmeabgabe.

1. Drohende Unterkühlung

Der Körper des Gesunden reagiert auf einen drohenden Abfall der Körperkerntemperatur infolge niedriger Außentemperaturen, besonders bei hoher Luftfeuchtigkeit und starker Luftbewegung oder nach einem Sturz ins kalte Wasser mit einer Drosselung der „Kühler"-Durchblutung. Außerdem wird der Stoffwechsel auf hormonalem Wege gesteigert. Durch körperliche Bewegung, starke Muskelarbeit (Laufen, Schwimmen) entsteht zusätzliche Wärme. Auch der Schüttelfrost und die

Gänsehaut (Tätigkeit der Hautmuskeln, die die Härchen aufstellen) sind Muskelarbeit zur Erzeugung von Wärme (Abb. 65).

2. Drohender Anstieg der Körpertemperatur

Besonders bei starker körperlicher Arbeit unter hoher Umgebungstemperatur und hoher Luftfeuchtigkeit wird die Körperschale verstärkt durchblutet, um möglichst viel Wärme aus dem Körperkern nach außen abzutransportieren.
Ein zusätzlicher Mechanismus ist das Schwitzen. Beim Schwitzen entsteht Verdunstungskälte. Diese physikalische Erscheinung ist aus dem täglichen Leben bekannt (schnell verdunstender Alkohol auf der Haut kühlt).

II. Pathophysiologie für Rettungssanitäter

Die Grenzen der normalen Körpertemperatur liegen zwischen 36,4° und 37,4°C.

Tabelle 9

Phase	Kerntemperatur	Auswirkungen
Abwehrstadium	36,4–34 °C	Unruhe, Steigerung des Energiestoffwechsels, Drosselung der Schalendurchblutung, Muskelzittern, Schmerzen an den Extremitäten, Zunahme der Herzfrequenz. *Atmung und Kreislauf sind noch intakt!*
Erschöpfungsstadium	34–27 °C	Aufhören des Kältezitterns, Muskelstarre, Somnolenz bzw. Sopor, Bradykardie und Arrhythmien, Flacherwerden der Atmung *Atem- und Kreislauffunktion erheblich gestört!*
„Scheintod"	27–22 °C	Puls nicht mehr fühlbar, Koma, Reflexe erloschen, kaum feststellbare Atembewegung, schlaffe Lähmung der Muskulatur. *höchste Lebensgefahr!*

1. Unterkühlung

Bei der allgemeinen Unterkühlung werden 3 Phasen unterschieden (Tabelle 9).

Auswirkungen auf Vitalfunktionen und Regelkreise
Atmung: Die Atembewegungen werden bei Temperaturen unter 34 °C flacher, bei 20–16 °C Kerntemperatur kommt es zum Atemstillstand durch Lähmung des Atemzentrums.
Kreislauf: Nach einer vorübergehenden Steigerung der Kreislauftätigkeit durch Puls- und Blutdruckanstieg geht die Herzleistung bei Temperaturen unter 34 °C zurück. Ab 25 °C nimmt die Flimmerneigung des Herzens erheblich zu.
Bewußtsein: Bei Körperkerntemperaturen unter 30 °C wird der Unterkühlte tief bewußtlos.
Stoffwechsel: Mit abfallender Körpertemperatur nimmt der O_2-Bedarf der Gewebe ab. Nicht zuletzt wegen des erhöhten O_2-Verbrauchs in der Abwehrphase besteht aber letztlich doch O_2-Mangel, da die Stoffwechselvorgänge nicht in gleichem Maße abnehmen wie das O_2-Angebot.

Hinweise für die Praxis

- Wiederbelebungsversuche werden bei Unterkühlten auch nach länger als 5 min bestehendem klinischen Tod mit einer höheren Erfolgswahrscheinlichkeit durchgeführt, da der Sauerstoffverbrauch der Gewebe (Gehirn, Herz) bei Senkung der Temperatur niedriger ist und längere Zeit der Unterversorgung ohne irreversible Schäden überstanden werden!
- Diese Tatsache macht man sich in der Medizin z. B. bei der gezielten Hypothermie von Patienten, die am Herzen operiert werden, zunutze.

2. Hitzeschäden

Bei Anstieg der Körperkerntemperatur über 37,5 °C treten zunehmend Störungen auf, die zum einen durch den Temperaturanstieg der Gewebe und zum anderen durch Wasser- und Elektrolytverluste während des Schwitzens verursacht werden.
Je nach Ausgangssituation der Betroffenen, Art und Ausmaß ihrer körperlichen Arbeit und je nach Umgebungsbedingungen können sich verwandte Krankheitsbilder mit z. T. unterschiedlichen Erscheinungsformen entwickeln.

Folgen der Wärmeeinwirkung
Hitzschlag. Bei hohen Außentemperaturen, meist verbunden mit hoher Luftfeuchtigkeit, kommt es zum Anstieg der Körperkerntemperatur über 41°C. Die Schweißabsonderung wird bei Körpertemperaturen um 39 °C eingestellt, es entwickelt sich zunehmend Bewußtlosigkeit.

- *„Rotes Stadium"*: Der Körper versucht durch starke Schalendurchblutung die Kerntemperatur zu halten, bzw. zu senken.
- *„Graues Stadium"*: Kreislaufzusammenbruch
- Tod bei ca. 43,5 °C.

Hitze und/oder Salzmangelerschöpfung. Erhebliche Wasser- und Salzverluste durch längeranhaltendes Schwitzen meist bei körperlicher Belastung führen bei nur mäßig erhöhten, um 39 °C liegenden Körpertemperaturen zu Erschöpfungszuständen, in ausgeprägten Fällen entwickeln sich Schocksymptome.

Hitzekrämpfe. Die Ursache ähnelt denen der Hitze- und Salzmangelerschöpfung. Plötzlich einsetzende, durch Kochsalzmangel bedingte Krämpfe befallen Muskelgruppen, die zuvor besonders belastet waren. Hitzekrämpfe treten bei Arbeiten in hoher Umgebungstemperatur (Hochöfen) aber auch bei stärkster, sportlicher Betätigung auf, wenn Schweißverluste nicht zeitgerecht ausgeglichen werden.

III. Erkennen von Störungen des Wärmehaushaltes

Die entscheidenden Hinweise für die Art der Störung des Wärmehaushaltes lassen sich aus der Situation ableiten, in der der Notfallpatient angetroffen wird.
Die am Patienten feststellbaren Befunde geben zusätzliche Hinweise über die Schwere der Störung.
Hypertherme Zustände sind mit üblichen Fieberthermometern zu messen. Bei Zuständen von Unterkühlung ist mit dem normalen Thermometer lediglich feststellbar, daß die Körperkerntemperatur 35 °C nicht übersteigt. Eine genauere Abschätzung der vermutlichen Temperatur ist über die Wertung der Symptome möglich aber nicht vorrangig wichtig, da die Maßnahmen bei allen Stadien der Unterkühlung relativ einheitlich sind.

Hinweise für die Praxis

- Bei sehr niedrigen Außentemperaturen können nach dem Zwiebelschalenprinzip Bekleidete (mehrere Kleidungsschichten, äußere Schicht luft- und feuchtigkeitsundurchlässig) nach stärkerer körperlicher Anstrengung eine Hitzestauung erleiden! Dies ist eine Ausnahme von der Regel, daß von der Umgebungstemperatur auf die Art der Störung des Wärmehaushaltes geschlossen werden kann.
- In Bereichen, wie beispielsweise bei der Berg- und Seerettung, in denen häufig Unterkühlte zu behandeln sind, sollten Spezialthermometer zur Messung tiefer Körpertemperaturen verfügbar sein.

IV. Die Behandlung von Patienten mit Störungen des Wärmehaushaltes

Neben der direkten Behandlung der Störungen der Vitalfunktionen wird bereits im Rettungsdienst versucht, das Ausmaß der Temperaturabweichung zu vermindern. Ein Unterschied ist allerdings zu beachten:
Bei Hitzegeschädigten soll bereits im präklinischen Bereich *massiv gekühlt* werden, da bedrohliche Reaktionen des Organismus auf diese Behandlung kaum zu befürchten sind.
Bei Unterkühlten liegt der Behandlungsschwerpunkt im Rahmen des Rettungsdienstes in der *Verhinderung einer weiteren Senkung der Körperkerntemperatur* und bei einer vorsichtigen langsamen Erwärmung, da bei schneller Erwärmung von außen tödliche Kreislaufkomplikationen ausgelöst werden können.

1. Maßnahmen des Rettungssanitäters

Situationsgerechte Lagerung des Patienten und gegebenenfalls Beatmung und Herzdruckmassage.

Hyperthermie

- Entfernen der Kleidung
- Kühlung durch Anfeuchten des Körpers mit Wasser, Alkohol oder Desinfektionsspray
- Kochsalzangereicherte Getränke, Elektrolytlimonaden (bei erhaltenem Bewußtsein)
- O_2-Gabe

Hypothermie

- Entfernen nasser Kleidung
- Einhüllen in warme Decken
- heiße Getränke (bei erhaltenem Bewußtsein)
- O_2-Gabe (nach Möglichkeit vorgewärmt)

2. Maßnahmen des Notarztes

Hyperthermie

- Infusion von Elektrolytlösungen
- ggf. Behandlung des Hirnödems

Hypothermie

- Infusion vorgewärmter Dextranlösung

Die immer noch anhaltende Diskussion, ob in der Klinik die Verfahren einer verzögerten oder einer raschen Erwärmung angewendet werden sollten, ist für die Belange des Rettungsdienstes von geringer Bedeutung.

D. Säure-Basen-Haushalt

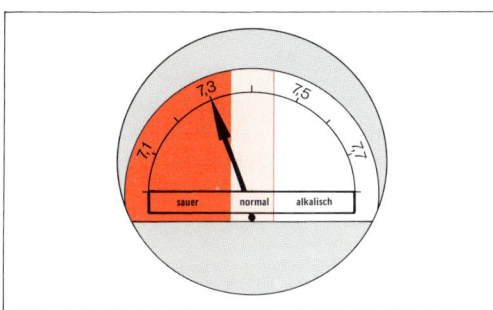

I. Physiologie für Rettungssanitäter

Der ungestörte Ablauf der vitalen Funktionen Atmung und Kreislauf sowie viele andere Vorgänge im Organismus, insbesondere des Stoffwechsels sind an einen bestimmten „Säurewert" der Körperflüssigkeiten gebunden.

1. Säure

Nach den Regeln der Chemie sind Säuren Verbindungen, die positiv geladene Wasserstoffatome, H^+ abgeben können.

Beispiel. Die Kohlensäure, Formel: H_2CO_3. Diese Säure kann ein positiv geladenes Wasserstoffatom H^+ abgeben.
$H^+ \leftrightarrows HCO_3^-$

2. Base

Chemische Gruppierungen, die Wasserstoffionen binden können, nennt man Basen.
In dem oben angeführten Beispiel ist das negativ geladene HCO_3^- eine Base.

3. pH-Wert

In einer neutralen Lösung liegt die Zahl der H^+-Ionen in sehr geringer Konzentration 0,000 000 1 mg/l vor.
Eine andere mathematische Schreibweise ist 10^{-7}. Um mit einfacheren Zahlen zu arbeiten nimmt man nicht diese Zahl, die die Konzentration angibt, sondern die „Hochzahl" unter Verzicht auf das negative Vorzeichen (negativer dekadischer Logarithmus), statt 10^{-7} die Zahl 7.
Den eingangs erwähnten „Säurewert" nennt man korrekt den pH-Wert. Der pH-Wert gibt also Aufschluß über die Wasserstoff-Ionen-Konzentration einer Lösung.
Im extrazellulären Raum des menschlichen Organismus mißt man einen pH-Wert, der normalerweise zwischen 7.35 und 7.45 schwankt.
Bei pH-Werten unter 7.35 spricht man von Azidose◇ (azidotisch = sauer), bei Werten über 7.45 spricht man von Alkalose◇ (alkalisch = basisch) (Abb. 66).
Abweichungen von der physiologischen Wasserstoff-Ionen-Konzentration in den Körperflüssigkeiten werden bei ständiger Bedrohung von der sauren Seite unter normalen Bedingungen durch 3 Regulationsmöglichkeiten konstant gehalten.

- Neutralisation durch Pufferung im intra- und extrazellulären Raum
- Ausscheidung von Kohlensäure in der Lunge
- Ausscheidung saurer (ggf. auch basischer) Substanzen durch die Niere.

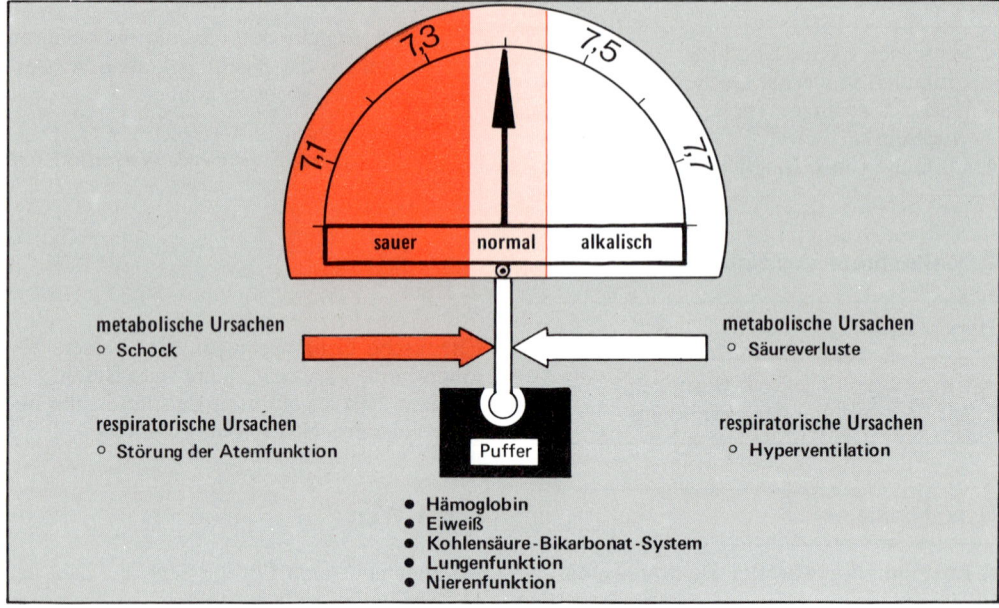

Abb. 66

4. Pufferung

Chemische Puffer sind Substanzgruppen, die Säuren (H^+-Ionen) oder Basen abfangen, chemisch binden und dadurch pH-Änderungen verhindern.
Puffersubstanzen im menschlichen Körper sind u. a.
- der Blutfarbstoff Hämoglobin
- Eiweiß und
- das Kohlensäure-Bikarbonat-System.

Säureausscheidung durch Lunge und Nieren
Lunge: Bei vermehrtem Anfall von CO_2, das sich leicht mit Wasser zu Kohlensäure bindet,
$CO_2 + H_2O \leftrightarrows H_2CO_3$
wird die Säure kurzfristig als CO_2-Gas durch Zunahme der Atemtätigkeit abgeatmet. H_2O = Wasser bleibt im Organismus zurück.
Nieren: Die Ausscheidung saurer (oder basischer) Substanzen über die Niere ist ein Vorgang von großer Bedeutung, für die Aufrechterhaltung normaler pH-Werte, der Ausgleich über die Niere erfolgt jedoch langsamer.

II. Pathophysiologie für Rettungssanitäter

Unter krankhaften Bedingungen kann der pH-Wert durch Störeinflüsse nach der sauren oder alkalischen Seite verschoben werden.

1. Azidose

Von einer Azidose, einer Verschiebung zur sauren Seite, spricht man beim Absinken des pH-Wertes der extrazellulären Flüssigkeit unter 7,35.

2. Alkalose

Den Anstieg des pH-Wertes über 7,45, die Verschiebung zur alkalischen Seite, nennt man Alkalose.
Je nach Entstehungsursache unterscheidet man metabolische und respiratorische Entgleisungen.
Metabolisch heißt, die Störung ist durch Vorgänge im Stoffwechsel hervorgerufen,
respiratorisch heißt, die Störung geht von Veränderungen der Atmung aus.

Bei akuten im Rettungsdienst zu versorgenden Notfällen findet man meist schwere Azidosen. Diese Azidosen entwickeln sich innerhalb weniger Minuten, da im Stoffwechsel bei O_2-Mangel vermehrt Milchsäure und Brenztraubensäure anfallen. Man spricht dann von einer metabolischen Azidose.

Bei einem Anstieg des Kohlensäuredrucks im Blut durch Störungen der Atemtätigkeit oder der Lungenfunktion entwickelt sich eine respiratorische Azidose.

Bei Notfällen überlagern sich häufig beide Formen der Azidose.

Auswirkungen der Azidose auf die Organfunktionen

Schwere Azidosen wirken sich in erster Linie schädigend auf das zirkulatorische System aus.

Herz: Abnahme des Schlagvolumens durch Abnahme der Herzkraft. Auftreten von Rhythmusstörungen meist durch Verschiebungen im Kaliumhaushalt bedingt.
Die Wiederbelebbarkeit des Herzens ist herabgesetzt.

Gefäße: Gefäßmuskelzellen reagieren vermindert auf die Wirksubstanzen Adrenalin und Nor-Adrenalin.

Atmung: Je nach Ursache tritt eine Kußmaul-Atmung auf. (Versuch einer vermehrten Abatmung von Kohlensäure)

Niere: Verschlechterung der Nierenfunktion

III. Erkennen von Störungen des Säure-Basen-Haushalts

Störungen des Säure-Basen-Haushaltes müssen im präklinischen Bereich, ohne die Möglichkeit, spezielle Laborwerte zu erhalten, praktisch immer von der jeweiligen Notfallsituation abgeleitet werden.

Beispiele

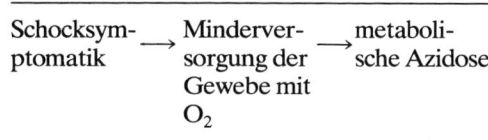

Bei bewußtlosen Diabetikern kann die tiefe Kußmaul-Atmung (verstärkte Abatmung von CO_2 zum Ausgleich für die im Stoffwechsel vermehrt anfallenden Säuren) ein Hinweis auf das Vorliegen einer Azidose und die Art der Stoffwechselentgleisung geben.

IV. Behandlung von Störungen des Säure-Basen-Haushaltes

Vermutete Störungen des Säure-Basen-Haushaltes werden im Rettungsdienst nach Möglichkeit indirekt durch Behandlung der *Störungsursache* angegangen. Bei einer Ateminsuffizienz mit nachfolgender respiratorischer und metabolischer Azidose, z. B. durch Beatmung und O_2-Zufuhr.

1. Maßnahmen des Rettungssanitäters

Von dem zuvor dargestellten Prinzip, der Behandlung der Ursachen abgesehen, gibt es für den Rettungssanitäter keine weitere *direkte* Möglichkeit, Störungen des Säure-Basen-Haushaltes selbständig zu behandeln.

2. Maßnahmen des Notarztes

Der Notarzt wird bei allen schwerwiegenden Notfallsituationen, insbesondere beim Kreislaufstillstand neben allgemeinen Maßnahmen

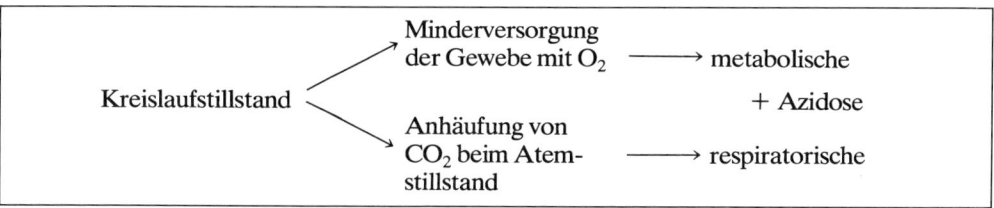

zur Erhaltung und Wiederherstellung der Vitalfunktionen intravenös Puffersubstanzen zur Bekämpfung der metabolischen Azidose verabreichen.

E. Stoffwechsel

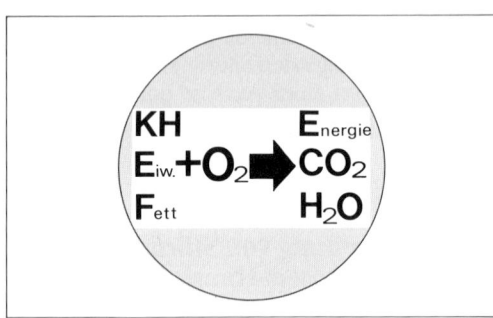

I. Physiologie für Rettungssanitäter

Durch eine Vielzahl verschiedener, z. T. sehr komplizierter chemischer Vorgänge werden in der Zelle unter Verbrauch von Sauerstoff zugeführte Nahrungsmittel ab-, bzw. umgebaut. Umfang und Art dieser „Verbrennungsvorgänge" stehen daher in enger Beziehung zu Sauerstoffbedarf und Sauerstoffzufuhr.

1. Kohlenhydrate

Die Bezeichnung *Kohlenhydrate* ist darauf zurückzuführen, daß diese Kohlenstoffverbindungen Sauerstoff und Wasserstoff im gleichen Verhältnis enthalten wie Wasser. Als Kohlenhydrate bezeichnet man Zucker, Stärke und Zellstoff. Brot, Kartoffeln und Reis beispielsweise enthalten zum überwiegenden Teil Kohlenhydrate.

Sie werden im Darm durch spezielle Wirkstoffe, Diastase und Saccharase in einfache Zucker zerlegt, die von der Darmwand aufgenommen werden, durch die Pfortader in die Leber gelangen und dort zum Glykogen umgewandelt und abgelagert werden. Durch ein feines Regulationssystem gibt die Leber soviel Zucker in das Blut ab, daß der Blutzuckerwert des Gesunden auch ohne Nahrungsaufnahme bei etwa 100 mg% liegt. Dadurch steht den Gehirn-, Muskel- und Körperzellen immer Zucker zur Verfügung, den sie unter Wärmebildung über viele Zwischenstufen zu Kohlendioxyd und Wasser oxydieren.

2. Eiweiß

Eiweißstoffe sind als wesentliche Bestandteile des Protoplasmas und des Kerns in jeder tierischen und pflanzlichen Zelle vorhanden. Fleisch und Käse enthalten zum überwiegenden Teil Eiweiß.

Das Eiweiß der Nahrung wird in Magen und Darm durch die Enzyme Pepsin, Trypsin und Erepsin in Aminosäuren zerlegt, die in den einzelnen Organen im Stoffwechsel der Zellen zu verschiedenen Eiweißkörperchen zusammengesetzt werden. Der Körper baut täglich 30–40 g Organeiweiß auf, während die gleiche Menge durch Zellenzyme abgebaut wird. Dabei entstehen als stickstoffhaltige Endprodukte Harnstoff, Harnsäure und Kreatinin, die über die Nieren ausgeschieden werden.

3. Fett

Die Fette werden im Darm mit Hilfe der Galle und durch die Lipase der Bauchspeicheldrüse in Fettsäuren und Glyzerin gespalten und als solche aufgenommen. In der Darmwand werden aus beiden Bestandteilen wieder Neutralfette gebildet. Dann gelangt das Fett über die Lymphbahnen in das Blut und wird besonders in den Fettdepots abgelagert. Die Fettsäuren und das Glyzerin werden mit Hilfe von Sauerstoff unter Wärmebildung zu Kohlendioxyd und Wasser oxydiert.

II. Pathophysiologie für Rettungssanitäter

1. Stoffwechselerkrankungen

Stoffwechselerkrankungen treten meist als Folge von Defekten an Enzymen, speziellen Wirkstoffen, die den Stoffwechsel steuern, oder bei Störungen der Produktion verschiedener Hormone auf.

Stoffwechselerkrankungen, wie beispielsweise Fettsucht, Magersucht und Gicht, haben chronischen Charakter. Sie spielen in der präklinischen Notfallmedizin keine bedeutsame Rolle, da diese Erkrankungen selbst nur selten zu akuten lebensbedrohlichen Zuständen führen. Im Gegensatz dazu besteht bei Stoffwechselentgleisungen der häufig vorkommenden Volkskrankheit Diabetes mellitus akute Lebensgefahr.

2. Stoffwechselstörungen bei Sauerstoffmangel

Bei plötzlichem Sauerstoffmangel in den Geweben kommt es zu schwerwiegenden Störungen der zuvor angedeuteten Stoffwechselvorgänge. Insbesondere der Kohlenhydratstoffwechsel wird entscheidend gestört. Die Energieausbeute ist um ein vielfaches geringer als unter normalen Umständen. Es werden erheblich mehr Milch- und Brenztraubensäure gebildet. Der sich entwickelnde akute Energiemangel und die metabolische Azidose haben eine hochgradige Gefährdung des Organismus zur Folge.

III. Erkennen von Stoffwechselstörungen

Direkte Meßmöglichkeiten zur Erfassung der Folgen von Stoffwechselstörungen stehen im Rettungsdienst nicht zur Verfügung. Stoffwechselstörungen können aber in gewissem Umfange aus der Gesamtsituation des Notfallpatienten abgeleitet werden. Auf die diabetische Stoffwechselentgleisung wurde bereits hingewiesen.

IV. Maßnahmen bei Stoffwechselstörungen

Auch bei Stoffwechselstörungen können im Rahmen der präklinischen Versorgung in der Regel nur die Ursachen der Entgleisung, nicht die Entgleisung selbst behandelt werden.

1. Maßnahmen des Rettungssanitäters

Gezielte Behandlungsmaßnahmen zur Beseitigung der Stoffwechselstörungen selbst sind dem Rettungssanitäter nicht gegeben.

2. Maßnahmen des Notarztes

Sieht man von der gezielten Behandlung der Hypoglykämie (durch Gabe von Glukose) und des diabetischen Komas (durch Gabe von Insulin ab) verfügt auch der Notarzt über keine Möglichkeiten zur gezielten Behandlung von Stoffwechselstörungen.

Kapitel 7. Verfahren zur Behandlung von Notfallpatienten

In diesem Kapitel werden Verfahren zur Behandlung von Notfallpatienten ausführlich dargestellt, die der Rettungssanitäter selbst durchführt und solche, bei denen er als Helfer des Notarztes fachkundig assistieren muß.

A. *Die Lagerung von Notfallpatienten*
I. Lagerung bei Störungen des Bewußtseins
II. Lagerung bei Störungen des respiratorischen Systems
III. Lagerung bei Störungen des zirkulatorischen Systems
IV. Verletzungsangepaßte Lagerung

B. *Maßnahmen zur Behandlung von Störungen des respiratorischen Systems*
I. Freimachen der Atemwege
II. Freihalten der Atemwege
III. Sauerstoffgabe
IV. Beatmung

C. *Maßnahmen zur Behandlung von Störungen des zirkulatorischen Systems*
I. Unblutiger Aderlaß
II. Punktion peripherer Venen
III. Assistenz bei der Punktion zentraler Venen
IV. Infusion und Druckinfusion
V. Präkordialer Schlag
VI. Externe Herz-Druck-Massage
VII. Defibrillation
VIII. Schrittmacheranwendung

A. Die Lagerung von Notfallpatienten

Bei der Versorgung von Notfallpatienten ist die den jeweiligen Erkrankungen oder Verletzungen des Patienten angepaßte Lagerung ein in seiner Bedeutung nicht zu unterschätzendes Basisverfahren, das ohne Einschränkung in den Zuständigkeitsbereich des Rettungssanitäters fällt.
Die Lagerung wird durch den sachgerechten Einsatz der Trage nach Möglichkeit bereits am Notfallort erleichtert. In den bodengebundenen Rettungsfahrzeugen können verschiedene Auflagewinkel für die Trage durch Rastung der Tragentische eingestellt werden.

Hinweise für die Praxis

> Patienten mit erhaltenem Bewußtsein nehmen häufig spontan die Haltung ein, die für sie unter den bestehenden Umständen die geeignetste ist.
> Daher Vorsicht mit Zwang!

? *Wo/Wie erlernbar?*
Lagerungsarten können am Gesunden im Rahmen der Stationsausbildung außerhalb und innerhalb der Rettungsfahrzeuge geübt werden.

Die Lagerung von Notfallpatienten

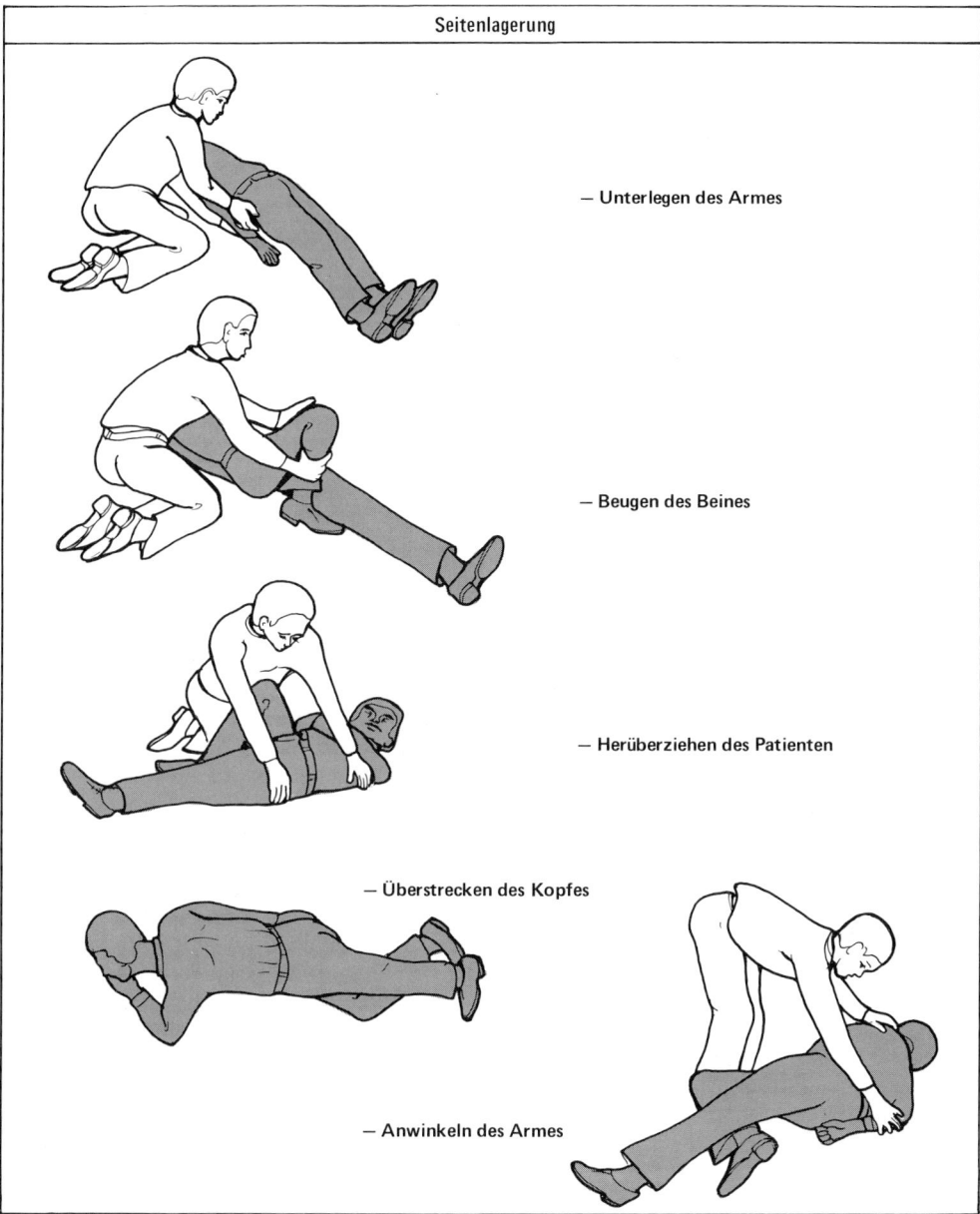

Abb. 67

I. Lagerung bei Störungen des Bewußtseins

Bewußtlose sind nach Ausfall der Schutzreflexe durch das Eindringen von Erbrochenem, Blut oder Schleim in die Luftröhre gefährdet. Sie sind in die stabile Seitenlage zu bringen (Abb. 67).

Voraussetzung: ausreichende Spontanatmung!

◄ *Ziel*
In Seitenlage können Blut und Erbrochenes abfließen, auch bei Bewußtlosen ist die Aspirationsgefahr vermindert. Zungengrund und Unterkiefer sind nach vorn verlagert.

■ *Technik*
Zur Durchführung der stabilen Seitenlagerung tritt man seitlich an den Bewußtlosen heran, hebt ihn in Hüfthöhe an und schiebt den gleichseitigen Arm gestreckt unter das Gesäß. Das Bein der gleichen Seite wird gebeugt, der Fuß an das Gesäß herangestellt. Danach wird der Bewußtlose an Schulter und Hüfte erfaßt und auf die dem Helfer zugewandte Seite herübergezogen. Der Kopf des Bewußtlosen ist anschließend im Nacken zu überstrecken. Diese Maßnahme hat eine entscheidende Bedeutung, da nur dann freie Atemwege auch im Bereich des unteren Rachenraumes sichergestellt sind. Zum Abschluß der Lagerung wird der unten liegende Arm im Ellenbogen gebeugt und die Hand des anderen Armes zur Fixierung der Kopfstellung unter die Wange geschoben.

▼ *Gefahren*
Nur bei bewußtlosen Patienten, bei denen eine Querschnittsschädigung bekannt oder hochwahrscheinlich ist (Sturz aus großer Höhe) wird auf die Durchführung der stabilen Seitenlagerung verzichtet, um eine weitere Schädigung des Rückenmarks zu vermeiden. Dann ist in Rückenlage eine ununterbrochene Überwachung erforderlich, um eine Verlegung der Atemwege zu vermeiden und die Aspirationsgefahr zu vermindern.

II. Lagerung bei Störungen des respiratorischen Systems

Folgende Notfälle mit Störungen des respiratorischen Systems machen eine gezielte Lagerung erforderlich:
- Atemnot
- Thoraxverletzungen
- Lungenödem.

1. Atemnot

Bei allen Erkrankungen, in denen die Ein- und/oder die Ausatmung erschwert ist, wird der Oberkörper des Patienten hochgelagert. Typische Beispiele sind asthmatische Erkrankungen und Schwellungen im Bereich der Luftwege (Abb. 68).

◄ *Ziel*
Durch die erhöhte Lagerung des Oberkörpers wird die Beweglichkeit der Atemmuskulatur, der Zwischenrippenmuskulatur, der Atemhilfsmuskulatur besonders aber des Zwerchfells verbessert.

■ *Technik*
Am Notfallort: Unterschieben von Kissen oder sonstigen geeigneten Gegenständen unter den Rücken.
Nach Lagerung auf Trage: Anheben des „Kopfteils" oder entsprechende Unterpolsterung des Rückens in einem Winkel von ca. 30°

▼ *Gefahren*
Keine

2. Thoraxverletzung

Thoraxverletzungen lösen oft eine schmerzbedingte Hemmung der Atembewegungen des betroffenen Bereichs aus. Die klassische Lagerungsempfehlung für Thoraxverletzungen lautet: Lagerung auf die verletzte Seite (Abb. 69).

◄ *Ziel*
Man geht davon aus, daß dadurch eine zusätzliche Ruhigstellung und Schmerzlinderung der verletzten Seite und eine Verbesserung der Ventilation der gesunden Lunge erreicht wird. Bei Blutungen im Bronchialsystem einer Lunge soll durch Lagerung auf die entsprechende Seite ein „Überlaufen" von Blut in die gesunde Lunge vermieden werden.

■ *Technik*
Lagerung des Patienten auf die verletzte Brustkorbseite, weiteres Vorgehen wie bei II/1 beschrieben.

▼ *Gefahren*
In der Praxis zeigt sich häufig, daß je nach Art der Verletzungen die Schmerzen bei Lagerung auf die verletzte Seite erheblich zunehmen.
Daher sollte die Seitenlagerung nicht erzwungen werden. In jedem Einzelfall muß individuell unter Beachtung von Befundänderungen und Schmerzäußerungen des Patienten vorgegangen werden.

Die Lagerung von Notfallpatienten

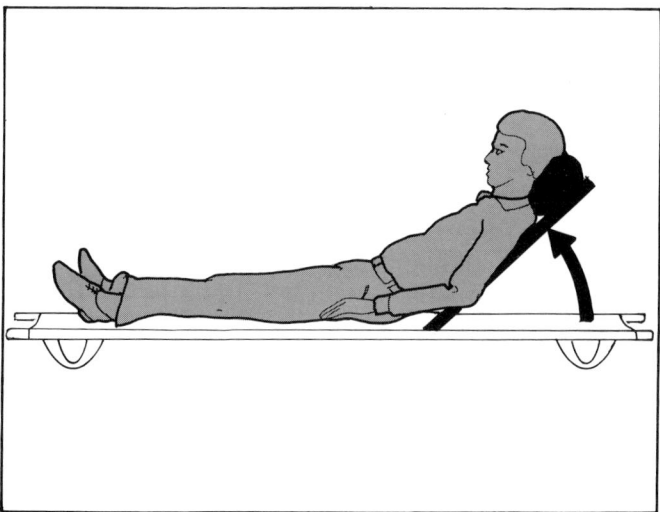

Lagerung bei Atemnot

Abb. 68

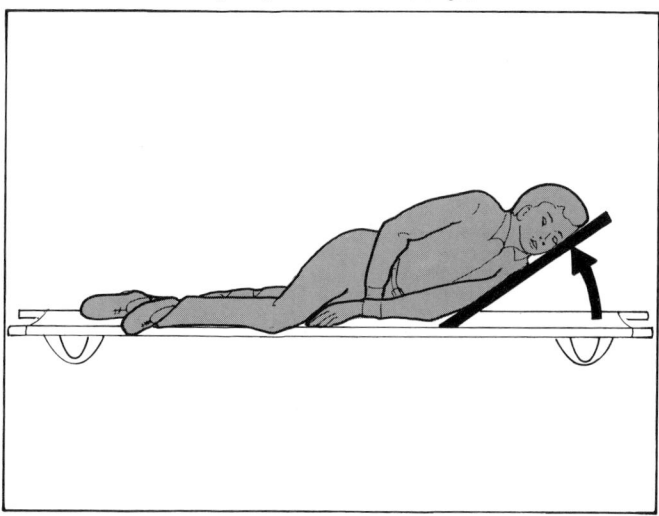

Lagerung bei Thoraxverletzungen

Abb. 69

3. Lungenödem

Das Lungenödem entwickelt sich als Folge einer schweren Stauung in der Lunge oder nach Schädigung der Alveolen durch Reizgase. Patienten mit einem Lungenödem sind sitzend, nach Möglichkeit mit herabhängenden Beinen zu lagern (Abb. 70).

◄ *Ziel*
Drucksenkung im Lungenkreislauf

■ *Technik*
Am Notfallort: Aufrichten des Oberkörpers in 80–90°-Stellung durch entsprechende Unterpolsterung oder Halten der Schultern.

Nach Lagerung auf Trage:
Hochstellen des Kopfteils (80–90°)
Patient läßt möglichst beide Beine von der Trage herunterhängen. Bei aufliegenden Beinen wird die Trage im Fahrzeug zusätzlich in Bein-Tiefstellung gerastet.

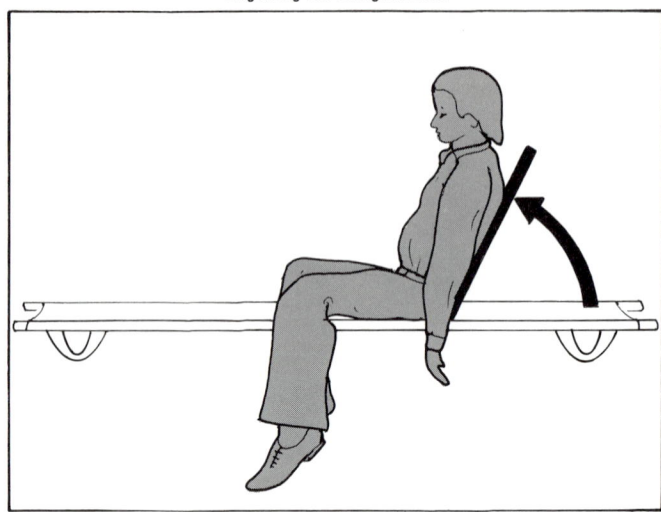

Lagerung bei Lungenödem

Abb. 70

▼ *Gefahren*
Verminderung des venösen Rückflusses zum Herzen, möglicherweise Minderdurchblutung des Gehirns bei Schocksymptomatik.

III. Lagerung bei Störungen des zirkulatorischen Systems

Schwerwiegende Störungen der Herz-Kreislauftätigkeit verlangen unterschiedliche Lagerungsformen. Besonders wichtig sind unterschiedliche Lagerungstechniken bei:
- Volumenmangelschock
- kardiogenem Schock und
- Cava-Kompressions-Syndrom

1. Volumenmangelschock

Bei allen drohenden oder bereits vorliegenden Schocksituationen, die nicht durch ein akutes Linksherzversagen ausgelöst werden, sind die Beine über die Herzebene des Patienten anzuheben (Abb. 71).

◄ *Ziel*
Ziel der Schocklagerung ist die Autotransfusion, der verstärkte Rückfluß von Blut aus den Beinen und aus dem Bauchraum zum Herzen. Durch eine bessere Füllung des Herzens kommt es über eine Erhöhung des Schlagvolumens zu einer besseren Durchblutung der lebenswichtigen Organe.

■ *Technik*

Patient bei Bewußtsein:

Am Notfallort ohne Hilfsmittel: Anheben der Beine in 20–30°-Position, Unterlegen von geeigneten Gegenständen.

Nach Lagerung auf Trage:
10–15° Kopf-Tief-Lage durch Unterlegen eines 20–30 cm hohen Gegenstandes am Fußende; in Rettungs- oder Notarztwagen durch entsprechende Rastung des Tragentisches (Abb. 71 b).

Schwerer Schock: Taschenmesserposition, d. h. Anheben beider Beine in einem Winkel von 60°, um die noch in den Gliedmaßen vorhandene Blutmenge dem Körperkern zufließen zu lassen und, um den arteriellen Einstrom in die Beine zu vermindern (Abb. 71 a).

Patient zusätzlich bewußtlos

Am Notfallort:
stabile Seitenlagerung

Nach Lagerung auf Trage:
stabile Seitenlagerung und 10–15° Kopf-Tief-Lage (Abb. 71 c).

Die Lagerung von Notfallpatienten

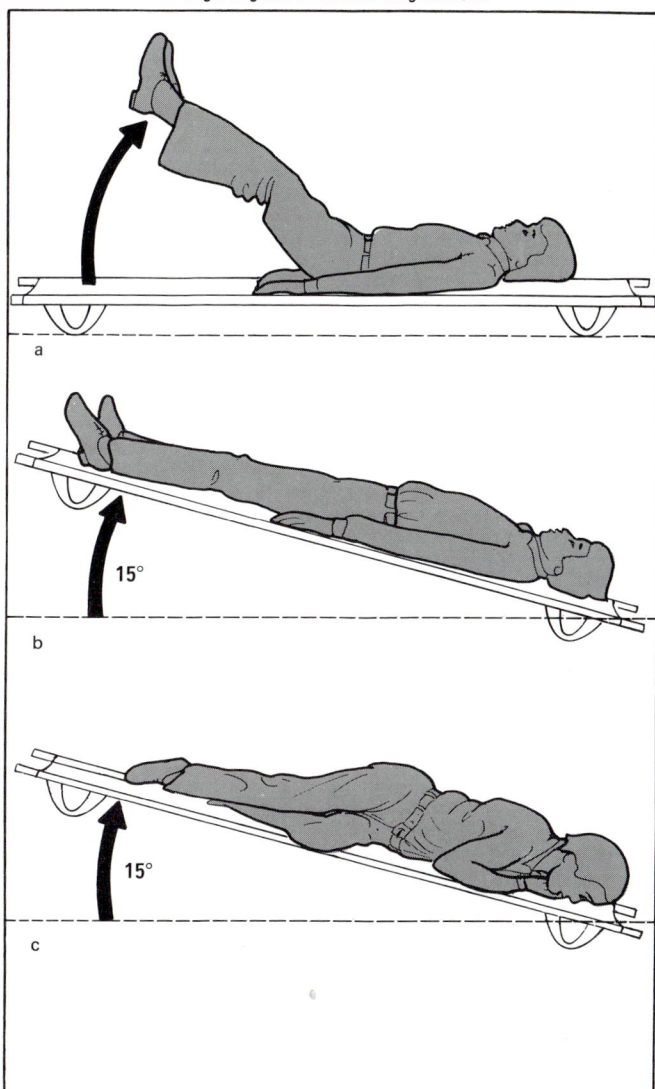

Lagerung bei Volumenmangelschock

Abb. 71

▼ *Gefahren*

Ein zu steiler Winkel bei der Schocklagerung bei gleichzeitig bestehenden respiratorischen Störungen behindert zusätzlich die Einatemphase durch Druck der Baucheingeweide auf das Zwerchfell. Die Durchführung der Schocklage beim kardiogenen Schock belastet das linke Herz durch ein zusätzliches Blutangebot. Dadurch kommt es in den meisten Fällen zu einer Verschlechterung des Zustandsbildes.

2. Kardiogener Schock

Wird ein Schockbild durch ein akutes Linksherzversagen, beispielsweise nach einem Herzinfarkt ausgelöst, entwickelt sich häufig über eine Lungenstauung Atemnot. Die betroffenen Patienten müssen – trotz erniedrigter Blutdruckwerte – mit mäßig erhöhtem Oberkörper bei flacher Position der Beine gelagert werden (Abb. 72).

Lagerung bei kardiogenem Schock

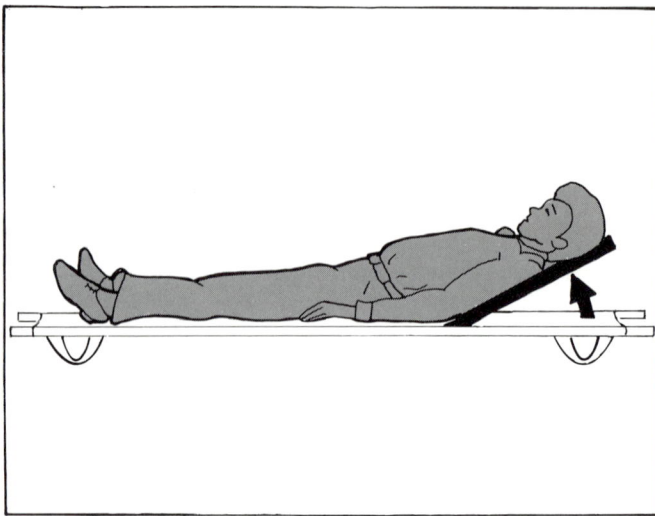

Abb. 72

Lagerung bei Cava-Kompressions-Syndrom

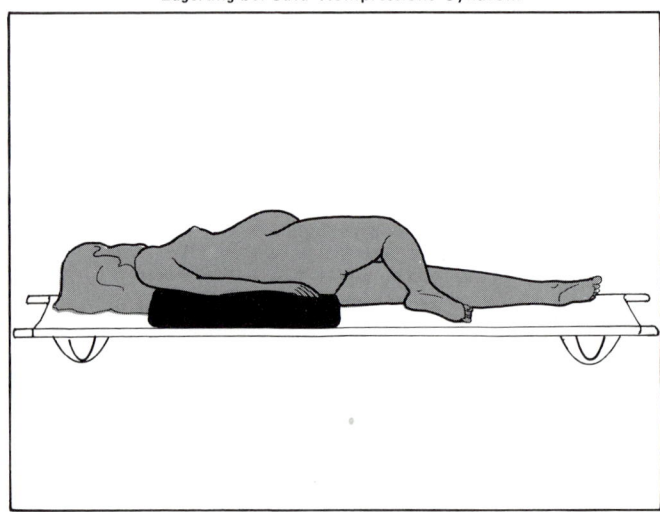

Abb. 73

◀ *Ziel*
Über eine Verminderung des venösen Rückflusses wird eine Reduzierung der Blutstauung in der Lunge und dadurch eine Entlastung des linken Herzens herbeigeführt. Dabei wird die Eigendurchblutung des Herzens und die Blutversorgung des Gehirns nicht, bzw. nur unwesentlich vermindert.

■ *Technik*
Rückenlage, flache Position der Beine.
Das Hochstellen des Tragenkopfteils muß unter Beachtung von Befundänderungen am Patienten erfolgen.

▼ *Gefahren*
Bewußtseinsverlust durch Unterversorgung des Gehirns.

3. Cava-Kompressions-Syndrom

Schwangere Frauen, bei denen in Rückenlage ein deutlicher Blutdruckabfall eintritt, sind sofort in Linksseitenlage zu bringen (Abb. 73).

◀ *Ziel*
Durch die Linksseitenlagerung wird verhindert, daß der schwangere Uterus auf die

Die Lagerung von Notfallpatienten 119

Lagerung bei Schädel-Hirn-Trauma

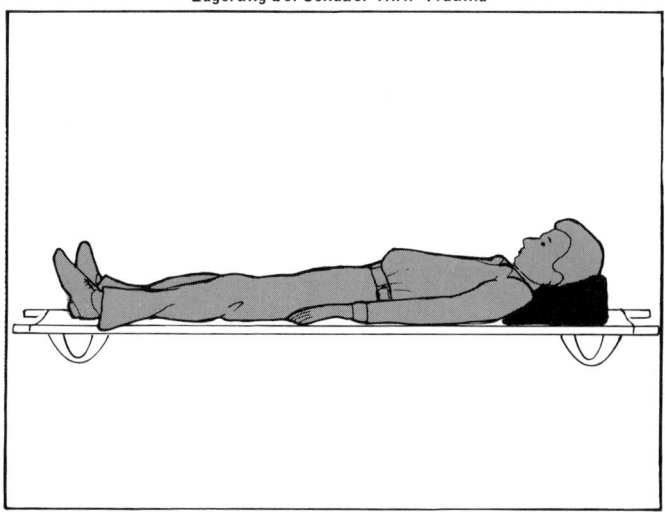

Abb. 74

Lagerung bei Gesichtsverletzungen

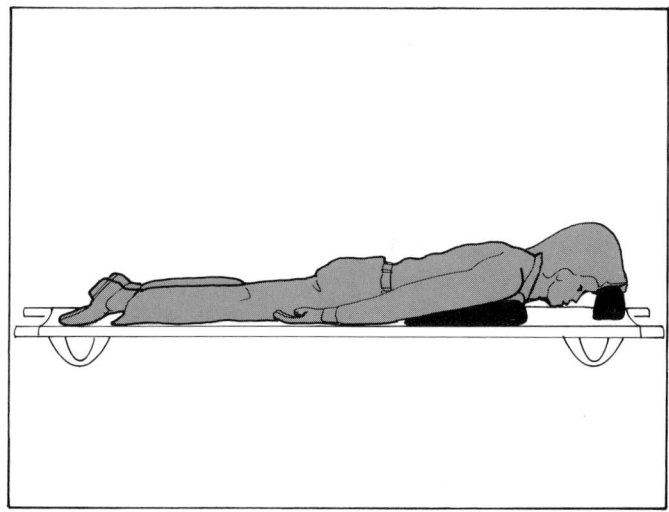

Abb. 75

rechts von der Wirbelsäule verlaufende untere Hohlvene (Vena Cava inferior) drückt und den venösen Rückfluß zum Herzen vermindert.

■ *Technik*
Die Schwangere wird aufgefordert, Halbseitenlage nach links einzunehmen und das rechts oben liegende Bein anzuziehen. Der Rücken wird durch ein Kissen, Polster oder dergleichen unterstützt.

! *Hinweis*
Schwangere dürfen generell nur in dieser Lage transportiert werden.

IV. Verletzungsangepaßte Lagerungen

Folgende Verletzungen erfordern eine spezielle Lagerung des Patienten:
- Schädel-Hirn-Traumen
- Gesichtsverletzungen/Blutungen im Mund-Rachen-Raum
- Rückenmarksschädigungen
- Brustkorbverletzungen
- Bauchverletzungen.

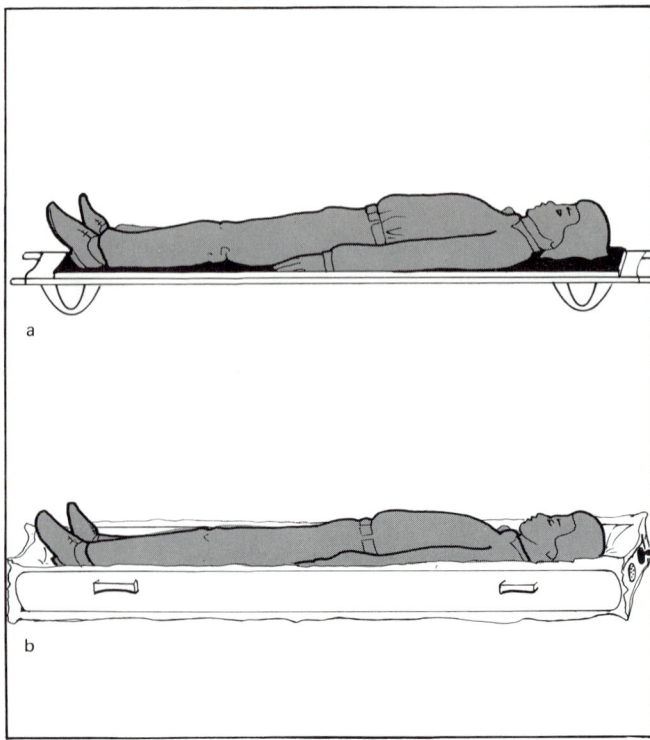

Lagerung bei Rückenmarksschädigungen

Abb. 76

1. Schädel-Hirn-Traumen

Schädelverletzte werden, besonders bei offenen Frakturen flach mit leicht erhöhtem Oberkörper oder sogar in Kopfhoch-Beintieflage transportiert, wenn nicht gleichzeitig ein schwerer Volumenmangelschock vorliegt (Abb. 74).

◀ *Ziel*
Verminderung der Hirndurchblutung und damit des sich entwickelnden Hirndrucks.

■ *Technik*
Unterlegen eines Kopfpolsters
Anheben des Tragenkopfteils.

2. Gesichtsverletzungen/Blutungen im Mund-Rachen-Raum

Bei Kiefer- und Gesichtsverletzungen kann je nach Lokalisation und Schwere der Blutung auch die Bauchlage des Patienten notwendig werden (Abb. 75).

◀ *Ziel*
Bei nichtintubierten Patienten fließt Blut ab, ohne in die Luftröhre einzudringen.

■ *Technik*
Bauchlage, Stirn- und Brustregion werden unterpolstert.

▼ *Gefahren*
Die Überprüfung der Vitalfunktionen, insbesondere der Atmung ist erschwert.

3. Rückenmarksschädigung

Bei Verdacht auf Schädigung des Rückenmarks und bei Beckenfrakturen muß der Verletzte auf fester Unterlage flach gelagert werden (Abb. 76).

◀ *Ziel*
Durch flache Lagerung auf harter Unterlage soll eine weitere, bzw. erneute Verschiebung der betroffenen Wirbel mit nachfolgender zusätzlicher Schädigung des Rückenmarks verhindert werden.

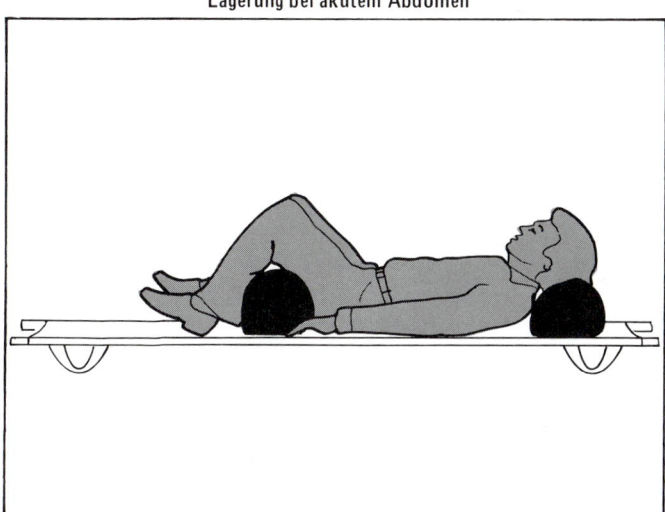

Lagerung bei akutem Abdomen

Abb. 77

■ *Technik*
Am Unfallort wird der Patient vor der Transportlagerung nach Möglichkeit nicht bewegt. Anheben durch mehrere Helfer, die auf Kommando gleichzeitig den Patienten gestreckt auf die Trage umlagern. Arzt oder Rettungssanitäter heben den Kopf und halten ihn unter mäßigem Dauerzug.
Wird eine Vakuummatratze verwendet, so ist besonders bei der Halswirbelsäulenschädigung zu verhindern, daß sich die Matratze während des Absaugens an Kopf- und Fußende bogenförmig aufwölbt.

▼ *Gefahren*
Zusätzliche Rückenmarksschädigung bei unsachgemäßer Umlagerung.

4. Brustkorbverletzungen

S. II.2.

5. Bauchverletzungen/akutes Abdomen

Patienten mit Verletzungen des Bauchraums oder akutem Abdomen werden mit Knierolle und gleichzeitig erhöhtem Kopf gelagert (Abb. 77).

◀ *Ziel*
Entspannung der Bauchdecken, dadurch Verminderung der Schmerzen

■ *Technik*
Unterlegen von Kissen unter Kopf und Nacken; Unterlegen einer Knierolle z. B. einer zusammengerollten Decke.

! *Hinweis*
Je nach Kreislaufsituation (typischerweise Schock) wird die Trage in den Rettungsfahrzeugen in Schocklage gerastet.

B. Maßnahmen zur Behandlung von Störungen des respiratorischen Systems

Alle Maßnahmen, die bei der Behandlung von Störungen des respiratorischen Systems zur Anwendung kommen, lassen sich mit den Schlagworten
* Freimachen und
* Freihalten der Atemwege
* Sauerstoffgabe und
* Beatmung
zusammenfassen.

I. Freimachen der Atemwege

Für das Freimachen der Atemwege werden folgende Verfahren angewendet:
1. Überstrecken des Kopfes

Überstrecken des Kopfes

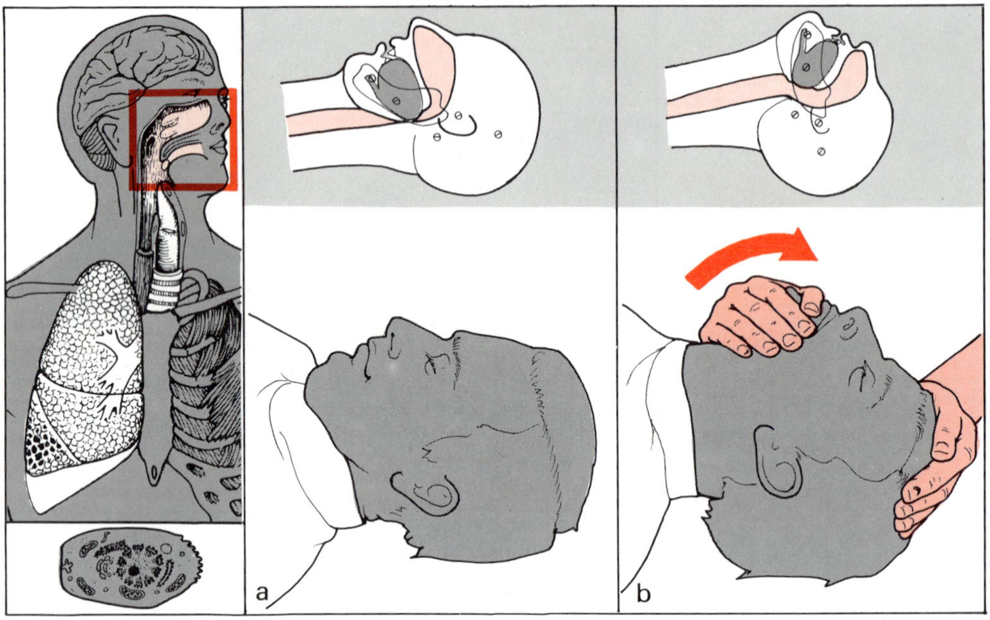

Abb. 78

2. Absaugen des Rachenraumes
3. Ausräumen des Rachenraumes
4. Koniotomie

1. Überstreckung des Kopfes

▶ *Indikation*

Verlegung der Atemwege durch den zurückgesunkenen Zungengrund. Bei jedem Bewußtlosen muß zur Überprüfung der Vitalfunktion Atmung sofort der Kopf im Nacken überstreckt werden. Dies ist besonders wichtig, wenn der Patient in Rückenlage aufgefunden wird. Nach Verbringen in Seitenlage wird erneut die Überstreckung des Kopfes durchgeführt. Durch diese Maßnahmen werden Unterkiefer und Zungengrund angehoben und vorverlegt.

■ *Technik*

Der Rettungssanitäter faßt mit einer Hand an die Stirn-Haar-Grenze des Patienten. Die andere Hand umgreift das Kinn und hebt den Unterkiefer an. Beide Hände wenden den Kopf stark nackenwärts (Abb. 78). Bei Seitenlagerung wird diese Kopfstellung durch eine unter das Kinn geschobene Hand des Patienten fixiert.

? *Wo/Wie erlernbar?*

Theoretische Einführung: Kopfschnittmodell.
Praktisches Erlernen: Während des Anästhesiepraktikums in der Klinik.
Üben: in Klinik und Rettungsdienst.

▼ *Gefahren*

Bei Verdacht auf hohen Querschnitt sollte eine Überstreckung zur Vermeidung zusätzlicher Schäden am Rückenmark unterbleiben solange die Atemfunktion ausreichend erscheint. Sprechen typische Zeichen für eine Verlegung im Rachenraum, ist auch bei dieser Verletzung eine vorsichtig durchgeführte Überstreckung nicht zu umgehen!

In allen anderen Fällen ist dieses Verfahren bei Notfallpatienten ohne jede Gefahr anwendbar.

! *Hinweise*

Es muß darauf hingewiesen werden, daß nach Überstreckung des Kopfes in der beschriebenen Weise der gewünschte Effekt bei einem Teil der Betroffenen
- besonders bei dicken, kurzhalsigen Patienten nicht eintritt; (zusätzlich Einlegen von Pharyngealtuben erforderlich)!
- bei unruhigen Bewußtlosen die Überstreckung häufig nachkorrigiert werden muß.

Absaugen des Rachenraumes

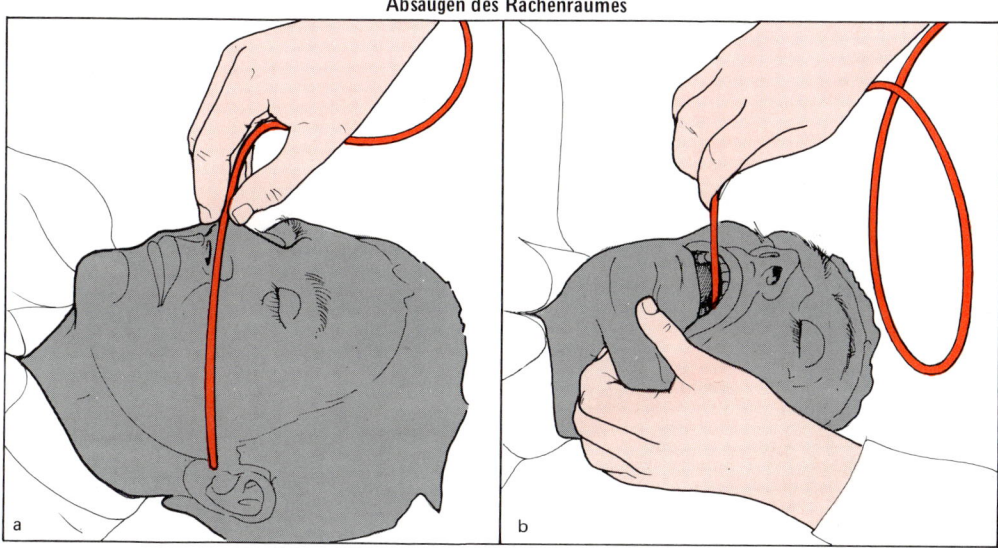

Abb. 79

2. Absaugen des Rachenraumes

▶ Indikation
Ansammlung von Blut und Schleim im Rachenraum. Blut- und Schleimansammlungen im Rachenraum müssen bei nicht ausreichend schluckenden und hustenden Bewußtseinsgetrübten und Bewußtlosen in Rückenlage – aber auch wenn sie sich in Seitenlage befinden – mit den im Rettungsdienst verfügbaren Pumpen abgesaugt werden. Nach Möglichkeit ist der Absaugkatheter über den Mund einzuführen. Bei Patienten, bei denen das Öffnen des Mundes Schwierigkeiten bereitet, wird der nasale Zugang gewählt.

■ Technik
Festlegen der einzuführenden Länge des Absaugkatheters (Entfernung Nasenspitze-Ohrläppchen) (Abb. 79).

Oraler Zugang:
- Öffnen des Mundes ggf. mit dem Esmarch'schen Handgriff
- Einführen des Absaugkatheters in der festgelegten Länge ohne Sog
- Zurückziehen unter Sog bis zur Zungenmitte, Wiedereinführen in den Rachenraum ohne Sog.

Nasaler Zugang:
- Anheben der Nasenspitze und Einführen des Katheters parallel zum Nasenboden, evtl. leichte Drehung bei Kontakt der Spitze mit der Rachenhinterwand, danach weiteres Vorschieben.
- Absaugtechnik wie zuvor beschrieben.

? Wo/Wie erlernbar?
Theoretische Einführung: Am Intubationsphantom.
Praktisches Erlernen: während des Anästhesiepraktikums in der Klinik.
Üben: im Rettungsdienst.

▼ Gefahren
- Schleimhautverletzungen an der Rachenhinterwand durch starre Absaugkatheter
- Blutungen durch Verletzungen der Nasenschleimhaut (bei nasalem Zugang)
- Auslösen von Erbrechen durch Reizung der Rachenhinterwand (selten)
- Auslösen eines Stimmritzenkrampfes (Laryngospasmus) durch Reizung des Kehlkopfes bei zu tiefem Einführen des Absaugkatheters (sehr selten)

! Hinweise
- Die heute von der Industrie für die Notfallversorgung angebotenen Hand- und Fußpumpen, aber auch batterie-, gas- oder O_2-betriebene Absaugeinheiten erfüllen in ihrer Sogleistung (minimaler Sog 300 cm H_2O) die an sie zu stellenden Forderungen. Ihnen ist andererseits der entscheidende

Ausräumung manuell

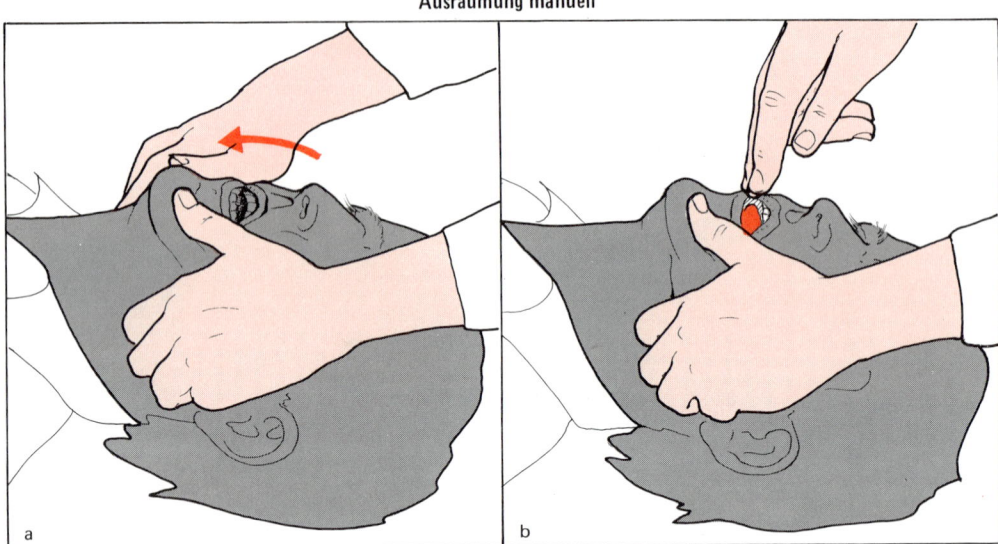

Abb. 80

Nachteil gemeinsam, daß Absaugversuche bei Ansammlung von geronnenem Blut (Blutkoagel◇), zähem Schleim und nichtflüssigen Speiseresten wegen des geringen Querschnitts der Absaugstutzen, Schläuche und Verbindungsstücke scheitern.
- Dieser Mangel üblicher Absaugpumpen kann durch die Verwendung eines neu entwickelten Gerätes (Suction Booster) ausgeglichen werden. Dieser „Absaugverstärker" besteht aus einem Auffangbehälter, der an den Absaugschlauch der Pumpe angeschlossen wird und einem Konnektor, in den ein entsprechender Absaugschlauch, bzw. ein Endotrachealtubus eingesetzt werden kann. Bei plötzlichem Erbrechen kann durch den großlumigen Schlauch abgesaugt werden. Das Material fällt in den Behälter und verstopft nicht mehr den Absaugschlauch der Pumpe.

3. Ausräumen des Rachenraums

▶ *Indikation*
Teilweise oder komplette Verlegung im Rachenraum durch Blutkoagel, breiiges Erbrochenes oder Fremdkörper.
In allen Fällen, in denen Absaugpumpen nicht sofort greifbar sind oder ihr Einsatz nicht sinnvoll erscheint, muß manuell oder mit Hilfe von gebogenen Korn- oder Magillzangen ausgeräumt werden.

■ *Technik*
Esmarch'scher Handgriff bei starkem Tonus der Kaumuskulatur.
- *Manuell:* Ausräumen mit Zeige-, Mittelfinger, Tuch oder Tupfer (Abb. 80).
- *Kornzange:* „Auslöffeln" des Mund-Rachenraumes mit gebogener Kornzange und Tupfer (Abb. 81).
- *Magillzange:* Der in der Intubation Erfahrene kann unter Verwendung des Laryngoskops mit Hilfe der Magillzange, die ebenfalls mit einem Tupfer versehen ist, ausräumen. Fremdkörper, z. B. Prothesen werden ggf. mit den beiden Branchen der Zange gefaßt und zurückgezogen (Abb. 82).

? *Wo/Wie erlernbar?*
Theoretische Einführung: Am Intubationsphantom.
Praktisches Erlernen: Während des Anästhesiepraktikums in der Klinik

▼ *Gefahren*
Auslösung von Würgereizen mit nachfolgendem erneuten Erbrechen.

! *Hinweise*
- Einklemmen der Finger des Rettungssanitäters bei zunehmender Kieferspannung verursachen Bißverletzungen! Durch das Einschieben der Wangenschleimhaut zwischen die Zähne von Ober- und Unterkie-

Maßnahmen zur Behandlung von Störungen des respiratorischen Systems

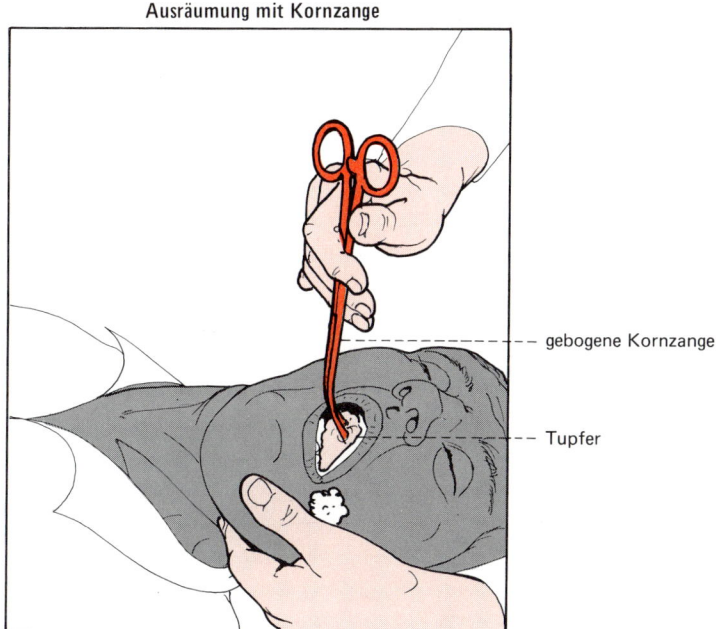

Ausräumung mit Kornzange

– – gebogene Kornzange

– – Tupfer

Abb. 81

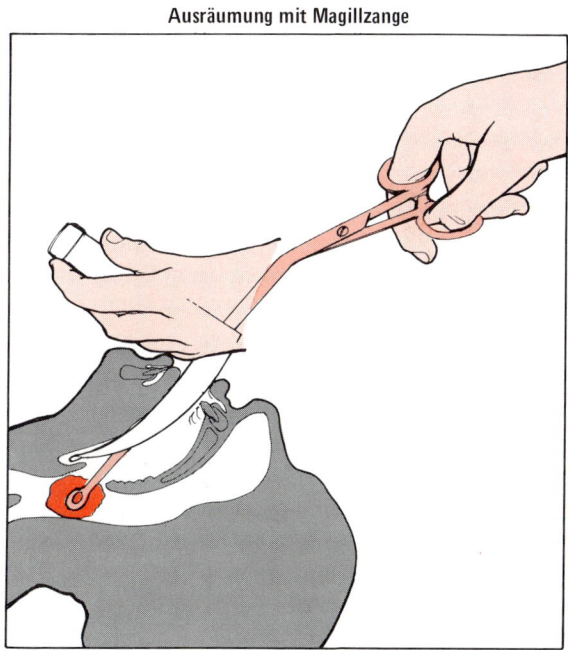

Ausräumung mit Magillzange

Abb. 82

fer des Patienten kann man sich relativ sicher vor Bißverletzungen schützen.
- Durch zunehmenden Sauerstoffmangel und gleichzeitige CO_2-Anreicherung im Blut verstärkt sich häufig vorübergehend die Spannung der Kiefer- und Kaumuskulatur so sehr, daß der Esmarch'sche Handgriff – auch doppelseitig angewendet – nicht zum Erfolg führt. Bei weiterer Zunahme des O_2-Mangels kommt es in der Regel wieder zu einer Erschlaffung der betroffenen Muskelgruppen.

Ausräumung durch Schlag

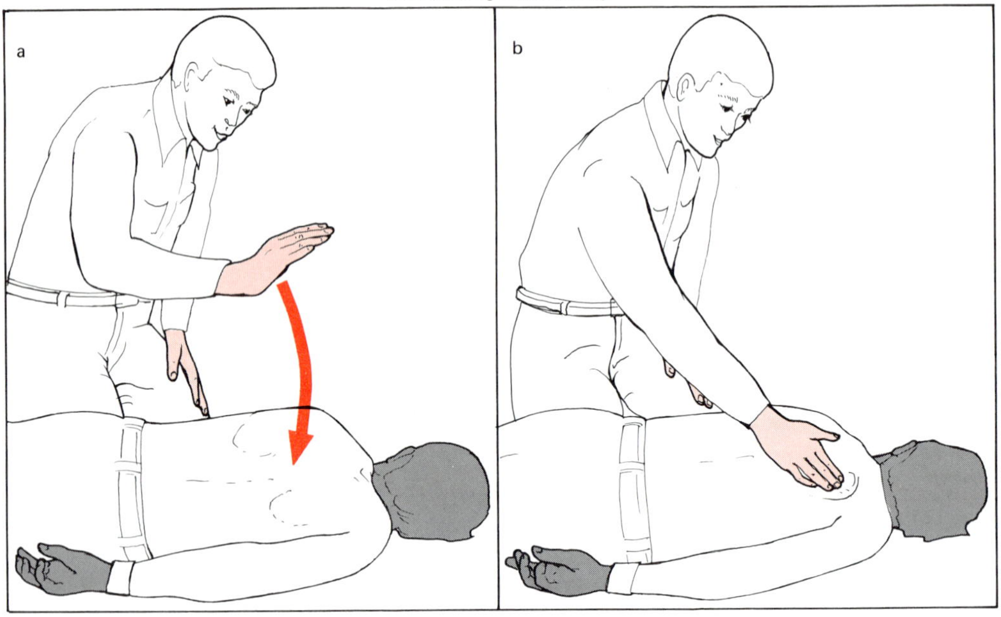

Abb. 83

Höchste Lebensgefahr!

Kräftige Schläge mit der flachen Hand zwischen die Schulterblätter des sich in Bauch/Seitenlage befindlichen Patienten können eine Lösung tief sitzender Fremdkörper bewirken, auch in den Fällen, bei denen die zuvor beschriebenen Methoden nicht zum Erfolg führten oder nicht angewendet werden konnten (Abb. 83).
Bei Kleinkindern besteht zusätzlich die Möglichkeit, sie an den Füßen hochzuheben und in dieser Position Schläge mit der flachen Hand in der zuvor beschriebenen Art durchzuführen.

Der Heimlich-Handgriff. Über den „Heimlich-Handgriff", ein Verfahren für die Erste Hilfe bei einem Bolusgeschehen, ist in wissenschaftlichen Fachgremien noch keine endgültige Entscheidung gefallen. Dieser Handgriff wird hier nur erwähnt, er ist zum gegenwärtigen Zeitpunkt keinesfalls als Standardverfahren anzusehen.

▶ *Indikation*
Bolusgeschehen, d. h. Aspiration von großen Fremdkörpern, z. B. Fleischstücken, oder festen Nahrungsbestandteilen. Die sich im Anschluß entwickelnde Erstickung (Asphyxie ◊) ist von einer „absoluten Stille" begleitet. Der Betroffene kann nicht sprechen. Nach dem Bild der inversen Atmung kommt es zum Atemstillstand begleitet von schwerer Zyanose. Es droht der respiratorisch bedingte Kreislaufstillstand.

■ *Technik*
Der „Heimlich-Handgriff" kann beim stehenden, sitzenden oder liegenden Patienten angewandt werden.
Beim stehenden oder sitzenden Patienten umfaßt der Helfer von hinten den Betroffenen, legt beide Hände in dem Bereich zwischen Nabel und Rippenbogen übereinander und führt einen, bzw. bei fehlendem Erfolg mehrere kräftige Druckstöße durch.
Beim liegenden Patienten kniet der Helfer über dem Patienten, bringt seine übereinandergelegten Hände wiederum an der gleichen Stelle in Position und drückt senkrecht (Abb. 84).

? *Wo/Wie erlernbar?*
Die Handhaltung kann am Gesunden geübt werden, Drucktechnik und Druckstärke sind *nicht vorübbar* und daher nicht vor dem Ernstfall erlernbar.

Der Heimlich-Handgriff

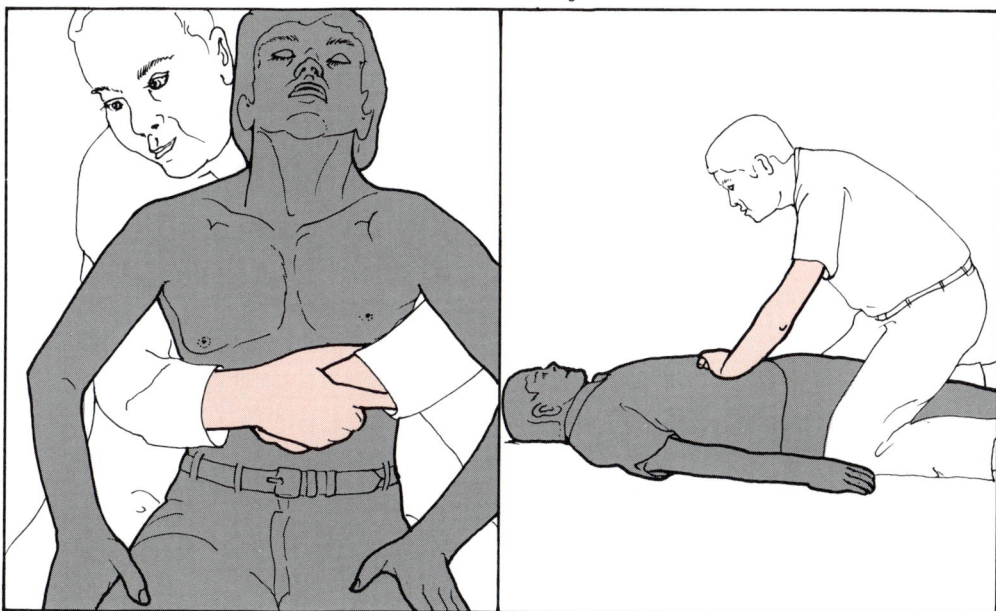

Abb. 84

▼ Gefahren
Umständliche, zeitraubende und gefährliche Anwendung bei Patienten, bei denen andere Ursachen als ein Bolus die schwerwiegende respiratorische Störung oder den Atemstillstand verursachten. Selbst bei richtiger Methodik können innere Organe verletzt werden.

! Hinweise
Die meisten Notärzte und Rettungssanitäter sehen nach mehrjähriger Praxis im Rettungsdienst keinen Grund, den „Heimlich-Handgriff" zu einem Routineverfahren zu erklären, die Bolusaspiration kommt selten vor, der Handgriff beinhaltet erhebliche Gefahren.

4. Koniotomie

▶ Indikation
Nicht behebbare Verlegung im Rachen-Kehlkopfbereich, Glottisödem, Insektenstiche etc. Wenn nach einer bedrohlichen Zunahme des Stridors, starker Unruhe und schwerer Zyanose eine komplette Verlegung der oberen Luftwege eintritt und eine Intubation unmöglich ist, muß *jeder* Arzt eine Koniotomie durchführen.

■ Technik
Mäßiges Überstrecken des Kopfes, mit Daumen und Mittelfinger einer Hand wird der Kehlkopf fixiert.
Die v-förmige Einkerbung am oberen Rand des Schildknorpels wird als Orientierungspunkt mit dem Zeigefinger ertastet.
Danach wandert der Zeigefinger abwärts in die querverlaufende Vertiefung zwischen Schild- und Ringknorpel.
0,8 bis 1 cm langer Querschnitt durch die Haut; anschließend Querdurchtrennung des Ligamentum conicum.
Einführen eines röhrenförmigen Gegenstandes, am besten eines Trachealtubus, in die bereits durch den elastischen Zug der Trachea klaffende Öffnung (Abb. 85).

? Wo/Wie erlernbar?
Theoretische Einführung: Palpationsübungen sind an jedem Gesunden möglich.
Praktisches Erlernen: An Verstorbenen: Bestätigung der nach Tastung festgelegten Einschnittstelle durch Punktion mit einer auf eine Spritze aufgesetzten Nadel. Wenn sich nach Punktion des Ligamentum conicum ohne Widerstand Luft aspirieren läßt, wäre im Ernstfall auch der Schnitt an der richtigen Stelle durchgeführt worden.

▼ Gefahren

Bei unsachgemäßer Durchführung Verletzung der Schilddrüse mit nachfolgender Blutung.
Eine Verletzung von großen Blutgefäßen des Halses (Arteria carotis) kann bei entsprechender Ausbildung und Beachtung der beschriebenen Technik ausgeschlossen werden.

! *Hinweise*

Das Verfahren ist bei Kindern bis zum 10. Lebensjahr nicht oder nur mit großen Schwierigkeiten anwendbar; da der weiche kindliche Kehlkopf schwerer als der des Erwachsenen getastet werden kann.

• Das Ligamentum conicum liegt bei Jugendlichen und Erwachsenen ca. 0,5 mm unter der Haut.

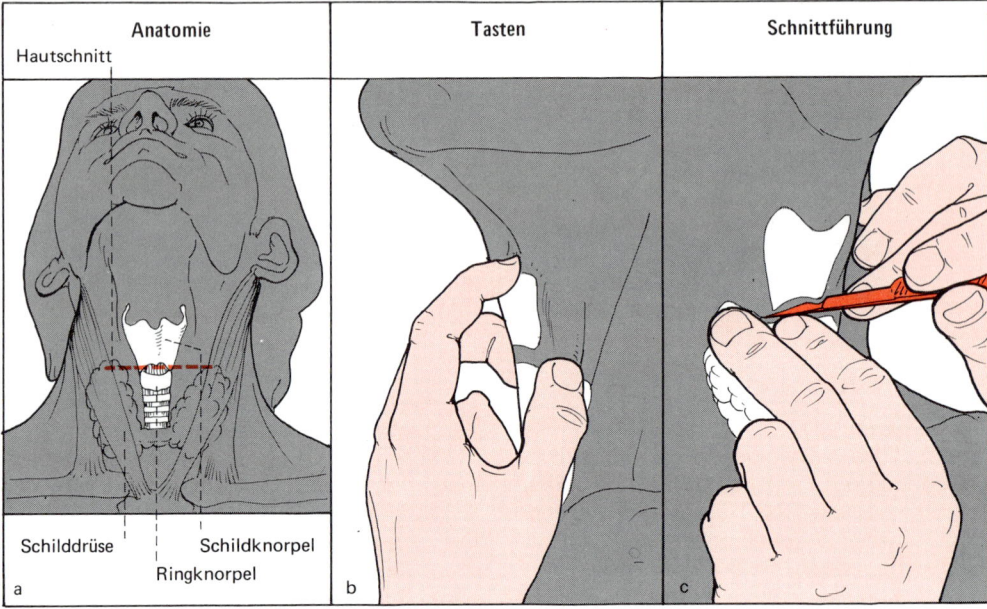

Abb. 85

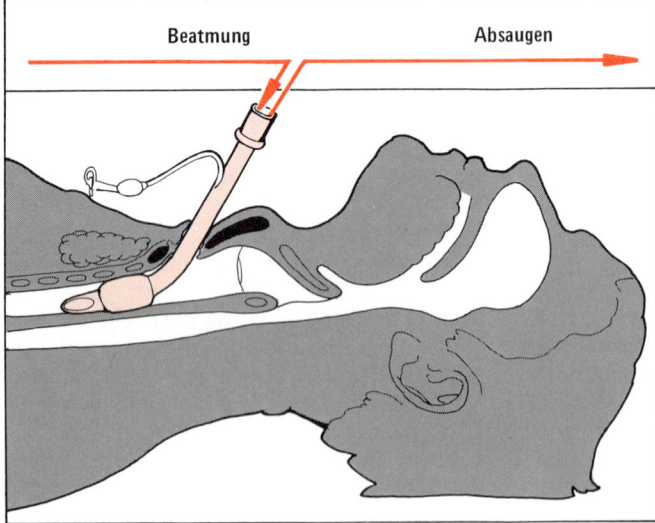

Abb. 86

Maßnahmen zur Behandlung von Störungen des respiratorischen Systems

- Das Tasten (die Palpation) des Kehlkopfes und Identifizierung des Inzisionsbereichs kann daher jederzeit geübt werden.
- Nur wenige Instrumente, Einmalskalpell oder spitze Schere und Tubus, sind erforderlich. Da keine großen Blutgefäße durchtrennt werden, treten auch keine schwerwiegenden Blutungen auf.
- Der Durchmesser der Öffnung ist so groß, daß die betroffenen Patienten ohne wesentliche Atemwegswiderstände spontan atmen oder im Bedarfsfall beatmet werden können. Über einen eingelegten Tubus kann abgesaugt werden. Die sogenannte Nadel-Tracheostomie, die Punktion des Ligamentum conicum mit einer oder mehreren möglichst dikken Punktionskanülen, bietet keinen Vorteil, da ausreichend dicke Kanülen nicht schnell genug verfügbar sind und hohe Widerstände eine Spontanatmung oder eine ausreichende Beatmung in Frage stellen! (Abb. 86).

II. Das Freihalten der Atemwege

Neben dem bereits dargestellten Verfahren der Überstreckung werden als zusätzliche Hilfsmittel zum Freihalten der Atemwege Tuben in den Rachen oder in die Trachea eingeführt, um das Zurücksinken des Zungengrundes zu verhindern.

In Abhängigkeit von der Lage der Tubusspitzenöffnung und vom Zugangsweg unterscheidet man folgende Tuben:

1. Pharyngeal-Tuben (Rachen-Tuben)
- *Oro*pharyngeal-Tuben werden durch den *Mund* in den Rachen geschoben
- *Naso*pharyngealtuben werden über die *Nase* in den Rachen geschoben

2. Tracheal-Tuben (Tuben, die in die Luftröhre geschoben werden)
- Tuben zur oralen Intubation
- Tuben zur nasalen Intubation

1. Das Einlegen von Pharyngealtuben

Das Einlegen von Pharyngealtuben macht, besonders bei Verwendung des Wendl-Tubus, in vielen Fällen eine dauernde Korrektur der Überstreckung oder das permanente Halten des Kopfes in dieser Position überflüssig. Der Rettungssanitäter bekommt dann „die Hände frei", für weitere Maßnahmen.
Die Ausatemluft strömt durch das Tubuslumen und neben dem Tubus, da die Tuben das

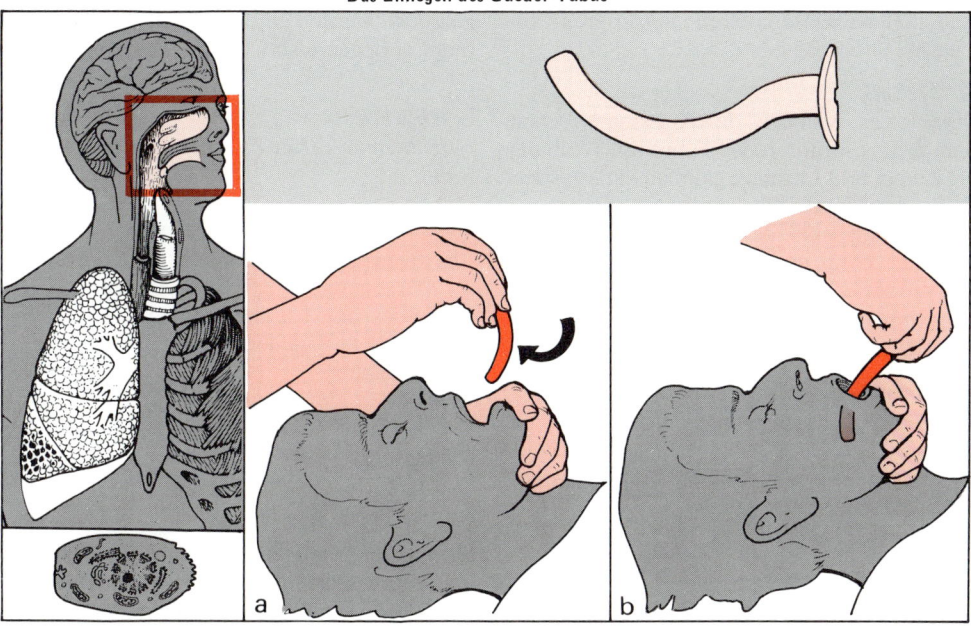

Das Einlegen des Guedel-Tubus

Abb. 87

Zu großer, zu kleiner Guedel-Tubus

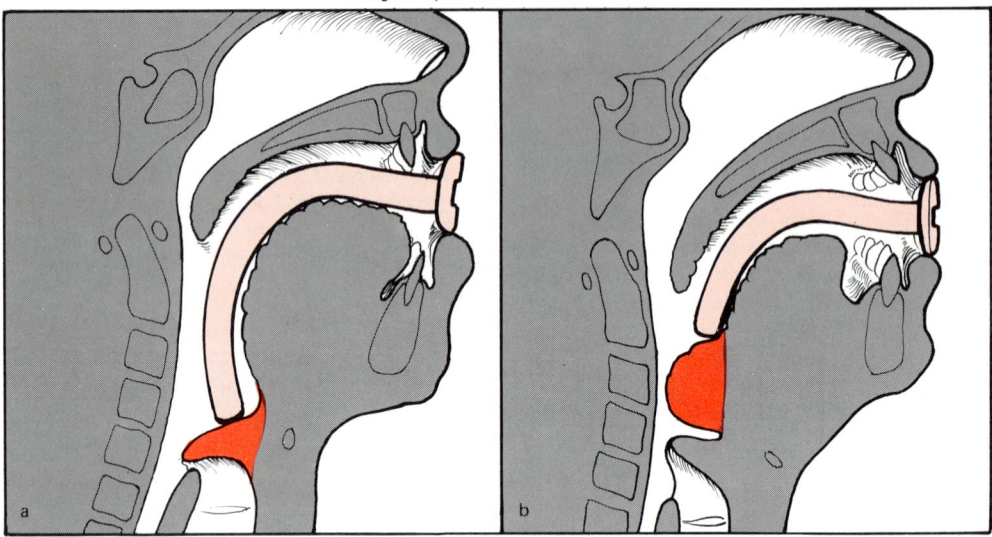

Abb. 88

Anlegen des Zungengrundes an die Rachenhinterwand verhindern und freier Raum auf beiden Seiten der Tubus die Breite der Luftbrücke vergrößert.

a) Pharyngealtuben (Guedel-Tubus)

▶ *Indikation*

Schaffung einer Luftbrücke im Rachenraum bei tief Bewußtlosen, deren Zungengrund zurücksinkt.

▪ *Technik*

Öffnen des Mundes durch Esmarch'schen Handgriff; Einführen des Tubus mit Wölbung zur Zunge und Öffnung gaumenwärts bis zur Hälfte der Mundhöhle.
Drehung um 180°, damit sich die Tubuswölbung der Form des Gaumens und des Zungengrundes anlegt.
Vorsichtiges Weiterschieben bis die Gummiplatte an den Lippen abschließt (Abb. 87).

? *Wo/Wie erlernbar?*

Theoretische Einführung: Vorübung am Phantom.
Praktisches Erlernen: Während des Anästhesiepraktikums in der Klinik.
Üben: Im Rettungsdienst.

▼ *Gefahren*

Auslösung von Würgereizen, unter Umständen sogar Erbrechen bei oberflächlicher Bewußtlosigkeit durch Reizung an Zungengrund, Gaumen, Zäpfchen und Rachenhinterwand.
Bei Verwendung *zu großer* Tuben wird der Kehldeckel auf den Kehlkopfeingang gedrückt. In diesen Fällen wird der Luftstrom behindert oder unterbrochen (Abb. 88a).
Bei Verwendung *zu kleiner* Tuben kann der Zungengrund gegen die Rachenhinterwand gedrückt werden und dadurch den Rachenraum verlegen (Abb. 88b).

! *Hinweise*

Orientierende Hinweise für die Größenauswahl

		Guedel-Größe
Erwachsene sehr groß		5 (selten erforderlich)
Erwachsene	normal	4
Erwachsene	klein	3
Jugendliche		2
Kinder		1
Kleinkinder		0
Säuglinge		00

Der Safar-Tubus besteht aus zwei Guedel-Tuben unterschiedlicher Größe, ein Teil dient als Oropharyngeal-Tubus, der andere als Beatmungsansatz (Abb. 89).

Maßnahmen zur Behandlung von Störungen des respiratorischen Systems

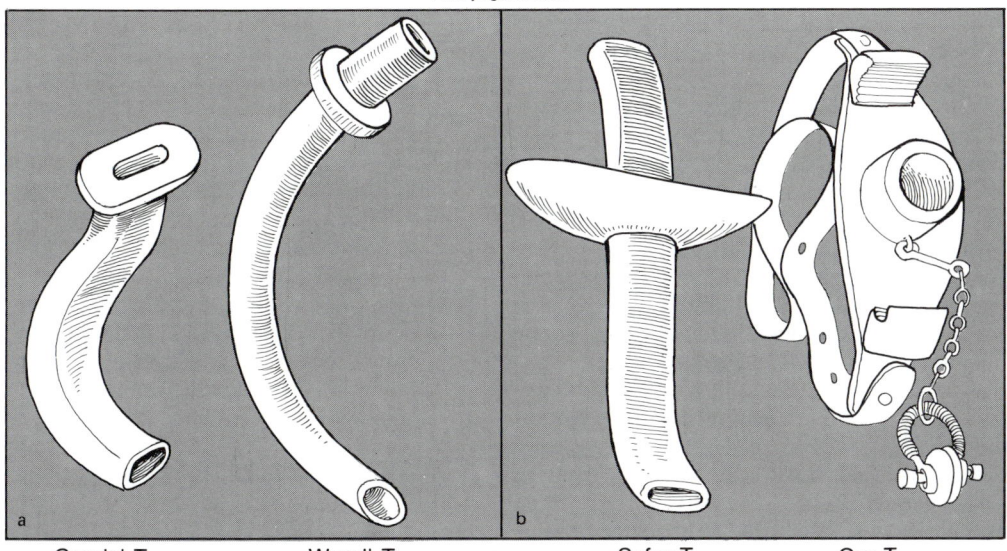

Pharyngealtuben

Guedel-T.   Wendl-T.   Safar-T.   Oro-T.

Abb. 89

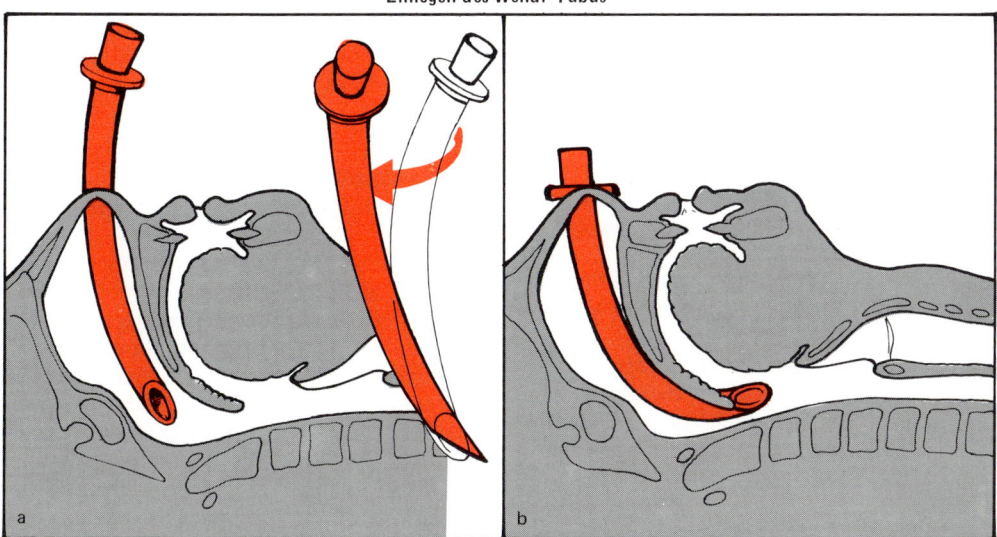

Einlegen des Wendl-Tubus

Abb. 90

Der Orotubus ist als Hilfsmittel für den weniger Geübten geeignet, da er wegen seines nur kurz in den Mund des Patienten ragenden Beatmungsstutzens keine Würgereize hervorruft. Im Rettungsdienst wird er kaum verwendet, da das Zurücksinken der Zunge nicht verhindert wird und für eine Beatmung Beatmungsbeutel zur Anwendung kommen.

b) Das Einlegen von Nasopharyngealtuben (Wendl-Tuben)

▶ *Indikation*
Schaffung einer Luftbrücke bei oberflächlich Bewußtseinsgetrübten; Verlegung des Rachenraumes durch zurückgesunkenen Zungengrund.

■ Technik
Anheben der Nasenspitze, Einführen des mit Gel bestrichenen Tubus in den unteren Nasengang.
Sanftes Vorschieben parallel zum harten Gaumen in Richtung Rachenhinterwand.
Drehung des Tubus um 90°, damit die Schräge der Tubusspitze zur hinteren Rachenwand weist.
Anheben des Unterkiefers, um ein Abdrängen des Zungengrundes durch die Tubusspitze zum Kehlkopf zu verhindern.
Weiteres gefühlvolles Vorschieben bei *kontinuierlicher Kontrolle des Atemgeräusches*!
Wenn die Tubusspitze kurz vor dem Kehlkopf liegt, ist das Atemgeräusch am lautesten (Abb. 90).
In dieser Position wird der Tubus belassen.
Ist die ringförmige Scheibe beweglich, wird sie nun als zusätzliche Sicherung gegen zu tiefes Eindringen des Tubus gegen die äußere Nasenöffnung geschoben.

? *Wo/Wie erlernbar?*
Theoretische Einführung: Am Intubationsmodell
Praktisches Erlernen: Während des Anästhesiepraktikums in der Klinik.
Üben: Im Rettungsdienst.

▼ *Gefahren*
Bei groben Manipulationen mit zu dicken, nicht gleitfähigen Tuben Verletzungen der Nasen- und Rachenschleimhaut.
Auslösen von Würgereizen und Erbrechen (sehr viel unwahrscheinlicher als bei Verwendung von Guedel-Tuben).
Bei Einführung ohne Kontrolle des Atemgeräusches kann die Spitze in die Speiseröhre eindringen. Bei anschließender Beatmung kommt es dann zur Blähung des Magens!

! *Hinweise*
Die Tubusdicke sollte die Klein- bis Ringfingerdicke des Patienten nicht überschreiten.
Im Bedarfsfall ist bei korrekter Lage der Tubusspitze eine modifizierte Mund-Nasen-Beatmung möglich. Dabei werden der Mund und das zweite Nasenloch des Patienten mit den Fingern beider Hände verschlossen, die Beatmung erfolgt durch den Wendl-Tubus.

2. Die tracheale Intubation

Vorbemerkungen
- Als Helfer und Assistent des Notarztes muß der Rettungssanitäter Gerätschaften, den technischen Ablauf und Schwierigkeiten der trachealen Intubation genau kennen, um sich jederzeit situationsgerecht zu verhalten.
- Bei der Durchführung von Sekundärtransporten intubierter Patienten ohne Transportbegleitung durch einen Notarzt muß der Rettungssanitäter durch Veränderungen der Tubuslage oder Obstruktionen plötzlich auftretende Komplikationen erkennen und beseitigen.
- Wegen der Bedeutung der Intubation für die Erstversorgung von Notfallpatienten ist davon auszugehen, daß der Rettungssanitäter nach einer *qualifizierten* Ausbildung die tracheale Intubation auch selbständig durchführen muß.
- wenn er die Indikation kennt
- ein Notarzt nicht erreichbar ist
- und wenn er an einer Klinik eine *solide Ausbildung* in dieser Technik durchlaufen hat.

▶ *Indikationen*
- Aspirationsgefahr durch Blut und Erbrochenes
- Zustand nach Aspiration zur gezielten endotrachealen Absaugung
- Ateminsuffizienz bei gleichzeitigen Schwierigkeiten in der Mund-Nase-, Mund-Mund- oder Beutel-Maskenbeatmung.

Das Freimachen und Freihalten der Atemwege wird idealerweise durch die tracheale Intubation verwirklicht. Die Beatmung kann über den richtig plazierten Trachealtubus mit der geringsten Gefahr von Komplikationen durchgeführt werden (Abb. 91).

■ *Technik*
Orale Notintubation
- *Lagerung.* Der Kopf wird in Überstreckung und durch Unterlegen geeigneten Polstermaterials ca. 10 cm höher als der Oberkörper gelagert, damit nach Einführen des Laryngoskops eine gerade Linie zwischen dem Auge des die Intubation Durchführenden (durch Mundhöhle und Rachenraum) bis zur Stimmritze entsteht (Abb. 92).

Maßnahmen zur Behandlung von Störungen des respiratorischen Systems 133

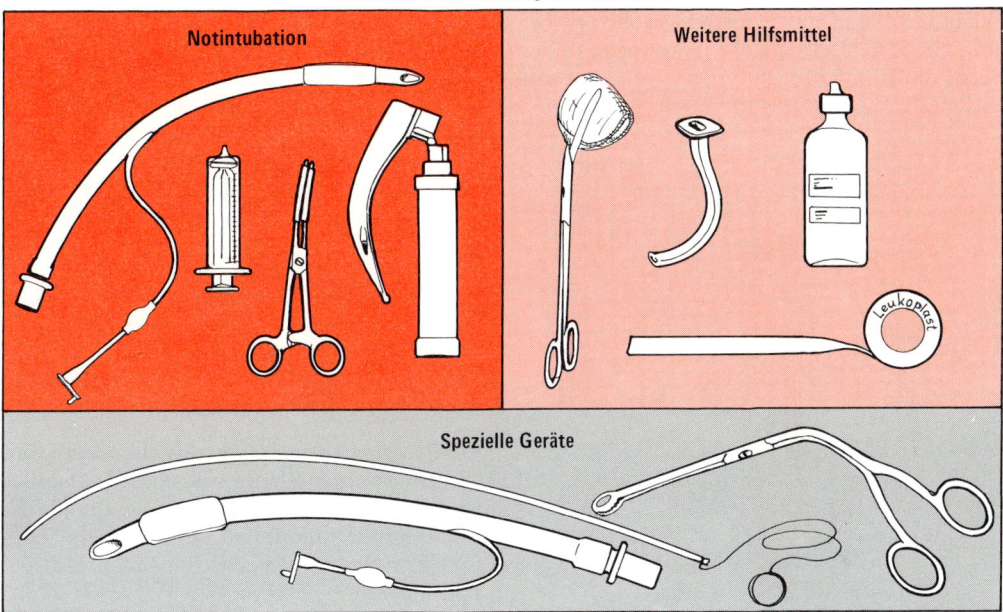

Abb. 91

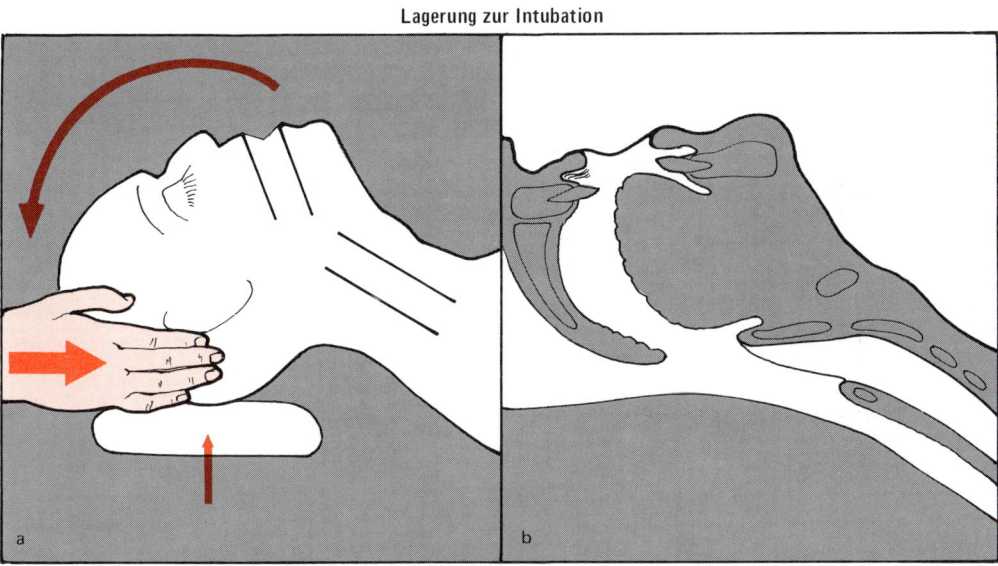

Abb. 92

- *Einführen des Laryngoskops.* Die linke Hand führt das Laryngoskop und setzt es im rechten Mundwinkel an, die rechte Hand schützt durch einen Kreuzgriff von Zeigefinger und Daumen Ober- und Unterlippe vor Verletzungen durch Einklemmen zwischen Zähnen bzw. Kiefer und Laryngoskopspatel. Während des vorsichtigen Tieferschiebens wird die Zunge durch das rechteckige Profil des Laryngoskopspatels nach links gedrängt wobei die Spatelspitze über den Zungengrund bis in den Winkel zwischen Zungengrund und Epiglottis gelangt (Abb. 93).

- *Einstellen der Stimmritze.* Zunge und Unterkiefer werden dann – ohne Winkelbewegungen gegen den Oberkiefer – in Richtung Kinnspitze angehoben. Durch gefühlvolle Betonung des Drucks an der Spatelspitze richtet sich die Epiglottis auf, der Kehlkopf mit Stimmritze liegt frei (Abb. 94 u. 95 a).

Bei schwierigen Intubationen kann von einem Helfer ausgeübter Druck von außen auf den Kehlkopf die Einstellung der Stimmritze erleichtern. Durch diesen Griff (Sellik'scher Handgriff) läßt sich außerdem bei plötzlich einsetzendem Reflux von Mageninhalt dessen Eindringen in den Rachenraum und damit die Gefahr der Aspiration vermindern. (Abb. 95 b).

- *Einführen des Tubus.* Der mit Gel oder Silikon-Spray gleitfähig präparierte Tubus muß vom äußeren rechten Mundwinkel schräg zum Kehlkopf hin geführt und mit einer leichten Drehbewegung zwischen den Stimmbändern hindurchgeschoben werden.

- *Abdichten des Tubus.* Anschließend wird die Blockermanschette mit einer Luftspritze so fest geblockt, daß bei der Beatmung das „blubbernde" Geräusch der zwischen Tubus und Trachealwand hochströmenden Luft gerade aufgehoben wird.

- *Kontrolle der Tubuslage.* Sofortige Kontrolle der Tubuslage durch vergleichendes Abhören des Atemgeräusches über dem rechten und linken Lungenflügel mit dem Stethoskop. Über beiden Lungen müssen gleich starke Atemgeräusche zu hören sein (Abb. 96).

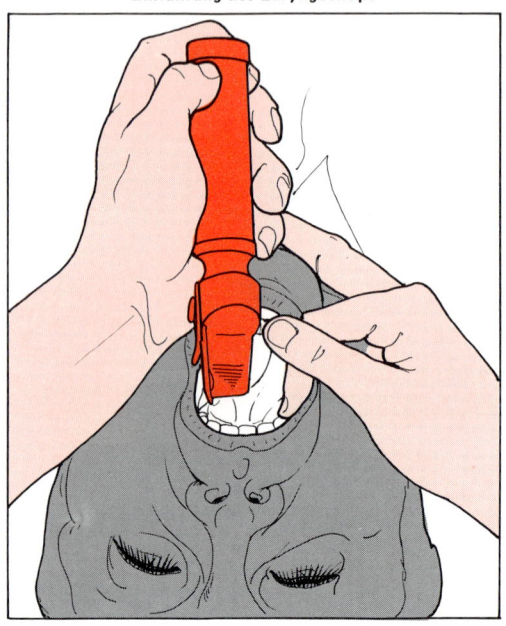

Einführung des Laryngoskops

Abb. 93

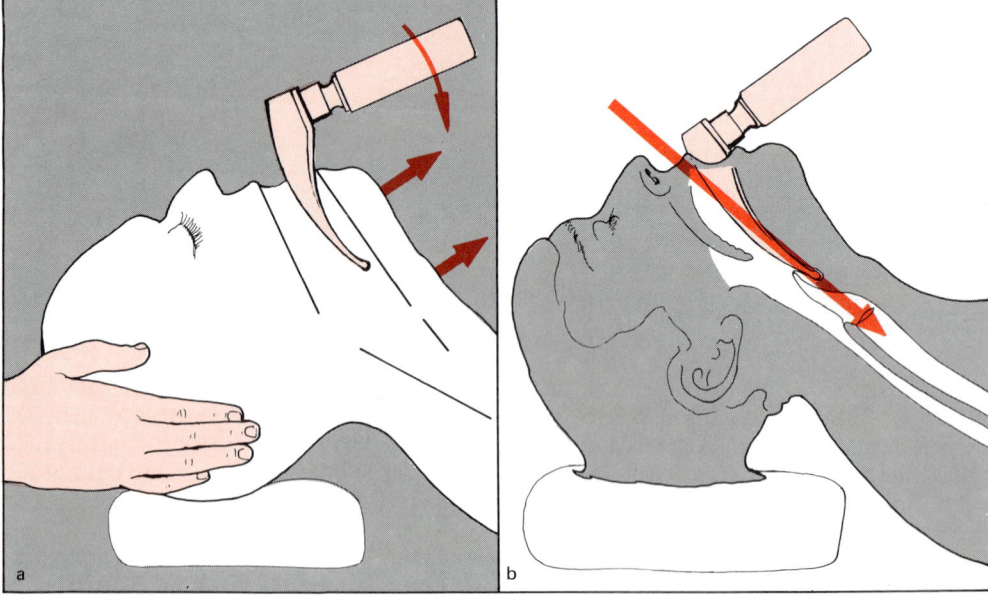

Abb. 94 Anheben des Unterkiefers

Maßnahmen zur Behandlung von Störungen des respiratorischen Systems

- *Sicherung des Tubus.* Nach Beseitigung der akuten Bedrohung wird ein Beißschutz, meist ein Guedel-Tubus eingelegt. Trachealtubus und Beißschutz werden dann mit Pflaster fixiert.

? Wo/Wie erlernbar?
Theoretische Einführung: Am Intubationsmodell.
Praktisches Erlernen: Nur während eines Klinikpraktikums mit gezielter Unterweisung durch Narkoseärzte.

Üben: Soweit vertretbar unter notärztlicher Aufsicht im Rettungsdienst.

▼ Gefahren
Abgleiten der Tubusspitze in den Ösophagus. Tödliche Komplikationen bei Patienten mit Atemstillstand, wenn diese Fehllage nicht sofort erkannt wird (Abb. 97a).
Intubation des rechten Hauptbronchus bei zu tiefem Vorschieben (siehe Anatomie) führt zum Ausfall der gesamten linken Lunge für die Ventilation (Abb. 97b).

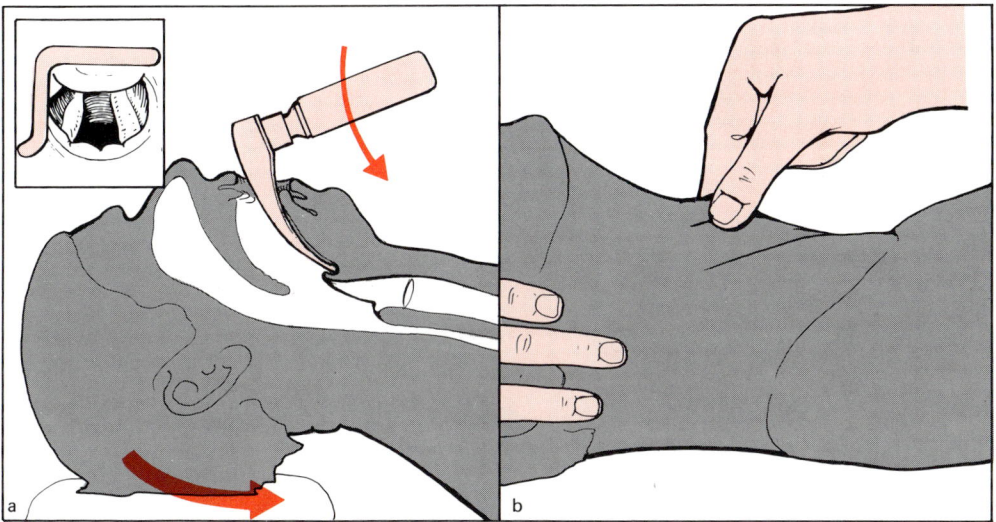

Abb. 95

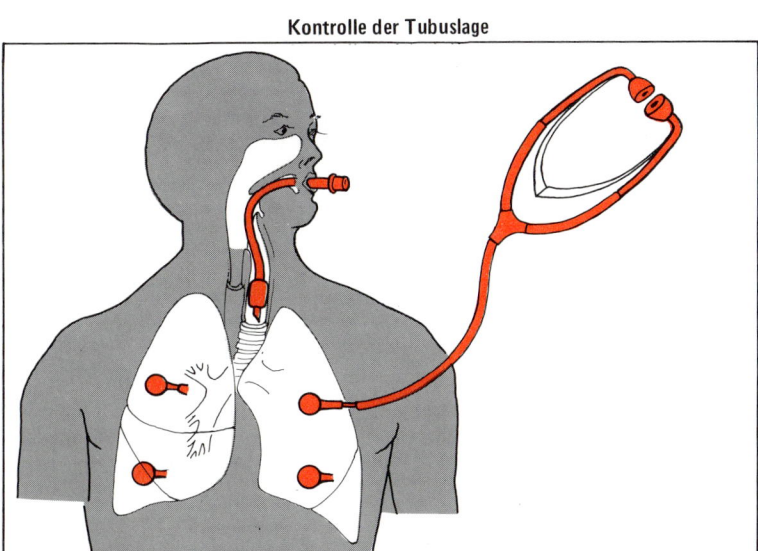

Abb. 96

Fehllagen

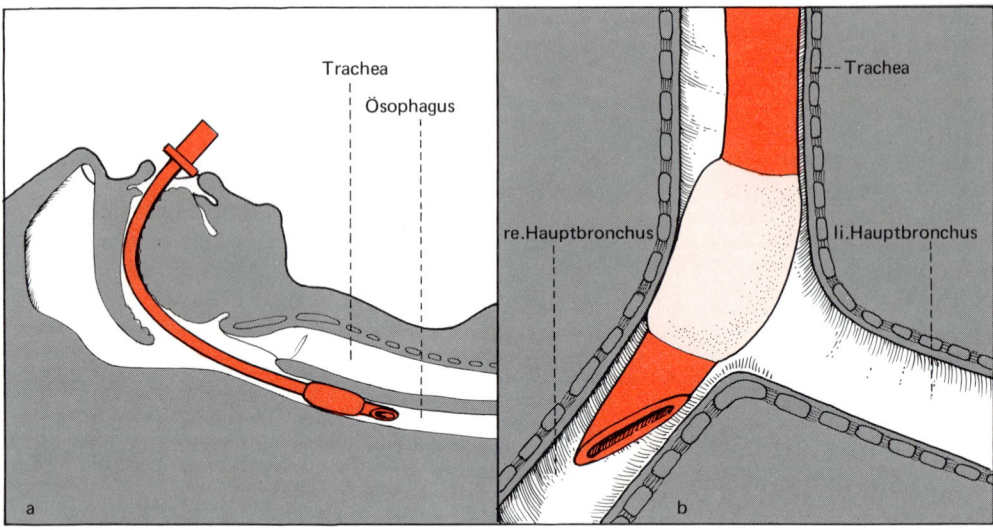

Abb. 97

Falsche Kopfpositionen

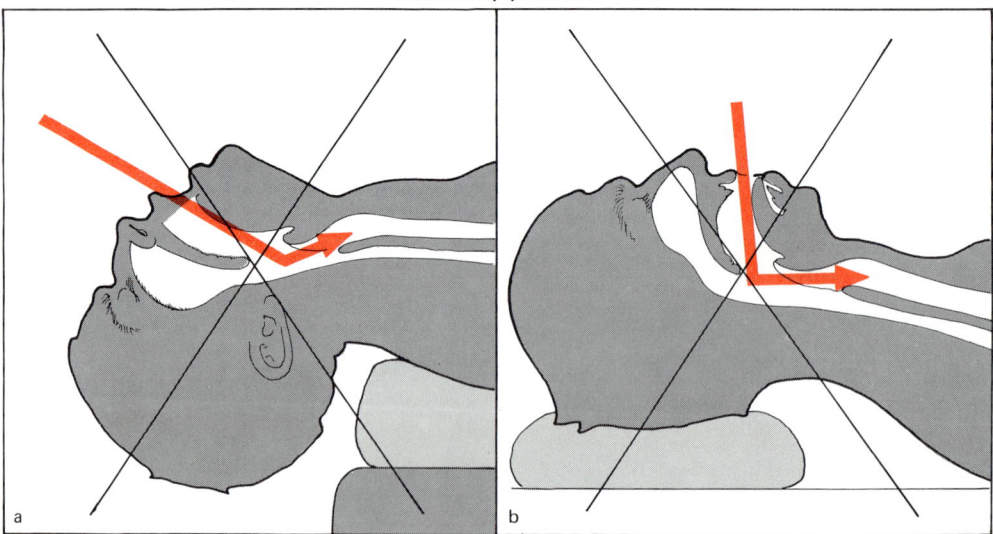

Abb. 98

Abknicken des Tubus außerhalb des Respirationstraktes (relativ leicht erkennbar).
Schleimhautverletzungen an Lippen, Zunge und Rachenhinterwand.
Ausbrechen von Schneidezähnen des Oberkiefers, besonders bei Patienten, die nicht ausreichend entspannt sind.

! *Hinweise*
- Die zweckmäßige Lagerung des Kopfes ist eine entscheidende Voraussetzung für die erfolgreiche Intubation, eine falsche Lagerung kann die Intubation erheblich erschweren, ja sogar unmöglich machen.
- Bei nicht im Nacken überstrecktem Kopf oder am hängenden Kopf mit zu starker Überstreckung ist die Intubation nicht durchführbar (Abb. 98a u. b).

- Auf die Beschreibung der nasotrachealen Intubation unter Zuhilfenahme der Magillzange, eines auch von Notärzten seltener angewandten komplizierteren Verfahren, wird hier bewußt verzichtet.
- Einweisung an Phantomen mit drillmäßigem Üben der Handgriffe und Intubationen an Leichen sind wertvolle *Vorübungen*.
 Das *Erlernen* der Intubation ist nur am Patienten möglich.

Mindestkatalog für das Erlernen der trachealen Intubation

- Drillmäßiges Üben der Handgriffe an Phantomen bis zur korrekten Durchführung.
- Ca. 20 selbständige Intubationen am relaxierten Patienten unter OP-Bedingungen und unter ärztlicher Aufsicht.
- Ca. 10 Intubationen an nichtrelaxierten bewußtlosen Patienten (unter Notfallbedingungen),
- davon mindestens 3 Intubationen bei Patienten mit Blutungen bzw. Blutansammlungen im Rachenraum.

Dieser Mindestkatalog läßt erkennen, welches Trainingsprogramm unabdingbar notwendig erscheint. Derjenige der die notwendigen Kenntnisse und Fähigkeiten während seiner Ausbildung nicht erreichen kann, sollte Intubationsversuche unterlassen, da in diesen Fällen zusätzliche Schäden befürchtet werden müssen. Es muß immer wieder darauf hingewiesen werden, daß trotz des besonderen Wertes, der der Intubation bei der Versorgung von Notfallpatienten zukommt, die Sicherung des Überlebens in der akuten Situation in vielen Fällen auch ohne Intubation gelingen kann.

III. Sauerstoffgabe

Vorbemerkungen

Die Erhöhung des Sauerstoffanteils in der Einatemluft ist bei allen Notfallpatienten sinnvoll, bei denen die Menge des mit O_2 aufgesättigten Hämoglobins bzw. der Sauerstoffdruck im arteriellen Blut abgesunken ist (Hypoxämie).
Dieser Zustand ist in der Regel an der Zyanose◇, teilweise auch an indirekten Zeichen wie Dyspnoe◇, Unruhe und/oder Hyperventilation◇ zu erkennen.
Für eine sachgerechte Sauerstoffbehandlung ist es ganz entscheidend, zuvor die wahrscheinliche Ursache der Hypoxämie zu analysieren.
In diesem Abschnitt werden nur die Techniken der Sauerstoffinsufflation bzw. Inhalation dargestellt, die bei ausreichender Spontanatmung oder Hyperventilation angezeigt sind. Das Verfahren der O_2-Anreicherung der *Beatmungsluft* ist im Abschnitt Beatmung abgehandelt.

▶ *Indikationen*

Sauerstoffmangelzustände bei ausreichender Spontanatmung oder bei Hyperventilation des Patienten. Typische Ursachen sind Diffusionsstörungen in der Lunge, beispielsweise bei Lungenentzündung, Lungenstauung, Lungenödem.

■ *Technik*

Insufflation durch Nasenkatheter:
Festlegung der Einführlänge (Nasenspitze – Ohrläppchen).
Einführen durch die Nase (Technik siehe Anatomie) Katheterspitze soll in der Gegend des weichen Gaumens liegen (Abb. 99a).
Sauerstoffsonden mit Schaumgummikissen haben Vorteile. Sie werden nur ca. 1 cm über

Tabelle 10

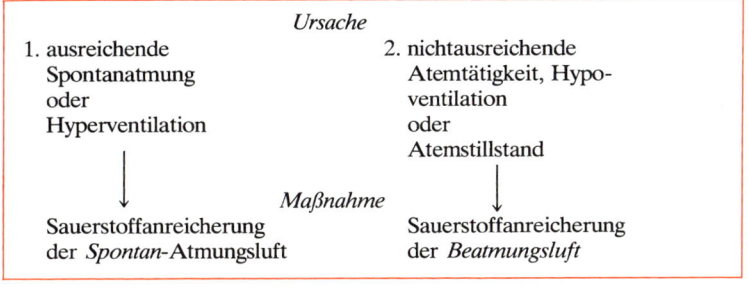

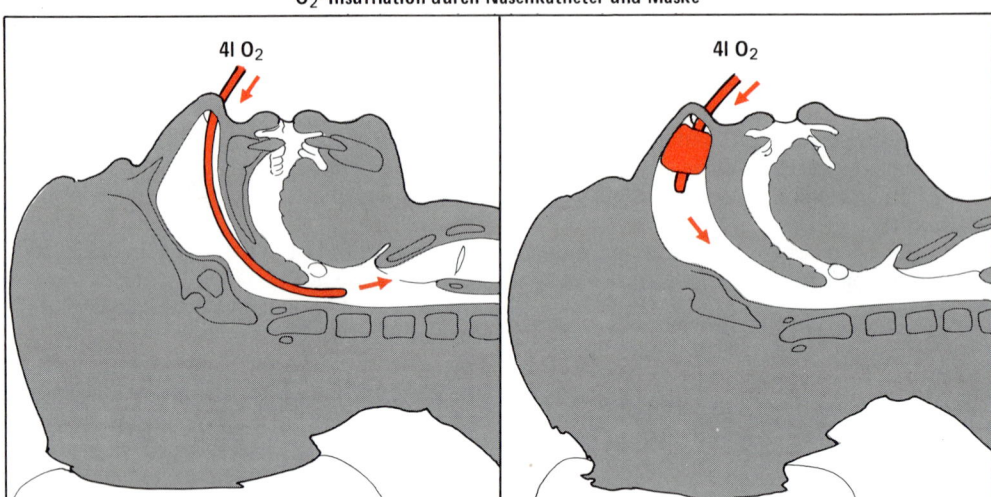

O₂-Insufflation durch Nasenkatheter und Maske

Abb. 99

das Kissen hinausragend in eine Nasenöffnung eingeführt (Abb. 99b).
Anschluß an die O₂-Versorgung des Notfallkoffers oder des Rettungswagens. Dosierung ca. 4 l O₂/min
Über Maske:
Auflegen der Maske; nach Möglichkeit halten der Patient selbst oder der Rettungssanitäter die Maske.
Dosierung: 4–6 l O₂/min.

? Wo/Wie erlernbar?
Theoretische Einführung: Am Intubationsmodell.
Praktisches Erlernen: Auf Intensivstationen.
Üben: Im Rettungsdienst.

▼ Gefahren
Bei vorsichtigem Einlegen der Sonde sind Verletzungen unwahrscheinlich.
Sauerstoffvergiftungen, Schädigungen durch nicht optimal angefeuchteten Sauerstoff und andere Folgen einer länger dauernden O₂-Insufflation sind während der kurzen Behandlungszeiten im Rettungsdienst nicht zu befürchten.

! Hinweise
Selten aber wichtig! Bei manchen Patienten, die an chronischen Lungenerkrankungen leiden, reagiert das Atemzentrum nicht mehr wie bei Gesunden in erster Linie auf

- CO₂-Anstieg und
- pH-Abfall (s. Abschnitt Physiologie),

da diese Meßgrößen ständig außerhalb der Normwerte in krankhaften Bereichen liegen. Das Atemzentrum reagiert in diesen Sonderfällen auf Veränderung des Sauerstoffdrucks im arteriellen Blut, der allerdings auch unter dem Normwert liegt.
Gibt man diesen Patienten Sauerstoff, so entzieht man ihnen ihren Atemreiz. Die Atmung wird schwächer, der CO₂-Druck im Blut nimmt noch weiter zu und lähmt das Atemzentrum (narkotische Wirkung des CO₂).
Patienten mit chronischen Lungenerkrankungen, denen bei einer akuten Verschlechterung ihres Zustandes O₂ angeboten wurde, müssen hinsichtlich ihrer Atemtätigkeit besonders aufmerksam überwacht werden, da sich in seltenen Fällen Hypoventilation und Atemstillstand einstellen können.
In allen Fällen, in denen eine klare Unterscheidung zwischen ausreichender Atmung oder Hypoventilation Schwierigkeiten bereitet, muß vorsichtshalber *assistierend beatmet* werden.
Die O₂-Anreicherung der Atemluft im Neugeboreneninkubator entbindet nicht von der Pflicht, bei Hypoventilation das Neugeborene zu beatmen, da nur leichte Einschränkungen der Atemtätigkeit durch eine Erhöhung des O₂-Angebots ausgeglichen werden können.

IV. Beatmung

▶ *Indikationen*
Alle Formen der Hypoventilation, wie Totraumatmung und finale Schnappatmung, Atemstillstand. Es soll nochmals hervorgehoben werden, daß der Rettungssanitäter nicht erst nach Einsetzen, bzw. nach sicherem Erkennen eines Atemstillstandes beatmet, sondern bereits zu einem Zeitpunkt, an dem unterschiedliche Anzeichen wie
- Zyanose und/oder
- sichtbar verminderte Atembewegungen und/oder
- eine zu geringe Atemfrequenz und/oder
- ein abgeschwächtes Atemgeräusch und/oder
- ein abgeschwächter Atemstoß

auf eine *lebensbedrohliche Einschränkung der Spontanatmung* hinweisen.
Um die beiden unterschiedlichen Beatmungstechniken bei erhaltener aber nicht ausreichender Spontanatmung und bei Atemstillstand deutlich zu kennzeichnen, ist es sinnvoll, zwei Begriffe aus der klinischen Beatmungstherapie auch auf präklinische Verhältnisse zu übertragen.

1. Assistierende Beatmung
Anpassung der Beatmung an die normale oder mäßig erhöhte Spontanatemfrequenz eines Patienten, dessen Atemzugvolumen aber für die erforderliche Belüftung der Alveolen nicht ausreicht.
2. Kontrollierende Beatmung
Beatmung in der vom Helfer vorgegebenen Frequenz, bzw. „Durchbrechen" einer Schnappatmung mit zu geringer Frequenz.

1. Beatmung ohne Hilfsmittel – die Atemspende

Vorbemerkung
Wenn bei überraschenden Notfällen die Hilfsmittel der Standardausstattung der Rettungsfahrzeuge nicht sofort greifbar sind, oder die künstliche Beatmung im Rahmen einer Reanimation im „Einmannverfahren" im Rettungswagen notwendig wird, muß auch der Rettungssanitäter die Atemspende ohne Hilfsmittel durchführen.

Folgende Möglichkeiten bestehen:
- Mund-zu-Nase-Beatmung
- Mund-zu-Mund-Beatmung
- bei Kleinkindern, Säuglingen und Neugeborenen: Mund-zu-Nase-und-Mund-Beatmung.

Richtwerte für die Beatmung

	Frequenz/ min	Atemzug- volumen/ml
Früh- und Neugeborene	40–60	20– 35 ml
Kinder 5 Jahre	20–25	150– 200 ml
Kinder 10 Jahre	18–25	300– 400 ml
Jugendliche	16–20	300– 500 ml
Erwachsene	16–18	500–1000 ml

? *Wo/Wie erkennbar?*
Das Erkennen der Beziehungen zwischen
- sichtbaren Atembewegungen und
- Atemzugvolumen

erlernt der Rettungssanitäter durch Beobachtung im Anästhesiepraktikum und auf Intensivstationen während der Beatmung Intubierter.
Er betrachtet und wertet die Atemexkursionen des Brustkorbes bei gleichzeitiger Beurteilung der am Volumeter des Narkose- bzw. Beatmungsgerätes ablesbaren Atemzugvolumina.
Alle Beatmungsverfahren müssen an geeigneten Phantomen drillmäßig vorgeübt werden. Während die Atemspende (Einblasen von Ausatmungsluft) aus hygienischen Gründen an Gesunden nicht geübt wird, werden die Verfahren der Beatmung mit Atembeuteln und Beatmungskreisteilen unter ärztlicher Aufsicht an Gesunden oder Patienten erlernt.

a) Mund-zu-Nase-Beatmung

■ *Technik*
Der Rettungssanitäter kniet seitlich am Kopf des Patienten.
Er überstreckt den Kopf in der im Abschnitt „Überstreckung" beschriebenen Form.
Der Daumen der am Kinn liegenden Hand dichtet den Mund durch Druck der Unterlippe gegen die Oberlippe ab.
Der Rettungssanitäter atmet etwas tiefer als normal ein und bläst seine Ausatmungsluft mit geringem Druck in beide Nasenlöcher des Patienten.

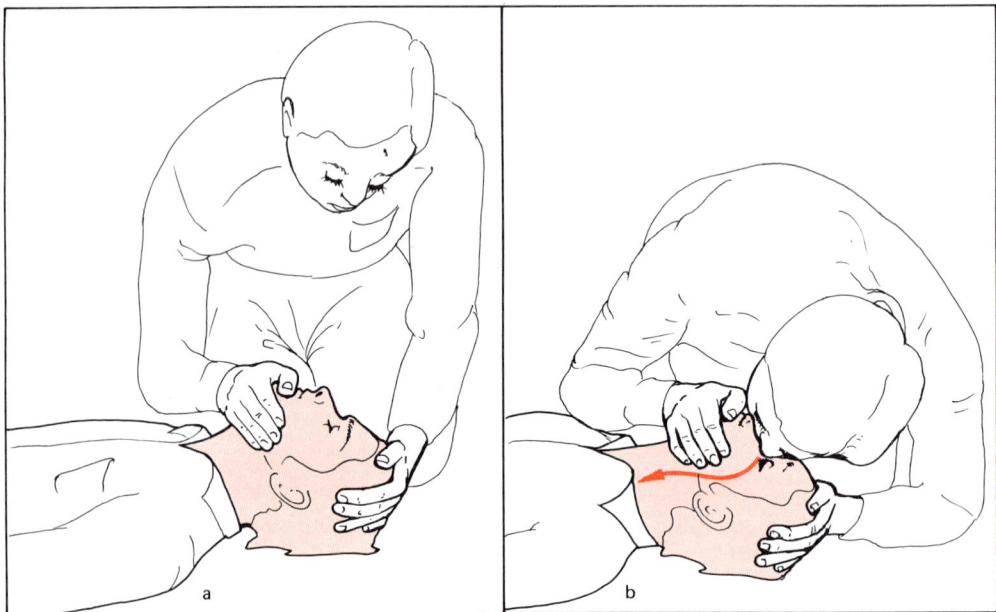

Abb. 100

(Atemfrequenz und Atemzugvolumen siehe oben) (Abb. 100 a u. b).
Während der passiven Ausatemphase blickt der Rettungssanitäter zur Brust des Patienten, „sieht" das Senken des Thorax während er gleichzeitig das Strömen der Ausatemluft an seiner Wange „fühlt" und „hört."

! *Hinweise*
Die Mund-zu-Nase-Methode ist in der Regel hygienischer als die Atemspende von Mund-zu-Mund.
Eine Abdichtung ist leichter.
Durch völligen Mundschluß und Anheben des Unterkiefers ist eine Einengung der Atemwege durch den Zungengrund weniger wahrscheinlich.
Außerdem wird durch den längeren Weg und den größeren Raum bis zum Kehlkopfeingang eine Reduzierung der Beatmungsdruckspitzen erreicht.
Die Mund-zu-Nase-Beatmung ist auch bei Verletzungen im Mundbereich und bei Kieferklemme anwendbar.

b) Mund-zu-Mund-Beatmung

■ *Technik*
Der Rettungssanitäter kniet seitlich am Kopfende des Patienten.

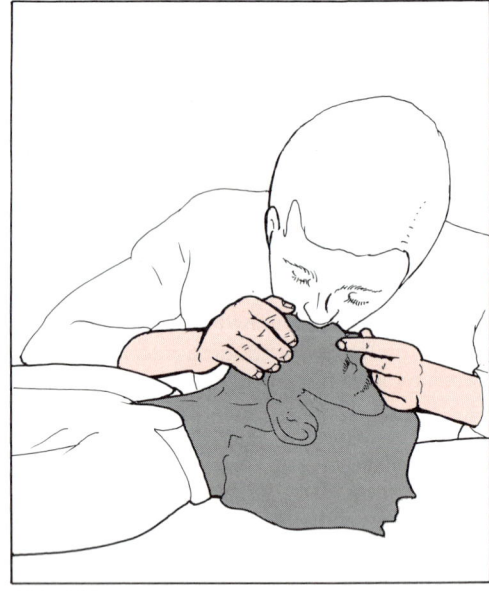

Abb. 101

Er überstreckt den Kopf in der beschriebenen Form.
Daumen und Zeigefinger der an der Stirn liegenden Hand verschließen die Nase, der Rettungssanitäter atmet etwas tiefer als normal

Mund – zu – Mund – Nase – Beatmung

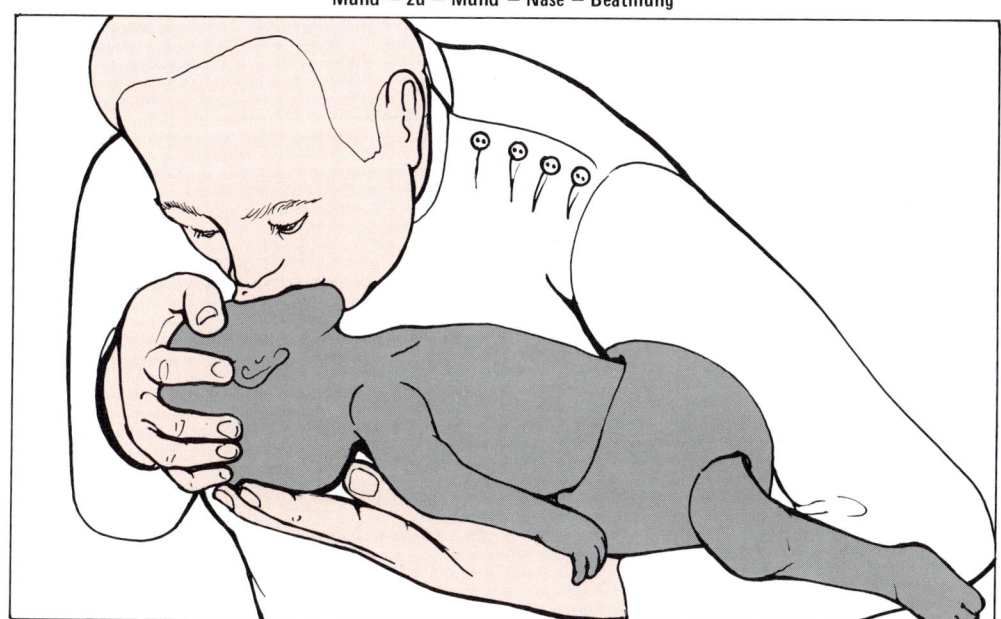

Abb. 102

ein und bläst seine Ausatemluft mit geringem Druck in den Mund des Patienten (Abb. 101).
(Atemfrequenz und Atemzugvolumen siehe oben)
Während der passiven Ausatemphase blickt der Rettungssanitäter zur Brust des Patienten, er „sieht" das Senken des Thorax während er gleichzeitig das Strömen der Ausatemluft an seiner Wange „fühlt" und „hört".

! *Hinweise*
Bei Verlegung oder Verletzung der Nase wird die Mund-zu-Mund-Beatmung durchgeführt.

c) Mund-zu-Mund-zu-Nase-Beatmung bei Neugeborenen Säuglingen und Kleinkindern

■ *Technik*
Nur leichte Überstreckung des Kopfes. Der Rettungssanitäter deckt Mund und Nase des Kindes mit seinem geöffneten Mund ab.
Mit leichtem Druck bläst er die Luftmenge ein, die sich ohne zusätzliche Einatmung in seiner Mundhöhle befindet (Abb. 102).
(Atemfrequenz und Atemzugvolumen siehe oben)
Während der passiven Ausatemphase blickt der Rettungssanitäter zur Brust des Kindes, er „sieht" das Senken des Thorax während er gleichzeitig das Strömen der Ausatemluft an seiner Wange „fühlt" und „hört".

2. Beatmung mit Hilfsmitteln

Vorbemerkung
Bei einer isolierten Störung des respiratorischen Systems, die eine assistierende oder kontrollierende Beatmung notwendig macht, wird der Rettungssanitäter unter normalen Bedingungen einen Beatmungsbeutel mit Maske verwenden. Im Rettungsdienst werden nur ausnahmsweise
• der Safar-
• der Wendl-Tubus oder
• eine Beatmungsmaske allein
für die Durchführung der Beatmung eingesetzt.

a) Atemspende über Safar-Tubus

▶ *Indikation*
Hypoventilation oder Atemstillstand bei tiefer Bewußtlosigkeit.

■ *Technik*
Einführungstechnik des Tubus entspricht der des Guedel-Tubus.

Beatmung erfolgt vom Kopfende des Patienten her über den zweiten Guedel-Ansatz (Abb. 103).
Die Hände des Rettungssanitäters umfassen den Kieferwinkel mit den vier Fingern jeder Hand, die Abdichtplatte wird mit beiden Daumen ähnlich wie beim Esmarch'schen Handgriff auf die Lippen des Patienten gepreßt.
Die Wirksamkeit der Beatmung wird in gleicher Weise wie bei der Atemspende kontrolliert.

! *Hinweise:*
- Der kleinere Ansatz des Safar-Tubus ist als Guedel-Tubus für Kinder, der größere für Erwachsene gedacht.
- Vorsicht beim Einführen: Safar-Tuben bestehen oft aus starrem Kunststoff, sie können die Mund- und Rachenschleimhaut verletzen.

b) Atemspende über Wendl-Tubus

▶ *Indikation*
Hypoventilation oder Atemstillstand bei oberflächlicher Bewußtlosigkeit.

▪ *Technik*
Zur Einführungstechnik siehe Abschnitt Nasopharyngealtubus.
Der Mund und das zweite Nasenloch des Patienten werden mit den Fingern beider Hände verschlossen (Abb. 104).

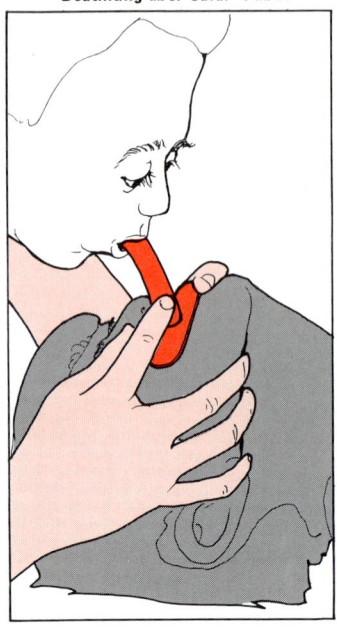

Beatmung über Safar-Tubus

Abb. 103

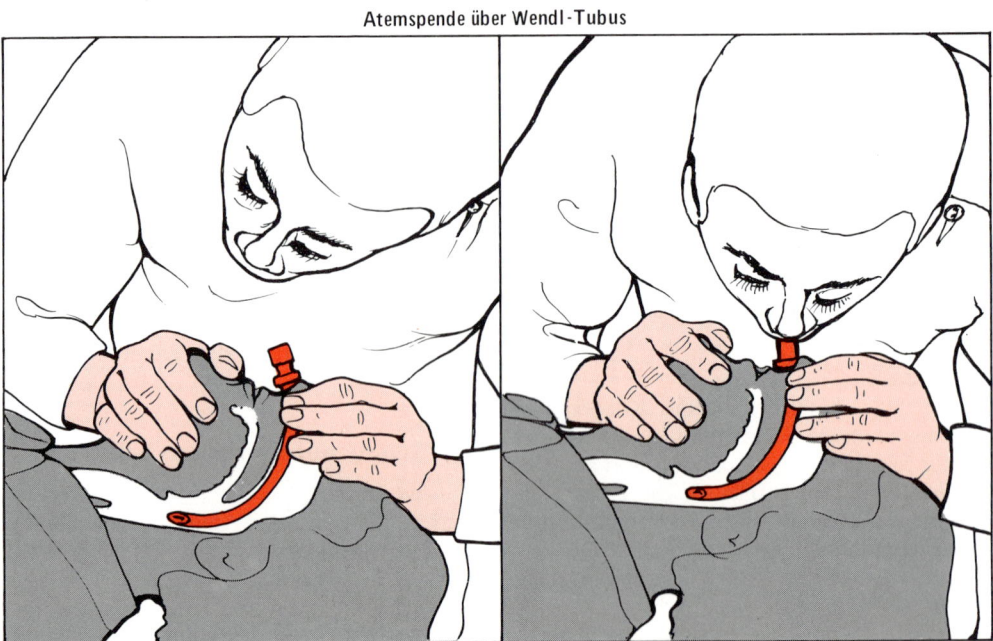

Atemspende über Wendl-Tubus

Abb. 104

Das Einblasen der Luft erfolgt durch den korrekt liegenden Tubus.
Wirksamkeitskontrolle wie bei der Atemspende.

! Hinweise
Bei zu tiefem Einführen des Tubus kann die Spitze im Ösophagus liegen und bei Beatmung zu einer Blähung des Magens führen. Diese Fehllage ist an fehlenden Thoraxbewegungen, „blubberndem" Atemgeräusch und fehlendem Atemstoß bei der Exspiration zu erkennen.

c) Atemspende über Beatmungsmaske

▶ *Indikation*
Hypoventilation oder Atemstillstand bei ungünstigen hygienischen Bedingungen und nicht sofort greifbarem Beatmungsbeutel.

▪ *Technik*
Doppelter „C-Griff" zur Abdichtung der Maske und zum gleichzeitigen Überstrecken des Kopfes. Einblasen der Luft vom Kopfende des Patienten her in der bereits in den Vorabschnitten beschriebenen Technik (Abb. 105).
Wirksamkeitskontrolle wie bei der Atemspende ohne Hilfsmittel.

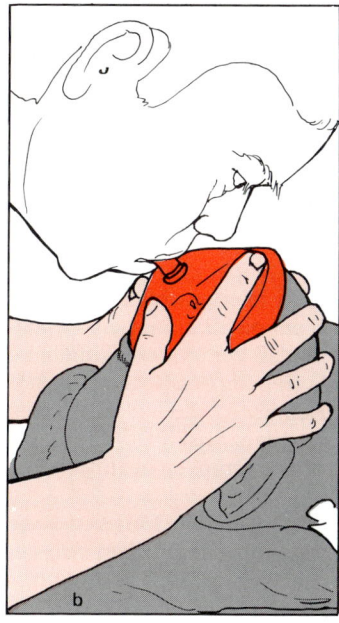

Atemspende über Maske

Abb. 105

? Wo/Wie erlernbar?
Das korrekte „Dichthalten" der Atemmaske kann an Phantomen geübt werden.
Erlernen: Nur am Patienten im Anästhesiepraktikum.
Üben: Bei der Beutelbeatmung an gesunden Lehrgangsteilnehmern in den Schulen und im Rettungsdienst.
An Patienten im Rettungsdienst

! Hinweise
Das korrekte „Dichthalten" der Maske bei Patienten aller Altersgruppen mit unterschiedlichen Gesichts- und Kieferformen bedarf gründlicher Übung. Die Beatmung über Maske ist für Rettungssanitäter noch wichtiger als das Erlernen der Intubation und außerdem Voraussetzung für dieses Verfahren.
Es gibt faltbare Spezialmasken für diese Art der Beatmung, die neben dem Beatmungsansatz über einen zusätzlichen Anschluß für die Sauerstoffzufuhr verfügen.
Dieses Verfahren der Atemspende kommt unter den üblichen Bedingungen im Rettungsdienst selten zur Anwendung, da bei Verwendung einer Maske auch die Beutelbeatmung zu bevorzugen ist.

d) Beutel-Masken-Beatmung

▶ *Indikation*
Hypoventilation oder Atemstillstand im Rahmen einer isolierten Störung des respiratorischen Systems oder bei Reanimationen, bei denen eine Person nur mit der Durchführung der Beatmung befaßt werden kann.

▪ *Technik*
Freimachen und Freihalten der Atemwege
Überstrecken des Kopfes, nach Möglichkeit Einlegen eines Pharyngealtubus in der zuvor beschriebenen Technik.

• *Aufsetzen und Halten der Maske.* Die Maske wird mit Daumen und Zeigefinger einer Hand, in der Regel der linken, bei seitengleichem Druck auf Maskenbasis und Maskenspitze über Mund und Nase des Patienten aufgesetzt (C-Griff).
Gleichzeitig umfassen Mittel-, Ring- und Kleinfinger den Unterkiefer des Patienten und heben ihn an. Alle 5 Finger der Maskenhand halten den Kopf in Überstreckung (Abb. 106).

Beutel-Masken-Beatmung

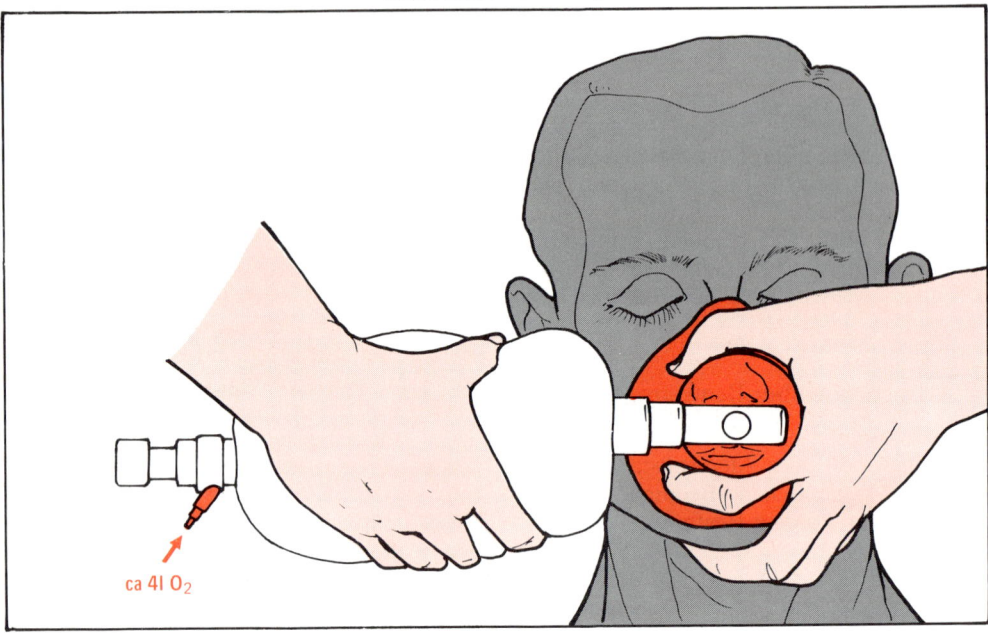
ca 4l O₂

Abb. 106

- *Beutelbetätigung.* Die rechte Hand umgreift den mit der Maske verbundenen Beatmungsbeutel und drückt ihn zur Beatmung zusammen. Dabei strömt die im Beutel befindliche Luft über Ventil und Maske in die Lungen des Patienten.
Nach jedem Zusammendrücken werden die Finger der rechten Hand sofort entspannt, so daß der sich selbsttätig füllende und ausdehnende Beutel locker in der Hand liegt.
Wirksamkeitskontrolle wie bereits zuvor beschrieben.

- *Sauerstoffanschluß.* Bei Anschluß von 4–6 l O_2/min Sauerstoff an den Sauerstoffstutzen läßt sich bei physiologischen Atemfrequenzen in Abhängigkeit von den konstruktiven Merkmalen der einzelnen Beatmungsbeutel ein Anteil von ca. 40–70 Vol% Sauerstoff in der Einatemluft des Erwachsenen erreichen.
Entsprechendes gilt für den Anschluß von 2 l O_2/min an Neugeborenen-Beatmungsbeutel.

- *Sonderfall Neugeborenen Beatmung mit Kinder-Beatmungsbeutel.* Bei der Beatmung des Neugeborenen mit dem Kinder-Beatmungsbeutel darf der Beutel zur Vermeidung zu hoher Beatmungsdrucks nur mit Daumen und einem, allenfalls mit Daumen und zwei Fingern der rechten Hand komprimiert werden. Dieser Hinweis hat insbesondere für *intubierte* Neugeborene Bedeutung.

? Wo/Wie erlernbar?
Vorübungen an Beatmungs- und Intubationsphantomen
Praktisches Erlernen: Während des Anästhesiepraktikums in der Klinik.
Üben: Das Verfahren kann an gesunden Lehrgangsteilnehmern in den Schulen des Rettungsdienstes und an Patienten im Rettungsdienst geübt werden.

▼ Gefahren
Die typische Gefahr aller geschilderten Beatmungstechniken an nichtintubierten Patienten besteht darin, daß bei akuten Notfällen – bedingt durch Aufregung des Rettungssanitäters und das Bemühen, die erforderlichen Maßnahmen besonders wirkungsvoll zu gestalten – mit zu hohen Drucken beatmet wird.

- *Zu hoher Druck.* Bei Drucken, die 18–20 cm H_2O überschreiten, öffnet sich der Ösophagus und ein Teil der Luft geht auf diesem Wege in den Magen (Abb. 107).

Maßnahmen zur Behandlung von Störungen des respiratorischen Systems

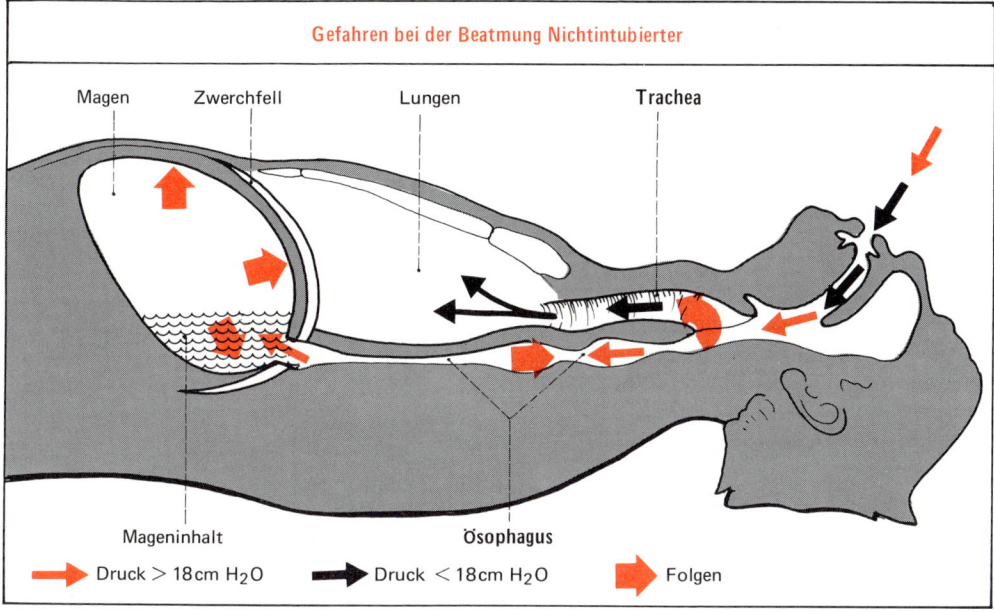

Abb. 107

- *Blähung des Magens behindert die Atmung.* Die zunehmende Blähung des Magens führt zu einem Zwerchfellhochstand, der die Einatemphase der Zwerchfelltätigkeit behindert.

- *Regurgitation.* Die bedrohlichste Folge der Blähung des Magens ist das plötzliche Rückströmen der Luft in den Rachen, wobei Mageninhalt, Speisereste oder auch Nüchternsekret (Salzsäure des Magens) mitgerissen werden und über den Kehlkopf in die Lunge gelangen können (Aspiration). Die Verlegung der Trachea mit festen Speiseresten kann oft nicht mehr behoben werden und führt dann sofort zum Tod. Auch durch die sich bei anderen Patienten nach Aspiration von Magensäure später entwickelnde Lungenentzündung können bei den betroffenen lebensbedrohliche Komplikationen entstehen.

- *Sonderfall Neugeborene.* Im Allgemeinen kann nur bei Früh- und Neugeborenen durch unsachgemäße Atemspende, vor allem Beutelbeatmung eine Lunge zerreißen, so daß sich im Anschluß ein Pneumothorax entwickelt.

! *Hinweise*
Neben einer Beatmung mit zu hohen Drucken kommt auch eine zu hohe Beatmungsfrequenz relativ häufig zur Anwendung. Eine mäßige Frequenzerhöhung ist in vielen Situationen sinnvoll, sie sollte die physiologischen Werte nicht zu stark überschreiten, da bei zu schneller Inspiration Turbulenzen entstehen und eine gleichmäßige Belüftung der Alveolen nicht mehr gewährleistet ist.
Eine Beutel-Masken-Beatmung kann nur vom Kopfende des Patienten durchgeführt werden!

e) Die Beatmung Intubierter

Intubierte Patienten werden im Rettungsdienst in der Regel über Beutelbeatmungsgeräte beatmet.
Plötzliches Erbrechen, Blutungen in den Rachenraum etc. können das respiratorische System praktisch nicht mehr beeinträchtigen und die zuvor geschilderten Probleme des Beatmungsdruckes sind unter diesen Bedingungen zu vernachlässigen.
Ausnahmen bestätigen jedoch die Regel. Bei einer vorgeschädigten Lunge (Emphysem) oder nach Verletzungen kann sich ein zu hoher Beatmungsdruck nachteilig auswirken. Das Beatmungsvolumen soll daher beim Erwachsenen 800 ml nicht übersteigen.

Jeder muß sich mit den Beatmungsgeräten, die er im Notfall einsetzt in ausreichender Weise vertraut machen. Bei einem Teil der Geräte ist eine automatische Druckbegrenzung eingebaut oder sie ergibt sich aus der speziellen Konstruktion.

Falls nicht sofort ein Beatmungsgerät zur Verfügung steht, ist auch eine Mund-Beatmung über einen Trachealtubus möglich.

? Wo/Wie erlernbar?
Vorübungen am Intubationsphantom mit künstlicher Lunge
Erlernen: Im Anästhesiepraktikum und auf Intensivstationen.
Üben: Im Rettungsdienst unter notärztlicher Aufsicht.

C. Maßnahmen zur Behandlung von Störungen des zirkulatorischen Systems

Zur Notfallbehandlung von Patienten mit Störungen des zirkulatorischen Systems sollen folgende Verfahren abgehandelt werden:

- Unblutiger Aderlaß
- Punktion peripherer Venen
- Assistenz bei der Punktion zentraler Venen
- Infusion und Druckinfusion
- Präkordialer Schlag
- Externe Herzmassage
- Defibrillation
- Schrittmacheranwendung

I. Unblutiger Aderlaß

▶ *Indikation*
Lungenödem bei normalen oder erhöhten Blutdruckwerten.
Durch Unterbrechung des venösen Rückflusses aus den Extremitäten wird der Druck im Lungenkreislauf gesenkt.

■ *Technik*
Halbsitzende Position (Abb. 108).
Anlegen von Blutdruckmanschetten an beiden Oberarmen und beiden Oberschenkeln.
Jeweils 3 Extremitäten werden mit einem zwischen diastolischen und systolischen Werten liegenden Druck gestaut.

Unblutiger Aderlaß

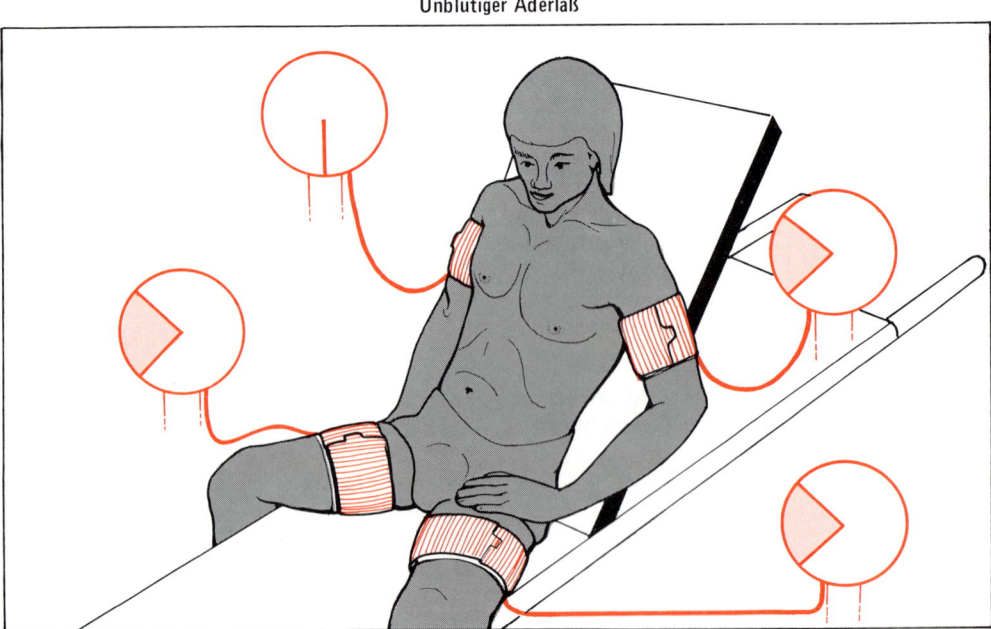

Abb. 108

Jeweils eine Extremität wird durch Öffnung der Stauung 10 min ohne Rückflußbehinderung durchblutet.
Wechsel im Uhrzeigersinn.

? Wo/Wie erlernbar?
Der unblutige Aderlaß kann am Gesunden im Rahmen der Stationsausbildung geübt werden.

! Hinweise
Zwei normale Blutdruckmanschetten sollten in jedem Rettungswagen vorhanden sein.
In Notarztwagen und Rettungswagen muß zusätzlich mindestens eine Spezialmanschette (lang) zur Verwendung am Oberschenkel verfügbar sein.
Notfalls kann die Stauung beim unblutigen Aderlaß auch durch Verwendung elastischer Binden (ca. 10 cm breit) angelegt werden.

II. Punktion peripherer Venen

Vorbemerkung
Jeder Rettungssanitäter muß die Punktion peripherer Venen beherrschen, um im Notfall eine Schockbehandlung durch Infusion einleiten zu können.

▶ Indikation
Im Notfall prophylaktische Herstellung eines venösen Zugangswegs (Offenhalten einer Vene),
Zufuhr von Infusionslösungen,
intravenöse Injektion von Medikamenten durch den Notarzt, bzw. in dessen Auftrag und Verantwortung.

■ Technik
- *Geeignete Venen (Abb. 109).* Von absoluten Ausnahmen abgesehen werden nur die peripheren Venen der *oberen* Extremitäten punktiert. Grundsätzlich können Verweilnadeln in die oberflächlich liegenden Venen
- des Handrückens
- des Unterarmes und
- der Ellenbeuge

eingelegt werden.
Es sollte zuerst möglichst herzfern, d. h. am Handrücken punktiert werden, um beim Durchstechen der Vene notfalls das gleiche Gefäß weiter oberhalb nochmals punktieren zu können.
Die Venen des Handrückens sind allerdings auch bei normalen Kreislaufverhältnissen häufig relativ dünn, so daß besonders in kritischen Situationen nur die Unterarmvenen oder die der Ellenbeuge geeignet sind.

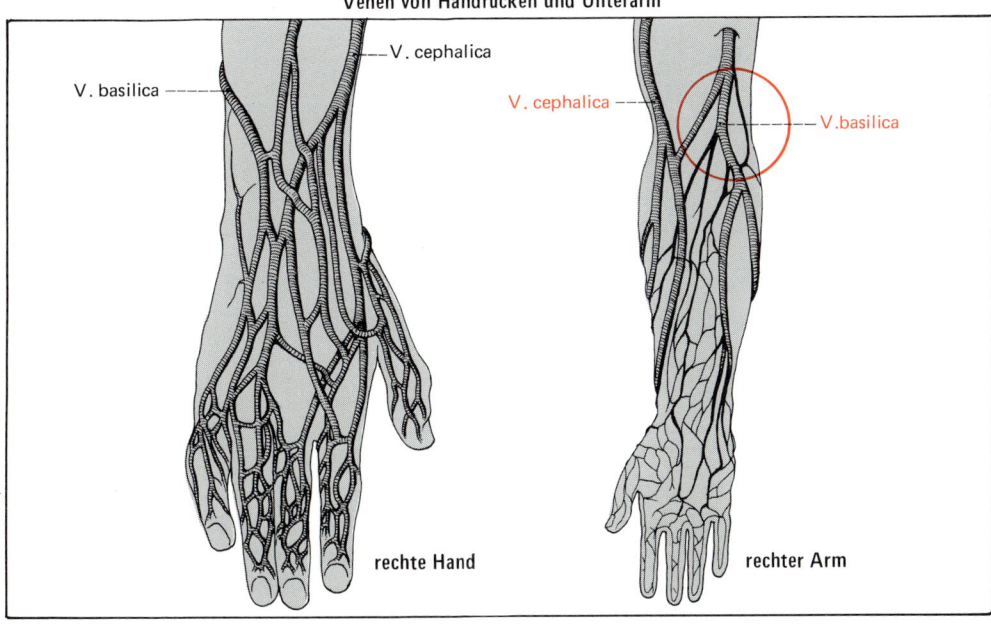

Abb. 109

Anatomie im Bereich der V. basilica

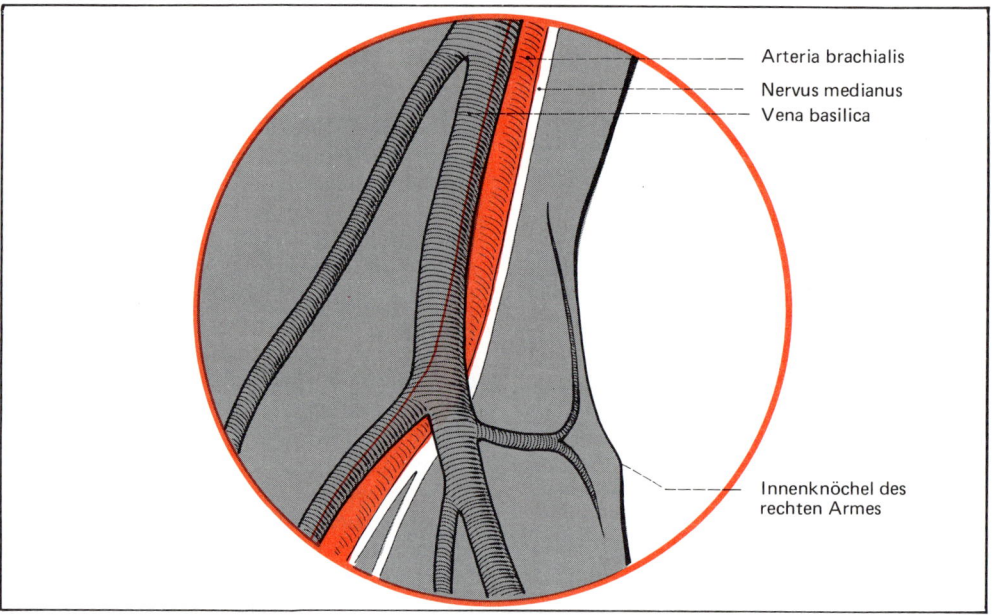

Abb. 110

Material zur Venenpunktion

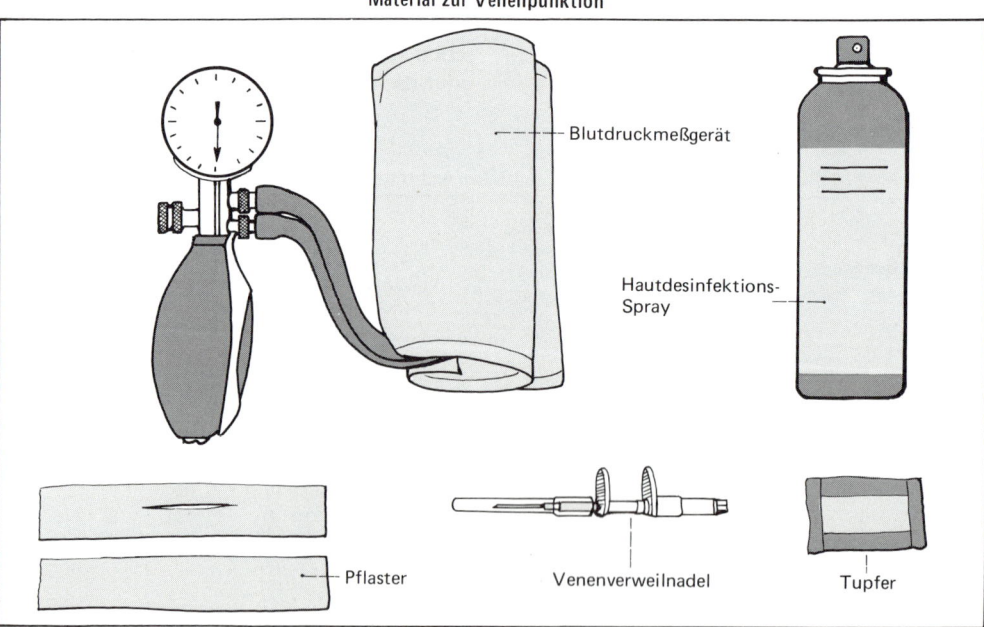

Abb. 111

Im Ellenbogenbereich ist die Punktion der Vene mediana cubiti und der Vena cephalica der Punktion der Vena basilica vorzuziehen, da unterhalb der Vena basilica die Armarterie und ein Nerv verlaufen (Abb. 110).

● *Erforderliches Material* (Abb. 111). Blutdruckmanschette oder Staubinde, Desinfektionsspray oder Alkoholtupfer
Venenverweilnadel z. B. Braunüle oder Butterfly Fixationspflaster.

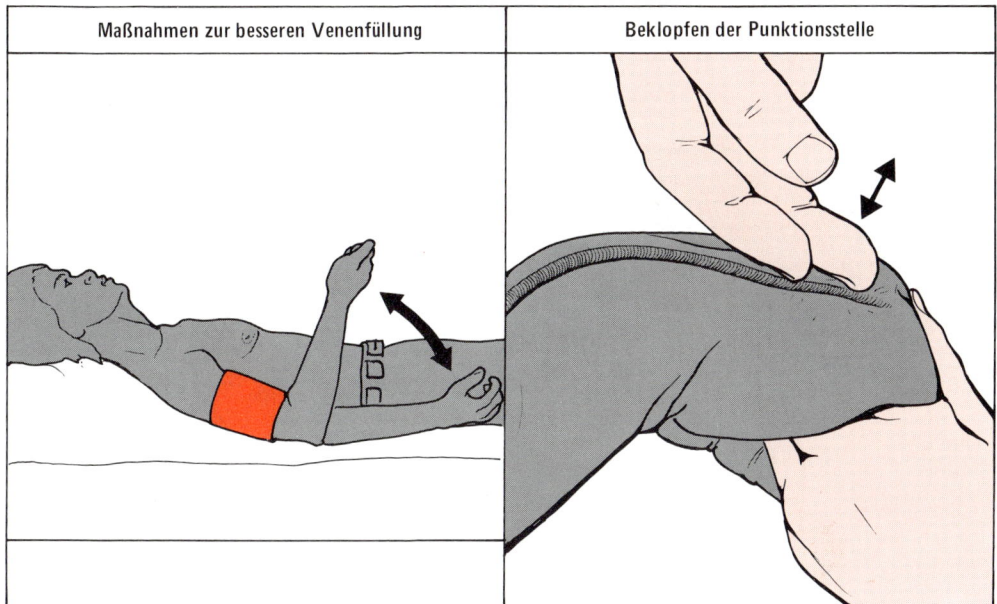

Abb. 112

- *Position des Punktionsarmes.* Der Punktionsarm muß – besonders bei Zentralisation und niedrigem Blutdruck – zur besseren Venenfüllung am liegenden oder sitzenden Patienten *unter* die *Herzebene* abgesenkt werden.

- *Stauung.* Es empfiehlt sich, besonders bei niedrigen Blutdruckwerten, zur Venenpunktion die Blutdruckmanschette statt einer üblichen Staubinde zu verwenden, um den Blutdruck zu messen und danach sofort mit einem eindeutig unterhalb des systolischen Wertes liegenden Druck zu stauen.

Nun ist der venöse Rückstrom unterbrochen, der arterielle Zustrom jedoch nicht behindert. Der Radialispuls muß tastbar sein. Diese Kontrolle ist bei Verwendung üblicher Stauschläuche bzw. Binden besonders wichtig, da bei niedrigen Blutdruckwerten versehentlich eine „Abbindung" herbeigeführt werden kann. In diesen Fällen würden sich die Venen nicht füllen.

- *Weitere Maßnahmen zur besseren Füllung der Venen (Abb. 112).* Wenn der Patient in der Lage ist, den Arm mehrfach kräftig zu beugen und die Faust dabei zu öffnen und zu schließen, füllen sich die Venen besonders gut. Gefühlvolles Beklopfen der Punktionsstelle hat die annähernd gleiche Wirkung.

- *Desinfektion der Punktionsstelle (Abb. 113).* Unter kreisenden Bewegungen – beginnend an der vorgesehenen Punktionsstelle – wird das Hautgebiet mit einem Alkoholtupfer (70%) abgerieben oder unter Verwendung eines Desinfektionssprays vorbereitet.

- *Spannen der Haut zur Fixation der Vene.* Zur Spannung der Haut werden je nach Punktionsstelle Hand, Unterarm oder Ellenbeuge mit der linken Hand unterfaßt und gespannt.

- *Punktion (Abb. 114).* Die bereitliegende Punktionsnadel, z.B. Braunüle, wird mit Daumen, Zeigefinger und Mittelfinger der rechten Hand erfaßt und auf der Vene – besser noch einige Millimeter seitlich – in einem stumpfen Winkel zur Hautoberfläche eingestochen. Danach wird die Kanüle flach auf die Vene zugeführt. Sobald die Nadelspitze das Gefäßlumen erreicht hat, fließt Blut zurück. Der Stahlmandrin wird zurückgezogen und die Plastikhohlnadel vorsichtig weiter vorgeschoben. Anschließend wird die Venenstauung beseitigt.

- *Fixation (Abb. 115).* Venenverweilnadeln werden nach Anschluß der Infusion mit einem Schlitzpflaster fixiert.

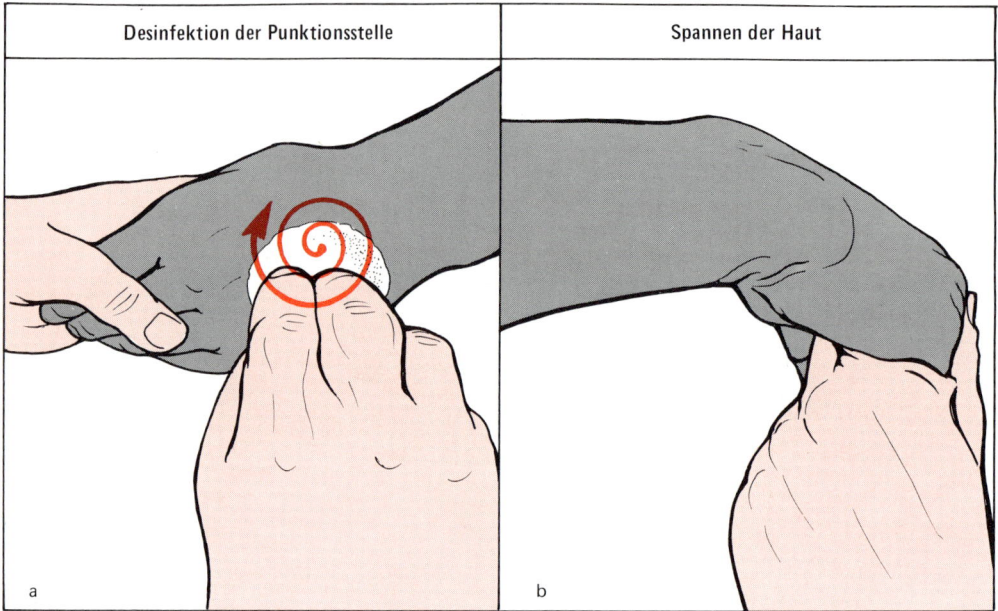

Abb. 113

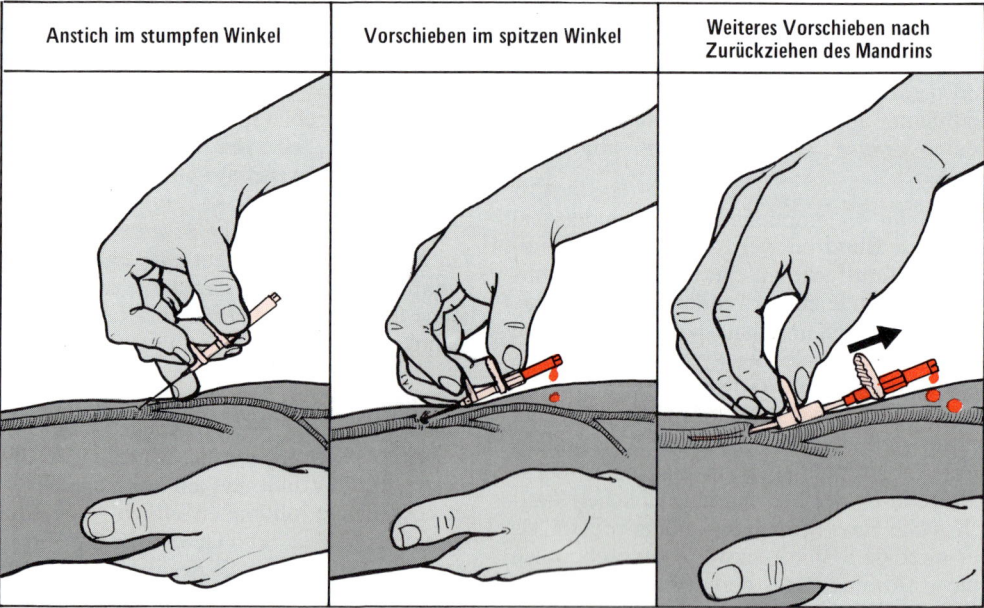

Abb. 114

? Wo/Wie erlernbar?
In Kursen durch gegenseitige Punktion der Lehrgangsteilnehmer untereinander! Danach in der Klinik unter ärztlicher Aufsicht, beispielsweise zur Schaffung eines zusätzlichen venösen Zugangs bei Patienten nach Einleitung der Narkose.

▼ Gefahren
- Perforation der Vene während des Vorschiebens der Nadel.
- Versehentliche Punktion der *Arteria brachialis* bei Punktionsversuchen der Vena basilica.

Maßnahmen zur Behandlung von Störungen des zirkulatorischen Systems

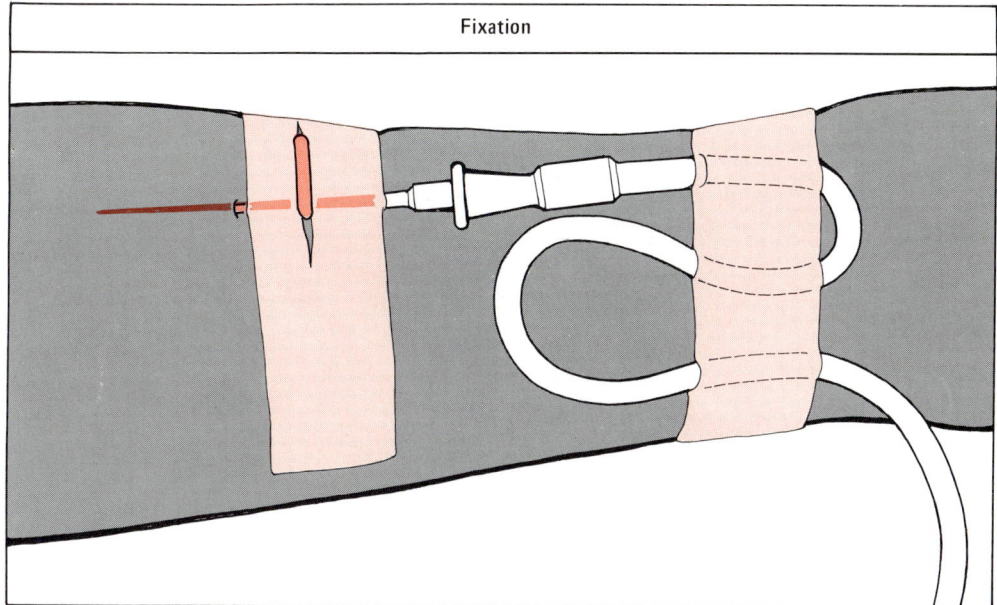

Abb. 115

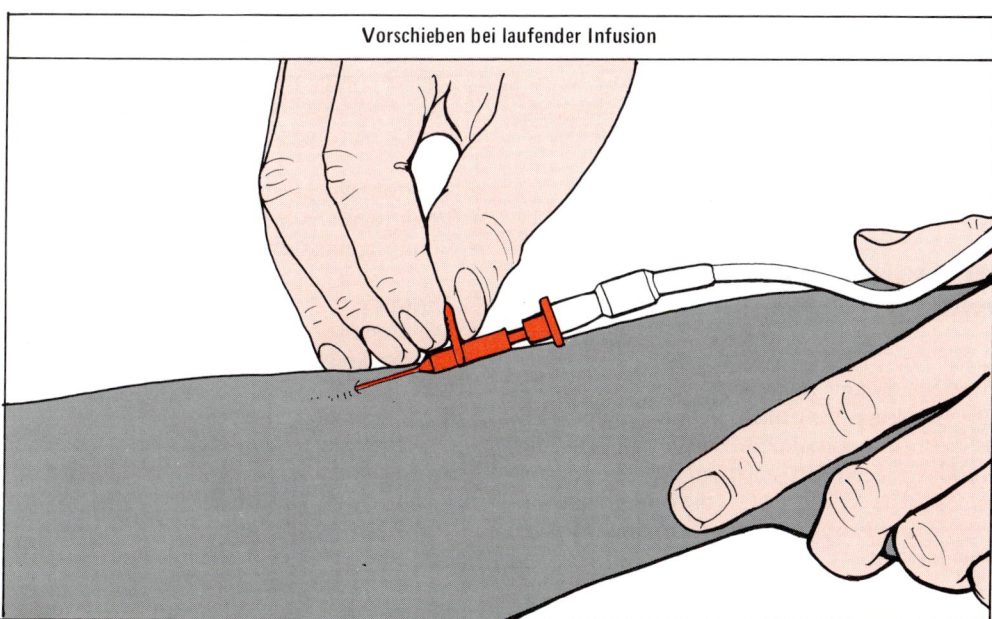

Abb. 116

! Hinweise

Nach der Punktion schlecht gefüllter Venen wird sofort die Infusion angeschlossen und die Nadel zweckmäßigerweise bei hoher Tropfgeschwindigkeit vorgeschoben (Abb. 116). Durch dieses Vorgehen ist die Gefahr des Durchstechens der Venenwand geringer, da das Gefäß aufgefüllt wird.

Die versehentliche Punktion der Armarterie ist in der Regel an der starken Pulsation des zurückströmenden Blutes zu erkennen. Die Farbe des Blutes ist bei schlechter O_2-Sätti-

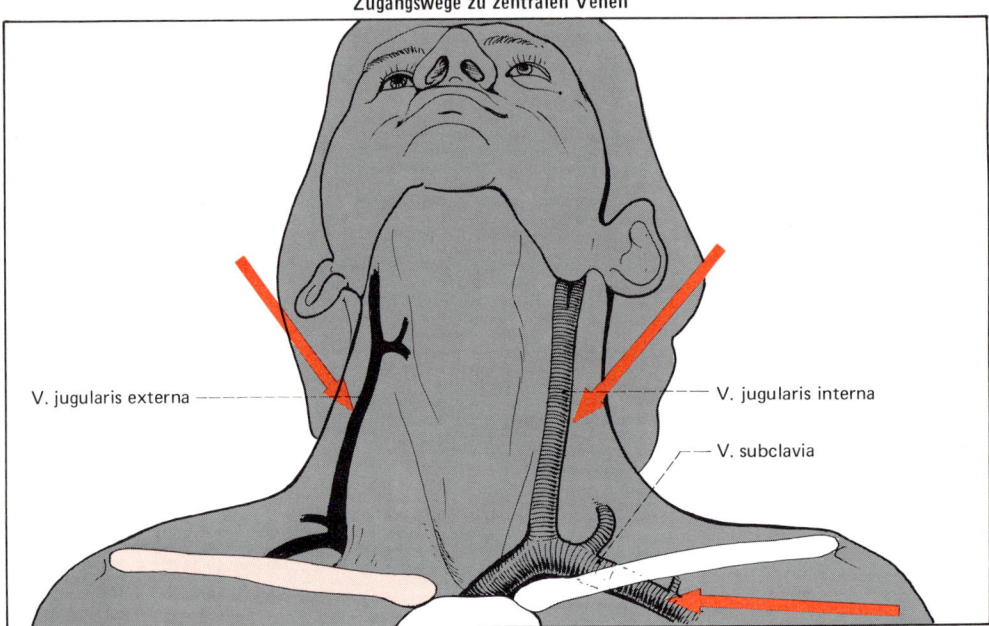

Abb. 117

gung des arteriellen Blutes allerdings unzuverlässig. Bei niedrigen Blutdruckwerten (schwerer Schock) sind die arteriellen Pulsationen weniger eindrucksvoll.

III. Assistenz bei der Punktion zentraler Venen

Vorbemerkung
Die Punktion zentraler Venen ist ein ausschließlich notärztliches Verfahren, das die früher gelegentlich auch im Rettungsdienst angewandte Venae sectio (die operative Freilegung und Eröffnung einer peripheren Vene) abgelöst hat.
Der Rettungssanitäter muß – ähnlich wie eine OP-Schwester bei Operationen im Krankenhaus – den technischen Ablauf, typische Probleme und Gefahren dieser Maßnahmen kennen, um dem Notarzt schnell und gezielt assistieren zu können.

Die Punktion zentraler Venen
Zentrale Venen werden bei der präklinischen Versorgung von Notfallpatienten als Zugangsweg zum Gefäßsystem gewählt, wenn periphere Venen kollabiert sind und ihre Punktion nicht gelingt.
Folgende Zugangswege sind möglich (Abb. 117):
- Vena subclavia
- Vena jugularis interna
- Vena jugularis externa

! *Hinweise*
- Die Vena subclavia und die Vena jugularis interna kollabieren aufgrund der anatomischen Gegebenheiten auch bei schwerem Volumenmangel nicht.
- Der zentrale Venendruck liegt – gemessen an gesunden liegenden Patienten – bei ungefähr 5 cm Wassersäule, so daß Blut in den Katheter einfließt.
- Bei schwerem Volumenmangel wird der Venendruck – besonders bei sitzenden Patienten (z. B. eingeklemmte Verletzte bei Autounfällen) negativ, d. h. es besteht ein Sog!
- Im Rettungsdienst werden aus Sterilitätsgründen praktisch immer fertige Venenpunktionsbestecke verwendet, bei denen sich die Katheterspitze bereits im Inneren der Punktionskanüle befindet und der gesamte Katheter in einer Schutzmanschette steril verpackt ist.

Maßnahmen zur Behandlung von Störungen des zirkulatorischen Systems

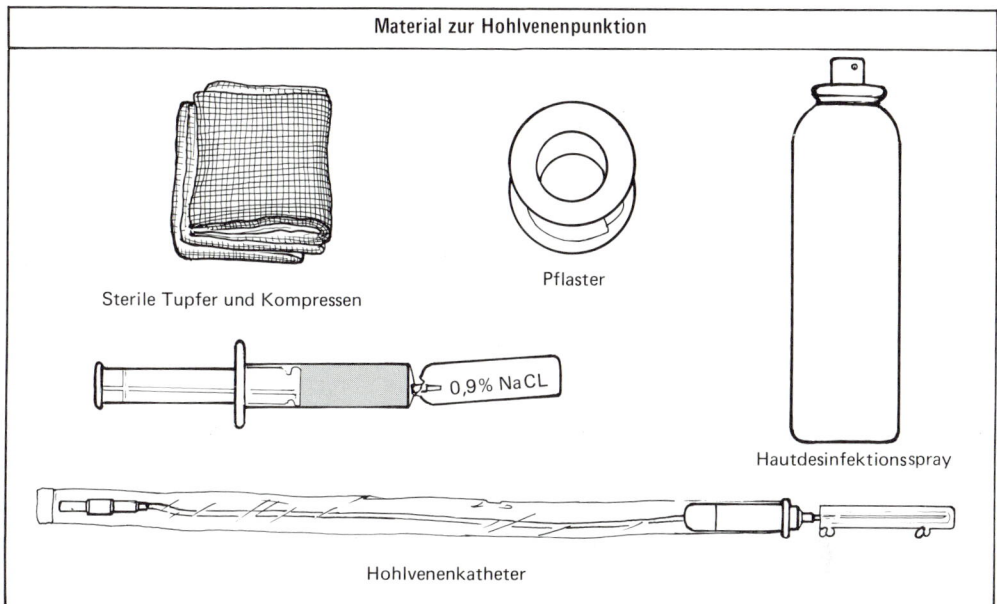

Abb. 118

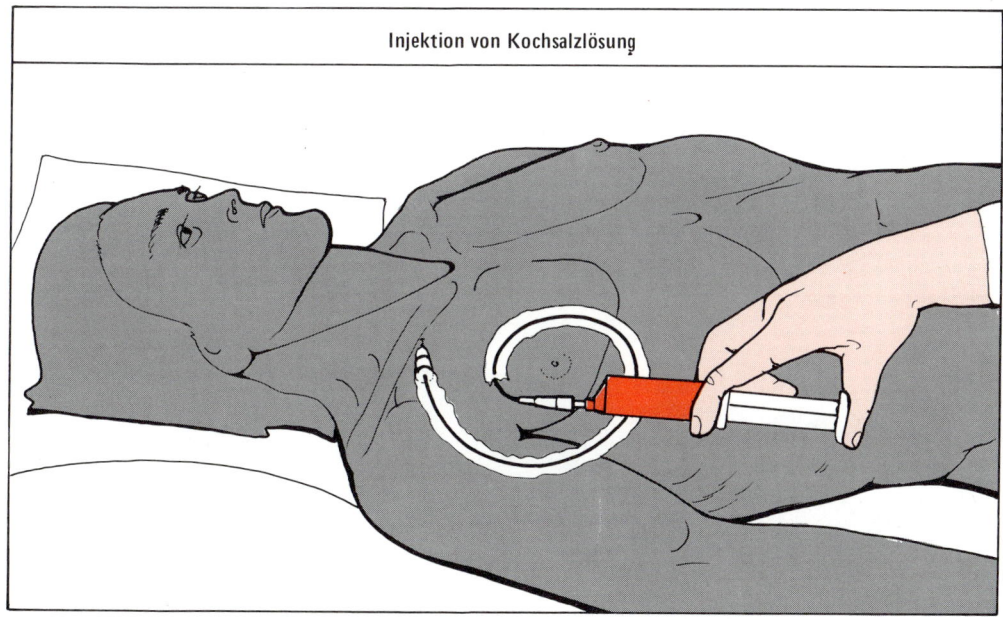

Abb. 119

■ *Technischer Ablauf*
• *Erforderliches Material (Abb. 118).* Desinfektionsspray
Set Hohlvenenkatheter (Katheterlänge nach Anweisung des Notarztes),
Spritze 10 ml gefüllt mit ca. 8 ml 0,9%iger Kochsalzlösung,
vorbereitete Infusion
sterile Tupfer, kleine Kompressen, Pflaster.

• *Lagerung des Patienten am Notfallort.* Flachlagerung, nach Möglichkeit Anheben der Beine zur Erhöhung des zentralvenösen Druckes.

- *Nach Lagerung auf Trage.* Schocklage

- *Spraydesinfektion.* Nach Anweisung des Notarztes wird die Punktionsregion mit Spray desinfiziert.

- *Punktion durch den Notarzt.* Gegebenenfalls hält der Rettungssanitäter während der Punktion auf Anweisung des Notarztes Kopf und/oder Arm des Patienten in der gewünschten Position.

- *Vorschieben des Katheters.* Treten beim Vorschieben des sich nach Gefäßpunktion in der Regel mit Blut füllenden Katheters Hindernisse auf, wird entweder Kochsalzlösung zügig injiziert oder die Infusion angeschlossen (Abb. 119).
Bei negativem Venendruck fließt nach Punktion des Gefäßes wegen des bestehenden Sogs spontan kein Blut in den Katheter zurück. Auch in diesen Fällen benötigt der Notarzt die bereitliegende Spritze. Sie wird aufgesetzt und Blut aspiriert. Zur Kontrolle der Katheterlage wird dann die Kochsalzlösung injiziert.

- *Anschluß der Infusion.* Nach Einführen des Katheters in der erforderlichen Länge wird die Infusion angeschlossen.

▼ *Gefahren*
Läuft bei korrekter Lage der Katheterspitze nach Abnahme des Infusionssystems kein Blut aus dem Katheter zurück, liegt ein negativer Venendruck (Sog!) vor. In diesem Fall besteht die Gefahr einer Luftembolie! (Abb. 120)

! *Hinweise*
- Bei negativem Venendruck muß die Durchgängigkeit des Katheters gegebenenfalls vor und während der Abnahme des Infusionssystems durch Setzen einer Klemme unterbrochen werden.
- Werden Hohlvenenkatheter vom Arm aus (Vena basilica) gelegt, so gleicht das Vorgehen in der ersten Phase der normalen Venenpunktion, in der zweiten Phase, dem Vorschieben des Katheters bei der Punktion zentraler Venen.
- Unter Klinikbedingungen sind höhere Ansprüche bezüglich der Sterilität des Verfahrens zu stellen (sterile Handschuhe, Abdecktücher, Entfetten und sorgfältigste Desinfektion der Haut, etc.). Im Rettungsdienst sind diese Auflagen nicht zu erfüllen, dennoch muß die Asepsis ausreichende Beachtung finden.

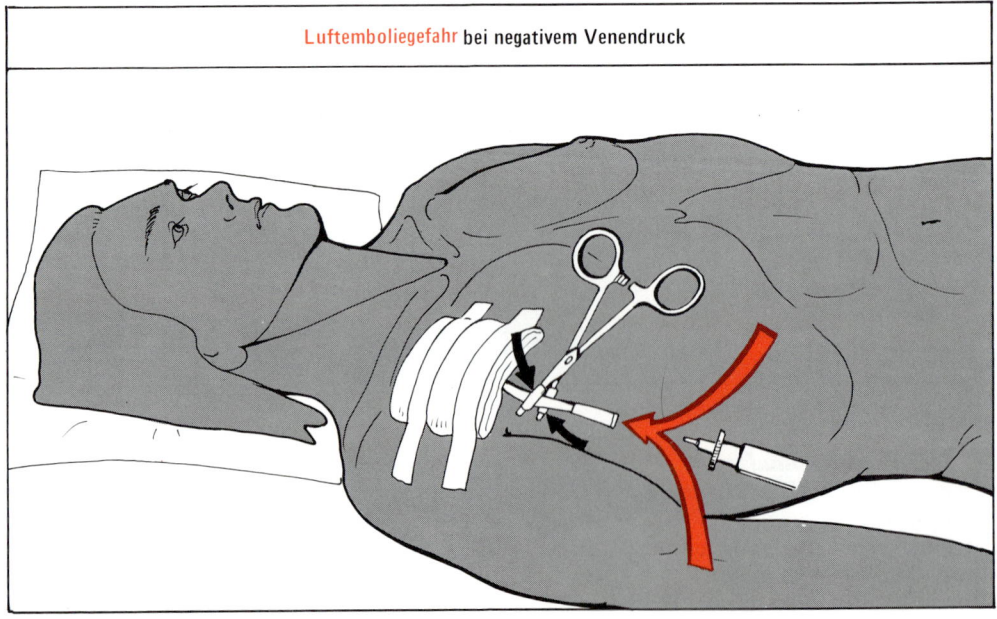

Abb. 120

IV. Die Infusion

Das Anlegen von Infusionen ist heute nicht nur ein klinisches Routineverfahren. Bei Notfallpatienten soll nach Möglichkeit bereits vor der Einlieferung in die Klinik, also unmittelbar am Orte des Geschehens, die Infusionstherapie begonnen werden.

Die Vielfalt der verschiedenen Infusionsbehälter sowie die unterschiedlichen Belüftungsarten einzelner Infusionsgeräte erschwe-

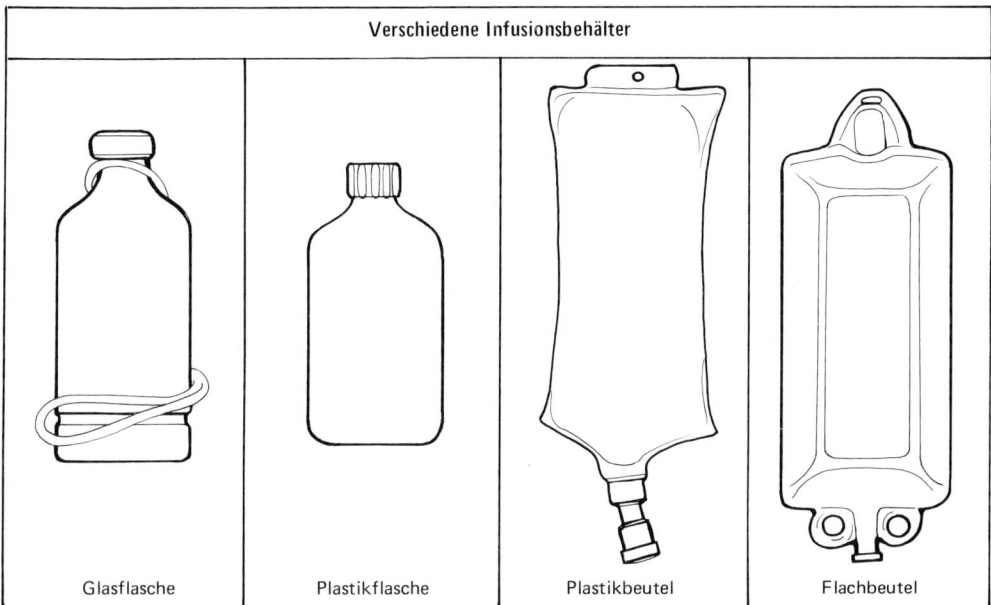

Abb. 121

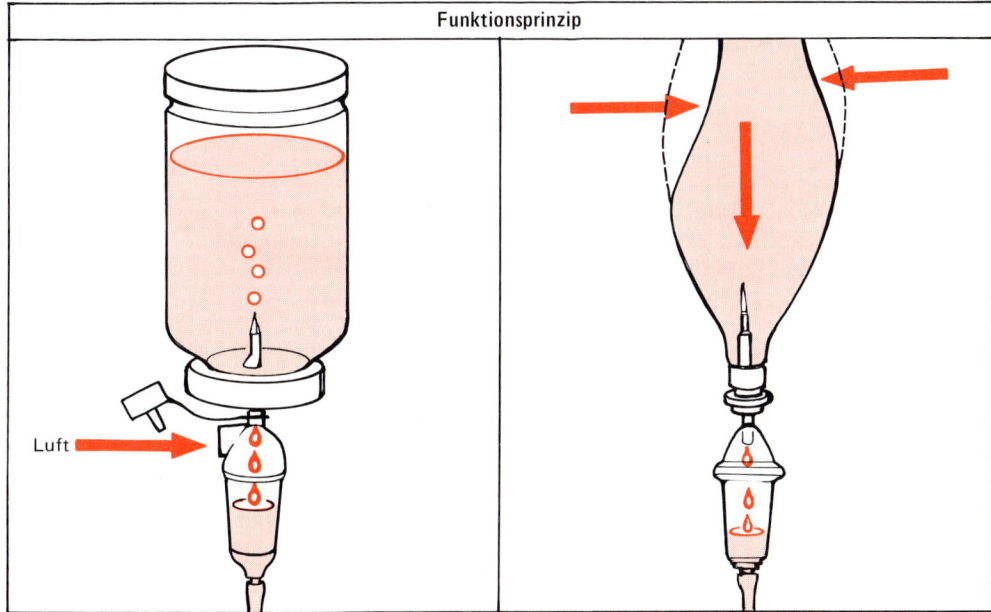

Abb. 122

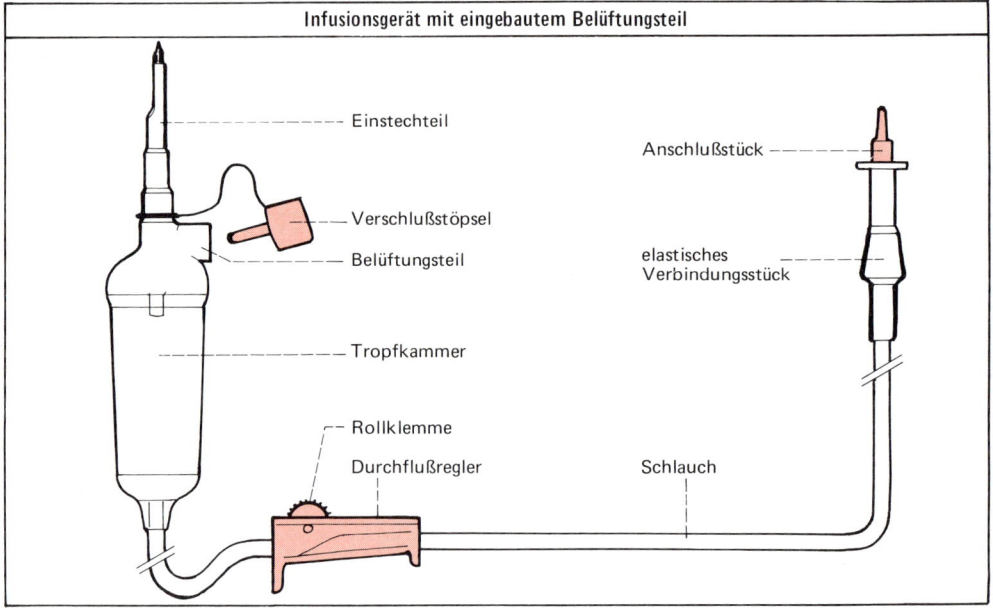
Abb. 123

ren gelegentlich die schnelle Vorbereitung einer Infusion und das richtige Vorgehen bei Störungen, insbesondere der Tropfgeschwindigkeit.
Es ist zu unterscheiden:
- die Tropfinfusion und
- die Druckinfusion

1. Grundsätzliche Vorbemerkungen zur Infusionstechnik

Infusionslösungen stehen in
- Glasflaschen
- Plastikstandflaschen und
- Plastikbeuteln (Flachbeutel, Combiflac)

zur Verfügung (Abb. 121).
Bei *Glasflaschen* muß pro Flüssigkeitstropfen die entsprechende Luftmenge in die Flasche gelangen.
Bei *Plastikbeuteln* läuft die Flüssigkeit allein durch die Schwerkraft in das Infusionssystem und der Beutel fällt zusammen (Abb. 122).
Bei den halbstarren *Plastikstandflaschen* entspricht das Funktionsprinzip zu Beginn der Infusion dem der Plastikbeutel. Bei teilweise entleerter Flasche ist aber in der Regel eine Belüftung erforderlich.
Infusionsgeräte bestehen aus
- Einstechteil
- Tropfkammer, z. T. mit Flüssigkeitsfiltern
- Schlauch
- Durchflußregler
- elastischem Verbindungsstück
- Anschlußstück (Konus) (Abb. 123)

Unterschiede bei Infusionsgeräten

a) Tropfkammer

Flexible Tropfkammer
Tropfkammern mit flexibler Wand werden bei geschlossenem Durchflußregler nach Anstechen des Infusionsbehälters durch rhythmisches Zusammenpressen gefüllt (Abb. 124).

Starre Tropfkammer
Tropfkammern mit starrer Wand werden nach Anstechen des Infusionsbehälters und Belüftung durch wechselseitiges „Heben" und „Senken" von Schlauchende und Infusionsbehälter gefüllt (Abb. 125).

b) Belüftung

Tropfkammer mit eingebautem Belüftungsteil
Infusionsgeräte mit Tropfkammern, bei denen die Belüftung über einen mit der Tropfkammer verbundenen Belüftungsschlauch oder über ein spezielles Belüftungsteil erfolgt, können sofort nach Anstechen des Flaschenverschlußstopfens gefüllt werden (Abb. 126).

Maßnahmen zur Behandlung von Störungen des zirkulatorischen Systems

Füllung der Tropfkammer

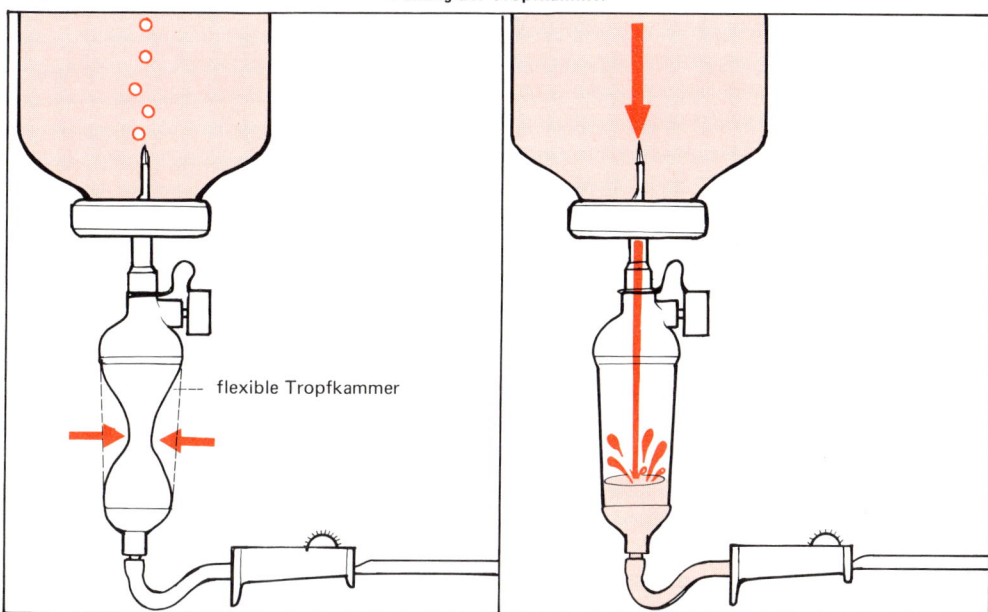

Abb. 124

Füllung der Tropfkammer

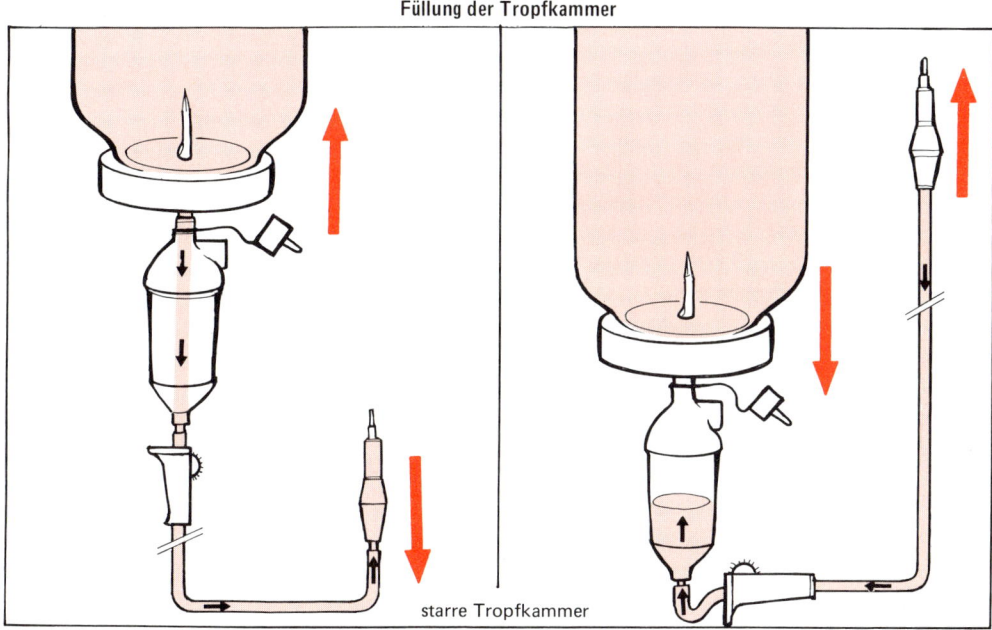

Abb. 125

Tropfkammer ohne eingebaute Belüftung
Werden bei Glasflaschen Infusionsgeräte ohne eingebaute Belüftung verwendet, muß zusätzlich eine Belüftungskanüle eingestochen werden.

Bei *Plastikflaschen* wird eine zusätzliche Belüftung in der Regel gegen Ende der Infusion erforderlich.
Bei *Plastikbeuteln* ist eine zusätzliche Belüftung nicht erforderlich.

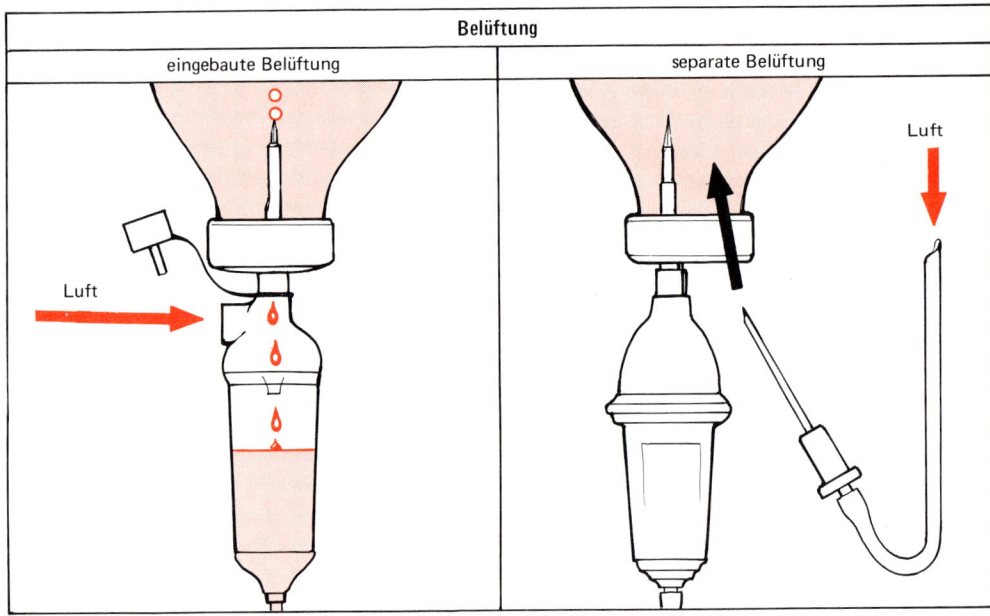

Abb. 126

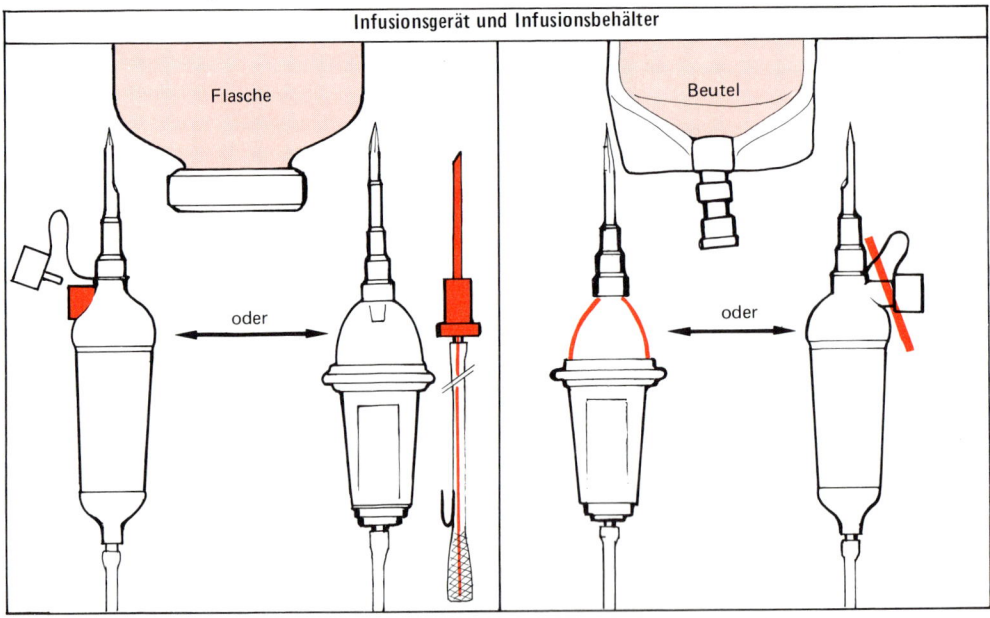

Abb. 127

2. Überprüfung der Infusionsbehälter und -lösungen auf ihre Verwendbarkeit

Ist Behälter unversehrt?
- Etikett lesbar?
- Lösung klar, unverfärbt und frei von Ausflockungen?

Bei beschädigtem Behälter
(z. B. Verschlußkappe bereits perforiert)
- unlesbarem Etikett
- Trübungen, Verfärbungen oder Ausflockungen

darf die Lösung nicht infundiert werden!

Maßnahmen zur Behandlung von Störungen des zirkulatorischen Systems

3. Technik

a) Tropfinfusion

Glasflasche: Infusionsgerät mit getrennter oder eingebauter Belüftung
Plastikflasche: Infusionsgerät mit getrennter oder eingebauter Belüftung
Plastikbeutel: Infusionsgerät ohne Belüftung
Falls Infusionsgeräte mit eingebauter Belüftung verwendet werden, ist darauf zu achten, daß der Belüftungsteil verschlossen bleibt (Abb. 127).

Anstechen des Infusionsbehälters
(Flaschenöffnung nach oben)
Verschlußkappe am Infusionsbehälter entfernen. Bei getrennter Belüftung zuerst die Belüftungskanüle einstechen, danach wird der Einstechdorn der Kammer mit einer kräftigen Drehbewegung in den Verschlußstopfen eingesteckt. Bei eingebauter Belüftung wird nur der Einstechdorn in der beschriebenen Weise eingesteckt (Abb. 128).

Füllung von Tropfkammer und Schlauch
(Flaschenöffnung nach unten)

• *Starre Tropfkammer – Glasflasche.* Entfernen der Schutzkappe am Anschlußstück, Öffnen des Tropfreglers. Schlauchende senken bis Schlauch mit Infusionslösung gefüllt ist. Anheben des Schlauchendes und Senken der Flasche bis rückfließende Infusionslösung die Kammer füllt, dann Anheben der Flasche und Senken des Schlauchendes, damit weitere Flüssigkeit in das Infusionsgerät einfließt. 2–3fache Wiederholung dieses Vorganges bis die Tropfkammer zur Hälfte und der Schlauch bis zum Anschlußstück gefüllt sind. Tropfregler schließen.

• *Starre Tropfkammer – Plastikflasche oder -beutel.* Schließen des Durchflußreglers. Füllen der Tropfkammer durch Druck auf Plastikbeutel oder -flasche (Abb. 129). Öffnen des Durchflußreglers. Infusionslösung in das Schlauchsystem bis zum Anschlußstück einlaufen lassen. System schließen.

• *Flexible Tropfkammer.* Schließen des Tropfreglers. Füllen der Tropfkammer durch rhythmisches Zusammenpressen. Öffnen des Durchflußreglers. Entfernen der Schutzkappe

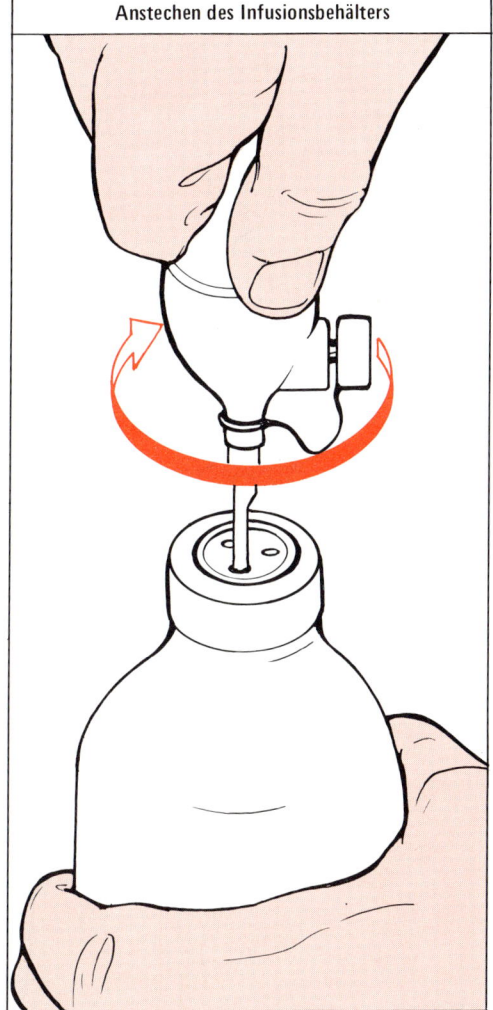

Abb. 128

am Anschlußstück, Einlaufenlassen der Lösung in den Schlauch bis zum Anschlußstück. System schließen.

Achtung! „Blasenfrei zapfen"

b) Druckinfusion

Müssen zum Ausgleich schwerer Volumenverluste kurzfristig größere Mengen eines Volumenersatzmittels infundiert werden, kommt die Druckinfusion zur Anwendung (Abb. 130).

160 Verfahren zur Behandlung von Notfallpatienten

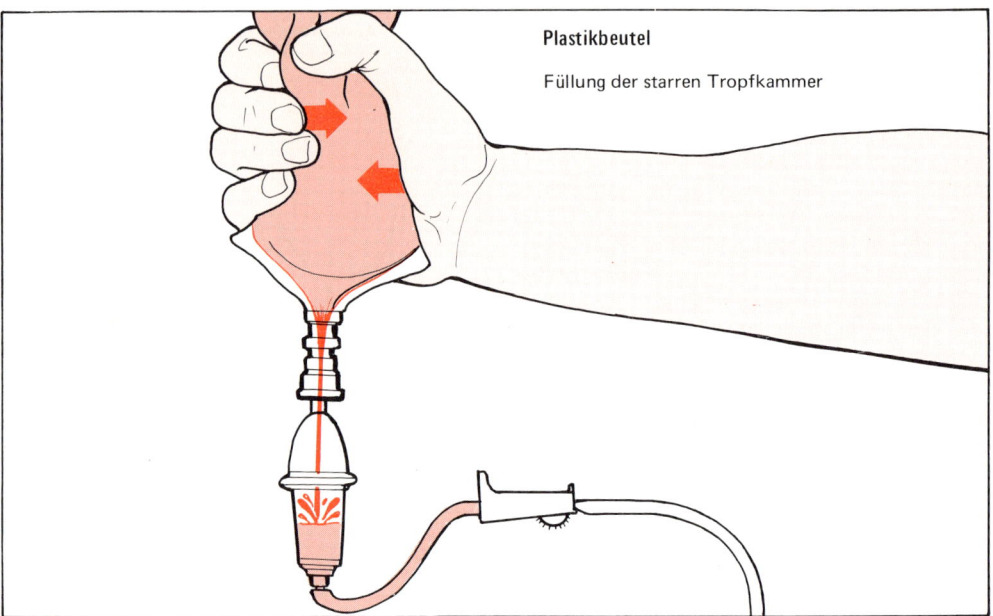

Abb. 129

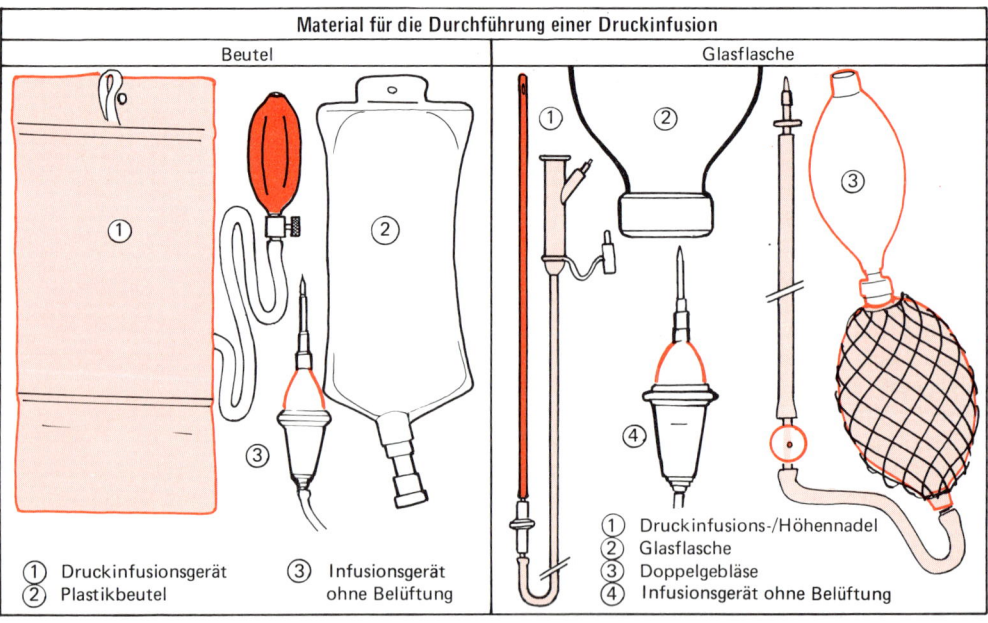

Abb. 130

Prinzip

Bei Verwendung von *Plastikbeuteln* oder *Plastikflaschen* wird die Durchlaufgeschwindigkeit durch äußeren Druck auf den Beutel erhöht.
Keine Gefahr einer Luftembolie!

Bei Verwendung von Glasflaschen muß die Luft in die Flasche gepumpt werden, um die Durchlaufgeschwindigkeit zu erhöhen: *Gefahr einer Luftembolie!*

Maßnahmen zur Behandlung von Störungen des zirkulatorischen Systems

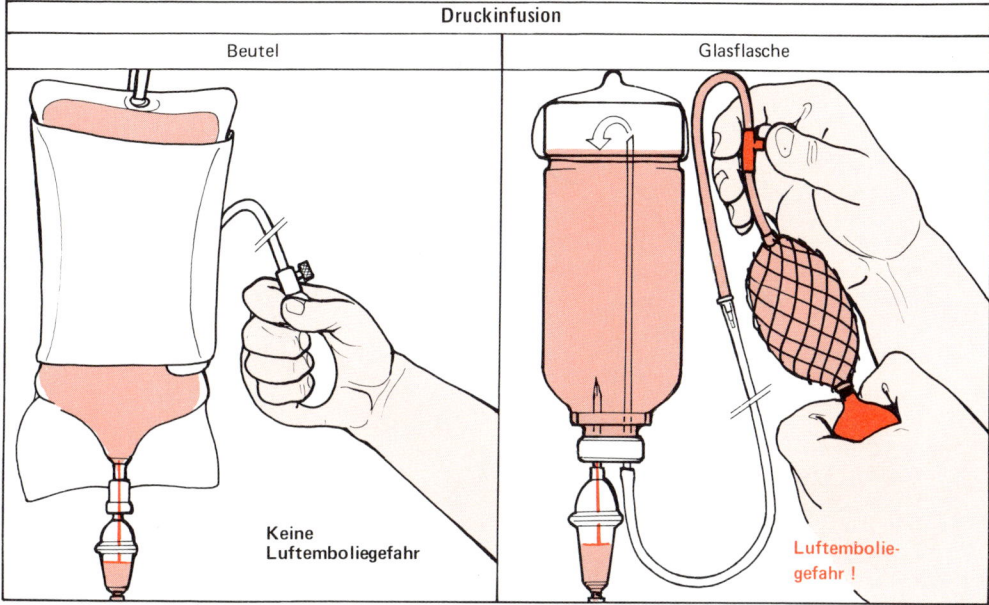

Abb. 131

Infusionsbehälter und Geräte
- *Plastikbeutel.* Infusionsgerät ohne eingebaute Belüftung. (Bei eingebauter Belüftung muß das Belüftungsteil geschlossen werden). Druckinfusionsgerät.
- *Glasflasche.* Infusionsgerät ohne eingebaute Belüftung. (Bei eingebauter Belüftung muß das Belüftungsteil geschlossen werden.)
Druckinfusionskanüle
Doppelgebläse (steril verpackt).

4. Durchführung (Abb. 131)

Plastikbeutel
Einlegen des Plastikbeutels in das Druckinfusionsgerät und Einhängen in die Schlaufen. Anschließen des Infusionsgerätes. Aufblasen des Druckinfusionsgerätes. Ist kein Druckinfusionsgerät verfügbar, kann die Durchlaufgeschwindigkeit auch durch eine um den Plastikbeutel gelegte Blutdruckmanschette, durch manuellen Druck oder durch Unterlegen des Beutels unter Rücken oder Gesäß des Patienten erhöht werden.

Glasflasche
Einstechen der Druckinfusionskanüle. Anschließen des Infusionssystems. Anschließen und Aufblasen des Doppelgebläses.

Zur Vermeidung einer *Luftembolie* muß im Drucksystem eine mit dem Daumen verschließbare Öffnung vorhanden sein. Dadurch wird sichergestellt, daß der Durchführende die Druckinfusion ständig unter Kontrolle hat. Gegen Infusionsende muß die Öffnung freigegeben werden, damit der Überdruck entweichen kann.
Druckinfusionskanülen verfügen zu diesem Zweck über einen speziellen Seitenarm. Hat auch das Doppelgebläse eine Öffnung zum Ablassen des Überdruckes, wird das Y-Stück der Druckinfusionskanüle abgeschnitten und der Konnektor des Doppelgebläses in den Schlauch gesteckt.

! *Hinweise*
Man sollte sich in einem Rettungsdienstbereich auf ein oder zwei Infusionsgeräte beschränken. Bei einem plötzlichen Zusammentreffen mit einer anderen Ausrüstung (Massenunfall, Katastrophe) muß aber jeder Rettungssanitäter sofort mit dem verfügbaren Material arbeiten können. Er muß daher die unterschiedlichen z. Zt. noch im Handel befindlichen Systeme kennen.
Geräte mit Filternetzen in der Tropfkammer sind für Bluttransfusionen vorgesehen, sie können aber im Rettungsdienst auch zur Infusion verwendet werden.

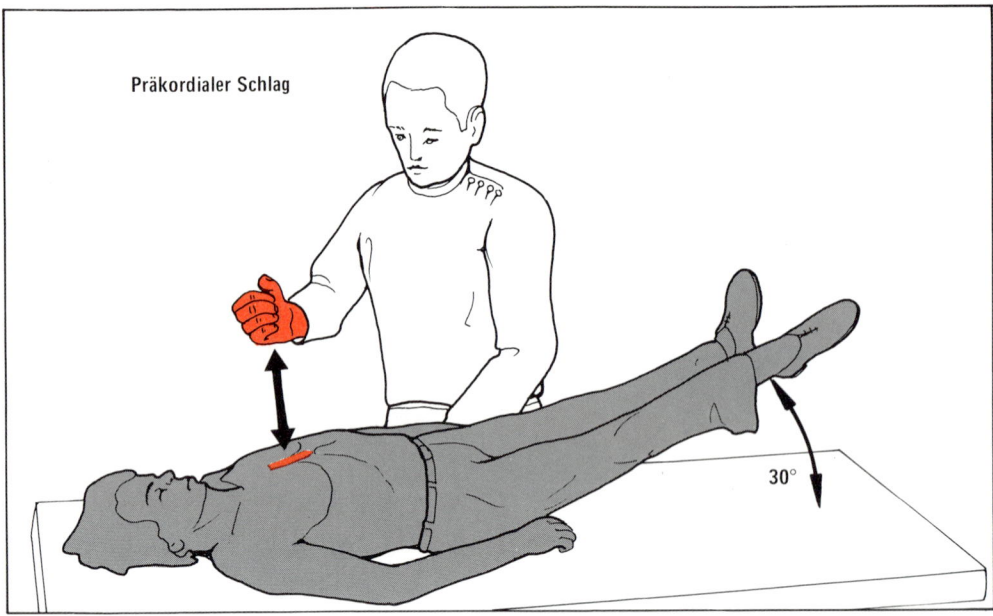
Abb. 132

V. Präkordialer Schlag

Vorbemerkung
Der präkordiale Schlag ist besonders wirkungsvoll, wenn Ärzte oder ärztliches Hilfspersonal während der EKG-Überwachung oder während der Versorgung eines Notfallpatienten an klinischen Zeichen den plötzlich eintretenden Kreislaufstillstand oder eine schwere Rhythmusstörung erkennen und diese Maßnahme sofort zur Anwendung kommen kann.

▶ *Indikation*
Bei schweren Arrhythmien und sofort nach Eintritt eines Kreislaufstillstandes, der nicht als Folge einer respiratorischen Störung, z. B. durch Erstickung eintrat, kann ein Schlag auf die Brustbeinmitte zu einer Normalisierung der Herztätigkeit führen.
Die Einengung der Indikation bedeutet: das Ausmaß des sich in allen Geweben, besonders am Herzmuskel schlagartig entwickelnden Sauerstoffmangels und das Ausmaß der nachfolgenden Azidose sind noch gering. Dies ist der Fall, wenn der Eintritt des Kreislaufstillstandes weniger als 60 sec zurückliegt.

Durch diesen Schlag wird elektrische Energie freigesetzt. Auf das Herz wirken etwa 10 Wattsekunden ein.

■ *Technik*
Freimachen des Brustkorbes durch Aufreißen der Kleidung.
Kräftiger Schlag aus 20–30 cm Entfernung auf die Brustbeinmitte (Abb. 132).

▼ *Gefahren*
Bei einem durch akuten Sauerstoffmangel geschädigten noch schlagenden Herzen kann der durch den präkordialen Schlag ausgelösten Niederspannungsimpuls möglicherweise Kammerflimmern hervorrufen. Daher nochmals: Bei allen akuten Notfallsituationen, die durch O_2-Mangel hervorgerufen wurden, kommt der präkordiale Schlag nicht zur Anwendung.

! *Hinweise*
Auch der Rettungssanitäter sollte im Rettungswagen nach Abschluß aller Versorgungsmaßnahmen – sofern vorhanden – den EKG-Monitor zur Überwachung gefährdeter Patienten einsetzen, um beim Eintritt eines Kreislaufstillstandes sofort gezielt eingreifen zu können.

Maßnahmen zur Behandlung von Störungen des zirkulatorischen Systems

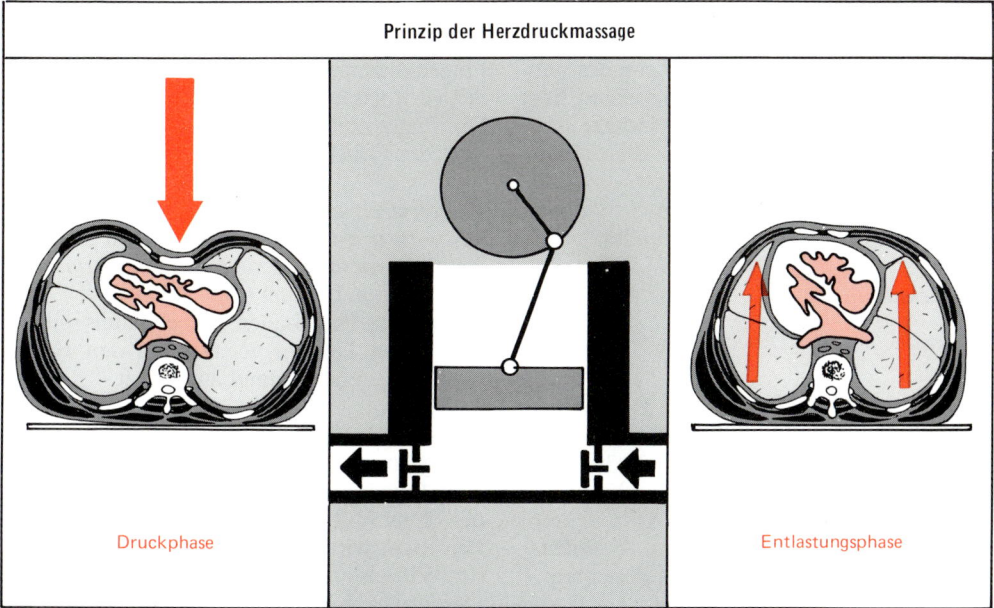

Abb. 133

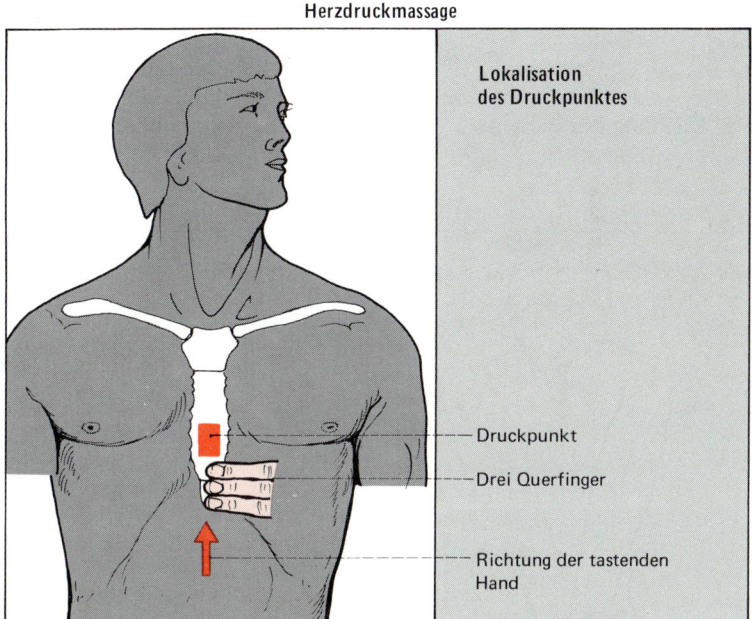

Abb. 134

VI. Externe Herzmassage

Bei der äußeren Herzdruckmassage wird das zwischen Brustbein und Wirbelsäule liegende Herz komprimiert. Das Ziel dieses Verfahrens besteht darin, die spontane Herztätigkeit durch den Wechsel von Zusammenpressen und Entlastung zu ersetzen (Abb. 133). Durch diese passiven Pumpaktionen des Herzens läßt sich ein Minimalkreislauf mit systolischen Blutdruckwerten von ca. 100 mm Hg herstellen.

Vorbemerkung
Die Durchführung der Herzdruckmassage nach Erkennen des Kreislaufstillstandes selbständig oder auf notärztliche Anweisung liegt ohne Einschränkung im Zuständigkeitsbereich des Rettungssanitäters.

▶ *Indikation*
Alle Formen des Kreislaufstillstandes

◼ *Technik*

Jugendlicher oder erwachsener Patient

- *Position des Patienten.* Der Patient liegt *flach* auf *fester* Unterlage. Sind genügend Helfer verfügbar, werden die Beine in 30°-Position angehoben.

- *Position von Notarzt oder Rettungssanitäter.* Dicht seitlich am Brustkorb des Patienten. Kniend, wenn der Patient auf dem Boden oder auf der Trage liegt.
Stehend, wenn der Patient in einem Bett mit starrer Unterlage oder auf dem Tragentisch liegt.

- *Freimachen des Oberkörpers.* Aufreißen der Kleidung des Patienten.

- *Lokalisation des Druckpunktes.* Griff in den epigastrischen Winkel (Abb. 134).
Fingerspitzen wandern brustwärts bis sie den Schwertfortsatz tasten
Dreifinger oberhalb der Schwertfortsatzspitze liegt der Druckpunkt.

- *Aufsetzen des Handballens.* Ein Handballen wird mit angehobenen Fingern in Höhe des Druckpunktes genau *im Längsverlauf des Brustbeins* aufgesetzt (Abb. 135).
Der andere Handballen wird ebenfalls mit angehobenen Fingern versetzt auf den Handrücken der ersten Hand aufgesetzt.

- *Druckphase.* Mit in den Ellenbogengelenken gestreckten Armen und senkrecht über dem Druckpunkt befindlichen Schultern übt der Durchführende den Druck aus. Das Brustbein wird dabei ca. $1/2$ sec um ca. 4 cm der Wirbelsäule genähert.
Der Druck wird durch Gewichtsverlagerung im Kopf-Hals- und Oberkörperbereich des Helfers, also unter Einsatz des eigenen Körpergewichtes erzeugt!

- *Entlastungsphase.* Ohne die Handballen vom Druckpunkt zu entfernen wird der Druck für ca. $1/2$ sec unterbrochen.

Herzdruckmassage

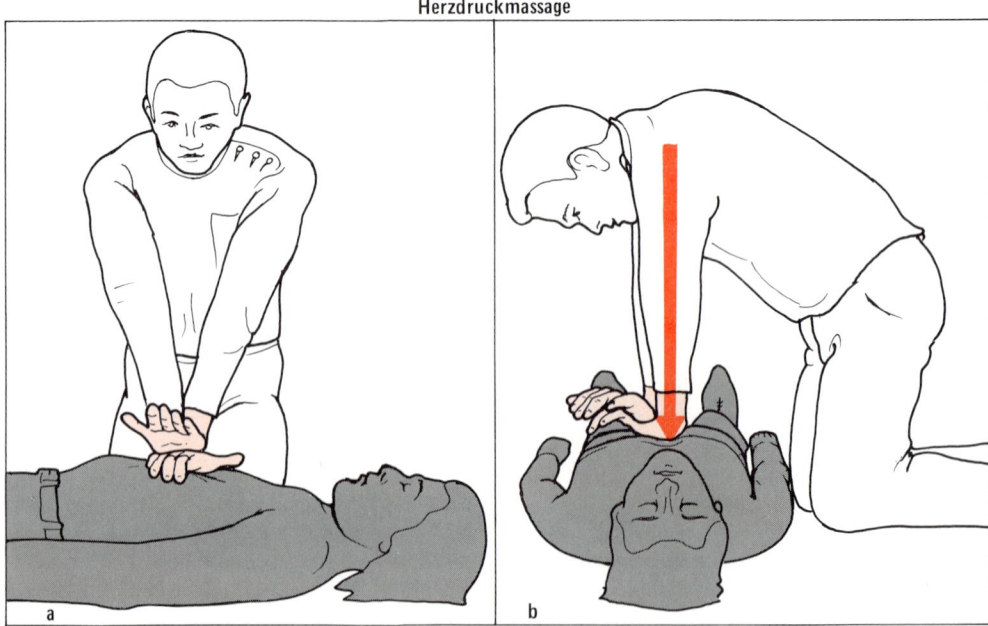

Abb. 135

Maßnahmen zur Behandlung von Störungen des zirkulatorischen Systems 165

Variationen bei Neugeborenen und Kleinkindern

Notarzt und Rettungssanitäter knien oder stehen am Kopf des Kindes; Der Druckpunkt liegt in Sternum*mitte*.

- *Drucktechnik*
- Die Kompression wird mit einem Handballen oder 2 Fingern durchgeführt.
- oder beide Hände umfassen den Brustkorb, wobei beide Daumen in Brustbeinmitte komprimieren, die übrigen Finger liegen auf dem Rücken des Neugeborenen (Abb. 136).

Frequenzen der Herzdruckmassage
Erwachsene   60– 70/min
Kinder   90–100/min
Säuglinge und Neugeborene 100–120/min

▼ *Gefahren*
Zu *hoch* gewählter Druckpunkt: zu geringe Wirksamkeit der Herzdruckmassage, Bruch des Brustbeins, da das Sternum nach oben hin zunehmend starrer wird.

Zu *tief* gewählter Druckpunkt: Abbrechen der Schwertfortsatzspitze und Verletzung der Leber.
Druckpunkt *seitlich* und/oder Druckrichtung *nicht senkrecht:* Rippenbrüche im Rippenbogenbereich mit Folgeverletzungen (Abb. 137)
- Pneumothorax
- Hämoperikard
- Milzverletzungen
- Leberzerreißungen
- Magenentleerung → Aspiration!

! *Hinweise*
Rippenbrüche dicht am Brustbein müssen je nach vorbestehender Starre des knöchernen Brustkorbs als unvermeidbar in Kauf genommen werden.

VII. Defibrillation

Durch die elektrische Defibrillation werden die in unkoordinierten Einzelaktionen flimmernden Herzmuskelfasern gleichzeitig kontrahiert. Danach kann wieder die vom Sinusknoten gesteuerte Spontanaktion einsetzen, wenn der Herzmuskel mit Sauerstoff versorgt ist.

Herzdruckmassage bei Neugeborenen und Kleinkindern

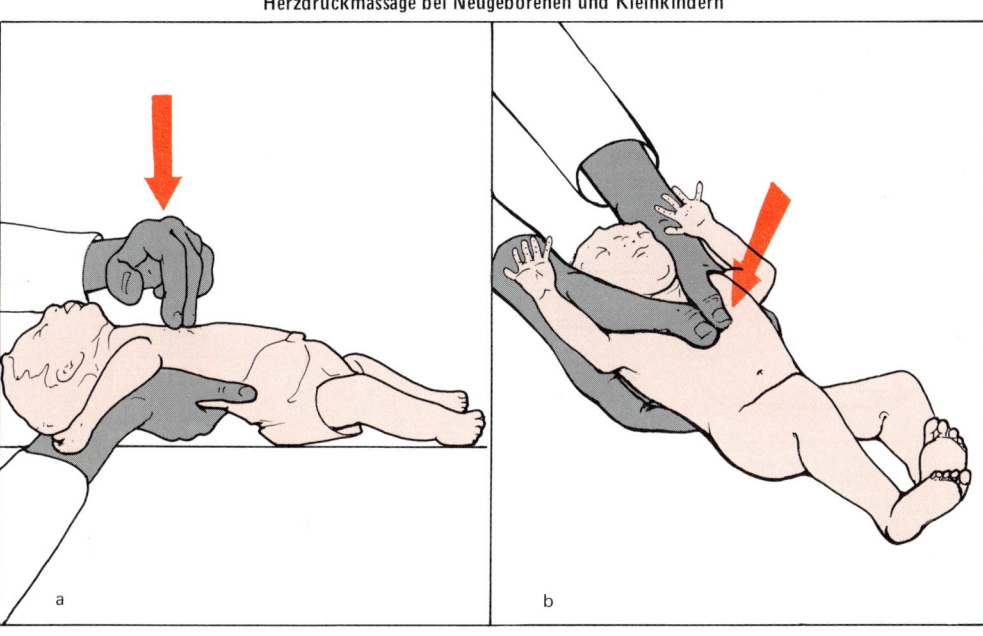

Abb. 136

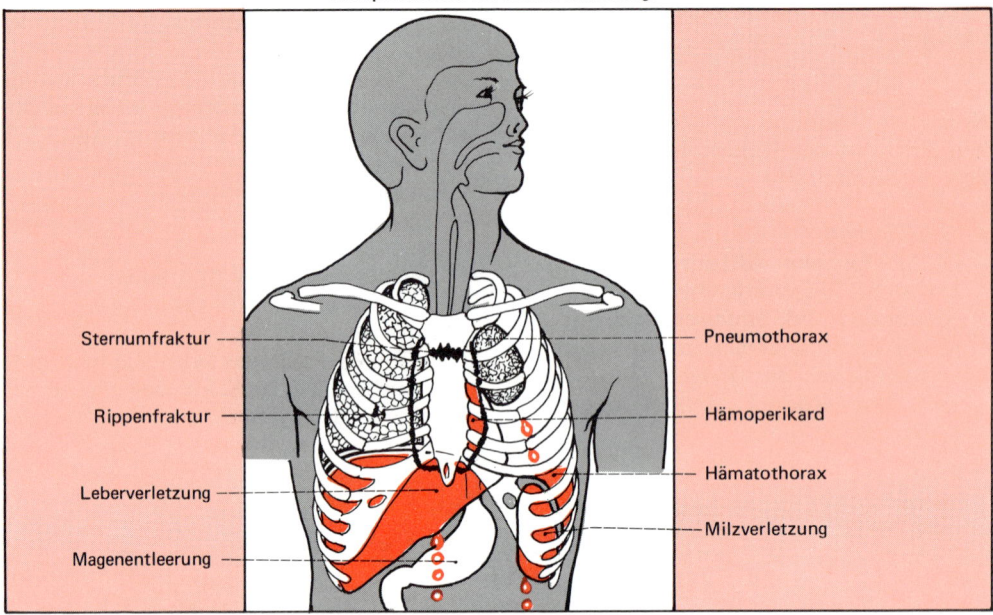

Abb. 137

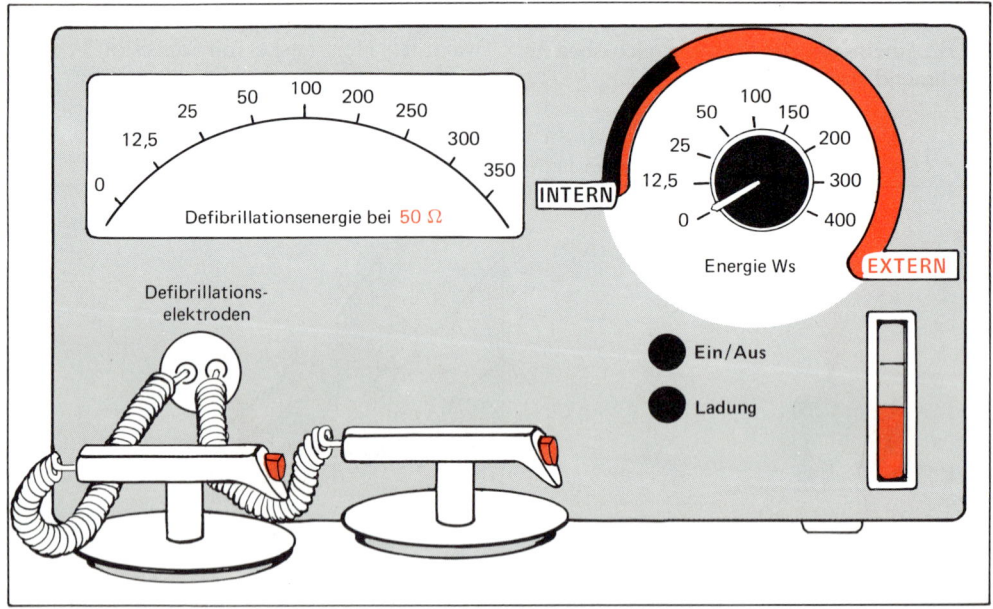

Abb. 138

Vorbemerkung
Die elektrische Defibrillation liegt in ärztlicher Verantwortung. Der Rettungssanitäter ist aber an der Durchführung dieser Maßnahmen beteiligt.

▶ *Indikation*
Im Rettungsdienst wird die externe elektrische Defibrillation mit tragbaren Gleichstrom-Defibrillatoren im Rahmen der medikamentösen und physikalischen Wiederbele-

Maßnahmen zur Behandlung von Störungen des zirkulatorischen Systems 167

Vorbereitung der Elektroden

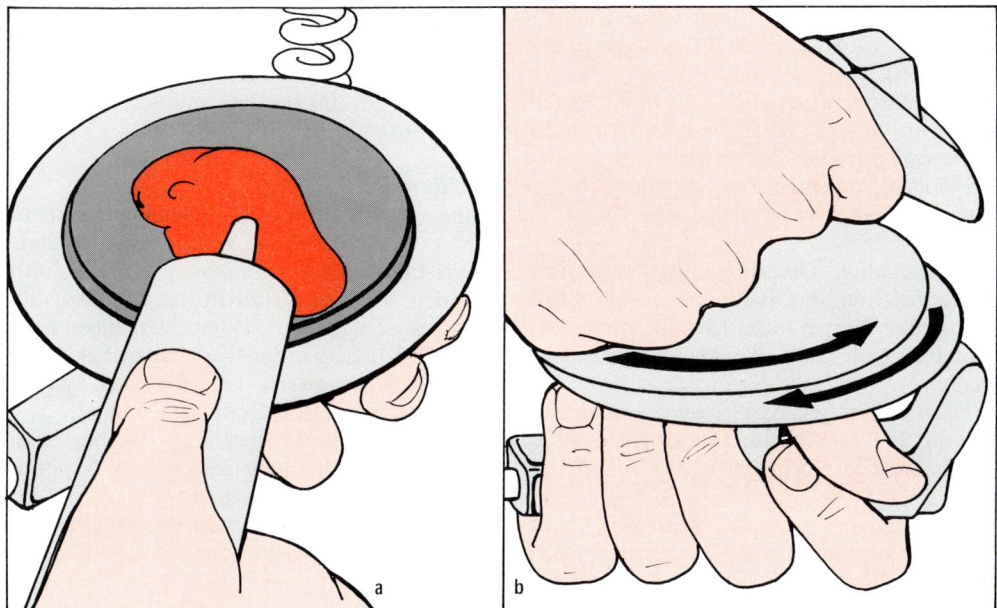

Abb. 139

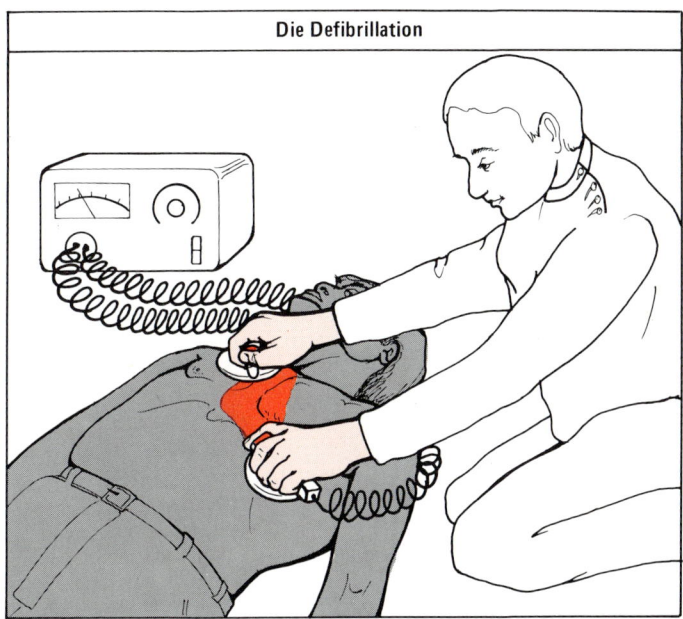

Abb. 140

bung bei Kreislaufstillstand durch Kammerflimmern bzw. Kammerflattern durchgeführt.

■ *Technik*
• *Aufladen des Kondensators im Defibrillator.* Während der Fortführung der Herz-Lungen-Wiederbelebung wird der Kondensator nach Anweisung des Notarztes auf Werte zwischen 50–400 Wattsekunden geladen.
Das Anzeigeninstrument zeigt die gewünschte Energie (Abb. 138).

- *Vorbereitung und Aufsetzen der Elektroden.* In der Zwischenzeit sind beide Elektroden mit Elektroden-Gel zu bestreichen (Abb. 139).
Eine Elektrode wird ganzflächig mit mäßigem Druck im Winkel zwischen oberer Brustbeinhälfte und rechtem Schlüsselbein,
die andere entsprechend im Bereich der Herzspitze aufgesetzt (Abb. 140).

- *Defibrillation.* Unterbrechung der übrigen Wiederbelebungsmaßnahmen, Unterbrechung aller Körper- und Metallkontakte mit dem Patienten (Bett, Trage, Flüssigkeitssee, etc.!).
Je nach Gerätetyp, Auslösung des Stromstoßes durch Druckschalter an einem oder an beiden der Elektrodengriffe.

- *Erfolgskontrolle.* EKG-Ableitung und/oder Karotispulskontrolle; bei Erfolglosigkeit der Defibrillation Fortführung der allgemeinen Wiederbelebungsmaßnahmen bis zur erneuten Defibrillation.

▼ *Gefahren*
- *Für den Rettungssanitäter.* Asystolie oder Kammerflimmern bei versehentlichem Kontakt und daraus entstehender Stromeinwirkung.

- *Für den Patienten.* Die Schädigung des Herzmuskels durch Defibrillation ist der abgegebenen Energie direkt proportional, daher soll zuerst ein Versuch mit niedriger Energieleistung, ca. 100 bis 200 watt-sec unternommen werden.

! *Hinweise*
Eine Defibrillation bei Kammerflimmern kann ausnahmsweise ohne vorgeschaltete Herz-Lungen-Wiederbelebung durchgeführt werden, wenn seit Eintritt des Kreislaufstillstandes weniger als 1 Minute vergangen ist.
In der Klinik werden Kammertachykardien sowie Vorhofflattern und -flimmern mit R-Zacken-gesteuerten Geräten behandelt.
Die elektrische Defibrillation ist bei einer durch EKG-Ableitung gesicherten Asystolie nicht sinnvoll, sie kann aber auf Verdacht bei Kreislaufstillstand ohne die Möglichkeit zur EKG-Diagnostik angewendet werden.

VIII. Schrittmacheranwendung

Bei Kammerbradykardien mit Frequenzen um 40/min und darunter oder bei Asystolie kann ein elektrischer Schrittmacher die Funk-

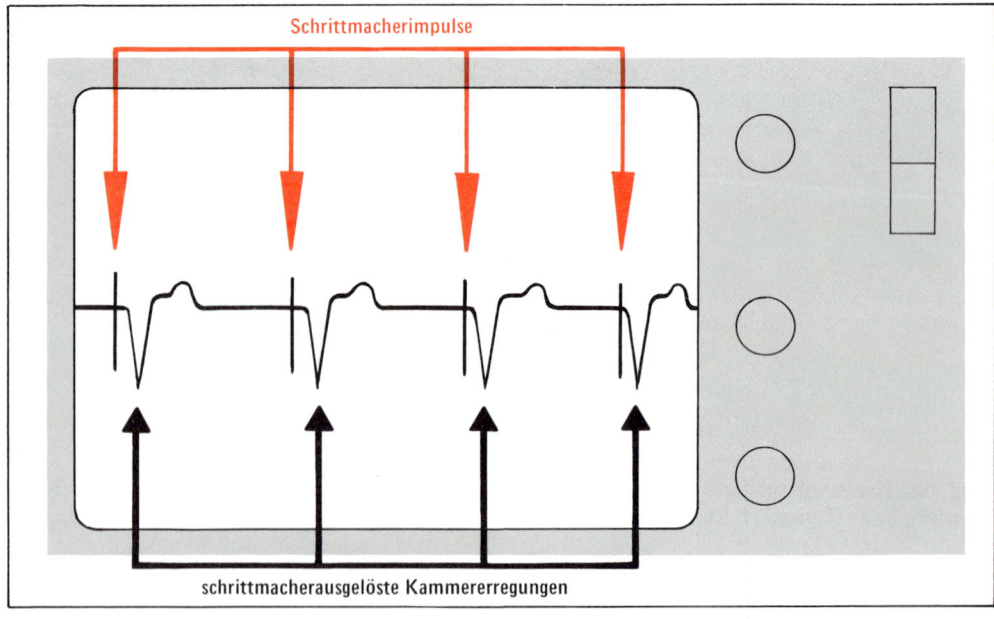

Abb. 141

Maßnahmen zur Behandlung von Störungen des zirkulatorischen Systems

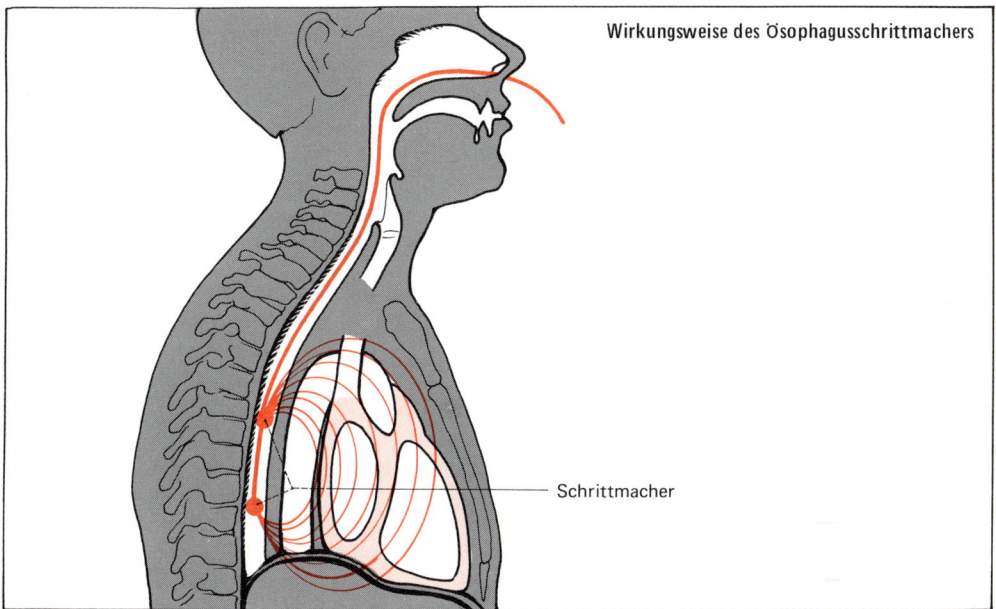

Abb. 142

tion des Sinusknotens übernehmen (Abb. 141). Voraussetzung ist ein funktionsfähiger Herzmuskel.
Die elektrische Reizung kann grundsätzlich auf 4 Wegen dem Herzmuskel zugeleitet werden:
- Transthorakal mit extern aufgelegten Plattenelektroden.
- Transthorakal durch Nadelelektroden.
- Durch eine in die Speiseröhre eingeführte, hinter dem Herzen liegende Sonde.
- Transvenös mit bipolaren Schrittmacherkathetern.

Die beiden erstgenannten Methoden führen praktisch nie zum Erfolg.
Auch die Erfolge des technisch relativ leicht anwendbaren *Ösophagusschrittmachers* überzeugen noch nicht (Abb. 142).
Die sichere *transvenöse* Applikation von *Schrittmacherkathetern* setzt ein Durchleuchtungsgerät voraus.
Aus den geschilderten Gründen werden diese Techniken, bei denen der Rettungssanitäter gegebenenfalls als Assistent des Notarztes mitwirkt, hier nicht beschrieben.

Kapitel 8. Die Fahrzeuge des Rettungsdienstes

A. Bodengebundene Fahrzeuge

Technische Eigenschaften und Mindestanforderungen für das Raumangebot und die medizinische Ausstattung der Krankenkraftwagen sind in einer deutschen Norm, der DIN 75080 festgelegt.
Bei den Krankenkraftwagen wird zwischen
- Krankentransportwagen (KTW) und
- Rettungswagen (RTW)

unterschieden.
Die Erarbeitung dieser Norm war ein außerordentlich verdienstvolles Bemühen der damals Beteiligten, denn sie setzte auf dem Fahrzeugsektor neue, der modernen Notfallmedizin angepaßte Maßstäbe. Wie Erhebungen der letzten Jahre zeigten, wurden Fahrzeuge, die den Forderungen der DIN medizinisch oder technisch nicht entsprachen, ausgesondert, so daß heute in der Bundesrepublik praktisch alle KTW und RTW den Mindestanforderungen der DIN 75080 genügen.
Die Ausstattung der ständig mit einem Notarzt besetzten Rettungswagen, der Notarztwagen (NAW) enthält auf der Grundausstattung der DIN 75080 für RTW aufbauend, eine erweiterte apparative und medikamentöse Ausstattung. Diese Zusatzausstattung der Notarztwagen ist nicht genormt.

B. Luftfahrzeuge

In der Bundesrepublik liegt mittlerweile ein Normentwurf für Rettungshubschrauber (RTH) vor. Nach den der DIN 75080 für RTW entsprechenden Prinzipien sind flugtechnische und medizinische Minimalforderungen für diese immer mit einem Notarzt besetzten Rettungsmittel festgelegt.
Darüber hinaus befaßt sich eine Arbeitsgruppe „Flugmedizinische Aspekte im Luftrettungsdienst" der Deutschen Gesellschaft für Luft- und Raumfahrtmedizin u. a. mit Problemen des Rettungsdienstes mit Hubschraubern. Die Arbeitsgruppe hat Empfehlungen für Minimalstandards der Patientenkabine, Art und Umfang des mitzuführenden Materials und des medizinischen und fliegerischen Personals für RTH und Flächenflugzeuge zusammengestellt.

C. Bemerkungen zu Teil 1 der DIN 75080 Krankenkraftwagen

Die in Absatz 1.1.1 u. 1.1.2 festgelegte Forderung, daß Notfallpatienten grundsätzlich im RTW transportiert werden sollten, während KTW nur zum Transport von Nichtnotfallpatienten einzusetzen sind, ist zur Zeit nicht in vollem Umfange zu verwirklichen, da nicht überall Rettungswagen mit entsprechender

Besatzung Tag und Nacht verfügbar sind. Diese Tatsache muß bei den Forderungen für die medizinische Ausstattung der KTW berücksichtigt werden.

D. Bemerkungen zu Teil 2 der DIN 75080 Rettungswagen

- Die in Absatz 2.2.5 festgelegten Funktionsmaße für den Krankenraum in RTW sollen nochmals hervorgehoben werden
  600 mm Platz am Kopfende der Trage
  450 mm Platz an beiden Seiten der Trage
  Diese Maße geben die Möglichkeit, Patienten im Fahrzeug gründlich zu untersuchen und zu behandeln.
- Zu 2.4.2.4 Ärztliche Ausstattung:
  Ein ärztlich besetzter Rettungswagen wird als Notarztwagen bezeichnet. Für den Notarzt müssen dann in diesen Fahrzeugen als Minimalausstattung u. a.
  – ein EKG-Monitor,
  – ein Defibrillator,
  – Notarztkoffer und
  – ein umfangreicher Satz an Notfallmedikamenten verfügbar sein.

E. Bemerkung zur DIN 13230 Rettungshubschrauber

Zum gegenwärtigen Zeitpunkt müssen bei der Festlegung der Raumminima im Vergleich zum RTW erhebliche Einschränkungen hingenommen werden, da Hubschrauber, die in vollem Umfange den räumlichen Forderungen des RTW entsprechen, wegen der erheblichen Außenabmessungen und hoher Kosten nicht für Zwecke des Rettungsdienstes beschafft und eingesetzt werden können.
Die in einem Teil 2 festzulegende medizinische Ausstattung wird – unter Beachtung von Raum- und Gewichtsproblemen – im wesentlichen der heute üblichen Ausstattung von Notarztwagen entsprechen.

Die nachstehend aufgeführten DIN-Normen werden mit Erlaubnis des DIN Deutsches Institut für Normung e. V. wiedergegeben. Maßgebend für das Anwenden der Norm ist deren Fassung mit dem neuesten Ausgabedatum, die bei dem Beuth Verlag GmbH, 1000 Berlin 30 und 5000 Köln 1, erhältlich ist.

DK 629.114.652 : 614.883 : 001.4 : 620.1   DEUTSCHE NORMEN   Februar 1977

Krankenkraftwagen
Begriffe, Anforderungen, Prüfung

DIN 75 080
Teil 1

Motor ambulances; concepts, requirements, test

Diese Norm enthält sicherheitstechnische Festlegungen im Rahmen des Gesetzes über technische Arbeitsmittel, siehe Erläuterungen.

Die mit einem * versehenen Abschnitte können in ihren Anforderungen in den Teilen 2 und 3 abweichen.

Maße in mm

1 Begriffe

1.1 Krankenkraftwagen

sind Spezialfahrzeuge, die für den Rettungsdienst und den Krankentransport geeignet sind. Nach ihrem Verwendungszweck werden sie unterschieden in:

Rettungswagen (RTW)
Krankentransportwagen (KTW)

1.1.1 Rettungswagen (siehe DIN 75 080 Teil 2)

sind zum Herstellen und Aufrechterhalten der Transportfähigkeit von Notfallpatienten vor und während des Transports bestimmt.

1.1.2 Krankentransportwagen (siehe DIN 75 080 Teil 3)

sind grundsätzlich für den Transport von Nicht-Notfallpatienten bestimmt.

1.2 Gewicht

1.2.1 Leergewicht

ergibt sich aus den geltenden verkehrsrechtlichen Bestimmungen. Es schließt das Gewicht des Fahrers (75 kg), die im Krankenkraftwagen festeingebauten Ausstattungsteile, die für den Fahrbetrieb notwendige Ausrüstung (z. B. Warndreiecke und -leuchten, Wagenheber, Reserverad) sowie die festeingebaute Sanitätsausstattung ein.

Anmerkung: Die lose mitgeführte sanitätstechnische Ausrüstung (Beladung) gehört nicht zum Leergewicht.

1.2.2 Das zulässige Gesamtgewicht

wird durch rechtliche Vorschriften für die Bauart des Krankenkraftwagens festgelegt. Es entspricht dem vom Hersteller für die jeweilige Verwendungsart unter Berücksichtigung der Werkstoffbeanspruchung, der Reifentragfähigkeit usw. angegebenen Gewicht (siehe DIN 70 020 Teil 2, Ausgabe Juni 1972, Abschnitt 4.7.2).

1.2.3 Die zulässige Nutzlast

ergibt sich aus der Differenz des zulässigen Gesamtgewichts nach Abschnitt 1.2.2, vermindert um das Leergewicht nach Abschnitt 1.2.1, wobei diese Last so auf dem Krankenkraftwagen verteilt sein muß, daß die zulässige Achslasten (siehe DIN 70 020 Teil 2, Ausgabe Juni 1972, Abschnitt 4.8.2) nicht überschritten werden. Gegebenenfalls ist ein Hinweis auf die zulässige Personenzahl für den Fahrer gut sichtbar anzubringen.

1.2.4 Das Federungsgewicht

schließt das Leergewicht, die in DIN 75 080 Teil 2*) und Teil 3 jeweils festgelegte lose Ausrüstung sowie die darüber hinausgehenden losen Ausrüstungsteile ein, die in Krankenkraftwagen üblicherweise mitgeführt werden (z. B. medizinisch-technische Geräte, spezielle Bergungsgeräte, Funkgeräte).

2 Anforderungen

Soweit nachstehend nicht weitergehende Anforderungen gestellt sind, sind die für die Zulassung von Kraftfahrzeugen geltenden Rechtsvorschriften verbindlich.

Für allradangetriebene Krankenkraftwagen sind Abweichungen nur insoweit zugelassen, wie sie durch den Allradantrieb bedingt sind.

Für Krankenkraftwagen, die ausschließlich für den Transport Infektionskranker benutzt werden, sind Abweichungen nur insoweit zugelassen, wie sie durch den besonderen Verwendungszweck unumgänglich sind.

Die Größtmaße betragen: Länge   6000 mm
Höhe   3000 mm
Breite 2200 mm

2.1 Fahrwerk

2.1.1 Die Federung muß einen schonenden Krankentransport sicherstellen. Es ist eine Federung einzubauen, bei der innerhalb der Spanne zwischen Federungsgewicht und zulässigem Gesamtgewicht die mechanischen Schwingungen im Geschwindigkeitsbereich von 0 bis 80 km/h auf einem mit 75 kg belasteten Sitz bzw. einer mit 75 kg belasteten Krankentrage höchstens die Wahrnehmungsstärke K = 25 (innerhalb der Stufe G) erreichen.[1]

2.1.2 Für jede Belastung muß die Verwendung von M- und S-Reifen für alle Räder und die zusätzliche Verwendung von Schneeketten für alle angetriebenen Räder möglich sein.

Ein Ersatzrad muß außerhalb des Krankenraumes von außen zugänglich untergebracht sein.

---

*) Folgeausgabe z. Z. noch Entwurf

[1]) Die Nachprüfung der zur Wahrnehmungsstärke K = 25 (nach VDI 2057) gehörenden Beschleunigungswerte im Fahrzeug ist erst dann möglich, wenn für solche Zwecke eine Normalfahrbahn mit definierter Unebenheit oder eine andere anerkannte Prüfmethode zur Verfügung steht.

Fortsetzung Seite 2 bis 5
Erläuterungen Seite 5

Normenausschuß Rettungsdienst und Krankenhaus (NARK) im DIN Deutsches Institut für Normung e.V.
Normenausschuß Kraftfahrzeuge (FAKRA) im DIN
Fachnormenausschuß Feuerwehrwesen (FNFW) im DIN

Seite 2   DIN 75 080 Teil 1

2.1.3 Die vom Hersteller zur Sicherung des Fahrverhaltens festgesetzten Mindest-Vorderachslasten dürfen bei allen üblichen Belastungsfällen nicht unterschritten werden.

2.1.4 Der bis zum zulässigen Gesamtgewicht beladene Krankenkraftwagen muß beim Durchschalten der Gänge innerhalb von 35 s von 0 auf 80 km/h Geschwindigkeit beschleunigen.
Im übrigen sind die Prüfbedingungen nach DIN 70 020 Teil 3 zugrunde zu legen.

2.1.5 Die Batterien müssen so eingebaut und abgedeckt sein, daß die Flüssigkeit ohne Ausbau geprüft und nachgefüllt werden kann und ein Kurzschluß durch unbeabsichtigte Berührung mit leitenden Teilen ausgeschlossen wird.

2.1.6 * Krankenkraftwagen müssen für UKW-Sprechfunkbetrieb entstört sein.

2.1.7 Krankenkraftwagen müssen folgende Einrichtungen haben:
a) * je 1 Abschleppvorrichtung vorn und hinten [2]) mit entsprechender Festigkeit, die so konstruiert sind, daß die Abschleppseile sich nicht selbst lösen können.
b) Stoßfänger vorn und hinten
c) Spritzschutzlappen für die Hinterräder
d) Rückfahrscheinwerfer
e) * 2 Nebelscheinwerfer
f) * Nebelschlußleuchte

2.2 Aufbau

2.2.1 Das Aufbaugerippe muß aus Stahl, Leichtmetall oder einem gleichwertigen Werkstoff bestehen, die Außenhaut aus einem schwer entflammbaren Werkstoff (siehe auch DIN 4102).

2.2.2 Der Aufbau muß in der Rückwand eine Einladeöffnung mit einer verschließbaren zweiflügeligen Tür oder einem anderen Verschlußelement haben.

2.2.3 Die rechte Seitenwand des Krankenraumes muß eine verschließbare Dreh- oder Schiebetür haben.
Diese muß Kurbel-, Schiebe- oder Ausstellfenster haben. Alle Türen müssen Türhaltevorrichtungen und unten Wasserablauföffnungen haben. Innenöffner müssen so angebracht sein, daß Türen nicht unbeabsichtigt geöffnet werden können.

2.2.4 Türen und Klappen oder ein sonstiger Abschluß zum Führerhaus oder Krankenraum müssen so abgedichtet sein, daß der Innenraum gegen Eindringen von Wasser und Straßenschmutz geschützt ist. Alle Scharniere der Türen und Klappen sind mit Kegel-Schmiernippeln nach DIN 71 412 Teil 1 zu versehen, falls die Scharniere nicht wartungsfrei sind.

2.2.5 Das für Einbauten verwendete Holz muß mindestens der Qualität AW 100 nach DIN 68 705 Teil 1 entsprechen. Der Fahrzeugboden und Ausgleichsböden zählen nicht zu den Einbauten.

2.2.6 Bei Einbauten aus Kunststoff darf die Gebrauchsfähigkeit durch die üblichen Einwirkungen nicht beeinträchtigt werden.

2.2.7 Eine durchgehende Querwand muß das Führerhaus vom Krankenraum trennen. Ein Fenster aus Sicherheitsglas von mindestens 200 mm × 350 mm muß eine Gesprächs- und Durchreicheverbindung ermöglichen. Das Fenster muß gegen selbsttätiges Öffnen während der Fahrt gesichert werden können und im Führerhaus eine Abblendvorrichtung mit Führung haben. Die Querwand muß im Bereich des Kopfendes der Krankentrage gepolstert sein, wenn die Krankentrage der Querwand bis auf 100 mm genähert werden kann.
Führerhaus und Krankenraum dürfen getrennt gebaut sein. Eine Sprech- und Sichtverbindung muß auch dann sichergestellt sein.

2.2.8 Vorhandene Auftritte müssen trittsicher sein und aus korrosionsbeständigem Werkstoff bestehen.
Soweit diese Auftritte herausstellbar oder drehbar sind, muß ihre Funktionsfähigkeit sichergestellt sein.
Vorhandene Auftritte zum Krankenraum müssen eine Auftrittbreite von mindestens 150 mm aufweisen. Auftrittbreite ist nach DIN 18 064 das waagerechte Maß von Vorderkante einer Trittstufe bis zur Vorderkante der folgenden Trittstufe.

2.2.9 Krankenkraftwagen müssen folgende Einrichtungen haben:
a) 2 zusätzliche, oben an der Rückseite des Fahrzeugs oder an der Innenseite des Verschlußelements angebrachte Blinkleuchten (Fahrtrichtungsanzeiger), die mit den übrigen Blinkleuchten auch als Warnblinkanlage geschaltet sind.
b) 2 Außenspiegel (einer je links und rechts außen, die entweder den Anforderungen der Richtlinien für die Ausführung und Anbringung von Rückspiegeln der Straßenverkehrszulassungsordnung (StVZO) oder denjenigen der Richtlinien des Rates zur Angleichung der Rechtsvorschriften der Mitgliedsstaaten (EG) über Rückspiegel der Kraftfahrzeuge in bezug auf Kraftfahrzeuge über 3,5 t zulässiges Gesamtgewicht bzw. der Fahrzeugklasse A entsprechen.
c) * mindestens 1 Rundum-Kennleuchte mit blauem Filter nach DIN 14 620
d) * Akustisches Warngerät nach DIN 14 610. Die Schallgeber müssen so eingebaut sein, daß der Schall ungehindert in Fahrtrichtung abstrahlen kann.
e) Fahrtschreiber nach § 57 a) StVZO mit zusätzlichen Einrichtungen zur Aufzeichnung von Einsatzzeiten des blauen Blinklichts und des Einsatzhorns, bestückt mit einem Schaublatt für die Aufzeichnungsdauer von 24 h und für die Geschwindigkeit bis 120 km/h.

Auf Wunsch des Bestellers darf ein beleuchtetes Symbol in der Mitte der Windschutzscheibe angebracht sein.

2.3 Führerhaus
(Vorbehaltlich einer zu erwartenden verkehrsrechtlichen Regelung)

2.3.1 Die Windschutzscheibe muß aus Verbundglas bestehen.

2.3.2 Im Führerhaus sind nur zwei Einzelsitze zulässig. Die Breite des Betätigungsraumes des Fahrers muß in Ellenbogenhöhe gemessen mindestens 700 mm betragen.

[2]) Die hintere Abschleppvorrichtung kann wegfallen, wenn eine bauartgenehmigte Anhängevorrichtung vorhanden ist.

DIN 75 080 Teil 1   Seite 3

2.3.3 Der Abstand Unterkante Lenkrad bis Oberkante Sitzfläche muß mindestens 150 mm betragen.

2.3.4 Der Abstand Unterkante Lenkrad bis Rückenlehne muß auf 400 mm waagerecht gemessen einstellbar sein.

2.3.5 Der senkrecht gemessene Abstand zwischen der mit 75 kg belasteten Sitzfläche und dem Dach muß mindestens 950 mm betragen. Der untere Meßpunkt befindet sich in der Mitte des Sitzes im Abstand von 130 mm vor der Vorderkante der Rückenlehne.

2.3.6 Der Fußbodenbelag muß trittsicher sein und aus einem verschleißarmen Werkstoff bestehen.

2.3.7 Im Führerhaus müssen folgende Ausstattungen angebracht sein:
a) Innenraumleuchte
b) Windschutzscheibenentfrostung, wirksam auch bei stehendem Fahrzeug, jedoch mit laufendem Motor und Ventilator
c) 2 gepolsterte Sonnenblenden
d) ein Innensuchscheinwerfer [3]
e) Betätigung der Scheibenwaschanlage (mindestens 2 Düsen)
f) ein elastischer Haltegriff für den Beifahrer in Höhe Unterkante Windschutzscheibe oder über Einstiegtür
g) eine Steckdose C DIN 72 591
h) für beide Sitze je ein Schultergurt in Verbindung mit einem Beckengurt (Dreipunktgurt) oder ein anderes gleichwertiges Rückhaltesystem
i) für beide Sitze muß bei der Trennwand, sofern diese nicht weiter als 100 mm entfernt ist, auch im Bereich der Scheiben eine Polsterung angebracht sein, sofern die Sitze nicht mit Kopfstützen versehen sind.
k) Summer

2.4 Krankenraum

Die Maße des Krankenraumes ergeben sich aus dem Verwendungszweck, RTW siehe DIN 75 080 Teil 2 *), KTW siehe DIN 75 080 Teil 3.

2.4.1 Die Decke und die Innenwände des Krankenraumes einschließlich der Türen müssen verkleidet oder im Sinne einer Verkleidung gestaltet sein. Alle Innenflächen einschließlich aller Einbauten müssen abwaschbar sowie für eine Desinfektion zugänglich und geeignet sein. Der Fußbodenbelag muß trittsicher sowie leicht zu desinfizieren und zu reinigen sein und aus einem verschleißarmen Werkstoff bestehen. Seine Kanten müssen so abgeschlossen, abgedichtet oder hochgezogen sein, daß keine Flüssigkeit darunter gelangen kann. An den tiefsten Stellen des Fußbodens, wo Flüssigkeit nicht abfließen kann, sollen verschließbare Öffnungen vorhanden sein.

2.4.2 Eine der von innen zu verriegelnden Türen muß von außen zu entriegeln sein.

---

*) siehe Seite 1.

[3] Kann wegfallen, wenn Handscheinwerfer im Führerhaus untergebracht ist.

[4] Der Grenzschallpegel kann erst festgelegt werden, wenn ein eindeutiger Zusammenhang zwischen objektiver Messung und subjektivem Lärmempfinden gefunden worden ist. Die künftigen Richtlinien und Empfehlungen der zuständigen Fachgremien wie z. B. FANAK und VDI-Kommission Lärmminderung sind hierbei zu berücksichtigen.

2.4.3 In den Krankenraum ragende Fahrwerkteile sind besonders zu umkleiden.

Alle in den Krankenraum ragenden Teile müssen so gesichert sein, daß sie keine Unfallgefahr bilden.

2.4.4 * Die Lichtflächen der Außenscheiben sollen möglichst gleichmäßig verteilt insgesamt mindestens 0,9 m^2 betragen und müssen im oberen Drittel klar durchsichtig, im übrigen transparent sein.

2.4.5 In Dachhöhe muß eine elektrisch zu betätigende Belüftungsanlage angebracht sein, die auch als Entlüftungsanlage funktioniert. Der Luftdurchsatz ist in m^3/h anzugeben. Die Anlage ist so zu bemessen, daß ein 20facher Luftwechsel je Stunde erreicht werden kann.

2.4.6 * Eine Heizung muß vorhanden sein.

2.4.7 Zur Verständigung mit dem Fahrer muß im Krankenraum ein Betätigungsknopf für den Summer im Führerhaus vorhanden sein.

2.4.8 Der Innengeräuschpegel darf auf die im Krankenraum befindlichen Personen nicht störend wirken. Der Schallschutz muß dem jeweiligen Stand der Technik entsprechen. Für die Überprüfung sind gegebenenfalls die Meßbedingungen nach DIN 45 639 zugrunde zu legen. [4]

2.4.9 Eine Steckdose C DIN 72 591 muß gut zugänglich angebracht sein.

Eine grüne Kontroll-Leuchte für fallweise Spannungskontrolle in der Steckdose muß vorhanden sein. Die Kontroll-Leuchte ist mit einer 2 Watt-Glühlampe zu bestücken.

2.4.10 * Ein Griff mit etwa 140 mm lichter Länge ist für den seitlichen Einstieg in den Krankenraum rechts griffgerecht anzubringen.

2.4.11 Sitze
Die in der Tabelle aufgeführten fest eingebauten Sitze müssen mindestens folgende Maße haben:

Abmessungen	Einzelsitze für Kranke	Einzelsitze für Begleiter	Klappsitzbänke für Begleiter
Breite	450	420	450 je Person
Tiefe	400	330	330
lichte Höhe über der Sitzfläche [1]	920	920	920
Dicke der Polsterung der Sitzfläche	50	50	50

[1] Senkrecht gemessen über der mit 75 kg belasteten Sitzfläche. Der untere Meßpunkt befindet sich in der Mitte des Sitzes im Abstand von 130 mm vor der Vorderkante der Rückenlehne.

Die Einzelsitze für Kranke nach vorstehender Tabelle dürfen nur in oder gegen Fahrtrichtung vorhanden sein und müssen geeignete Haltevorrichtungen haben. Zusätzlich dürfen Armlehnen angebracht werden.

Als Rückenlehne muß für jede Person ein 20 mm dicker gepolsterter Streifen mit den Mindestmaßen 300 mm × 100 mm vorhanden sein.

Sitzbänke müssen an jedem Ende eine Armlehne haben.

Seite 4 DIN 75 080 Teil 1

2.4.12 Für einen beladenen Tragesessel muß ein Raum vorhanden sein, dessen Breite in Ellenbogenhöhe gemessen mindestens 600 mm und dessen Kopfraumhöhe mindestens 920 mm beträgt.

2.5 Ausstattung

2.5.1 Krankentrageneinrichtung

2.5.1.1 Alle Einrichtungen zur Aufnahme von Krankentragen müssen so beschaffen und im Krankenkraftwagen befestigt sein, daß

a) Krankentragen nach DIN 13 024 und DIN 13 025 sowie die in Bild 1 bis 3 dargestellte Krankentrage sowohl unbelastet wie auch mit 75 kg belastet, sicher und für den Kranken schonend ein- und ausgefahren werden können,

b) die Krankentragen DIN 13 024 und DIN 13 025 geschoben bzw. eingefahren, sich an den Fixierstiften selbst verriegeln und daß die in Bild 1 bis 3 dargestellte Krankentrage so fixiert wird, daß das Spiel in und gegen Fahrtrichtung insgesamt höchstens 4 mm beträgt und daß das Spiel nach oben 2 mm nicht überschreitet,

c) die verriegelten Krankentragen sich leicht lösen lassen,

d) die Einladehöhe, von der Standfläche des Krankenkraftwagens aus senkrecht bei Leergewicht gemessen, 770 mm nicht übersteigt, ausgenommen bei Krankentrageneinrichtungen, die nur für das Umbetten bestimmt sind,

e) * vom Ende der fixierten Krankentrage bis zum nächstvorstehenden Teil am Fahrzeug (z. B. Heckklappe) mindestens ein Abstand von 30 mm, gemessen in Längsrichtung, vorhanden ist,

f) die auf der Krankentrage liegende oder sitzende Person nicht auf den Boden oder einen vorstehenden Teil unter der Krankentrage aufstößt.

2.5.1.2 Mindestens eine Krankentrageneinrichtung muß – wenn es die Fahrzeugfederung erfordert – mit Einrichtungen versehen sein, die sicherstellen, daß auf einer mit 75 kg belasteten Krankentrage, in der vorderen Hälfte der Krankentrage gemessen, die Wahrnehmungsstärke K = 25 nicht überschritten wird. [1]

Auf besondere Bestellung kann ein Zusatzgerät für Schleifkörbe nach DIN 23 400 mitgeliefert werden. Die Schleifkörbe müssen mit einem Riemen oder einer gleichwertigen Vorrichtung befestigt werden können.

2.5.2 Raum und Halterung für Ausrüstung

2.5.2.1 Geräte, die dem Verwendungszweck entsprechend zusammengehören, sind möglichst auch räumlich zusammen und übersichtlich unterzubringen.

2.5.2.2 Geräte, die in den Tabellen von DIN 75 080 Teil 2 *) und Teil 3 mit einem liegenden Kreuz (x) versehen sind, sind für die Benutzung während der Fahrt an geeigneter Stelle leicht erreichbar und griffbereit unterzubringen.

2.5.2.3 Offene Fächer müssen Schlingerleisten haben. Schubladen und Fächer müssen gegen selbsttätiges Öffnen gesichert sein. Die Schubladen müssen zusätzlich Ausziehsperren haben.

Alle Fächer müssen einen ebenen, leicht zu reinigenden Boden haben und mit einer leicht zu reinigenden, zur sicheren Lagerung des Inhalts geeigneten auswechselbaren elastischen Einlage ausgestattet sein.

2.5.2.4 Geräte, die während der Fahrt Schaden nehmen oder verursachen könnten, sind sicher zu haltern.

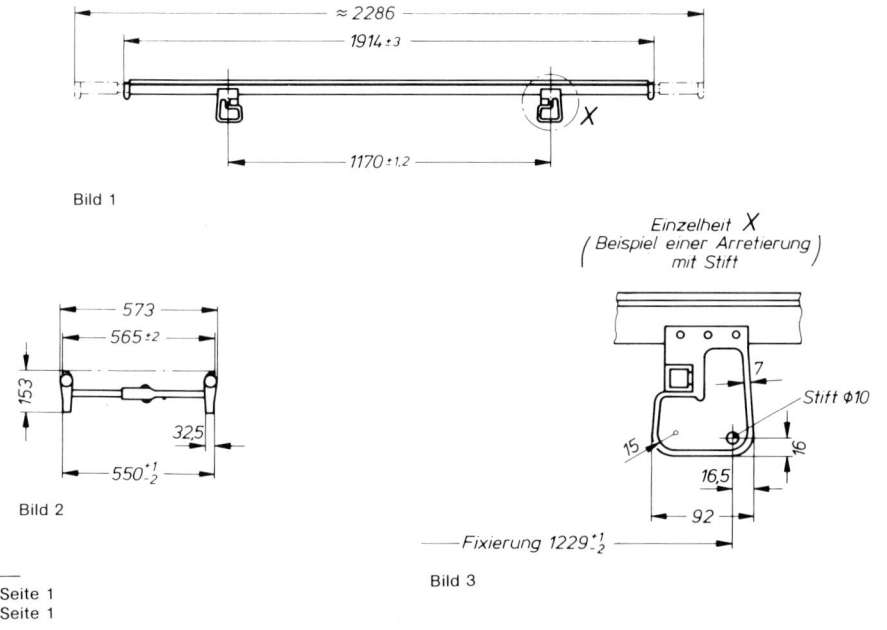

Bild 1

Bild 2

Einzelheit X
(Beispiel einer Arretierung mit Stift)

Bild 3

---
*) Siehe Seite 1
[1]) Siehe Seite 1

DIN 75 080 Teil 1 Seite 5

2.6 Anstrich und Beschriftung

2.6.1 Anstrich

Alle Aufbauflächen einschließlich der Aufbauunterseite müssen sachgemäß und korrosionsschützend vorbehandelt sein. Alle Holzteile müssen entsprechend imprägniert sein. Dies gilt nicht bei Verwendung von Sperrholz und Qualität AW 100 nach DIN 68 705.

Farben

a) Aufbau, ausgenommen Aufbauunterseite: Elfenbein, glänzend, Farbe RAL 1014 nach Farbregister 840 HR [5]) **)

b) Felgen: schwarz, glänzend, Farbe RAL 9005 nach Farbregister 840 HR **)

oder silberfarben (z. B. RAL 9006 nach Farbregister 840 HR [5]) **)

c) Führerhaus, innen: hell

d) Armaturenbrett: nicht glänzend

e) Krankenraum, innen: hell

2.6.2 Unterbodenschutz

Auf allen Flächen der Aufbauunterseite (ausgenommen bei Holzteilen), die beim Fahrbetrieb mechanischen Beanspruchungen ausgesetzt sind, muß zusätzlich ein geeigneter Unterbodenschutz aufgetragen sein.

2.6.3 Beschriftung

2.6.3.1 Außenbeschriftung nach Angabe des Bestellers. Die Außenbeschriftung oder Symbole müssen in unmittelbarem Zusammenhang mit dem Verwendungszweck stehen.

Zusätzliche Hinweise und Beschriftungen dürfen nur an den Führerhaustüren angebracht sein.

2.6.3.2 Bedienungselemente, deren Funktionen nicht sinnfällig sind, müssen beschriftet oder mit Bildzeichen versehen sein.
Die Internationale Norm ISO 2575 ist zu beachten.

2.6.3.3 Der vorgeschriebene Reifenfülldruck in bar ist in schwarzer Schrift über den Rädern anzugeben.

3 Desinfektion

Die Desinfektion muß mit den anerkannten üblichen Desinfektionsverfahren durchgeführt werden können.

4 Prüfung

4.1 Es ist zu prüfen, ob die Festlegungen dieser Norm eingehalten worden sind.

4.2 Der äußere Zustand des Krankenkraftwagens und die fachgerechte Arbeitsausführung sind zu prüfen.

4.3 Bei Auslieferung des Krankenkraftwagens muß die vom Fahrgestellhersteller vorgeschriebene Ablieferungsinspektion nachgewiesen werden. Sie darf nicht älter als 14 Tage sein.

Es kann eine fahr- und funktionstechnische Überprüfung auf einer Fahrstrecke bis 15 km durchgeführt werden.

4.4 Die Vollzähligkeit, die Beschaffenheit und die Brauchbarkeit des nach den Angebotsunterlagen mitzuliefernden Zubehörs und der Ausstattung sind festzuhalten.

4.5 Bei der Überprüfung ist eine Gewichtsaufstellung für den entsprechend der Norm ausgestatteten Krankenkraftwagen vorzulegen. Das Personengewicht beträgt dabei 75 kg je Person.

4.6 Die Prüfungsergebnisse sind in einem Prüfbericht festzuhalten.

5 Kennzeichnung

Krankenkraftwagen nach dieser Norm dürfen mit dem Verbandszeichen DIN nach DIN 31 in Verbindung mit dem Herstellerzeichen gekennzeichnet werden.

---

[5]) Besondere Vorschriften, die für bestimmte Bedarfsträger gelten, bleiben hiervon unberührt.

*) siehe Seite 1

**) Farbregister RAL 840 HR zu beziehen durch Beuth Verlag GmbH, Berlin 30 und Köln 1

Weitere Normen

DIN 75 080 Teil 2 Krankenkraftwagen; Rettungswagen (RTW) (Folgeausgabe z. Z. noch Entwurf)
DIN 75 080 Teil 3 Krankenkraftwagen; Krankentransportwagen (KTW), Technische Anforderungen, Prüfung

---

Erläuterungen

Diese Norm wurde vom Arbeitskreis II „Krankentransportmittel des Normenausschusses Rettungsdienst und Krankenhaus (NARK) im DIN Deutsches Institut für Normung e.V." erarbeitet.

Die Abschnitte 2 und 3 enthalten sicherheitstechnische Festlegungen.

Krankenkraftwagen fallen unter das Gesetz über technische Arbeitsmittel (§ 3), sofern nicht bereits durch die Straßenverkehrszulassungsordnung (StVZO) entsprechende Festlegungen getroffen worden sind.

DK 629.114 : 652 : 614.883 DEUTSCHE NORMEN *Entwurf* Februar 1977

Krankenkraftwagen
Rettungswagen (RTW)

Motor ambulances; emergency cars

DIN 75 080 Teil 2

Einsprüche bis 30. Juni 1977

Dieser Norm-Entwurf, dessen Inhalt noch nicht die endgültige Fassung der beabsichtigten Norm darstellt und deshalb noch nicht für die Anwendung bestimmt ist, wird der Öffentlichkeit zur Prüfung und Stellungnahme vorgelegt, damit er erforderlichenfalls verbessert werden kann. Er enthält die vorgesehene Fassung für die Folgeausgabe von DIN 75 080 Teil 2, Ausgabe Juli 1967. Die genannte Ausgabe wird hiermit nicht ungültig.

Soll dieser Norm-Entwurf ausnahmsweise im wirtschaftlichen Verkehr angewendet werden, so ist dies zwischen den Beteiligten, z. B. Auftraggeber und Auftragnehmer, zu vereinbaren.

Einsprüche und Änderungsvorschläge zu diesem Norm-Entwurf werden in zweifacher Ausfertigung erbeten an den Normenausschuß Rettungsdienst und Krankenhaus (NARK) im DIN Deutsches Institut für Normung e. V., Burggrafenstraße 4-7, D-1000 Berlin 30.

Diese Norm enthält sicherheitstechnische Festlegungen im Rahmen des Gesetzes über technische Arbeitsmittel, siehe Erläuterungen.

Maße in mm

1 Begriffe
Siehe DIN 75 080 Teil 1

2 Anforderungen
2.1 Fahrwerk
2.1.1 Überhangwinkel
Vorderer und hinterer Überhangwinkel müssen mindestens je 15°, die Bauchfreiheit muß mindestens 100 mm betragen (beide gemessen nach DIN 70 020 Teil 1 [1])).

2.1.2 Federung
Die Federung muß für maximal 1 + 4 Personen und zusätzlich 125 kg Wahlausstattung ausgelegt sein.

2.1.3 Batterie und Generator
Tabelle 1.

Nennspannung der el. Anlage	Anzahl der Batterien	Nennkapazität je Batterie K_{20} [1])	Nennleistung d. Drehstromgenerators
V min.		Ah min.	W min.
12	2	63	490

[1]) Kapazität bei 20stündiger Entladung, siehe DIN 72 311.

Als Entladungsschutz für die Batterien ist ein Batterietrennrelais einzubauen, welches die beiden Batterien trennt, wenn die Lichtmaschine keine Leistung mehr abgibt.

2.1.4 Steckdose zum Aufladen der Batterie
Im Führerhaus muß in Fahrtrichtung links eine gut zugängliche Steckdose A 16 DIN 14 690 zum Aufladen der Batterie, zusammen mit einem Hinweisschild „Ladesteckdose" angebracht sein. Ein zusätzlicher Hinweispfeil ist zulässig.

2.2 Aufbau
2.2.1 Einladeöffnung
Die Einladeöffnung in der Rückwand (siehe DIN 75 080 Teil 1, Ausgabe Februar 1977, Abschnitt 2.2.2) muß mindestens 1100 mm breit und mindestens 1200 mm hoch sein.

2.2.2 Einladehöhe
Die Einladehöhe vom Erdboden bis Oberkante Ladefläche oder Ladeschiene für die unteren Krankentragen darf höchstens 770 mm im unbeladenen Zustand betragen.

Die Einfahrschräge darf $15°\,{}^{+1°}_{-0}$ gegen die Waagerechte betragen.

2.2.3 Einstiegöffnung
Die Seitentür (siehe DIN 75 080 Teil 1, Ausgabe Februar 1977, Abschnitt 2.2.3) muß mindestens 660 mm breit und mindestens 1500 mm hoch sein. Die Breite wird in der halben Höhe der Einstiegöffnung gemessen.

2.2.4 Sprechfunk
Bei Inbetriebnahme des Fahrzeuges muß UKW-Sprechfunk eingebaut sein.

---
[1]) Ausgabe Februar 1957, z. Z. in Überarbeitung (siehe Erläuterungen).

Fortsetzung Seite 2 bis 8
Erläuterungen Seite 8

Normenausschuß Rettungsdienst und Krankenhaus (NARK) im DIN Deutsches Institut für Normung e.V.
Normenausschuß Kraftfahrzeuge (FAKRA) im DIN
Fachnormenausschuß Feuerwehrwesen (FNFW) im DIN

Seite 2 Entwurf DIN 75 080 Teil 2

2.2.5 Funktionsmaße

Abstand a zwischen Oberkante Fußstütze und Rückwand	min. 100 mm
Abstand b zwischen den Radkästen	min. 900 mm
Abstand c zwischen dem Ende der Krankentrage und der Querwand mit Sitz[2]) bzw. dem Schrank mit Sitz[2]), über die Breite der Krankentrage bis zur Rückenlehne des Sitzes gemessen	min. 600 mm
Abstand e_1 zwischen Außenkante Krankentrage und Fahrzeugseitenwand bzw. Schrank, über die Länge der Krankentrage mit angeschobenen Griffen gemessen	min. 450 mm

Auf der Seite des Einbaus darf bei Verwendung einer zweiten Krankentrage das Maß e_1 auf 430 mm reduziert werden.

Abstand e_2 zwischen Außenkante Krankentrage und Auflagegestell Krankentrage (Fußspitzenraum)	min. 150 mm
Abstand h zwischen Rettungswagenboden und Oberkante Krankentrage	min. 650 mm
Stufenweise Verstellbarkeit des Krankentragegestelles für die Kopf- und Oberkörpertieflagerung (Kopf in Fahrtrichtung)	0 bis 15°

2.3 Krankenraum

2.3.1 In den Krankenraum, bestimmt durch die Maße a, b, c, e_1 und e_2, durch die Höhen 1500 mm und 1730 mm sowie durch die Breiten 1400 mm und 1300 mm (siehe Bild), dürfen keine Teile hineinragen, die die Arbeitsmöglichkeit des Personals behindern oder gefährden.

2.3.2 Heizung oder Lüftung

Bei einer Außen- und Innentemperatur des Rettungswagens von –10 °C darf das Aufheizen im Stand auf +5 °C nicht länger als 15 Minuten dauern. Die eigenständige regelbare Heizung ist so zu bemessen, daß sie den Krankenraum auch unter Verwendung von Umluft auf +18 °C erwärmt. Die Heizung muß von Hand so regelbar sein[3]), daß Temperaturschwankungen in der Folgezeit nicht mehr als ± 5 °C bei 40 km/h Fahrgeschwindigkeit betragen. Die Innentemperatur ist in Höhe der Krankentrage in 1000 mm Abstand von der Ausströmöffnung der Heizung zu messen. Die Außenluft muß etwa in Regenleistenhöhe angesaugt werden. Der Außenlufteintritt muß vom Ende der Abgasleitungen einen Abstand von mindestens 1000 mm haben.

---

[2]) Vor dem Kopf der Krankentrage ist einer der in Abschnitt 2.3.5 aufgeführten Sitze mindestens als Klappsitz vorzusehen.

[3]) Temperaturregler, wenn nach dem Stand der Technik möglich.

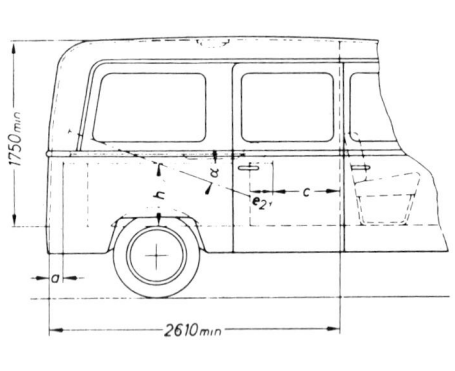

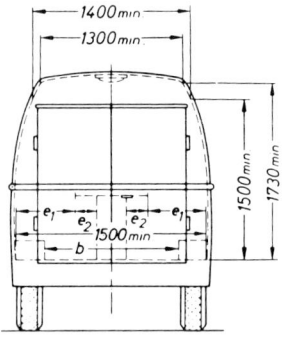

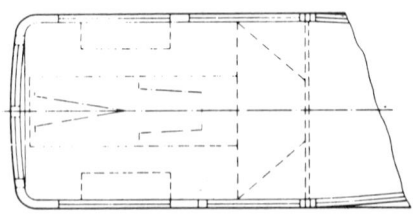

Der Rettungswagen braucht der bildlichen Darstellung nicht zu entsprechen; nur die angegebenen Maße sind einzuhalten.

Krankenkraftwagen

Entwurf DIN 75 080 Teil 2 Seite 3

2.3.3 Beleuchtung
Die Beleuchtungsstärke auf der Arbeitsfläche muß 200 Lux, die Beleuchtungsstärke der Allgemeinbeleuchtung muß mindestens 50 Lux als gedämpftes Licht betragen.

Die Leuchten müssen vom Krankenraum aus schaltbar sein, außerdem muß sich das gedämpfte Licht selbsttätig einschalten, wenn die Tür bzw. das Verschlußelement der Einladeöffnung geöffnet wird (siehe auch DIN 75 080 Teil 1).

Zusätzlich ist eine schwenkbare Punktleuchte als Wandleuchte mit 1000 mm Ausladung oder als Deckenleuchte mit 900 mm Ausladung so anzubauen, gegebenenfalls in Schienen verschiebbar, daß das zu fokusierende Leuchtfeld, einstellbar zwischen 2500 und 5000 Lux, die gesamte Oberfläche der Krankentrage erreichen kann.

2.3.4 Infusionseinrichtung
Das handelsübliche Infusionsbehältnis muß so angebracht sein, daß sein Abstand zur Krankentragenoberkante zur Erreichung der größtmöglichen Druckdifferenz voll ausgenutzt wird. Mit dem handelsüblichen Infusionsbesteck müssen der Schlüsselbein- und der Fußgelenkbereich erreichbar sein. Die Halterung muß die Behältnisse senkrecht festhalten.

2.3.5 Sitze
Es müssen mindestens 2 Sitze[2]) vorhanden sein (Maße nach DIN 75 080 Teil 1, Ausgabe Februar 1977, Abschnitt 2.4.11).

2.3.6 Instrumentenablage
Eine Instrumentenablage mit 30 mm hoher Schlingerleiste muß vorhanden sein und im Griffbereich des Betreuers liegen. Sie darf in den Krankenraum (siehe Abschnitt 2.3.1) einschwenkbar sein.

2.3.7 Verschließbare Schublade
Ein Schrank muß eine mit einem Sicherheitsschloß verschließbare Schublade zur Aufnahme von zusätzlicher ärztlicher Ausstattung (z. B. Medikamente) besitzen, die folgende Maße haben muß:
   Breite: min. 250 mm
   Tiefe: min. 400 mm
   Höhe: min. 150 mm

Diese Schublade darf im eingeschobenen Zustand auch nicht von oben zugänglich sein.

2.3.8 Festhaltemöglichkeit
Eine Vorrichtung in der Längsachse des Krankenraumes über der Trageneinrichtung muß dem Begleitpersonal die Möglichkeit zum Festhalten während der Fahrt geben.

2.4 Ausstattung
2.4.1 Fest eingebaute Gegenstände
Der Rettungswagen ist mit den in Tabelle 2 angegebenen fest eingebauten Gegenständen auszustatten.

Die Krankentrageneinrichtung muß so ausgebildet sein, daß unter der Krankentrage auf den 3 Arbeitsseiten ein Fußspitzenraum c_2 nach Abschnitt 2.2.5 vorhanden ist.

[2]) Siehe Seite 2

Tabelle 2.

Lfd. Nr.	Stückzahl	Bezeichnung oder Benennung	Unterbringung[1])	Ausführung und Bemerkung[2])
1	1	Krankentrageneinrichtung		
2	1	Stationäre, maschinell betriebene Sekretabsaugpumpe	x	
3	1	Sauerstoffinhalationsgerät	x	zugleich als Zusatzgerät für Beigabe von Sauerstoff bei Frischluftbeatmung
4	2	Sauerstoffflasche	x	Inhalt min. 1 L (je Flasche) bei p_e = 200 bar
5	1	Waschbecken	x	
6	1	Wasserbehältnis		für Trinkwasser geeignet (Inhalt 5 L frisches Trinkwasser) – Bildzeichen „Kein Trinkwasser" (Norm in Vorbereitung)
7	1	Abwasserbehältnis		Inhalt 5 L
8	1	Abfallbehältnis		Inhalt 2 L (angebaut)

[1]) Griffbereit nach DIN 75 080 Teil 1, Ausgabe Februar 1977, Abschnitt 2.5.2.2.
[2]) Wenn nichts anderes angegeben, ist handelsübliche Ausführung zu wählen.

Seite 4 Entwurf DIN 75 080 Teil 2

2.4.2 Sanitätstechnische Ausstattung (Beladung)

Der Rettungswagen ist mit den in den Tabellen 3 bis 9 angegebenen Gegenständen auszustatten, die nach DIN 75 080 Teil 1, Ausgabe Februar 1977, Abschnitt 2.5.2, unterzubringen und zu haltern sind.

2.4.2.1 Krankentrage und Zubehör

Tabelle 3.

Lfd. Nr.	Stück-zahl	Bezeichnung oder Benennung	Unter-bringung [1]	Stück-Gewicht kg $\approx$	Ausführung und Bemerkung [2]
1	1	Krankentrage nach DIN 13 025		13	abwaschbarer Bezug, Kopfkissen und Schaumstoffauflage (20 mm dick, mit je 4 Griffen an den Längsseiten zum Umbetten), Fußstütze
2	2	Tragegurt für Krankentragen nach DIN 13 044		0,5	
3	1	Vakuummatratze		8	
4	1	Bettplatte oder Gewebe 900 mm x 2000 mm	x	1	wasserdicht
5	1	Tragenlaken 900 mm x 2000 mm		0,4	textiles oder Einwegmaterial
6	1	Kopfkissenbezug		0,2	textiles oder Einwegmaterial
7	2	Krankentragendecke		1,4	kochfest und desinfizierbar, Qualität G oder H nach DIN 61 622 oder Einwegmaterial
8	1	Deckenbezug 1350 mm x 2000 mm		1	textiles Material, gekrumpft (Restkrumpfung max. 1%) oder Einwegmaterial
9	1	Rettungstuch nach DIN 13 040 [3]		4	
10	1	Tragsessel oder Tragsitz aus Segeltuch		11 1	starr oder klappbar, mit wärmeisolierten Griffen und Haltegurt

[1] Griffbereit nach DIN 75 080 Teil 1, Ausgabe Februar 1977, Abschnitt 2.5.2.2.
[2] Wenn nichts anderes angegeben, ist handelsübliche Ausführung zu wählen.
[3] Z. Z. noch bezeichnet als Bergetuch

Krankenkraftwagen

Entwurf DIN 75 080 Teil 2 Seite 5

2.4.2.2 Beatmung
Tabelle 4.

Lfd. Nr.	Stückzahl	Bezeichnung oder Benennung	Unterbringung¹)	Stückgewicht kg ≈	Ausführung und Bemerkung²)
1	1	Guedeltubus, Größe 1	x	0,05	
2	1	Guedeltubus, Größe 3	x	0,05	
3	1	Guedeltubus, Größe 5	x	0,05	
4	1	Mundkeil	x	0,07	Gummi
5	1	Mundtubus	x	0,05	elastisch, kurz, für Mund-zu-Mund-Beatmung
6	1	Sekretabsaugpumpe	x	3	tragbar, Sog ≥ 0,3 bar
7	4	Einmalkatheter, mit Endöffnung, Größe 12	x	0,03	sterilisiert verpackt
8	4	Einmalkatheter, mit Endöffnung, Größe 18	x	0,03	sterilisiert verpackt
9	1	Gerät zur Frischluftbeatmung mit Atemmaske für Erwachsene	x	3,6	tragbar, mit Anschlußmöglichkeit zur Sauerstoffbeigabe
10	1	Atemmaske für Kinder	x	0,1	
11	1	Atemmaske für Säuglinge	x	0,05	

¹) Griffbereit nach DIN 75 080 Teil 1, Ausgabe Februar 1977, Abschnitt 2.5.2.2.
²) Wenn nichts anderes angegeben, ist handelsübliche Ausführung zu wählen.

2.4.2.3 Kreislauf
Tabelle 5.

Lfd. Nr.	Stückzahl	Bezeichnung oder Benennung	Unterbringung¹)	Stückgewicht kg ≈	Ausführung und Bemerkung²)
1	1	Blutdruckmeßgerät mit elastischem Meßglied		1,5	
2	1	Bügel-Stethoskop		0,5	
3	1	Stativ für Infusionsbehältnis	x	0,5	auszieh- und feststellbar zwischen 700 mm und 1100 mm, arretierbar an der Krankentrage
4	4	500 mL Blutersatzflüssigkeit		1	mit Infusionsgerät nach DIN 58 362 Teil 1 und Venenkanüle, sterilisiert
5	1	Starre Unterlage 400 mm x 600 mm		0,8	für äußere Herzmassage (kann entfallen, wenn die Krankentrageneinrichtung eine entsprechende Vorrichtung aufweist)
6	1	Staubinde, elastisch		0,1	

¹) Griffbereit nach DIN 75 080 Teil 1, Ausgabe Februar 1977, Abschnitt 2.5.2.2.
²) Wenn nichts anderes angegeben, ist handelsübliche Ausführung zu wählen.

Seite 6 Entwurf DIN 75 080 Teil 2

2.4.2.4 Ärztliche Ausstattung

Tabelle 6.

Lfd. Nr.	Stück-zahl	Bezeichnung oder Benennung	Unter-bringung[1]	Stück-Gewicht kg ≈	Ausführung und Bemerkung[2]
1	1	Notfall-Arztkoffer	x	16	Norm in Vorbereitung. Geräte und Arzneimittel nach Wahl des Anwenders
2	1	Chirurgisches Taschenbesteck, soweit nicht im Notfall-Arzt-koffer vorhanden	x	2,5	für folgende Maßnahmen (sterilisiert verpackt) a) Venae sectio b) Notamputation
3	2	Flügelkanüle mit Gummifinger-ling armiert, 50 mm		0,1	sterilisiert verpackt
4	1	Notintubationsbesteck		0,5	
5	1	Besteck für Erste Hilfe bei einer Geburt		0,5	sterilisiert verpackt
6	1	Notfallkoffer für Frühgeborene und Kleinkinder		8	Norm in Vorbereitung
7	1	EKG-Sichtgerät		5	tragbar, batteriebetrieben
8	1	Defibrillator[3]		45	tragbar, batteriebetrieben

[1] Griffbereit nach DIN 75 080 Teil 1, Ausgabe Februar 1977, Abschnitt 2.5.2.2.
[2] Wenn nichts anderes angegeben, ist handelsübliche Ausführung zu wählen.
[3] Erforderlich, wenn der RTW vorwiegend mit einem Notarzt besetzt ist.

2.4.2.5 Verbandmaterial

Tabelle 7.

Lfd. Nr.	Stück-zahl	Bezeichnung oder Benennung	Unter-bringung[1]	Stück-Gewicht kg ≈	Ausführung und Bemerkung[2]
1	1	Krankenkraftwagenverband-kasten K DIN 13 159 oder Ver-bandkasten VK DIN 14 142		3,7	
2	4	Brandwunden-Verbandtuch A DIN 13 152		0,4	[3]
3	5	Verbandpäckchen G DIN 13 151		0,1	
4	4	Dreiecktuch D DIN 13 168		0,2	
5	5	Brandwunden-Verbandtuch B DIN 13 152		0,5	[3]
6	10	Mullbinde MB 20-8 DIN 61 631		0,1	
7	2	Satz Kammernschienen, aufblasbar		0,8	bestehend aus Armschiene, Beinschiene
8	1	Erste-Hilfe-Schere nach DIN 58 279	x	0,06	

[1] Griffbereit nach DIN 75 080 Teil 1, Ausgabe Februar 1977, Abschnitt 2.5.2.2.
[2] Wenn nichts anderes angegeben, ist handelsübliche Ausführung zu wählen.
[3] Oder ein bisher noch nicht genormtes, neuartiges Gewebe oder Vliesstoff, metallisiert, physiologisch unbedenklich, porös, nicht mit der Wunde verklebend, in Verbindung mit einer saugfähigen Wundauflage, sterilisiert.

Krankenkraftwagen

Entwurf DIN 75 080 Teil 2 Seite 7

2.4.2.6 Pflegegerät
Tabelle 8.

Lfd. Nr.	Stück- zahl	Bezeichnung oder Benennung	Unter- bringung¹)	Stück- Gewicht kg ≈	Ausführung und Bemerkung²)
1	1	Steckbecken mit Deckel	x	0,4	
2	1	Urinflasche mit Verschluß oder Einwegbeutel	x	0,7	
3	1	Nierenschale	x	0,1	
4	10	Brechbeutel	x	0,3	
5	3	Schutzmantel		1,8	textiles oder Einwegmaterial
6	1	Handreinigungsmittel flüssig oder fest oder Paket aseptische Tücher		1	
7	1	Paket Einweghandtücher		0,05	
8	1	Nagelbürste		0,05	
9	1	Akkuleuchte		0,1	am Aufbewahrungsort durch Bordnetz aufladbar
10	1	Satz Magenheber und Trichter und Becher		0,2	zur Verwendung an stationäre Trinkwasserzapfstelle gebunden

¹) Griffbereit nach DIN 75 080 Teil 1, Ausgabe Februar 1977, Abschnitt 2.5.2.2.
²) Wenn nichts anderes angegeben, ist handelsübliche Ausführung zu wählen.

2.4.2.7 Warn- und Rettungsgerät
Tabelle 9.

Lfd. Nr.	Stück- zahl	Bezeichnung oder Benennung	Unter- bringung¹)	Stück- Gewicht kg ≈	Ausführung und Bemerkung²)
1	1	Universal-Rettungswerkzeug		4	Vereinigung der Funktion von Beil, Brecheisen, Haueisen, Meißel, Hammer, Blechschere, Stütze
2	1	Klapphackspaten TL-5120-011		1,4	
3	2	Warndreieck		0,8	genehmigt nach StVZO
4	1	Kabelleuchte mit Stecker A DIN 72 591 für Glühlampe 12 oder 24 V und Klemmhalter nach TL-6230-043		0,2	mit Leitung, 8 m lang
5	1	Handscheinwerfer Ex 100 BS DIN 14 642		3,6	mit gelber Vorsteckscheibe
6	1	Feuerlöscher PG 6 nach DIN 14 406		10,2	
7	1	Abschleppseil 12 DIN 76 031		3,6	mit rotem Warntuch 200 mm x 200 mm
8	3	Warnweste		0,4	z. B. nach DIN 30 711
9	3	Schutzhelm nach DIN 4840		0,3	Helmschale weiß

¹) Griffbereit nach DIN 75 080 Teil 1, Ausgabe Februar 1977, Abschnitt 2.5.2.2.
²) Wenn nichts anderes angegeben, ist handelsübliche Ausführung zu wählen.

Seite 8   Entwurf DIN 75 080 Teil 2

2.5 Anstrich und Beschriftung
Nach DIN 75 080 Teil 1

3 Prüfung
Nach DIN 75 080 Teil 1

4 Kennzeichnung
Nach DIN 75 080 Teil 1

Weitere Normen

DIN 75 080 Teil 1   Krankenkraftwagen; Begriffe, Anforderungen, Prüfung
DIN 75 080 Teil 3   Krankenkraftwagen; Krankentransportwagen (KTW); Technische Anforderungen, Prüfung

Erläuterungen

Dieser Norm-Entwurf wurde vom Arbeitskreis II „Krankentransportmittel" (Obmann: Dipl.-Ing. H. Miesen) des Normenausschusses Rettungsdienst und Krankenhaus (NARK) im DIN erarbeitet.
Die Abschnitte 2 und 3 enthalten sicherheitstechnische Festlegungen.

Zu 2.1.1
Es ist geplant, während der Laufzeit des Norm-Entwurfs die Neufassung von DIN 70 020 Teil 1 zu berücksichtigen.

DK 629.114.652 : 614.883 DEUTSCHE NORMEN *Entwurf* März 1977

Krankenkraftwagen
Krankentransportwagen (KTW)

DIN 75 080
Teil 3

Motor ambulances; ambulance for transport of patients

Einsprüche bis 31. Juli 1977

Dieser Norm-Entwurf, dessen Inhalt noch nicht die endgültige Fassung der beabsichtigten Norm darstellt und deshalb noch nicht für die Anwendung bestimmt ist, wird der Öffentlichkeit zur Prüfung und Stellungnahme vorgelegt, damit er erforderlichenfalls verbessert werden kann. Er enthält die vorgesehene Fassung für die Folgeausgabe von DIN 75 080 Teil 3, Ausgabe Juli 1967. Die genannte Ausgabe wird hiermit nicht ungültig.

Soll dieser Norm-Entwurf ausnahmsweise im wirtschaftlichen Verkehr angewendet werden, so ist dies zwischen den Beteiligten, z. B. Auftraggeber und Auftragnehmer, zu vereinbaren.

Einsprüche und Änderungsvorschläge zu diesem Norm-Entwurf werden in zweifacher Ausfertigung erbeten an den Normenausschuß Rettungsdienst und Krankenhaus (NARK) im DIN, Deutsches Institut für Normung e.V., Postfach 1107, D-1000 Berlin 30.

Dieser Norm-Entwurf enthält sicherheitstechnische Festlegungen im Rahmen des Gesetzes über technische Arbeitsmittel (siehe Erläuterungen).

Maße in mm

1 Begriffe
Siehe DIN 75 080 Teil 1.

2 Anforderungen
2.1 Fahrwerk
2.1.1 Überhangwinkel
Vorderer und hinterer Überhangwinkel müssen mindestens 13°, die Bauchfreiheit muß mindestens 60 mm betragen (beides gemessen nach DIN 70 020 Teil 1 [1])).

2.1.2 Batterie und Generator
Tabelle 1.

Nennspannung der elektrischen Anlage [1]) V	Anzahl der Batterien	Nennkapazität der Batterie K_{20} [2]) Ah min.	Nennleistung des Drehstromgenerators W min.
12	1	44	490

[1]) Bei KTW mit mehr als 4 Krankentragen ist eine 24-V-Anlage zulässig.
[2]) Kapazität bei 20stündiger Entladung, siehe DIN 72 311.

[1]) Ausgabe Februar 1957 (siehe Erläuterungen).

Fortsetzung Seite 2 bis 8
Erläuterungen Seite 8

Normenausschuß Rettungsdienst und Krankenhaus (NARK) im DIN Deutsches Institut für Normung e.V.
Normenausschuß Kraftfahrzeuge im DIN
Fachnormenausschuß Feuerwehrwesen im DIN

Entwurf DIN 75 080 Teil 3 Mrz 1977 Preisgr. 6

Seite 2 Entwurf DIN 75 080 Teil 3

2.2 Aufbau

2.2.1 Einladeöffnung

Die in DIN 75 080 Teil 1, Ausgabe Februar 1977, Abschnitt 2.2.2 genannte Einladeöffnung muß mindestens 900 mm breit und 710 mm[2]) hoch sein.

2.2.2 Einladehöhe

Die Einladehöhe vom Erdboden bis Oberkante Ladefläche oder Ladeschiene für die unteren Krankentragen darf höchstens 770 mm im unbeladenen Zustand betragen. Die Einfahrschräge darf $15°\,{}^{+1°}_{0}$ gegen die Waagerechte betragen.

2.2.3 Einstiegöffnung

Die Seitentür (siehe DIN 75 080 Teil 1, Ausgabe Februar 1977, Abschnitt 2.2.3) muß mindestens 660 mm breit und mindestens 930 mm hoch sein.
Die Breite wird in der halben Höhe der Einstiegöffnung gemessen.

2.2.4 Sprechfunk

Bei Inbetriebnahme des Fahrzeuges muß UKW-Sprechfunk eingebaut sein.

2.2.5 Funktionsmaße

Tabelle 2.

Anzahl der Krankentragen	Länge l min.	Breite b min.	Höhe h_1 ≈	Höhe h_2 min.	Höhe h_3 in Tragenmitte ≈	Personen mit Fahrer Anzahl	Personen mit Fahrer Gewicht kg min.
1	2150	1400	1350	1000	–	4	300
2 übereinander	2350	1400	–	1340	650 [2])	5	375
2 nebeneinander	2350	1400	1350	870 [1])	850	5	375
4	2900	1600	1750 [1])	1450	650	7	525

[1]) Siehe Erläuterungen.
[2]) Die obere Krankentrage soll abklappbar sein.

l in Höhe der Oberkante Krankentragenholme in der Achse X – X bei belasteter Krankentrage gemessen.
b in Höhe der Krankentragenholme in der Achse Y – Y bei belasteter Krankentrage gemessen
h_1 am tiefsten Punkt der vorhandenen Stehfläche gemessen.
h_2 nach DIN 70 020 Teil 1, Ausgabe September 1976, Abschnitt 1.10
h_3 im Schnittpunkt der Ebene X – X und Y – Y, d. h. in Krankentragenmitte von der Unterkante des Krankentragenfußes aus gemessen.
Die Maße für l und b sind auch bei der oberen Krankentrage einzuhalten.

2.3 Krankenraum

2.3.1 Für den Krankenraum gelten die Maße nach Tabelle 2.

2.3.2
Die Beleuchtungsstärke im Krankenraum muß mindestens 25 Lux[3]) auf der Arbeitsfläche und mindestens 10 Lux[3]) als gedämpftes Licht betragen. Die Leuchten müssen vom Krankenraum aus schaltbar sein. Außerdem muß sich das gedämpfte Licht selbsttätig einschalten, wenn der Krankenraum hinten geöffnet wird.

2.3.3 Infusionseinrichtung

Das handelsübliche Infusionsbehältnis muß so angebracht sein, daß der mögliche Abstand zur Krankentragenoberkante zur Erreichung der benötigten Druckdifferenz voll ausgenutzt wird. Mit dem handelsüblichen Infusionsbesteck müssen der Schlüsselbein- und der Fußgelenkbereich erreichbar sein. Die Halterung muß die Behältnisse senkrecht festhalten. Wenn die erforderliche Höhe von mindestens 1050 mm nicht vorhanden ist, muß der Krankentransportwagen mit Vorrichtungen für Druck-Infusionen ausgestattet sein und Infusionsbehältnisse aus Kunststoff mitführen.

---

[2]) Dieses Maß darf um 20 mm unterschritten werden, wenn bei der Ausführung mit 2 Krankentragen nebeneinander Schienenführungen vorhanden sind.
[3]) Siehe Erläuterungen.

Krankenkraftwagen

Entwurf DIN 75 080 Teil 3 Seite 3

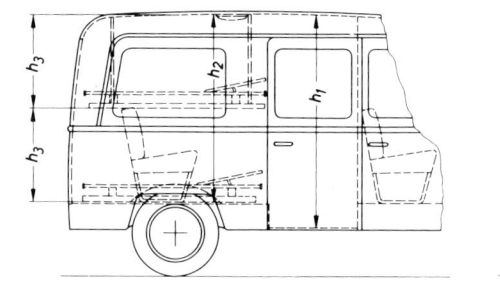
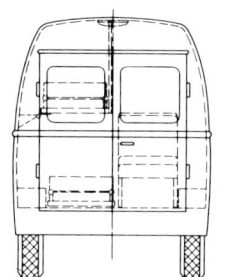
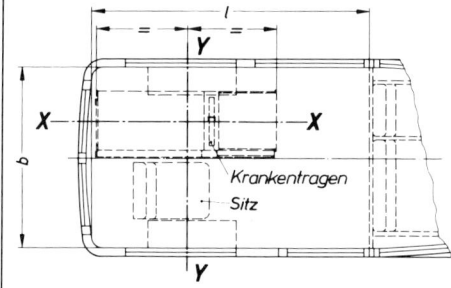

Der Krankentransportwagen braucht der bildlichen Darstellung nicht zu entsprechen; nur die angegebenen Maße sind einzuhalten.

2.3.4 Eine Heizung nach DIN 75 080 Teil 2, Ausgabe Juli 1967, Abschnitt 2.3.2, muß vorhanden sein. Sie darf motorabhängig sein. Die Außenluft muß nicht in Regenleistenhöhe angesaugt werden (siehe Erläuterungen).

2.3.5 Es muß je ein Sitz für einen Kranken und für einen Begleiter vorhanden sein, (Ausführung der Sitze siehe DIN 75 080 Teil 1, Ausgabe Februar 1977, Abschnitt 2.4.11).

2.3.6 Für die auf der Krankentrage Liegenden und für die Sitzenden sind an geeigneter Stelle elastische Haltegriffe anzubringen.

2.4 Ausstattung
2.4.1 Festeingebaute Gegenstände

Der Krankentransportwagen ist mit den in Tabelle 3 angegebenen festeingebauten Gegenständen auszustatten.

Tabelle 3.

Lfd. Nr	Stück-zahl [1])	Bezeichnung oder Benennung	Ausführung und Bemerkung
1	1 bis 4	Krankentrageneinrichtung	nach DIN 75 080 Teil 1 Ausgabe Februar 1977, Abschnitt 2.5.1

[1]) Abhängig von der Anzahl der Krankentragen.

2.4.2 Sanitätstechnische Ausstattung (Beladung)

Der Krankentransportwagen ist mit den in den Tabellen 4 bis 9 angegebenen Gegenständen auszustatten, die nach DIN 75 080 Teil 1, Ausgabe Februar 1977, Abschnitt 2.5.2 unterzubringen und zu haltern sind.

Seite 4   Entwurf DIN 75 080 Teil 3

2.4.2.1 Krankentrage und Zubehör

Tabelle 4.

Lfd. Nr	Stück-zahl [1]	Benennung oder Norm-Bezeichnung	Unter-bringung [2]	Stück-Gewicht kg ≈	Ausführung und Bemerkung [3]
1	1 bis 4	Krankentrage nach DIN 13 024 oder Krankentrage nach DIN 13 025 mit Fußstütze oder luftfahrttaugliche Krankentrage (Norm in Vorbereitung)		13	abwaschbarer Bezug und Schaumstoffauflage (mindestens 20 mm dick mit je 4 Griffen an den Längsseiten zum Umbetten
2	2	Tragegurt für Krankentragen nach DIN 13 044		1	
3	1	Kopf- und Oberkörpertieflage-rungsvorrichtung (bis zu 15°)		2,1	passend zu der gelieferten Krankentrage
4	1	Bettplatte oder Gewebe 900 mm x 2000 mm	X	1	wasserdicht
5	1 bis 4	Tragenlaken 900 mm x 2000 mm		0,4	textiles oder Einwegmaterial
6	1 bis 4	Kopfkissenbezug		0,2	textiles oder Einwegmaterial
7	2 bis 8	Krankentragendecke		1,4	kochfest und desinfizierbar, Qualität G oder nach DIN 61 622 oder Einwegmaterial
8	1 bis 4	Deckenbezug 1350 mm x 2000 mm		1	textiles oder Einwegmaterial
9	2	Riemen oder Gurt, 80 mm x 2000 mm	X	2,6	zum Anschnallen von Armen und Beinen
10	1	Rettungstuch nach DIN 13 040 [4]		4	
11	1	Tragsessel oder		11	starr und klappbar mit wärme-isolierten Griffen und Haltegurt
	2	Tragsitz aus Segeltuch oder Kunststoff-Gewebe [5]		1	

[1] Abhängig von der Anzahl der Krankentragen
[2] Griffbereit nach DIN 75 080 Teil 1, Ausgabe Februar 1977, Abschnitt 2.5.2.2
[3] Wenn nichts anderes angegeben, ist handelsübliche Ausführung zu wählen.
[4] Z. Z. noch bezeichnet als Bergetuch
[5] Z. B. Polyesterfolie

2.4.2.2 Beatmung

Tabelle 5.

Lfd. Nr	Stück-zahl	Benennung oder Norm-Bezeichnung	Unter-bringung [1]	Stück-Gewicht kg ≈	Ausführung und Bemerkung [2]
1	2	Guedeltubus Größe 1	X	0,05	
2	2	Guedeltubus Größe 3	X	0,05	
3	2	Guedeltubus Größe 5	X	0,05	
4	1	Mundkeil	X	0,07	Gummi
5	1	Mundtubus	X	0,05	nachgiebig, kurz für Mund-zu-Mund-Beatmung
6	1	Sekretabsaugpumpe	X	3	tragbar, Sog ≧ 0,3 bar
7	2	Einmalkatheter mit Endöffnung Größe 12	X	0,03	sterilisiert verpackt
8	2	Einmalkatheter mit Endöffnung Größe 18	X	0,03	sterilisiert verpackt
9	1	Gerät zur Frischluftbeatmung mit Atemmaske für Erwachsene	X	3,6	tragbar, mit Anschlußmöglich-keit zur Sauerstoffbeigabe
10	1	Atemmaske für Kinder	X	0,1	
11	1	Atemmaske für Säuglinge	X	0,05	

[1] Griffbereit nach DIN 75 080 Teil 1, Ausgabe Februar 1977, Abschnitt 2.5.2
[2] Wenn nichts anderes angegeben, ist handelsübliche Ausführung zu wählen.

Seite 6   Entwurf DIN 75 080 Teil 3

2.4.2.3 Kreislauf

Tabelle 6.

Lfd. Nr	Stück- zahl	Benennung oder Norm-Bezeichnung	Unter- bringung [1]	Stück- Gewicht kg ≈	Ausführung und Bemerkung [2]
1	1	Blutdruckmeßgerät mit elastischem Meßglied		1,5	
2	1	Bügel-Stethoskop		0,5	
3	2	Infusionsgerät nach DIN 58 362 Teil 1 jedoch mit 2 Venenverweilkanülen, Größe 0,5 und 1,5		0,1	sterilisiert verpackt
4	2	500 ml Blutersatzflüssigkeit (siehe Abschnitt 2.3.3 und Erläuterungen)		1	
5	1	Starre Unterlage 400 mm x 600 mm		0,8	für äußere Herzmassage (kann entfallen, wenn die Krankentra- geneinrichtung eine entsprechen- de Vorrichtung aufweist oder eine Vakuummatratze mitgeführt wird
6	1	Staubinde, elastisch		0,1	
7	3	Einmalspritze 5 ml nach DIN 13 098. Dazu Einmalkanülen verschiedener Größe		0,05	

[1]) Griffbereit nach DIN 75 080 Teil 1, Ausgabe Februar 1977, Abschnitt 2.5.2.
[2]) Wenn nichts anderes angegeben, ist handelsübliche Ausführung zu wählen.

2.4.2.4 Verbandmaterial

Tabelle 7.

Lfd. Nr	Stück- zahl	Benennung oder Norm-Bezeichnung	Unter- bringung [1]	Stück- Gewicht kg ≈	Ausführung und Bemerkung [2]
1	1	Verbandkasten DIN 13 159 – K oder Verbandkasten DIN 14 142 – VK	X	3,7	
2	1	Satz Kammernschienen aufblasbar		0,8	bestehend aus Armschiene, Beinschiene
3	1	Erste-Hilfe-Schere nach DIN 58 279	X	0,06	
4	1	Besteck für Erste Hilfe bei einer Geburt		0,5	sterilisiert verpackt

[1]) Griffbereit nach DIN 75 080 Teil 1, Ausgabe Februar 1977, Abschnitt 2.5.2.2.
[2]) Wenn nichts anderes angegeben, ist handelsübliche Ausführung zu wählen.

Krankenkraftwagen

Entwurf DIN 75 080 Teil 3 Seite 7

2.4.2.5 Pflegegerät

Tabelle 8.

Lfd. Nr	Stück- zahl	Benennung oder Norm-Bezeichnung	Unter- bringung [1]	Stück- Gewicht kg ≈	Ausführung und Bemerkung [2]
1	1	Steckbecken mit Deckel	X	0,4	
2	10	Einwegbeutel für Urin	X	0,2	
3	1	Nierenschale	X	0,1	
4	10	Brechbeutel	X	0,3	
5	2	Schutzmantel		1,8	textiles oder Einwegmaterial
6	1	Handreinigungsmittel, flüssig oder fest oder Paket aseptische Tücher		1	
7	1	Paket Einweghandtücher		0,05	
8	6	Paar Einweghandschuhe		0,05	

[1] Griffbereit nach DIN 75 080 Teil 1, Ausgabe Februar 1977, Abschnitt 2.5.2.2.
[2] Wenn nichts anderes angegeben, ist handelsübliche Ausführung zu wählen.

2.4.2.6 Warn- und Rettungsgerät

Tabelle 9.

Lfd. Nr	Stück- zahl	Benennung oder Norm-Bezeichnung	Stück- Gewicht kg ≈	Ausführung und Bemerkung [1]
1	1	Brecheisen, 600 mm lang	2,6	kombiniert mit Schneidgerät und Geißfuß
2	1	Klapphackspaten TL-5120-011	1,4	
3	2	Warndreieck	0,8	genehmigt nach StVZO
4	1	Handscheinwerfer DIN 14 642 – Ex 100 BS	3,6	mit gelber Vorsteckscheibe
5	1	Feuerlöscher PG 2 nach DIN 14 406	4,5	
6	1	Abschleppseil oder Abschleppstange	1,5	entsprechend dem Gesamtgewicht des KTW, mit rotem Warntuch 200 mm x 200 mm
7	2	Warnweste	0,4	z. B. DIN 30 711
8	2	Paar Arbeitshandschuhe	0,5	

[1] Wenn nichts anderes angegeben, ist handelsübliche Ausführung zu wählen.

2.5 Anstrich und Beschriftung
Nach DIN 75 080 Teil 1.

3 Prüfung
Nach DIN 75 080 Teil 1.

4 Kennzeichnung
Nach DIN 75 080 Teil 1.

Seite 8   Entwurf DIN 75 080 Teil 3

Weitere Normen

DIN 75 080 Teil 1   Krankenkraftwagen; Begriffe, Anforderungen, Prüfung
DIN 75 080 Teil 2   —; Rettungswagen (RTW)

Erläuterungen

Dieser Norm-Entwurf wurde vom Arbeitskreis II „Krankentransportmittel" (Obmann: Dipl.-Ing. Miesen) des Normenausschusses Rettungsdienst und Krankenhaus (NARK) im DIN erarbeitet.
Die Abschnitte 2 und 3 enthalten sicherheitstechnische Festlegungen.
Krankenkraftwagen fallen unter das Gesetz über technische Arbeitsmittel (§ 3).

Zu 2.1.1: Es ist geplant, während der Laufzeit des Norm-Entwurfs die Neufassung von DIN 70 020 Teil 1 zu berücksichtigen.

Zu 2.2.5 (Tabelle 2): Es ist geplant, während der Laufzeit des Norm-Entwurfs die mit 1) bezeichneten Angaben zu überprüfen.

Zu 2.3.2: Es ist geplant, während der Laufzeit des Norm-Entwurfs diese Werte zu überprüfen.

Zu 2.3.4: Eine motorunabhängige Heizung wird als vorteilhaft angesehen, jedoch z. Z. nicht zur Bedingung gemacht.

Zu 2.4.2.3 (Tabelle 6): Die Festlegung der Aufbrauchfrist ist Aufgabe einer Dienstanweisung.

Rettungshubschrauber

DK 629.735.45.014.8 : 614.888 : 001.4   DEUTSCHE NORMEN

Entwurf November 1976

Rettungshubschrauber (RTH)
Begriffe   Anforderungen

DIN 13 230
Teil 1

Rescue Transport Helicopter (RTH); concepts, requirements

Einsprüche bis 31. März 1977

Dieser Norm-Entwurf, dessen Inhalt noch nicht die endgültige Fassung der beabsichtigten Norm darstellt und deshalb noch nicht für die Anwendung bestimmt ist, wird der Öffentlichkeit zur Prüfung und Stellungnahme vorgelegt, damit er erforderlichenfalls verbessert werden kann.
Soll dieser Norm-Entwurf ausnahmsweise im wirtschaftlichen Verkehr angewendet werden, so ist dies zwischen den Beteiligten, z. B. Auftraggeber und Auftragnehmer, zu vereinbaren.
Einsprüche und Änderungsvorschläge zu diesem Norm-Entwurf werden in zweifacher Ausfertigung erbeten an den Normenausschuß Rettungsdienst und Krankenhaus im DIN Deutsches Institut für Normung e.V., Burggrafenstraße 4-7, 1000 Berlin 30.

Diese Norm wurde in Zusammenarbeit mit den Rettungsorganisationen erarbeitet.

1 Geltungsbereich

Diese Norm gilt für Rettungshubschrauber zum Einsatz unter den Bedingungen der Sichtflugregeln für den Primärtransport und für den Sekundärtransport über bewohntem und unbewohntem Gebiet.

Für die besonderen Einsatzarten über Hochgebirgen und über der See werden Anforderungen gestellt, die über diese Norm hinausgehen.

2 Begriffe

2.1 Rettungshubschrauber

Der Rettungshubschrauber ist ein speziell ausgestatteter Hubschrauber, der zum Herstellen und Aufrechterhalten der Transportfähigkeit sowie zum schonenden Lufttransport von Notfallpatienten bestimmt ist.

2.2 Besatzung

Die Besatzung des Rettungshubschraubers besteht mindestens aus einem Berufshubschrauberführer, einem Notarzt und einem Rettungssanitäter.

2.3 Notfallpatient

Der Notfallpatient ist eine Person, die sich infolge von Verletzung, Krankheit oder sonstigen Umständen in Lebensgefahr befindet oder deren Gesundheitszustand in kurzer Zeit eine Verschlechterung befürchten läßt, sofern nicht unverzüglich medizinische Hilfe eingreift.

2.4 Notarzt

Der Notarzt ist ein Arzt, der über besondere Kenntnisse in lebensrettenden ärztlichen Sofortmaßnahmen verfügt.

2.5 Rettungssanitäter

Der Rettungssanitäter ist eine Person, die entsprechend den geltenden Vorschriften als Rettungssanitäter ausgebildet und qualifiziert ist.

3 Anforderungen

3.1 Besatzung

3.1.1 Berufshubschrauberführer

Der Berufshubschrauberführer muß für seine Tätigkeit im Rettungshubschrauber über die gesetzlich vorgeschriebenen Berechtigungen und Erlaubnisse hinaus für häufige Außenlandungen unter erschwerten Bedingungen besonders geschult sein, das medizinische Personal unterstützen können und Rettungsmaßnahmen mit den an Bord befindlichen Hilfsmitteln durchführen können.

3.1.2 Notarzt und Rettungssanitäter

Notarzt und Rettungssanitäter müssen über ihre fachlichen Qualifikationen hinaus mit den flugmedizinischen Besonderheiten vertraut sein. Sie sollen außerdem in der Lage sein, den Berufshubschrauberführer bei der Navigation zu unterstützen.

3.2 Rettungshubschrauber

3.2.1 Einsatzanforderungen

3.2.1.1 Zulassung

Der Rettungshubschrauber muß in der Bundesrepublik Deutschland zugelassen sein. Dabei müssen Ausrüstung und Verwendungszweck berücksichtigt werden.

Fortsetzung Seite 2 und 3
Erläuterungen Seite 3

Normenausschuß Rettungsdienst und Krankenhaus (NARK) im DIN Deutsches Institut für Normung e.V.

Seite 2 Entwurf DIN 13 230 Teil 1

3.2.1.2 Flugleistungen

Der Rettungshubschrauber muß innerhalb von 2 min nach Aufforderung starten und mindestens 2 h lang mit einer Mindest-Reisegeschwindigkeit von 200 km/h fliegen können.

Als senkrechte Steiggeschwindigkeit unter ISA-Bedingungen [1]) (Höhe NN, maximales Abfluggewicht) werden mindestens 2,5 m/s gefordert.

Die Mindestnutzlast umfaßt 5 Personen zu je 90 kg, die medizinische Ausstattung einschließlich Reserve und das Gewicht der für die geforderte Flugzeit benötigten Treibstoffmenge.

Der Rettungshubschrauber muß ausreichende Flugsicherheit auch bei schlechtem Wetter (Wind, Schnee, Vereisung) besitzen.

Er muß auch unter erschwerten Bedingungen, gegebenenfalls auf schrägem bzw. unebenem Gelände, landen können.

Durch hoch angebrachte Haupt- und Heckrotoren mit möglichst kleinem Radius sowie durch Einsinkschutz (z. B. Kufen) muß eine gefahrlose Annäherung an den gelandeten Hubschrauber auch bei laufenden bzw. auslaufenden Rotoren möglich sein. Die Rotoren müssen nach Landung vom Antrieb getrennt und innerhalb von 30 s zum Stillstand gebracht werden können. Ein Heckrotorschutz ist erforderlich.

3.2.1.3 Schwingungen und Innengeräusche

Zur Schonung des Notfallpatienten sollen Schall- und Körperschwingungen so gering wie möglich gehalten werden. Zunächst gelten für den Innengeräuschpegel sinngemäß die Bedingungen von DIN 45 639, Ausgabe Oktober 1969, insbesondere Abschnitt 3.4.4 und ein Maximalwert von 90 dB(A). Die Frequenz der auf den Körper des Notfallpatienten übertragenen Schwingungen darf nicht über längere Zeit zwischen 4 und 10 Hz liegen.

3.2.1.4 Außengeräuschpegel

Der Rettungshubschrauber muß an einem Krankenhaus stationiert sein. Deshalb muß der Außengeräuschpegel so niedrig wie möglich sein.

3.2.1.5 Abgase

Die Entwicklung belästigender Abgase bei Start und Landung soll gering sein.

3.2.1.6 Sprechfunkeinrichtung

Über den Flugfunkbetrieb hinaus muß eine Sprechfunkeinrichtung zur Verständigung mit den Einrichtungen des Rettungswesens und der Polizei vorhanden sein. Diese muß auf die Eigenverständigungsanlage aufschaltbar sein. Für die Sprechstelle des Berufshubschrauberführers muß die alleinige Schaltung auf den Flugsicherungsfunkverkehr möglich sein.

3.2.1.7 Außenlautsprecher

Der Rettungshubschrauber ist mit einer systemverträglichen Lautsprecheranlage von mindestens 200 W auszustatten. Diese Anlage muß über die Aufschaltanlage bedienbar sein.

---

[1]) ISA International Standard Atmosphere
   NN Normal-Null (Meereshöhe)

3.2.2 Krankenraum

3.2.2.1 Maße

Der Krankenraum muß mindestens für einen der beiden nebeneinander liegend zu transportierenden Notfallpatienten die zur Herstellung und Aufrechterhaltung der Transportfähigkeit notwendigen Maßnahmen ermöglichen.

Hierzu müssen die Krankentragen mindestens bis zu ihrer Mitte frei zugänglich sein.

Für Notarzt und Rettungssanitäter muß je ein Sitzplatz mit Sicherheitsgurten vorhanden sein, davon ein Sitzplatz am Kopfende der Tragen.

Der Krankenraum muß folgende lichte Maße aufweisen, die nicht durch Einbauten eingeengt werden dürfen:

   Länge   2650 mm
   Breite 1500 mm
   Höhe   1300 mm

Alle Einrichtungen sind so zu gestalten bzw. zu sichern und gegebenenfalls zu verkleiden, daß sie keine zusätzliche Unfallgefahr auslösen können.

3.2.2.2 Einladeöffnung

Die Einladeöffnung muß das Einladen der mit einem Notfallpatient beladenen Krankentrage ermöglichen. Einladeöffnungen sollen möglichst an zwei Seiten des Rettungshubschraubers vorhanden sein. Ihre lichte Höhe muß mindestens 1000 mm betragen, die Breite bei Beladung von hinten 1000 mm. Bei Beladung von der Seite muß die Öffnung so breit sein, daß die Trage bei aufgelegter Vakuummatratze und bei angelegter Infusion ungehindert eingeladen werden kann.

Die Unterkante der Einladeöffnung soll höchstens 770 mm über der Ladefläche liegen.

3.2.2.3 Krankentrageneinrichtung

Die Krankentrageneinrichtung muß luftfahrttechnisch zugelassene Krankentragen aufnehmen und sie fixieren können.

3.2.2.4 Krankentrage

(Norm in Vorbereitung)

3.2.2.5 Heizung und Lüftung

Innerhalb von 10 min muß im Krankenraum, ausgehend von einer Außentemperatur von –20°C, eine Innentemperatur von mindestens 18 °C erreicht werden. Außerdem muß eine zugfreie Belüftung vorhanden sein.

3.2.2.6 Beleuchtung

Die Lichtflächen der Außenfenster sollen möglichst gleichmäßig verteilt sein und insgesamt mindestens $0,9 \text{ m}^2$ betragen.

Außer einer blendkontrollierten Allgemeinbeleuchtung muß ein Punktscheinwerfer so montiert sein, daß am Notfallpatienten eine Kreisfläche von etwa 100 mm Durchmesser beleuchtet werden kann.

Zusätzlich sind zwei Steckdosen nach LN 29 504 Gehäusegröße 20, Polzahl 4, zu installieren.

Eine grüne Kontroll-Leuchte für fallweise Spannungskontrolle in einer Steckdose muß vorhanden sein. Die Kontroll-Leuchte ist mit einer 2-Watt-Glühlampe zu bestücken.

3.2.2.7 Reinigung und Desinfektion

Die Innenflächen einschließlich aller Einbauten müssen abwaschbar sowie für eine Desinfektion zugänglich und geeignet sein. Der Fußbodenbelag muß trittsicher sowie

> Entwurf DIN 13 230 Teil 1 Seite 3
>
> leicht zu desinfizieren und zu reinigen sein und aus einem verschleißarmen Werkstoff bestehen. Seine Kanten müssen so abgeschlossen, abgedichtet oder hochgezogen sein, daß keine Flüssigkeit darunter gelangen kann. An den tiefsten Stellen des Fußbodens, wo Flüssigkeit nicht abfließen kann, sollen verschließbare Öffnungen vorhanden sein.
>
> **3.2.3 Anstrich**
>
> **3.2.3.1** Außenanstrich
>
> Hauptfarben sind
> a) Cadmiumgelb, glänzend als Grundfarbe   RAL 1021
> b) Elfenbein, glänzend als Grundfarbe   RAL 1014
> c) Rot, glänzend,   RAL 3000
>   Zusatzfarbe Leuchtrot   RAL 3024
>
> **3.2.3.2** Innenanstrich
>
> Hauptfarbe für den Krankenraum, insbesondere im Sichtbereich des Notfallpatienten, ist
>   Lichtgrün, matt   RAL 6027
>
> **4 Kennzeichnung**
>
> Rettungshubschrauber nach dieser Norm dürfen den Namen DIN in Verbindung mit dem Herstellerzeichen tragen.
>
> *Erläuterungen*
>
> Diese Norm wurde vom Arbeitsausschuß KB 2 des Ausschusses Krankenhauswesen im DIN Deutsches Institut für Normung e.V. erarbeitet.
> Sie basiert auf den Grundsätzen, die vom Bund/Länder-Ausschuß „Rettungswesen" aufgestellt wurden, den Empfehlungen des Internationalen Hubschrauber-Symposions in Mainz (3. bis 5. Oktober 1972), den Erfahrungen aus den Rettungshubschrauber-Modellstudien und auf den Erfahrungen mit DIN 75 080 Krankenkraftwagen.
> Es ist geplant, die Norm um die Abschnitte Ausstattung und Prüfung zu erweitern.

F. Die mobile Ausrüstung zur Versorgung von Notfallpatienten vor Ort

In allen Rettungsfahrzeugen muß eine tragbare Notausrüstung mitgeführt werden, die es ermöglicht, bereits am Notfallort gezielte Maßnahmen zur Erhaltung der Vitalfunktionen Atmung und Kreislauf einzuleiten.
Diese Notausrüstung muß
- zweckmäßigerweise in geeigneten Koffern untergebracht sein
- nur für die Akutversorgung wichtige Geräte und Medikamente enthalten
- übersichtlich, leicht bedienbar/leicht entnehmbar in den Koffern angeordnet sein
- durch Verzicht auf textiles Material oder Schaumstoff den Grundforderungen der Hygiene genügen.

Der allein auf sich gestellte Rettungssanitäter muß mit der tragbaren Notausrüstung akute Atemstörungen sofort durch Absaugen, O_2-Inhalation oder Beatmung bekämpfen.
Mitgeführte Medikamente ermöglichen das sofortige Tätigwerden eines hinzukommenden oder nachalarmierten Arztes.
Nach 5jährigen praktischen Versuchen im Notarztdienst und im allgemeinen Rettungsdienst wurde am Rettungszentrum Bundeswehrkrankenhaus Ulm/Department für Anästhesie der Universität Ulm ein Programm „Notfallkoffer: Rettungszentrum, Universität Ulm" entwickelt.
Auf umfangreiche Zusammenstellungen von Verbandstoffen, Schienungsmaterial etc. wurde bewußt verzichtet, da die Verfahren der „klassischen Ersten Hilfe" bei schwerwiegenden Notfällen von zweitrangiger Bedeutung sind und KTW, RTW, NAW und RTH in ihrer Bordausrüstung ausreichend mit Verbandmaterial, pneumatischen Schienen und praktisch immer mit Vakuummatratzen ausgestattet sind.

I. Ausstattung „Arztkoffer"

Die Ausstattung läßt sich schematisch in drei Funktionsgruppen aufteilen:
1. Diagnostische Einheiten
2. Ausstattung zur Behandlung respiratorischer Störungen
3. Ausstattung zur Behandlung zirkulatorischer Störungen

Einzelheiten siehe Tabelle 11

Der Arztkoffer oder eine entsprechende Notfallausrüstung sollte
- in allen Rettungswagen
- in Regionen, in denen nicht genügend NAW/RTW zum Transport von Notfallpatienten verfügbar sind, in einigen KTW und
- in Betriebs-Sanitätsstationen verfügbar sein.

Tabelle 11. *Ausstattung „Arztkoffer". Diagnostische Einheiten*

Stethoskop
Blutdruckmeßgerät
Taschenlampe
Reflexhammer
Dextrostix-Teststäbchen

Ausstattung zur Behandlung respiratorischer Störungen
2-l-Sauerstoff-Flasche (400 l O$_2$) mit
- Sekretabsaugung
- Beatmungsanschlüssen

AMBU-Beatmungsbeutel für Erwachsene
AMBU-Beatmungsbeutel für Kleinkinder
Beatmungsmasken
Nasopharyngealtuben
Oropharyngealtuben
Kornzange (zum Ausräumen des Rachenraumes)
Absaugkatheter
Pneumothoraxdrainagen

Ausstattung zur Behandlung zirkulatorischer Störungen

Macrodex 6% im Plastikbeutel	500 ml
Plasmaproteinlösung	250 ml
Hel 5 im Plastikbeutel	500 ml
Natriumbikarbonat 8,4%	250 ml
Notfallmedikamente	
Hohlvenenkatheter	
Spritzen und Kanülen etc.	

Notfallmedikamente

(2) Akrinor	2 ml
(2) Alupent	0,5 mg/1 ml
(2) Atropin	0,5 mg/1 ml
(1) Baralgin	5 ml
(1) Kalzium 10%	4,5 mval/10 ml
(1) Catapresan	0,15 mg/1 ml

Tabelle 11 (Fortsetzung)

(2) Celestan	4 mg/1 ml
(1) Euphyllin	0,24 g/10 ml
(2) Glukose 40%	20 ml
(2) Isoptin	5 mg/2 ml
(3) Lasix	20 mg/2 ml
(2) Novalgin	2,5 g/5 ml
(1) Novodigal	0,4 mg/2 ml
(2) Suprarenin	1 mg/1 ml
(1) Tavegil	2 mg/5 ml
(4) Valium	10 mg/2 ml
(2) Xylocain	100 mg/5 ml
(1) Alupent – Dosier-Aerosol	
(1) Nitrolingual-Spray	

Tabelle 12a. *Ausstattung „Notarztkoffer-Kombination"*
Koffer 1 – „Atmung"

2-l-Sauerstoff-Flasche (400 l O$_2$) mit
- Sekretabsaugung
- Beatmungsanschlüssen

Beatmungsbeutel für Erwachsene
Beatmungsbeutel für Kleinkinder
Beatmungsmasken
Nasopharyngealtuben
Oropharyngealtuben
Kornzange (zum Ausräumen des Rachenraumes)
Plastiklaryngoskop für Erwachsene
Plastiklaryngoskop für Kleinkinder
Endotrachealtuben
Magillzange, groß
Magillzange, klein
Medikamente zur Behandlung respiratorischer Störungen und zur Intubation
Spritzen, Kanülen etc.
Stethoskop

Medikamente zur Behandlung respiratorischer Störungen und zur Intubation

(2) Akrinor	2 ml
(1) Alloferin	10 mg/10 ml
(2) Alupent	0,5 mg/1 ml
(2) Atropin	0,5 mg/1 ml
(1) Euphyllin	0,24 g/10 ml
(4) Lasix	20 mg/2 ml
(2) Pantolax	100 mg/5 ml
(4) Valium	10 mg/2 ml

Koffer 2 – „Kreislauf"
EKG-Kleinmonitor
Blutdruckmeßgerät
Stethoskop
Taschenlampe
Dextrostix-Teststäbchen

Macrodex 6% im Plastikbeutel	1000 ml
Plasmaproteinlösung 5%	250 ml
Hel 5 im Plastikbeutel	500 ml
Natriumbikarbonat 8,4%	250 ml
Notfallmedikamente (erweiterter Satz)	

Die tragbare Ausrüstung zur Versorgung von Notfallpatienten

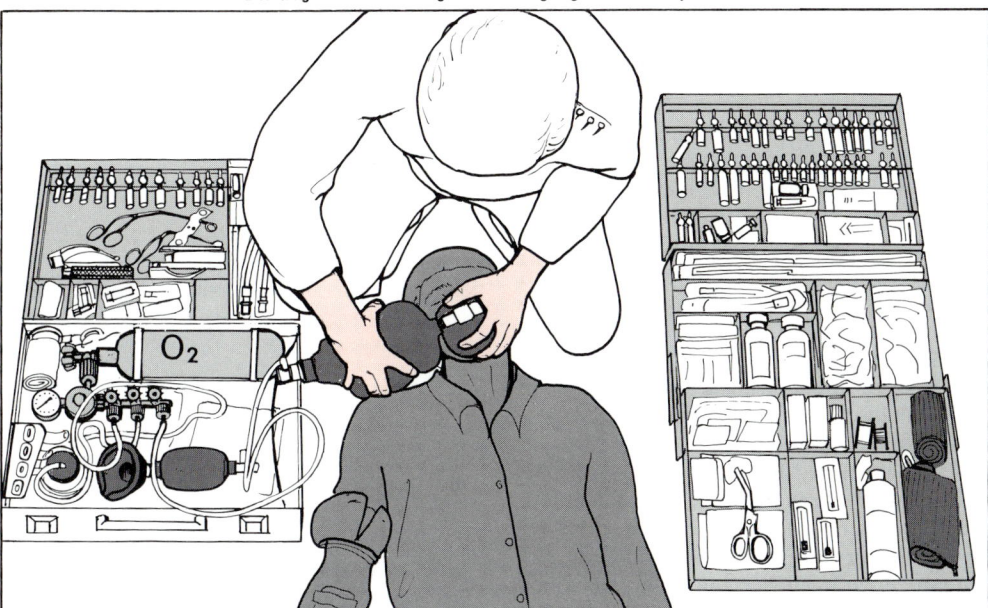

Abb. 143

II. Ausstattung „Notarztkoffer-Kombination"

Für die speziellen Anforderungen des Notarztes wurden die apparativen und medikamentösen Einheiten in die Komplexe „Atmung" und „Kreislauf" aufgeteilt und in zwei Einzelkoffern untergebracht (Abb. 143).
Einzelheiten siehe Tabelle 12a u. 12b
Die „Notarztkoffer-Kombination" oder eine entsprechende Notfallausrüstung sollte
- in allen Notarztwagen und Rettungshubschraubern und
- in Rettungswagen, die häufig/zeitweise als Notarztwagen fungieren,

verfügbar sein.

G. Hygiene in den Fahrzeugen des Rettungsdienstes

Das aus dem Griechischen stammende Wort Hygiene hat die Bedeutung: Krankheitsverhütung. Maßnahmen der Hygiene bestimmen

Tabelle 12b. *Erweiterter Medikamentensatz Koffer 2 – „Kreislauf"*

(2) Akrinor	2 ml
(1) Akrinor	10 ml
(2) Alupent	0,5 mg/1 ml
(1) Alupent	5,0 mg/10 ml
(1) Apomorphin	10 mg/1 ml
(2) Atropin	0,5 mg/1 ml
(2) Baralgin	5 ml
(2) Kalzium 10%	4,5 mval/10 ml
(2) Catapresan	0,15 mg/1 ml
(2) Celestan	4 mg/1 ml
(1) Celestan solubile	20 mg/5 ml
(1) Eyphyllin	0,24 g/10 ml
(2) Glukose 40%	20 ml
(3) Isoptin	5 mg/2 ml
(1) Kaliumchlorid	20 mval/20 ml
(4) Lasix	20 mg/2 ml
(2) Novalgin	2,5 g/5 ml
(2) Natriumbikarbonat 8,4%	20 ml
(2) Natriumchlorid	20 mval/20 ml
(2) Novodigal	0,4 mg/2 ml
(1) Paspertin	10 mg/2 ml
(1) Strophantin	$^{1}/_{4}$ mg/1 ml
(2) Suprarenin	1 mg/1 ml
(2) Tavegil	2 mg/5 ml
(4) Valium	10 mg/2 ml
(2) Visken	0,4 mg/2 ml
(2) Xylocain	100 mg/5 ml

viele Verhaltensweisen des täglichen Lebens.
Durch diese Maßnahmen, wie z. B. mehrmaliges tägliches Händewaschen, soll verhindert werden, daß krankmachende Mikroorganismen den gesunden menschlichen Körper befallen.
In medizinischen Arbeitsbereichen spielt die Hygiene eine ganz besondere Rolle, weil hier – häufig in ihren Abwehrkräften geschwächte – Patienten vor besonders widerstandsfähigen und gefährlichen Erregern geschützt werden müssen.
Der Begriff Hospitalismus bezieht sich in erster Linie auf Infektionen, die bei Patienten in Krankenhäusern durch sogenannte „Hauskeime" verursacht werden.
In Fahrzeugen des Rettungsdienstes, die als „verlängerter Arm der Klinik" fungieren, sind hygienische Grundsätze genauso zu beachten. Durch die Einlieferung von Patienten bestehen enge Kontakte zum Klinikpersonal. Geräte, wie z. B. Tuben und Klemmen werden ausgetauscht. Tragen und – soweit noch in Verwendung – Wolldecken, Kissen etc., werden mit Klinikkeimen kontaminiert und anschließend wieder im Rettungsdienst eingesetzt.
Ohne entsprechende hygienische Maßnahmen in den Fahrzeugen des Rettungsdienstes werden lebensbedrohte Patienten mit Erregern konfrontiert, die aus dem klinischen Bereich stammen und den späteren Krankheitsverlauf nachteilig beeinflussen.

I. Infektion

Unter Infektion versteht man das Eindringen von krankmachenden Keimen in den Organismus. Art und Schwere der nachfolgenden Erkrankung hängen von der Infektionskraft, der Vermehrungsfähigkeit und der Giftbildung der Keime ab.
Man unterscheidet:

1. direkte Übertragung
- Kontakt- und Schmierinfektion (z. B. ungewaschene Hände)
- Tröpfcheninfektion (Husten, Niesen) und

2. indirekte Übertragung
- insbesondere durch Kleidung und
- (medizinisches) Gerät

II. Hygienische Maßnahmen

Für die Belange des Rettungsdienstes lassen sich die Maßnahmen der Hygiene mit den beiden Begriffen Desinfektion und Sterilisation zusammenfassen.

1. Desinfektion

Die Keimarmut durch teilweise Zerstörung bzw. Wachstumshemmung von Keimen versetzt Gegenstände in einen Zustand, in dem sie nicht mehr infizieren können.
Eine Desinfektion kann durch physikalische Einwirkungen oder durch chemische Substanzen erreicht werden.

a) physikalische Desinfektionsmethoden
- feuchte Heißluft
- UV-Strahlen

b) chemische Desinfektionsmethoden
- Säuren
- Laugen
- Oxydationsmittel

2. Sterilisation

Sterilisation bedeutet Vernichtung oder Beseitigung aller lebenden Mikroorganismen einschließlich ihrer Dauerformen.
Die wichtigsten Sterilisationsverfahren sind
- Dampfsterilisation
- Heißluftsterilisation
- Gassterilisation

III. Persönliche Hygiene des Rettungssanitäters

Zusätzlich zu den allgemein üblichen Verfahren der täglichen Körperpflege sind folgende Grundsätze zu beachten:

Tabelle 13. *Desinfektions- und Sterilisationsplan für Fahrzeuge und Hubschrauber des Rettungsdienstes*

A. Fortlaufende Maßnahmen

Was	Wie	Womit	Wer
1. *nach jedem Transport*			
• Trage • Wechsel der Laken, Bezüge bzw. der Decken	D: satt einsprühen	Incidin-Spray oder Sagromed-Spray oder Korsolin-Spray	Rettungssanitäter
2. *nach Benutzung*			
• Blutdruckmeßgerät • EKG-Monitor • Defibrillator • Beatmungsbeutel	D: satt einsprühen	Incidin-Spray oder Sagromed-Spray oder Korsolin-Spray	Rettungssanitäter
• Beatmungsmaske • Beutelventil • Schläuche • Pharyngealtuben • Intubationsspatel • Magillzange • Schläuche und Sekretauffangflasche der Absaugpumpe • Trachealtuben	D: Einlegen in Desinfektionslösung (1 Stunde) anschließend Nachreinigung besser S: Gassterilisation oder Kaltsterilisation	Sekusept 2% oder Gigosept 3% oder Korsolin iD 3 % fließendes Wasser	Rettungssanitäter

• chirurgisches Taschenbesteck
• Notgeburtenbesteck (soweit nicht Einmalgerät)
	S: Dampf*
	   Heißluft*
	   Gas
	* keine Gummi- und Kunststoffteile einlegen
			entsprechend ausgebildetes Klinikpersonal

3. *1 × täglich*			
• Krankenraum, Boden, Türen, Wände	D: feucht wischen oder satt einsprühen	Incidin Perfekt 0,5–1 h oder Buraton 10 F 0,5%–1 h Spray s. o.	Rettungssanitäter

B. Maßnahmen in regelmäßigen Abständen

Was	Wie	Womit	Wer
1. *1 × wöchentlich*			
Krankenraum • Schränke • Schubladen • Staufächer • Notfallkoffer Wechseln des Wassers	D: Scheuerdesinfektion	Incidin Konz. 2%–1 h Buraton 10 F 2%–1 h	Rettungssanitäter
2. *1 × monatlich*			

• chirurgisches Taschenbesteck
• Notgeburtenbesteck
	S: Dampf
	   Heißluft
	   Gas
	(soweit nicht Einmalgerät)
			entsprechend ausgebildetes Klinikpersonal

S = Sterilisation. D = Desinfektion

C. Sonderfälle

Nach dem Transport meldepflichtiger Infektionskranker erfolgt eine Scheuerdesinfektion, z. B. mit Incidin GG 3% (Einwirkzeit 4 h) oder Korsolin 3% (4 h), anschließend muß eine Desinfektion von einem staatlich geprüften Desinfektor durchgeführt werden.
Ausnahme: bei Verdacht auf Tb erfolgt erst eine Sprühdesinfektion durch einen Desinfektor, anschließend wie oben.

1. Hände

Gründliches Waschen und Desinfizieren in Abhängigkeit von den durchgeführten Maßnahmen nach Möglichkeit schon während des Einsatzes, zumindest aber nach Einsatzende.

2. Dienstkleidung

Die Kleidung ist nach jedem Einsatz mit starker Verschmutzung oder offensichtlicher Kontamination, zumindest aber täglich zu wechseln.
(Tuchuniformen mit Binder, Mütze etc. sind für den Dauereinsatz im Rettungsdienst ungeeignet).

3. Schuhe

Täglich reinigen und desinfizieren.

IV. Desinfektions- und Sterilisationsplan für Fahrzeuge und Hubschrauber des Rettungsdienstes
(Tabelle 13)

Die in regelmäßigen Abständen anfallenden Hygienemaßnahmen sollten an zuvor festgelegten Tagen durchgeführt und in entsprechenden, in der Rettungswache ausliegenden, Checklisten dokumentiert werden.

Kapitel 9. Medizinische Probleme des Patiententransportes

A. Störfaktoren

Folgende Einflüsse können während des Transportes in den modernen Boden- und Luftfahrzeugen des Rettungsdienstes den Zustand von Notfallpatienten verschlechtern:
- Beschleunigungskräfte,
- mechanische Schwingungen und
- Lärm.

I. Beschleunigungskräfte

Hohe Startgeschwindigkeiten haben bei mit dem Kopf in Fahrt, bzw. Flugrichtung liegenden Patienten eine Minderdurchblutung des Gehirns zur Folge, weil sich das Blut in dieser Phase der Schwerkraft entsprechend in die unteren Körperpartien verlagert.
Starkes Bremsen hat im Hinblick auf die Blutverteilung den gegenteiligen Effekt.
Durch plötzlich einsetzende Geschwindigkeitsänderungen in horizontaler und vertikaler Richtung (Hubschrauber) werden außerdem Organe und Gewebe des Körpers gegeneinander verschoben.
Je nach Ausmaß der Beschleunigungskräfte können die Vorgänge
- Störungen des vegetativen Nervensystems, u. a. Übelkeit, Blutdruckabfälle, Schweißausbrüche etc. und
- bei Verletzungen, besonders bei Knochenbrüchen, erhebliche Schmerzen.

verursachen.

Hinweise für die Praxis

- Starke Geschwindigkeitsänderungen sollten beim Transport von Notfallpatienten nach Möglichkeit vermieden werden.

II. Mechanische Schwingungen

In Boden- und Luftfahrzeugen entstehen während des Transportes mechanische Schwingungen in einer vertikalen und zwei horizontalen Richtungen (Abb. 144).
Schwingungsachsen:
Vertikalschwingungen (x-Achse)
Horizontalschwingungen (z-Achse)
(y-Achse).
Der liegende Patient reagiert besonders empfindlich auf
- vertikale Schwingungen im Bereich von 6–60 Hz und
- horizontale Schwingungen unterhalb von 5 Hz.

Bei diesen Frequenzen schwingen der Körper als ganzes oder einzelne Körperteile besonders stark mit, d. h. sie geraten in Resonanz. Die Resonanzbereiche verschiedener Körperabschnitte sind innerhalb der o. a. Grenzen sehr unterschiedlich.
In den heute üblichen RTW und NAW wirken – bei fahrzeugspezifischen Resonanzbereichen – auf den liegenden Patienten
- horizontale Schwingungen unter 3 Hz
- vertikale Schwingungen von 1 bis 60 Hz

ein.

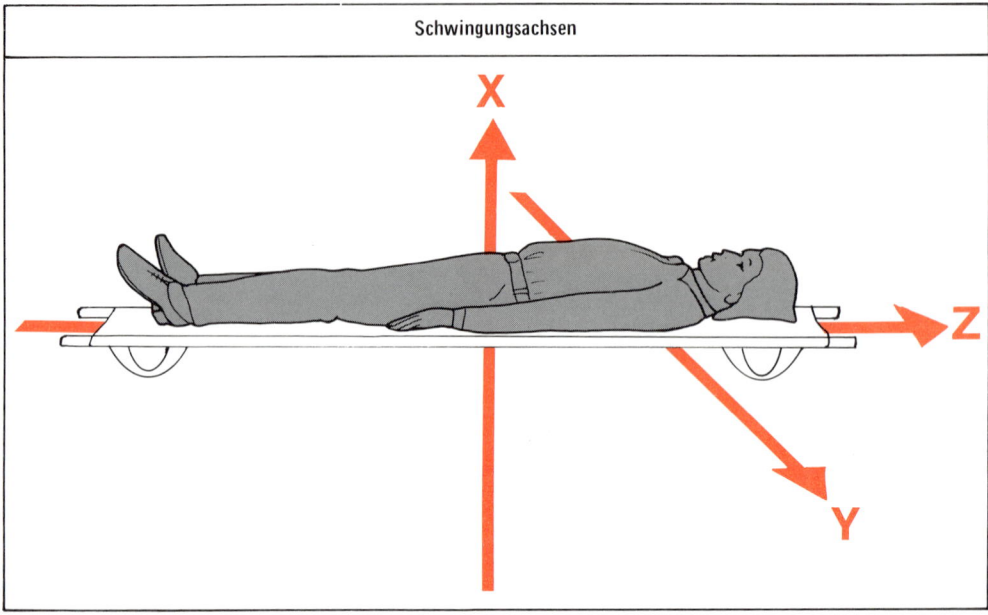

Abb. 144

In den Hubschraubern herrschen u. a. in Abhängigkeit von der Zahl der Rotorblätter Schwingungsfrequenzen um 5 bis 10 Hz vor. Ähnlich wie bei den zuvor geschilderten Beschleunigungskräften kommt es je nach Ausmaß zu Störungen des vegetativen Nervensystems und bei Verletzungen zu schmerzhaften Verschiebungen an Frakturen und Weichteilwunden.

Hinweise für die Praxis

> Die Vakuummatratze sollte nicht nur zur Schienung von Frakturen, sondern generell als Tragenauflage bei allen Notfallpatienten verwendet werden, da sie besonders in nicht evakuiertem Zustand Schwingungen der Trage dämpft.

III. Lärm

Lärm entsteht durch Luftschwingungen verschiedener Frequenzen. Schallpegelmessungen in Rettungswagen und Rettungshubschraubern ergaben Werte von über 80–100 dBA während der Fahrt bzw. während des Fluges. Auch starker Lärm führt bei wachen und oberflächlich bewußtlosen Patienten zu vegetativen Störungen.

Hinweise für die Praxis

> - Unnötige Lärmeinflüsse auf Notfallpatienten sind während des Transportes mit bodengebundenen Fahrzeugen (Sondersignal) zu vermeiden.
> - Wache und somnolente Patienten sollen während des Rettungshubschraubertransportes mit Gehörschutz versorgt werden.

B. Der Transport von Notfallpatienten mit bodengebundenen Rettungsfahrzeugen

I. Fahrzeuge

1. Rettungswagen

Definitionsgemäß sollen Rettungswagen zum Transport von Notfallpatienten eingesetzt werden. Das Raumangebot in der Versorgungskabine und die medizinische Ausstattung erlauben alle wesentlichen Maßnahmen zur Überprüfung und Wiederherstellung der Vitalfunktionen.

2. Notarztwagen

Ständig mit einem Arzt besetzte Rettungsfahrzeuge, die eine über die DIN 75080 für RTW hinausgehende medizinische Ausstattung besitzen, werden zweckmäßiger Weise dann zum Einsatz kommen, wenn sich aus der Meldung die Notwendigkeit eines Arzteinsatzes ergibt.
RTW und NAW versorgen typischerweise ein Gebiet mit einem Radius von 10 bis 20 km um den Stationierungsort.

3. Krankentransportwagen (KTW)

KTW sollen nur zum Transport von Nichtnotfallpatienten verwendet werden. In Regionen, in denen RTW bzw. NAW nicht rund um die Uhr verfügbar sind, müssen vorläufig KTW mit einer erweiterten medizinischen Ausstattung eingesetzt werden.

II. Einsatztaktik

- Nach Herstellung der Transportfähigkeit sollen Patienten *"so schonend wie möglich und so schnell wie nötig"* transportiert werden, um die zuvor dargestellten zusätzlichen Schädigungen durch Beschleunigungskräfte, mechanische Schwingungen und Lärm gering zu halten.
- Generell sollte auch der Rettungssanitäter versuchen, jeden Notfallpatienten direkt in die für eine Endversorgung *geeignete* Klinik zu transportieren. Besteht eine Auswahlmöglichkeit zwischen zwei oder mehreren Krankenhäusern, darf sich der Rettungssanitäter nur dann für einen längeren Anfahrtsweg in die geeignete Klinik entscheiden, wenn er nach Wertung des Zustandes des Patienten eine Verzögerung der ärztlichen Erstversorgung verantworten kann.
- Der Rettungssanitäter wird sich beim Transport von Notfallpatienten häufiger für einen schnellen Transport unter Verwendung der Sondersignale entscheiden, wenn er mit seinen beschränkten Möglichkeiten allein die Verantwortung für das Wohl des Patienten trägt.
- Notarztwagen müssen nur in Ausnahmefällen, z. B. bei Verdacht auf schwere Blutungen im Bauchraum oder im Schädel, alarmmäßig die Klinik anfahren. Bei vielen Notfallpatienten wird bereits durch das sofortige gezielte Eingreifen des Notarztes eine ausreichende Stabilisierung erreicht.

C. Der Transport von Notfallpatienten mit Rettungshubschraubern

Die Behandlungs- und Überwachungsmöglichkeiten in den Versorgungskabinen der zur Zeit im Rettungsdienst eingesetzten Hubschrauber sind im Vergleich zu bodengebundenen Transportmitteln durch
- ein geringeres Raumangebot
- den durchweg höheren Lärmpegel und
- flugphysiologische Besonderheiten

erschwert.

I. Raumprobleme

Während die Mindestmaße der RTW volle Zugänglichkeit zum Patienten und dadurch eine umfassende Untersuchung und Versorgung im Krankenraum ermöglichen, sind diese wichtigen Forderungen bei allen Rettungshubschraubern zur Zeit nur unvollständig erfüllt.
Daraus ergeben sich verschiedene Empfehlungen.

Hinweise für die Praxis

- Alle Maßnahmen zur Überprüfung und Sicherung der Vitalfunktionen sind vor dem Einladen in den Hubschrauber, evtl. in parallel alarmierten bodengebundenen Rettungsfahrzeugen abzuschließen, da sie in der Kabine, beson-

ders während des Fluges nicht oder nur unter erschwerten Bedingungen möglich sind.
- Notwendige Verbände und Schienungen, die in RTW und NAW auch während des Transportes angelegt werden können, sind vor dem Einladen durchzuführen.
- Mögliche, für den jeweiligen Notfall typische Zwischenfälle auf dem Fluge sind vor dem Transportbeginn zu bedenken.
Entsprechende prophylaktische Maßnahmen, z. B. die Intubation eines Bewußtlosen mit Schädel-Hirn-Trauma zur Verhinderung einer Aspiration, sind in der Regel vor dem Transportbeginn abzuschließen.

II. Hoher Lärmpegel

Der Lärm in den Versorgungskabinen erschwert die auskultatorische Blutdruckmessung. Entsprechendes gilt für die Belüftungskontrolle der Lunge.

Hinweise für die Praxis

- Sorgfältige Blutdruckkontrolle vor dem Flugantritt, da im schweren Schock auch eine palpatorische Kontrolle während des Fluges nur bedingt möglich ist.
- Sorgfältige auskultatorische Kontrolle der Lungenbelüftung vor dem Flugantritt.
- Besonders sorgfältige Befestigung des Trachealtubus, da ein Tiefertreten in den rechten Hauptbronchus während des Fluges auskultatorisch nicht feststellbar ist.
- Versorgung des wachen und oberflächlich bewußtlosen Patienten mit einem Gehörschutz.
- Mit dem wachen Patienten kann über ein Stethoskop eine Sprechverbindung hergestellt werden. Der Patient hört über die Ohrstöpsel des Stethoskops die von Arzt oder Rettungssanitäter gegen die Membran gesprochenen Worte (Abb. 145).

III. Flugphysiologie

1. Veränderungen des Luftdrucks und ihre Folgen

Tabelle 14

Höhe über dem Meer in m	Luftdruck in mm Quecksilber	relatives Gasvolumen von 0–3000 m
0	760	1
1000	674	1,2
2000	596	
3000	526	1,5

(Diese Tabelle dient nur der Verdeutlichung der Zusammenhänge.)

Mit zunehmender Höhe wird der Luftdruck geringer, Gasansammlungen dehnen sich daher während des Steigfluges aus. Beim Sinkflug tritt der umgekehrte Vorgang ein. Vereinfacht dargestellt könnte man sagen, ein Lufbalton, der in Meereshöhe 1000 ml Gas enthält, dehnt sich bei zunehmender Höhe aus, bis er beispielsweise in 3000 m, um die Hälfte größer geworden ist (1500 ml).
Die Höhenunterschiede, die bei Rettungshubschraubereinsätzen üblicherweise überwunden werden, sind zwar geringer, trotzdem wirken sich Veränderungen des Luftdruckes auch bei Flughöhen von 200–500 m über Grund aus.
Unter den Gesichtspunkten der Notfallmedizin sind einige wesentliche Einflüsse auf den Notfallpatienten und auf im Rettungshubschrauber eingesetzte Geräte zu beachten.

2. Einflüsse auf den Patienten

a) Pneumothorax

Bei schnellem Steigflug mit dem Rettungshubschrauber kommt es – wegen des nachlassenden Außenluftdrucks – zu einer entsprechend schnellen Zunahme der Luftmenge im Pleuraspalt (Abb. 146). Die Gefahr, daß sich aus einem „unkomplizierten" Pneumothorax durch diesen Vorgang mitbedingt ein Spannungs- oder Ventilpneumothorax entwickelt, ist zu beachten.

Der Transport von Notfallpatienten mit Rettungshubschraubern

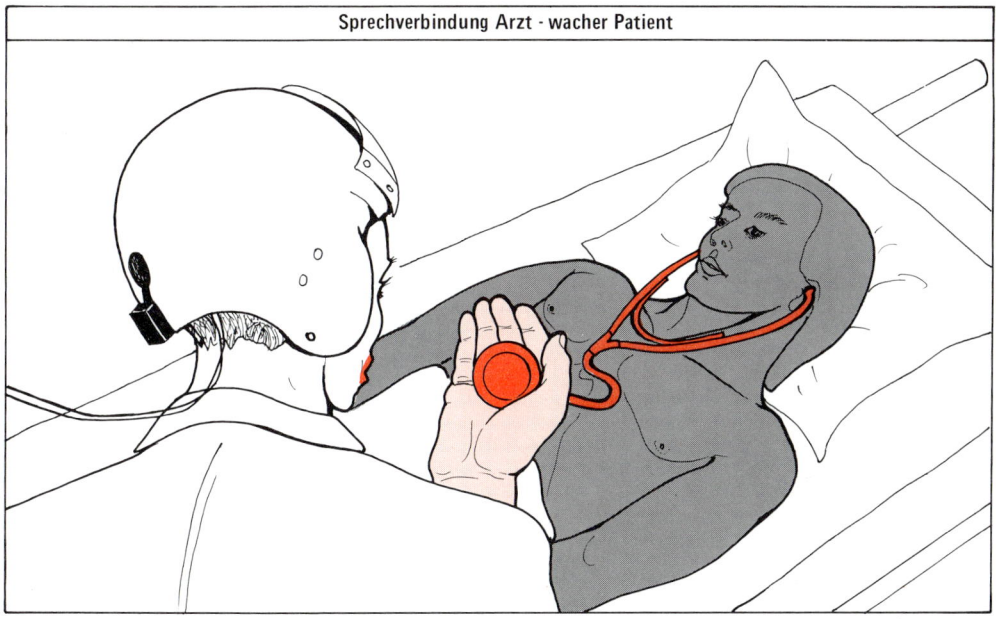

Abb. 145

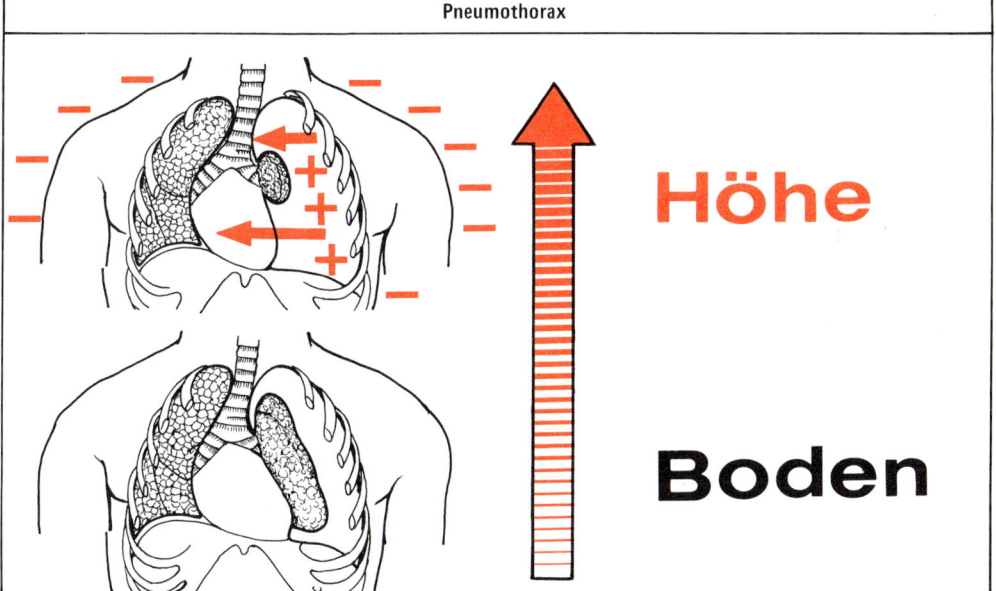

Abb. 146

Hinweise für die Praxis

- Der unbehandelte Pneumothorax ist die einzige echte Kontraindikation gegen den Lufttransport.
- Die auch für die Verhältnisse im Bodenrettungsdienst geltenden Behandlungsprinzipien sind besonders vor dem Antritt eines Lufttransportes zu beachten.
- Die Punktion des Pneumothorax zumindest mit einer Ventilnadel, besser mit einem Drain, ist unabdingbare Voraussetzung für einen Flug mit dem Rettungshubschrauber.

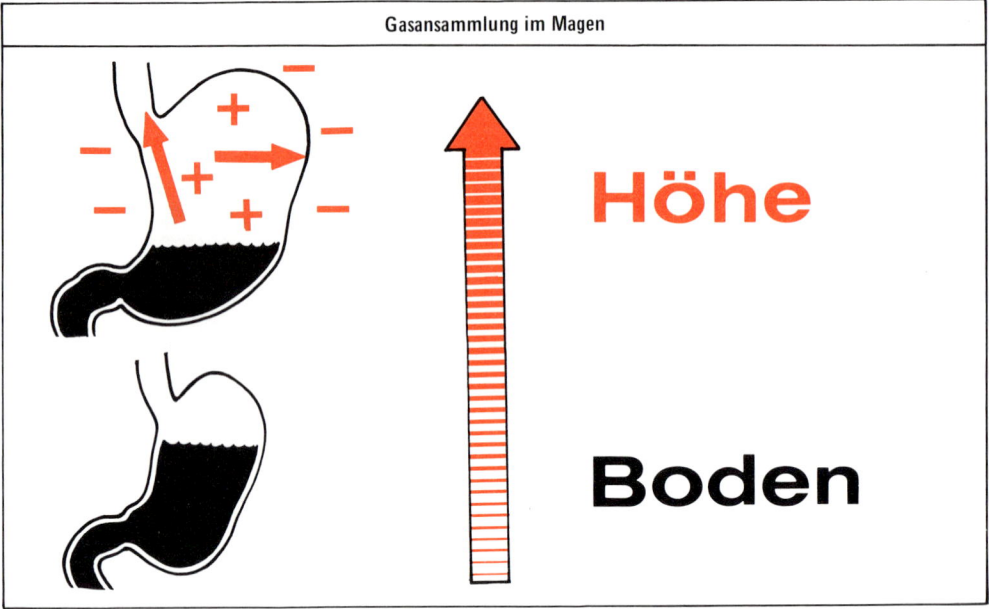

Abb. 147

b) Ileus

Gasansammlungen im Magen-Darmtrakt dehnen sich während des Steigflugs aus. Durch Dehnung des Magens erhöht sich die Regurgitations- und Refluxgefahr (Abb. 147).

Beim Vorliegen eines Ileus (Sekundärtransport) wird der Bauch noch stärker gebläht und der Zwerchfellhochstand nimmt zu. Spontanatmung oder Beatmung werden erschwert.

Hinweise für die Praxis

- Zumindest bei nichtintubierten Bewußtseinsgetrübten sollte bei Sekundäreinsätzen mit einer gewissen Zeit zur Transportvorbereitung eine Magensonde zur Druckentlastung des Magens gelegt werden. In Zweifelsfällen sollte zusätzlich intubiert werden.
- Beim Sekundärtransport von Ileuspatienten ist zusätzlich ein Darmrohr zu legen.
- Magensonde und Darmrohr sind während des Flugs auf keinen Fall abzuklemmen.

c) Caisson-Krankheit

Die Caisson- oder Taucherkrankheit entsteht, wenn sich im Blut der Taucher, die bei einem Aufenthalt in Wassertiefen mit einem Überdruck von mehr als 1 Bar zu schnell aufgestiegen sind, Stickstoffbläschen bilden („Sprudelflascheneffekt"). Diese Gasbläschen können nicht schnell genug über die Lunge abgeatmet werden.

Werden solche Patienten auf dem Luftwege zu Überdruckkammern transportiert, so verstärkt sich mit zunehmender Höhe wegen des abnehmenden Luftdrucks der „Sprudelflascheneffekt".

Hinweise für die Praxis

- Die Flughöhe muß so gering wie möglich gehalten werden.

3. Einflüsse auf Geräte

a) Infusion mit Glasflasche

Auch die Luftmenge oberhalb der Infusionsflüssigkeit in Glasflaschen dehnt sich beim Steigflug aus und verkleinert sich beim Senkflug.

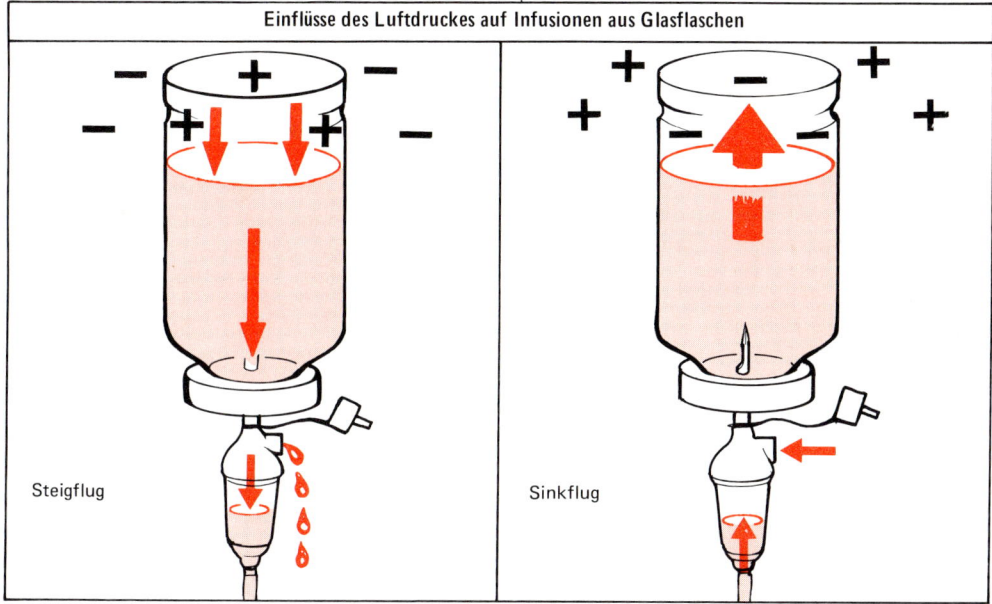

Abb. 148

Bei Infusionen aus Glasflaschen ohne Steigrohr mit kurzer Belüftungsnadel oder mit der Tropfkammer gekoppeltem Belüftungssystem drückt die sich ausdehnende Luft auf den Flüssigkeitsspiegel, die Tropfgeschwindigkeit nimmt zu und Infusionsflüssigkeit läuft bis zum Druckausgleich aus dem Belüftungssystem (Abb. 148).

Beim Sinkflug kommt es über den umgekehrten Vorgang zur Verlangsamung der Tropfgeschwindigkeit, evtl. bis zum Stillstand und Rückfluß von Blut aus der Vene in das Infusionssystem.

Hinweise für die Praxis

- Weiche Infusionsbeutel, bei denen der Infusionsvorgang von den o. a. Problemen nicht beeinflußt wird, sind besonders im Luftrettungsdienst anderen Infusionsbehältern vorzuziehen.
- Glasflaschen, die für den Lufttransport eingesetzt werden, sollten über ein Steigrohr verfügen oder die Infusion muß mit einer Höhen/Druckinfusionsnadel vorbereitet werden. Hier erfolgt dann der Druckausgleich unter Ausschaltung der Infusionsflüssigkeit.

b) Beispiel pneumatische Schienen

Beim Steigflug dehnt sich die in die Kammerschienen eingeblasene Luft aus und führt bei straffer Füllung zu einer venösen Stauung.

Hinweise für die Praxis

- Verwendung der Kammerschiene nur bei echter Indikation
- Vorsicht bei der Füllung
- Kontrolle des distalen Extremitätenanteils während des Fluges.

4. Veränderungen des O_2-Drucks und ihre Folgen

Tabelle 15

Höhe über dem Meer in m	O_2-Partialdruck in mm Quecksilber
0	159
1000	141
2000	110
3000	105

Diese Tabelle dient nur der Verdeutlichung der Zusammenhänge.

Der Sauerstoff*druck* nimmt, wie diese Tabelle zeigt, mit zunehmender Höhe ab, während der Sauerstoff*anteil* der Luft bis in große Höhen der inneren Atmosphäre konstant 21 Vol% beträgt. Ein normaler Sauerstoffdruck ist aber Voraussetzung für die Diffusionsvorgänge des Sauerstoffs von der Lunge zum Blut und vom Blut in die Zelle (auch Bergsteiger benötigen in großen Höhen Sauerstoffgeräte).

Einflüsse auf den Patienten

Bei allen spontan Umgebungsluft atmenden Patienten mit schweren Störungen der Atemfunktion kann auch der relativ geringfügige Abfall des Sauerstoffdruckes in üblichen Flughöhen zu bedrohlichen Sauerstoffmangelzuständen führen.

Hinweise für die Praxis

- Großzügigere Indikationsstellung zur Intubation und Beatmung als im bodengebundenen Rettungsdienst.
- Großzügigere Beimischung von O_2 zur Atemluft
- Gezielte O_2-Überdruckbeatmung bei geeigneter Ausstattung (Beatmungs-/Narkosekreisteil).

Kapitel 10. Organisation und Einsatztaktik

Bei allen Ausbildungsprogrammen für Sanitätspersonal steht das Erlernen der eigentlichen medizinischen Versorgungsmaßnahmen im Vordergrund. Mit zunehmender Technisierung und wachsender Kompliziertheit organisatorischer und einsatztaktischer Abläufe im modernen Rettungsdienst muß auch dieser Funktionsbereich des Rettungssanitäters ausreichende Beachtung finden.

A. Entgegennahme der Notfallmeldung
B. Einsatzformen und Einsatzsteuerung
C. Koordination der medizinischen Rettung mit Feuerwehr, Polizei und Kliniken
D. Rettung und Bergung von Notfallpatienten
E. Einsatztaktik des Rettungsdienstes bei Massenunfällen und Katastrophen
F. Klinikauswahl
G. Klinikübergabe
H. Dokumentationsbogen

A. Entgegennahme der Notfallmeldung

I. Stellenwert der Notfallmeldung im System der Rettungskette

Der sinnvolle Einsatz der abgestuften Rettungsfahrzeuge, Krankentransportwagen, Rettungswagen, Notarztwagen und Rettungshubschrauber durch das Leitstellenpersonal hängt weitgehend vom Inhalt und der Zuverlässigkeit der Notfallmeldung ab. Unvollständige Durchsagen des Meldenden einerseits und unzureichende Rückfragen des Leitstellenpersonals andererseits sind häufig Ursache für Fehlalarme oder den Einsatz unzureichender Mittel.

II. Meldung zum Primäreinsatz
(Abb. 149)

Da Notfallmeldungen für Primäreinsätze in ca. 95% durch medizinische Laien abgegeben werden, muß zwangsläufig ein bestimmter Anteil an Fehleinsätzen in Kauf genommen werden. Auch ein notfallmedizinisch besonders qualifizierter Arzt (Besetzung der Rettungsleitstelle durch Ärzte wurde bei den Planungen für die Rettungsdienstgesetze der Länder in der Bundesrepublik vorübergehend diskutiert) könnte wegen der mangelnden Qualifikation des Anrufers, der zudem häufig den (die) betroffenen Patienten selbst gar nicht gesehen hat, an dieser Eigentümlichkeit der präklinischen Versorgung keine grundsätzlichen Veränderungen herbeiführen.
Trotzdem – oder gerade deswegen – müssen Maßnahmen zur Verbesserung des Rettungswesens auch entscheidend beim 2. Glied der Rettungskette, dem Melde- und Alarmsystem, einsetzen.

1. Meldeschemata

Die z. Zt. propagierten „W-Schemata" überzeugen vor allem durch leichte Merkbarkeit und eine summarische Vollständigkeit.

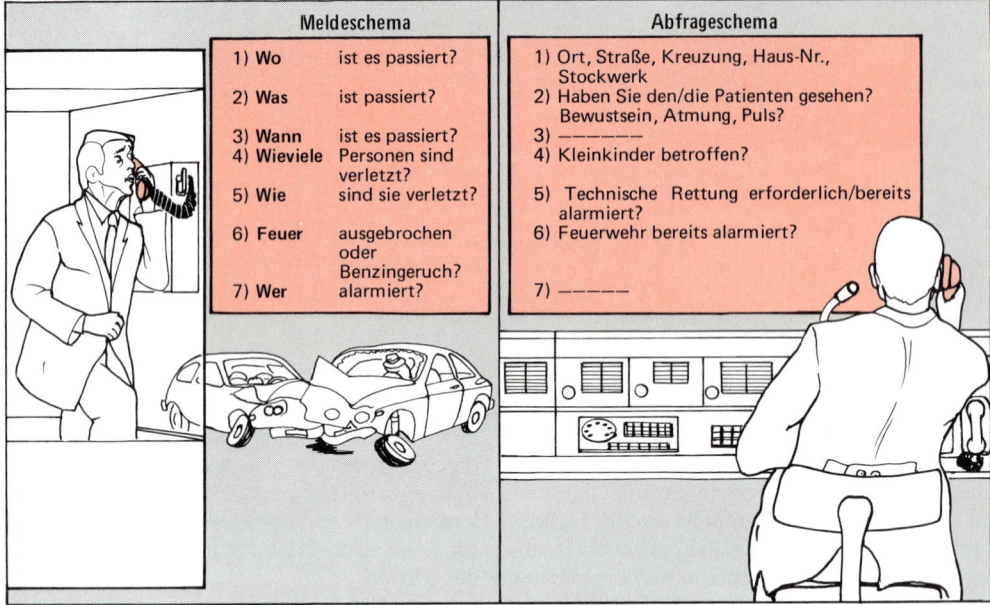

Abb. 149

Es fehlt ihnen jedoch noch die allgemeine Verbreitung. Das Erkennen und die klare Weitermeldung an das Leitstellenpersonal ist aber für die richtige Einschätzung des Notfalls durch das Personal der Leitstelle unbedingt erforderlich. Sinnvoll ist ein für alle Notfallsituationen anwendbares standardisiertes, bundeseinheitliches Meldeschema, das an allen Telefonapparaten, Telefonzellen, Notrufsäulen etc. angebracht ist und in gleicher Weise wie ein entsprechendes Abfrageschema in den Leitstellen gegliedert ist.

2. Abfrageschema

Ein dem Meldeschema angepaßtes Abfrageschema soll dem Personal der Rettungsleitstelle eine gedankliche Stütze sein und eine gewisse Systematik in das kurze Wechselgespräch zwischen Notrufmelder und Leitstellenpersonal bringen. Es wäre allerdings falsch, bei jeder Meldung starr in dieser Reihenfolge vorzugehen, ein Teil der Punkte des in Abb. 149 dargestellten Vorschlags braucht natürlich nur bei bestimmten Meldungen abgefragt werden.

Aussagen zum genauen Zustand des Patienten sind beispielsweise nur zu erhalten, wenn der Anrufer den Betroffenen selbst gesehen hat.

Im Idealfall wird man den Anrufer ausreden lassen, um dann anhand des Abfrageschemas noch ergänzende Fragen zu stellen. Die physiologische Führung durch das Leitstellenpersonal kann in vielen Fällen die verwirrende Nervosität des Anrufers, die wegen der Überforderung des medizinischen Laien durch die angetroffene Situation entstanden ist, beseitigen.

Oft bemerkt der den Notruf Entgegennehmende erst nach Beendigung des Gespräches, daß er wichtige Tatsachen nicht in Erfahrung gebracht hat. Zudem sind – vor allem bei Autobahnunfällen, oft mehrere Amtstellen (Straßenmeisterei etc.) zwischen Erstalarmierenden und regionale Leitstelle geschaltet. Das führt unvermeidlich zu Änderungen des übermittelten Inhaltes, wenn nicht nach einem einheitlichen Schema abgefragt, bzw. Meldungen weitergegeben werden.

III. Meldung zum Sekundäreinsatz
(Abb. 150)

Eine entscheidende organisatorische Besonderheit des Sekundäreinsatzes liegt darin, daß in diesem Falle der Anrufer, ein Klinikarzt, genaue Angaben über den Zustand des Patienten, die Gründe der Verlegung und das

Sekundäreinsatz

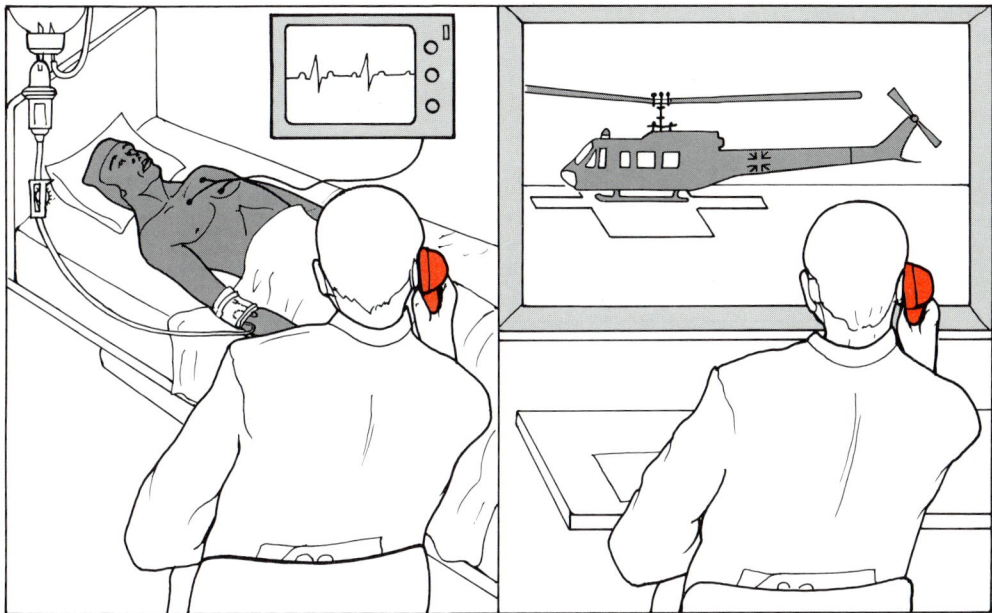

Abb. 150

Ausmaß der zeitlichen Dringlichkeit machen kann.

Nach Möglichkeit sollte die Leitstelle eine direkte Gesprächsverbindung zwischen dem Arzt im abgebenden Krankenhaus und dem den Transport durchführenden Notarzt schalten.

In diesem Gespräch müssen die medizinischen Probleme und Besonderheiten des jeweiligen Falles kurz aber umfassend abgeklärt werden, damit sich der Notarzt medizinisch, zeitlich und organisatorisch auf den Patienten einstellen kann. Der Arzt in der abgebenden Klinik wird danach Empfehlungen des Notarztes für die Transportvorbereitung des Patienten berücksichtigen. Die beiden Ärzte sollten nach Wertung der Gesamtsituation weiterhin festlegen, ob der Patient *im* abgebenden Krankenhaus oder *am Landeplatz* des Rettungshubschraubers übernommen werden soll.

Die übrigen organisatorischen und administrativen Fragen, wie sie auf dem Musterbogen vorgegeben sind, werden dann vom Personal der Leitstelle geklärt. Nur wenn der Notarzt nicht sofort erreichbar ist, muß auch der medizinische Teil des Alarmierungsbogens (Tabelle 16) von Rettungssanitätern der Leitstelle ausgefüllt werden.

B. Einsatzformen und Einsatzsteuerung

I. Einsatzformen (Abb. 151)

Im modernen Rettungsdienst unterscheidet man für bodengebundene Fahrzeuge und Hubschrauber in gleicher Weise zwischen
1. Primäreinsatz
2. Sekundäreinsatz
   a) dringlich
   b) nicht dringlich
3. Sonstige Einsätze
   a) Blut-
   b) Organ-
   c) Material-
   d) Personentransport

1. Primäreinsatz

Primäreinsatz heißt Alarmfahrt oder schneller Hinflug zum Notfallort, Versorgung des Patienten und, wenn erforderlich, Transport in ein geeignetes Krankenhaus.
Primäreinsätze sind bis zum Eintreffen des Rettungsfahrzeuges am Notfallort stets

Tabelle 16. Sekundäreinsatz mit Rettungshubschrauber

Einsatz-Nr. .... Datum ....

A. *Zustand des Patienten*
  1. Art des Notfalls ....

  2. Bewußtseinszustand   normal ☐   bewußtlos ☐   Magensonde   ja ☐   nein ☐
  3. Atmung   normal ☐   gestört ☐   intubiert   ja ☐   nein ☐
  4. Kreislauf   normal ☐   Schock ☐
  5. Venöser Zugang   nein ☐   Braunüle ☐   Hohlvenenkatheter ☐
  6. Sonstiges ....

B. *Personalien*
  Name .... Vorname .... geb. ....
  Adresse ....
  Kasse .... Arbeitgeber ....

C. *Organisatorisches*
  1. Transport von Klinik A. ....
     zuständiger Arzt ....
  2. Transport in Klinik B: ....
     zuständiger Arzt ....

  3. Hat Rücksprache zwischen beiden Kliniken stattgefunden ....ja ☐   nein ☐

D. *Landeplätze*
  1. Landeplatz Klinik A: Lage ....
     Absicherung durch ....
     Kanal .... Rufname ....
  2. Landeplatz Klinik B: Lage ....
     Absicherung durch ....
     Kanal .... Rufname ....

E. *Sonstige Mitteilungen:*
  ....
  ....
                           Angenommen durch, ...

Bei Einsätzen mit höchster zeitlicher Dringlichkeit sind nur die wesentlichen Punkte der Abschnitte A, C und D zu erfragen. Weiteres ist während des Fluges abzuklären.

„dringlich", da das Ausmaß der Lebensbedrohung oder andererseits die Ungefährlichkeit von Erkrankungen oder Verletzungen – wegen der unsicheren Laienmeldung – in der Regel zuvor nicht erkennbar sind.

2. Sekundäreinsatz

• Dringlich oder
• nicht dringlich

Als Sekundäreinsatz bezeichnet man den Transport eines Notfallpatienten aus einem Krankenhaus, dessen Möglichkeiten für eine Versorgung nicht ausreichen, in eine Klinik, die für die Endbehandlung medizinisch, personell und organisatorisch genügend ausgerüstet ist.

Dringlich heißt in diesem Zusammenhang, daß weiterhin akute Lebensgefahr besteht und die ganze Einsatzabwicklung mit der gleichen Schnelligkeit wie bei Primäreinsätzen stattfinden muß. Häufig sind Schädelverletzungen, die nur in einer Neurochirurgischen Klinik oder schwere Störungen der Atmung, die nur auf großen Intensivstationen mit Langzeitbeatmungsmöglichkeiten behandelt werden können, die Ursache für diese dringlichen Sekundäreinsätze.

Einsatzformen und Einsatzsteuerung

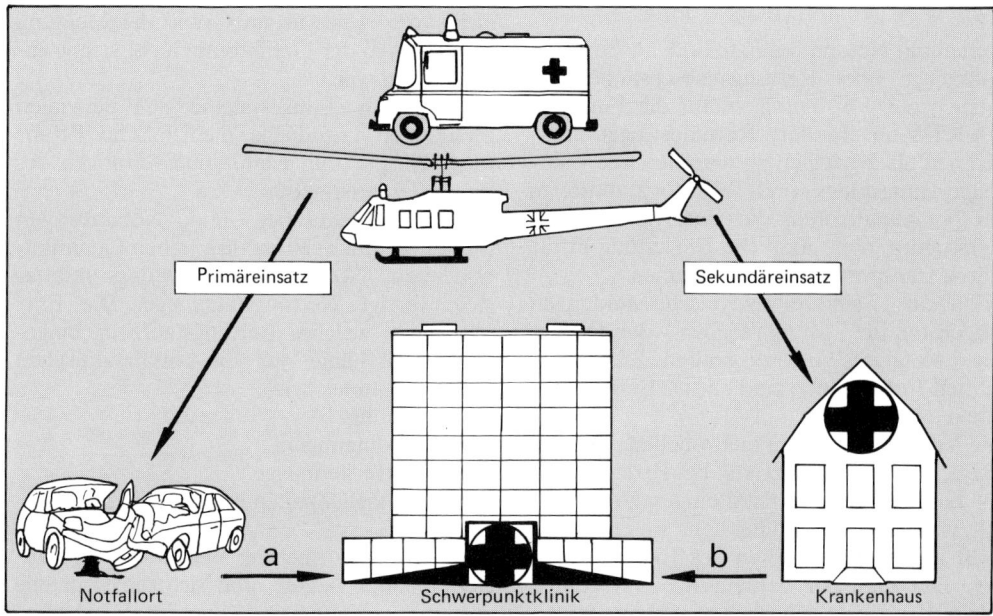
Abb. 151

Nicht dringlicher Sekundäreinsatz heißt, der Lufttransport in eine Spezialklinik bietet bezüglich Entfernung, Transporttrauma und Zeitfaktor Vorteile, es besteht aber keine akute Lebensgefahr. Die Einsatzmittel des primären Rettungsdienstes sollen nach Möglichkeit nicht mit diesen Transporten befaßt werden, um stets für akute Notfälle verfügbar zu sein.

3. Sonstige Einsätze

Blut-, Organ-, Material- und Personentransporte werden als „sonstige Einsätze" zusammengefaßt.
Auch diese Einsätze sind stets „dringlich".
- *Blutkonserven* sollen nur dann mit Fahrzeugen des Rettungsdienstes transportiert werden, wenn Lebensgefahr des Empfängers vorliegt. Andernfalls werden Fahrzeuge des Blutspendedienstes oder Krankenwagen eingesetzt.
- Bei *Organtransporten* handelt es sich meist um Spendernieren, die Patienten eingepflanzt (transplantiert) werden sollen, deren eigene Nieren nicht mehr arbeiten und daher entfernt wurden. Diese Transporte müssen so schnell wie möglich abgewickelt, in der Regel über größere Distanzen geflogen werden, damit das Organ in gutem Zustand transplantiert werden kann.
- Gelegentlich wird medizinisches oder technisches Rettungsgerät (Sauerstoff, hydraulische Spreizer) zum Notfallort transportiert.
- Von manchen Kliniken werden bei bestimmten Notfällen in anderen Krankenhäusern medizinische Spezialisten, z. B. Gefäßchirurgen, dorthin gefahren oder geflogen, wenn dieses Vorgehen sinnvoller ist als der Transport des betroffenen Patienten.

II. Einsatzkriterien für Krankenwagen, Rettungswagen, Notarztwagen und Rettungshubschrauber

1. KTW und RTW

In Regionen, in denen nur KTW und RTW als Rettungsfahrzeuge verfügbar sind, werden beide Fahrzeugtypen definitionsgemäß eingesetzt.
KTW zum Transport von Nichtnotfallpatienten, RTW zur Versorgung und dem Transport von Notfallpatienten.

2. Notarztbesetzte Rettungsfahrzeuge

Stehen mit Notarzt besetzte bodengebundene Fahrzeuge oder Rettungshubschrauber zusätzlich zur Verfügung, bleibt die Funktion des KTW unverändert. Rettungswagen übernehmen als zusätzlich zu alarmierende Fahrzeuge Entlastungs- und Transportfunktionen bei Notfallpatienten, die nach notärztlicher Versorgung ohne ärztliche Begleitung in die Klinik transportiert werden können.

In Tabelle 17 sind relativ typische Meldungen aufgelistet, die – wenn möglich – den Einsatz eines Notarztes auslösen sollten. Die aufgezählten Indikationen sind nur als Beispiele zu sehen.

Die Verwendung von Punkttabellen, die festlegen, daß der Notarzt erst bei Erreichen einer bestimmten Punktzahl eingesetzt werden soll, ist nicht zweckmäßig, denn sie entspricht nicht den Gegebenheiten des Rettungsdienstes. Die Zahl der Fehleinsätze wäre durch solche Verfahren sicherlich zu senken, das geeignete medizinische Team wird aber auch in vielen Fällen, in denen es dringend notwendig gewesen wäre, den Patienten zu spät oder garnicht versorgen, da auf Grund der Meldung das Ausmaß der Gefährdung nicht sicher abzuschätzen war.

Wichtiger als „Punktsysteme" sind bei vielen Meldungen gründliche medizinische Erfahrung, Gespür und Einfühlungsvermögen des Leitstellenpersonals.

Rettungshubschrauber und Notarztwagen sind hinsichtlich der medizinischen Qualifikation von Notarzt und Rettungssanitäter gleichwertige Rettungsfahrzeuge. Die Entscheidung, welches Rettungsfahrzeug eingesetzt wird, hängt nur von einsatztaktischen Gesichtspunkten wie

- Entfernung
- Sichtbedingungen
- Straßenverkehrslage
- Landemöglichkeiten etc.

ab.

Bei Doppelalarmierung und früherem Eintreffen eines Arztes muß sich die Leitstelle erneut einschalten und eine direkte Absprache zwischen den beiden Notärzten auf dem Funkwege veranlassen.

Tabelle 17. Indikationen für den Primäreinsatz des Notarztes

Inhalt der Notfall-Meldung des Laien	*Vermutungsbefund des Rettungssanitäters in der Leitstelle*
Erkrankungen	
„Patient atmet schwer" „rasselnde Atmung" „Erstickungsanfall" „Patient atmet nicht"	primär schwerwiegende Störungen des respiratorischen Systems
„Herzanfall" „Stechen und oder Engegefühl in der Brust" „Puls unregelmäßig" „Puls nicht tastbar"	primär schwerwiegende Störungen des zirculatorischen Systems
„Patient plötzlich umgefallen" „bewußtloser Patient" „Patient krampft" „Patient nahm Tabletten" (oder sonstige Substanzen mit Giftwirkung) „wollte sich umbringen"	lebensbedrohliche Beeinträchtigung der Vitalfunktionen Atmung und Kreislauf sind nicht auszuschließen
„Überraschend einsetzende Geburt" „Sturzgeburt"	Geburtshilflicher Notfall; Gefahr für Mutter und Kind
Zustandsverschlechterung bei bekannten Vorerkrankungen, z. B. Diabetes, Herzinfarkt, Asthma etc.	jeweils von der Vorerkrankung ableitbare akute Geschehnisse

Tabelle 17 (Fortsetzung)

Inhalt der Notfall-Meldung des Laien	Vermutungsbefund des Rettungssanitäters in der Leitstelle
Unfälle	
„Kopfverletzungen" „Unfallbetroffener blutet stark" „Unfallbetroffener wurde aus Fahrzeug geschleudert" „Unfallbetroffene sind eingeklemmt" „schwerer Schock" „Patient kann sich nicht mehr bewegen" „Unfall mit mehreren Schwerverletzten" „Sturz aus großer Höhe" „Extremitätenabriß"	Unfälle, bei denen schwerwiegende Verletzungen und entsprechende Störungen der Vitalfunktionen zu vermuten sind.
umweltbedingte Notfälle	
„Ertrinkungsanfall" „Sturz oder Sprung ins Wasser" (bei niedrigen Außen- und Wassertemperaturen) „Stromunfall" „Blitzunfall" „Gasvergiftungen" „Silo-Unglück" „Bewußtlosigkeit" „Bewußtlosigkeit, Krämpfe, Kollaps" (bei hohen Umgebungstemperaturen)	Notfallsituationen, bei denen schwerwiegende Störungen der Vitalfunktionen wahrscheinlich sind
Katastrophen	
„Busunglück" „Zugunglück" „Flugzeugabsturz" „Großbrand mit Eingeschlossenen" „Lawinenunglück" „Schiffsunglück"	Notfallsituationen, bei denen mit dem Anfall einer größeren Zahl von Notfallpatienten zu rechnen ist

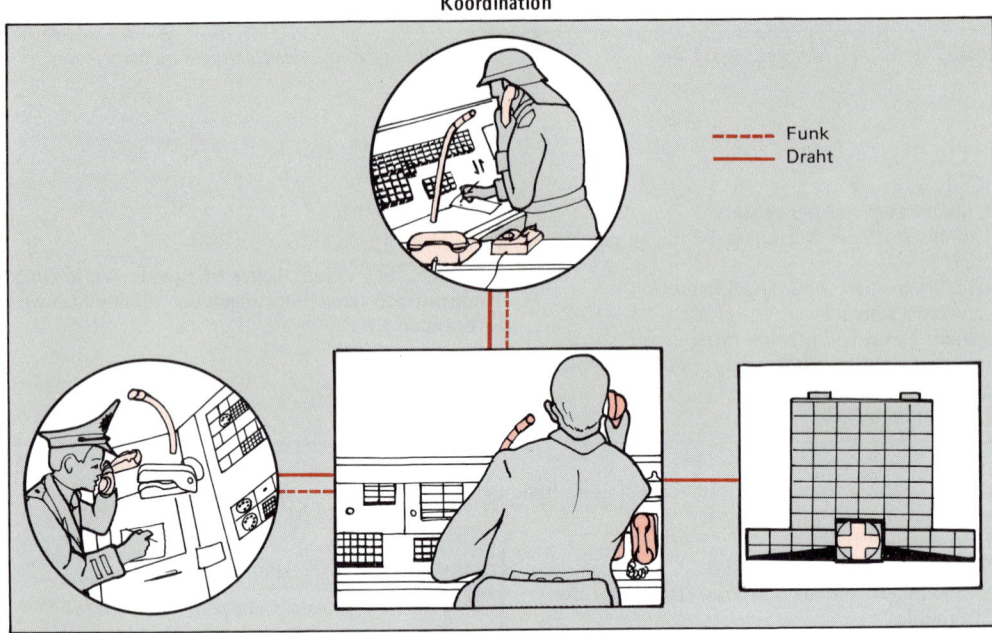

Abb. 152

C. Koordination der medizinischen Rettungsmaßnahmen mit Polizei, Feuerwehr, Kliniken und anderen Dienststellen
(Abb. 152)

Bis zur Endausbaustufe einer bundeseinheitlichen Notrufnummer mit einem angepaßten Leitstellensystem treten vielerorts Koordinationsmängel auf. Der in Leitstelle oder Rettungswache Notfallmeldungen entgegennehmende Rettungssanitäter muß in Abhängigkeit von den regionalen Gegebenheiten prüfen, ob Feuerwehr, Polizei, Kliniken und andere Dienststellen während der Entsendung von Fahrzeugen des medizinischen Rettungsdienstes parallel informiert oder alarmiert werden müssen.

Ist auf Grund der meldetechnischen Abläufe klar ersichtlich, oder auf direkte Rückfrage beim Anrufer zu erfahren, daß bisher nur der medizinische Rettungsdienst alarmiert wurde, muß sofort abgewogen werden, welche weiteren Institutionen zu alarmieren oder zu benachrichtigen sind. Ein solches Vorgehen ist häufig erforderlich, um eine reibungslose, schnelle und gefahrlose Versorgung der Patienten zu gewährleisten.

I. Mitalarmierung der Polizei

- Bei *Verkehrsunfällen mit Verletzten* sollen Polizeifahrzeuge nach Möglichkeit schon vor dem Rettungsdienst am Unfallort eintreffen, um die Unfallstelle abzusichern und den Unfallhergang zu recherchieren.
- Bei der Meldung *krimineller Delikte*, z. B. „Schießerei" oder „Messerstecherei" muß die Polizei auch zum Schutz des medizinischen Teams mitalarmiert werden. Bei solchen Anlässen können Notfallpatienten häufig erst versorgt werden, nachdem die Polizei eingegriffen hat.
- Die Polizei ist außerdem bei allen *tödlichen Unfällen* und bei *Selbstmorden* zu verständigen.

II. Mitalarmierung der technischen Rettungsdienste, in der Regel der Feuerwehren

Es ist eine Selbstverständlichkeit, beim Eingang einer Brandmeldung in der Leitstelle des medizinischen Rettungsdienstes (in Regionen, in denen die Feuerwehr keinen Rettungsdienst unterhält) die Feuerwehr zu alarmieren.
Darüberhinaus gibt es viele Unfallsituationen, die nur durch das Eingreifen der Feuerwehr, als universellem, schnell alarmierbarem, technischem Rettungsdienst zu bewältigen sind. Die Feuerwehren setzen für diese Zwecke in zunehmendem Umfange kleine, schnelle und geländegängige Schnellrettungsfahrzeuge ein.

- *Unfälle in einer Umgebung mit gefährlichen Veränderungen der Atemluft*
Bei Meldungen über
  - Unfälle in Silos, Gärgruben, Jauchegruben
  - Bewußtseinsverlust in Räumen, in denen Feuer unterhalten wird oder Verbrennungsmotoren laufen
  - Gasvergiftungen oder das Freiwerden von Reizgasen

ist sofort die Feuerwehr zu alarmieren, da in der Regel schwerer Atemschutz zur Rettung der Betroffenen eingesetzt werden muß.

- *Einklemmungs- und Verschüttungsunfälle*
Bei Verkehrsunfällen mit Automobilen, Schienenfahrzeugen und Flugzeugen, Unfällen im Tiefbau, oder Explosionsunglücken in Gebäuden muß die Feuerwehr zur Rettung der Unfallverletzten und zur Sicherung des medizinischen Rettungspersonales, zum Teil mit aufwendigem hydraulischem Gerät und spezieller Sachkenntnis tätig werden.

- *Hochspannungs- und Starkstromunfälle*
Neben einer sofortigen Information des zuständigen Elektrizitätswerkes wird die Feuerwehr zur Durchführung der technischen Rettungsmaßnahmen alarmiert.

- *Wasserunfälle*
Zumindest in Großstädten verfügen die Feuerwehren über eigene Taucher, die zur Rettung im Wasser Versunkener eingesetzt werden.
In vielen Gegenden gibt es Rettungstaucher der Wasserrettungsdienste DLRG und Wasserwacht.

III. Vorinformation der Klinik

Bei Meldungen über spezielle Notfälle, z. B. Abriß einer Extremität, oder eine größere Zahl akut behandlungsbedürftiger Patienten (Massenunfall, Massenvergiftung), sind die für die Patientenaufnahme in Frage kommenden Kliniken vorzuwarnen, damit in den Krankenhäusern organisatorische Vorbereitungen anlaufen können.

IV. Verhalten des Leitstellenpersonals bei Meldungen über Infektionskrankheiten oder Erkrankungen nach dem Bundesseuchengesetz

Der Rettungssanitäter muß Grundkenntnisse über Infektionskrankheiten besitzen, er muß in Zweifelsfällen durch Nachschlagen in diesem Lehrbuch oder speziellen Dienstanweisungen – Erkrankungen nach dem Bundesseuchengesetz als solche einordnen und sich den Vorschriften entsprechend verhalten.

1. Gesetzmäßigkeiten bei Infektionskrankheiten

Infektionskrankheiten werden durch lebende Mikroorganismen verursacht, die
- in den Organismus eindringen,
- sich vermehren und
- charakteristische Reaktionen des Körpers hervorrufen.

a) Übertragungsarten
- *direkt* vom erkrankten zum gesunden Menschen
- *indirekt* über Gesunde (Zwischenträger), Gegenstände (Tiere)

b) Infektionsarten
- *lokale* Infektion, z. B. Abszesse
- *generalisierte* Infektion, z. B. Masern, Windpocken

c) Zeitlicher Ablauf

- *Inkubationszeit:* Symtomlose Zeit nach dem Eindringen der Erreger in den Organismus (Dauer typisch für die jeweilige Krankheit)
- *Prodromalstadium:* uncharakteristische Erscheinungen am Ende der Inkubationszeit (Fieber, Kopfschmerz, Erbrechen, Gliederschmerzen)
- *eigentliche Erkrankung:* erregerspezifisch, bestimmt durch Eintrittpforte, Widerstandskraft des Patienten und Eigenart der Erreger.
- *Seuche:* Wenn zahlreiche Menschen von einer Infektionskrankheit befallen werden, spricht man von einer Seuche. Besonders gefährliche Infektionskrankheiten sind meldepflichtig.

2. Transport Infektionskranker

Wird der Rettungsdienst durch einen Arzt zum Transport eines Kranken in die Klinik alarmiert, so ist im Zweifelsfalle zu fragen, ob die Erkrankung ansteckend ist. Je nach Art der Erkrankung darf das eingesetzte Fahrzeug im Anschluß erst nach einer entsprechenden Desinfektion durch einen staatlich geprüften Desinfektor wieder verwendet werden.
(Der Auszug aus dem Bundesschutzgesetz dient als Nachschlagemöglichkeit) (Tabelle 18).

Tabelle 18. Erkrankungen nach dem Bundesseuchengesetz (18.7.1961)

Meldepflichtig
Jeder Fall einer *Erkrankung*, des *Verdachts* einer Erkrankung und eines *Todes* an
Aussatz
Botulismus
Cholera

Enteritis infectiosa
   a) Salmonellose
   b) übrige Formen
Fleckfieber
übertragbare Gehirnentzündung
Gelbfieber
übertragbare Kinderlähmung
Mikrosporie
Milzbrand

Ornithose
   a) Psittacose
   b) übrige Formen

Tabelle 18 (Fortsetzung)

Paratyphus A und B
Pest
Pocken
Rückfallfieber

Ruhr
   a) bakterielle Ruhr
   b) Amöbenruhr

Tollwut
(als Verdacht einer Erkrankung gilt eine Verletzung durch ein tollwutkrankes oder tollwutverdächtiges Tier sowie die Berührung eines solchen Tieres oder Tierkörpers)

Tuberkulose
   a) der Atmungsorgane (aktive Form)
   b) der Haut
   c) der übrigen Organe
Tularaemie
Typhus abdominalis

jeder Fall einer *Erkrankung* und eines *Todes* an
Brucellose
   a) Bang'sche Krankheit
   b) Maltafieber
   c) übrige Formen
Diphterie

Übertragbare Hirnhautentzündung
   a) Meningokokken-Meningitis
   b) übrige Formen
Hepatitis infectiosa

Kinderbettfieber
   a) bei oder auch *nach Geburt*
   b) bei oder *nach Fehlgeburt*

Leptospirose
   a) Weil'sche Krankheit
   b) Feldfieber
   c) Canicolafieber
   d) übrige Formen

Malaria
   a) Ersterkrankung
   b) Rückfall
Q-Fieber
Rotz
Scharlach
Toxoplasmose
Trachom
Trichinose
Wundstarrkrampf

jeder *Todesfall* an Grippe (Virusgrippe)
                Keuchhusten
                Masern

jeder Ausscheider von Erregern von
   Enteritis infectiosa (Salmonellose)
   Paratyphus A und B
   bakterielle Ruhr
   Typhus abdominalis

Rettung von Notfallpatienten

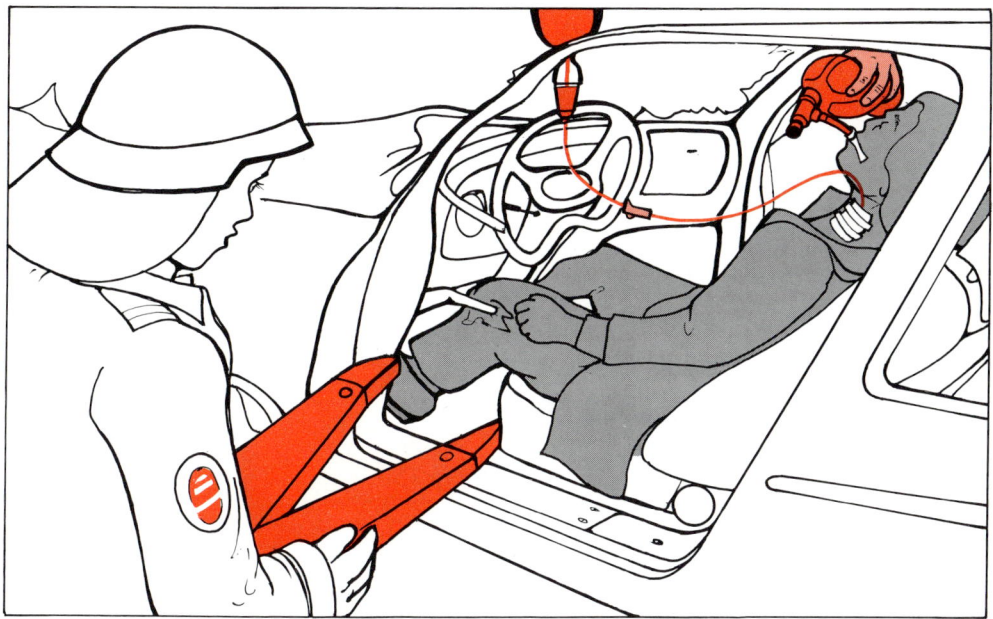

Abb. 153

3. Erkrankungen nach dem Bundesseuchengesetz (18. 7. 1961)

Das Bundesseuchengesetz unterscheidet zwischen Erkrankungen, bei denen jeder Todesfall, allein die Erkrankung oder sogar schon der Verdacht einer Erkrankung dem zuständigen Gesundheitsamt gemeldet werden muß. Im allgemeinen ist davon auszugehen, daß der behandelnde Arzt oder das Krankenhaus die notwendige Meldung abgeben. Wenn dies ausnahmsweise nicht geschieht, ist auch *„jede mit der Pflege oder Behandlung des Erkrankten berufsmäßig beschäftigte Person"* anzeigepflichtig.

4. Sonderfall „Pockenverdacht"

Ein Pockenverdacht ist sofort dem zuständigen Gesundheitsamt zu melden. Der Transport, in der Regel in Spezialfahrzeugen und unter besonderen Sicherheitsvorkehrungen darf erst nach einer ärztlichen Vorklärung und nur in besondere Kliniken erfolgen (Regionaler Pockenalarmplan).

D. Rettung und Bergung von Notfallpatienten (Abb. 153)

Obwohl bereits durch gezielte Rückfragen des Leitstellenpersonals festzustellen ist, ob am Notfallort technische Rettungsmaßnahmen erforderlich sind, kann es immer wieder vorkommen, daß medizinisches Rettungspersonal mit den mitgeführten leichten Rettungsgeräten arbeiten muß. Entweder gibt es in der näheren Umgebung des Notfallortes keine schnell zu alarmierende Feuerwehr oder deren Eintreffen kann wegen besonderer Dringlichkeit nicht abgewartet werden.
In anderen Fällen muß die Zusammenarbeit zwischen medizinischen und technischen Rettungsteams am Unfallort auf engstem Raum stattfinden.
Während bei eingeklemmten Patienten Schock- und Schmerzbekämpfung, Intubation und Beatmung durchgeführt werden, laufen gleichzeitig Bemühungen mit technischen Rettungsgeräten zur Befreiung Verletzter.
Der Rettungssanitäter sollte die Prinzipien und die Gefahren der Rettungsmaßnahmen der Feuerwehr kennen. In absoluten Ausnahmesituationen, z. B. zur Versorgung Einge-

Massenunfälle und Katastrophen

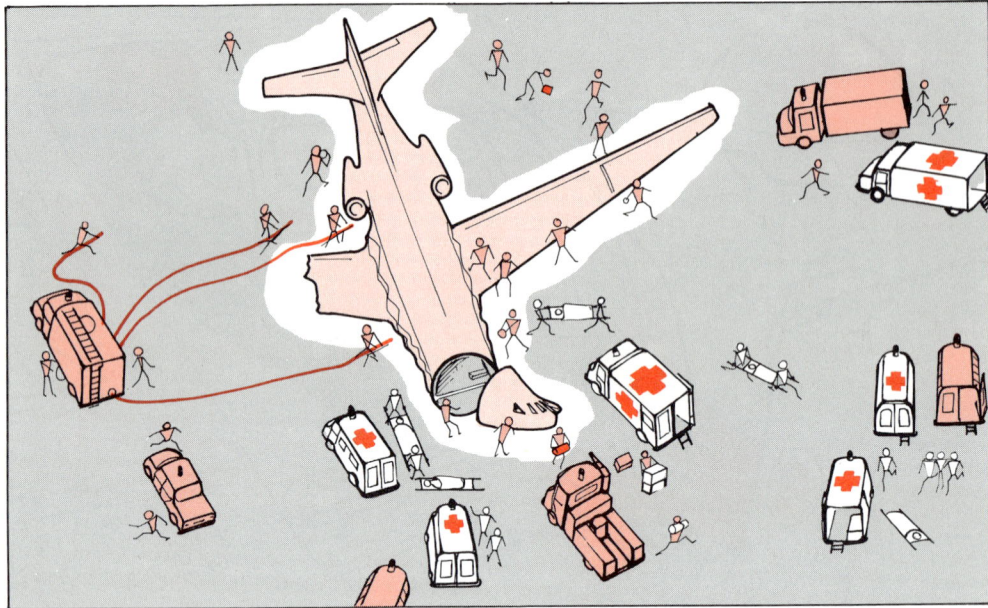

Abb. 154

klemmter in gasverseuchten Räumen, wird entsprechend ausgebildetes medizinisches Personal unter schwerem Atemschutz den Notfallpatienten behandeln.

Aus diesem Grunde ist eine entsprechende 1 bis 2-tägige Kurzausbildung des medizinischen Personals durch eine Berufsfeuerwehr erforderlich.

Diese Ausbildung muß so angelegt sein, daß der Rettungssanitäter

- die Selbstgefährdung, z. B. bei Löschversuchen, abschätzen kann,
- technische Maßnahmen unter Einsatz einfacher Hilfsmittel erlernt,
- die Begrenztheit dieser Hilfe kennt, um eine Nachalarmierung der Fachkräfte nicht zu verzögern und
- von der Wirksamkeit der technischen Rettungsmaßnahmen durch die Spezialdienste weiß.

Wenn diese Voraussetzungen erfüllt sind, ergänzen sich die Maßnahmen beider Rettungsdienste sinnvoll. Bei Unfällen mit mehreren Notfallpatienten werden vom medizinischen Team unter Berücksichtigung der unterschiedlichen Lebensgefährdung Hinweise für die *Prioritäten* der technischen Maßnahmen gegeben, die Feuerwehr bestimmt die *Verfahren* der möglichst schonenden technischen Rettung.

E. Einsatztaktik des Rettungsdienstes bei Massenunfällen und Katastrophen
(Abb. 154)

Bei Massenunfällen oder Katastrophen, die zum Anfall einer größeren Zahl von Notfallpatienten führen, muß die Leitstelle des medizinischen Rettungsdienstes sofort besonders wichtige organisatorische Aufgaben abwickeln.

Je nach Ausmaß des Geschehens wird sie Einsatz- oder Katastrophen-Stäben unterstellt.

- Alarmierung von Notärzten zur Patientenversorgung im vorklinischen Bereich und zur medizinischen Einsatzsteuerung.
- Alarmierung von Sanitätsbereitschaften zur Versorgung der Betroffenen und zur Besetzung von zusätzlichen Rettungsfahrzeugen.
- Information der Leitstellen in benachbarten Rettungsdienstbereichen, ggf. Einsatzsteuerung von dort entsandter bodengebundener Fahrzeuge.
- Alarmierung von Rettungshubschraubern zum Transport von Notfallpatienten in *mehrere geeignete* Kliniken auch über größere Entfernungen.

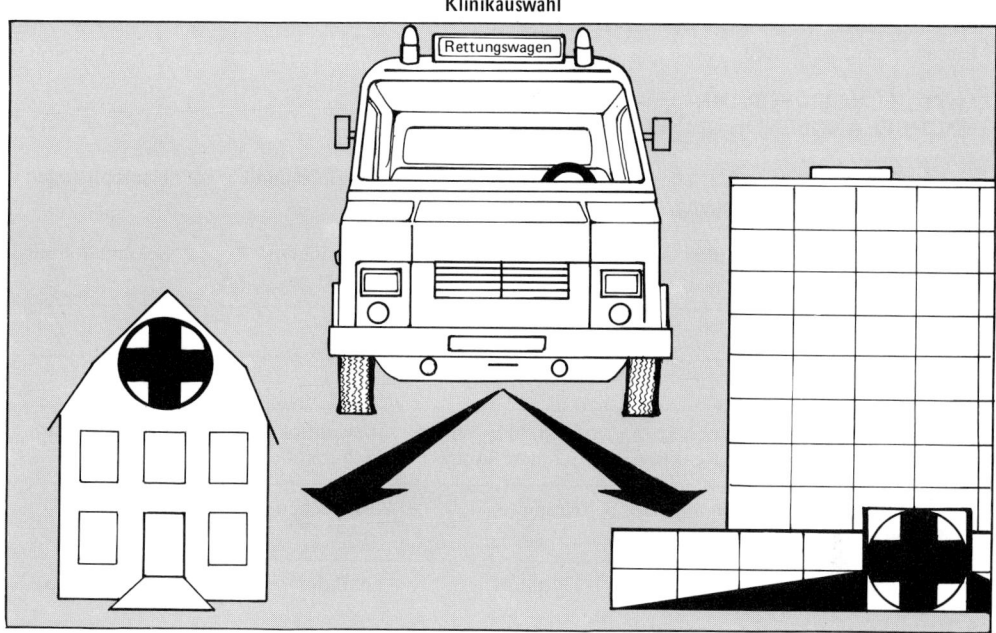
Abb. 155

- Vorinformation geeigneter Kliniken über den bevorstehenden Antransport einer größeren Zahl von Notfallpatienten.

Bei Massenunfällen und kleineren Katastrophen hat sich in den letzten Jahren gezeigt, daß sehr häufig zu viele akut behandlungsbedürftige Patienten in ein oder einige wenige nahegelegene Krankenhäuser transportiert werden. Damit wurde die Katastrophe zum Teil nur vom Katastrophenort in die Klinik verlagert.

Auch leistungsfähige Schwerpunktkliniken sind vorübergehend überfordert, wenn außerhalb der regulären Dienstzeit plötzlich 2 bis 3 Patienten eingeliefert werden, die alle sofort operiert werden müssen.

Bei Voralarmierung während der Dienstzeit wird in den Krankenhäusern das vorgesehene Routineprogramm unterbrochen, außerhalb der regulären Dienstzeit werden ärztliche Hintergrunddienste, dienstfreie Ärzte, Schwestern und Pfleger alarmiert. Labor und Blutbank sind personell zu verstärken, ein geeigneter Raum für Sichtung und klinische Erstversorgung wird festgelegt und vorbereitet. Klinische Versorgungsteams werden gebildet, nicht betroffene Fachabteilungen delegieren Ärzte und Assistenzpersonal.

F. Klinikauswahl (Abb. 155)

In ländlichen Regionen und kleinen Städten werden Notfallpatienten in der Regel in das örtlich zuständige Krankenhaus eingeliefert. Das nächstgelegene Krankenhaus ist für einen Teil der Notfallpatienten aber nicht das geeignete Krankenhaus. Patienten, die in Intensivstationen, bzw. speziellen Abteilungen, z. B. Neurochirurgie oder Verbrennungsabteilung, behandelt werden müssen, werden nach der klinischen Erstversorgung im Einlieferungskrankenhaus im Rahmen von Sekundäreinsätzen verlegt.

Nur wenn die Klinik mit Endversorgungsmöglichkeiten in einer geringen Entfernung mit einem vertretbaren Risiko für den ärztlich noch nicht behandelten Notfallpatienten erreicht werden kann, wird der Rettungssanitäter den Patienten dorthin transportieren.

G. Klinikübergabe

Früher hatte das nicht ärztliche Rettungspersonal nur Maßnahmen der *klassischen Ersten Hilfe* durchzuführen und den Patienten in die

Tabelle 19a. Klinikübergabebogen (Vorderseite)

Einsatz-Nr _____ Datum ....   Name ....
                                            Vorname ....
MITTEILUNGEN FÜR DIE   Wohnort ....
NACHBEHANDELNDE KLINIK   Kostenträger ....

A Art des Notfalls	akute Erkrankung	Verkehrsunfall	Betriebsunfall	Haushaltsunfall
	Sportunfall	Suicid (Versuch)	Kriminelles Delikt	Sekundäreinsatz

Erläuterungen.

B Erstbefunde				
Bewußtsein	benommen/ab- norme Reaktion	bewußtlos mit Schutzreflexen	bewußtlos ohne Schutzreflexe	Pupillen weit u. lichtstarr
Neurol. Befunde	Pupillendifferenz li > re | re > li	Krämpfe	Erbrechen	Unruhe
Atmung	Cyanose	Dyspnoe	Asthma	Lungenödem
	Verlegung der Atemwege	Aspiration	Schnappatmung	Atemstillstand
Herz- Kreislauf	Präschock	Schock	Hypertonie	Bradycardie
	Extrasystolie	Tachycardie	Kreislauf- stillstand	Flimmern
	Asystolie	elektromechanische Entkopplung		
Verletzungen Frakturen	Schädel/Gehirn	Augen/Gesicht	obere Extremität	Wirbelsäule
	Brustkorb	Herz	Lunge	Abdomen
	Becken	untere Extremität	Verätzung	Verbrennung
zusätzl. Angaben	....			

C Befundänderungen
Bewußtsein
Neurologie
Atmung
Herz/ Kreislauf

D Vorläufige Diagnose

....

abschließender Antwortbrief erwünscht ☐   Unterschrift ....
                                              Notarzt ☐   Rettungssanitäter ☐

Klinikübergabe

Tabelle 19b. Klinikübergabebogen (Rückseite)

E Durchgeführte Maßnahmen und Verlauf	
Infusionen	Zeit
Volumenersatzmittel	
Pufferlösungen	
Elektrolytlösungen	
Zuckerlösungen	
Blut	
Medikamente	

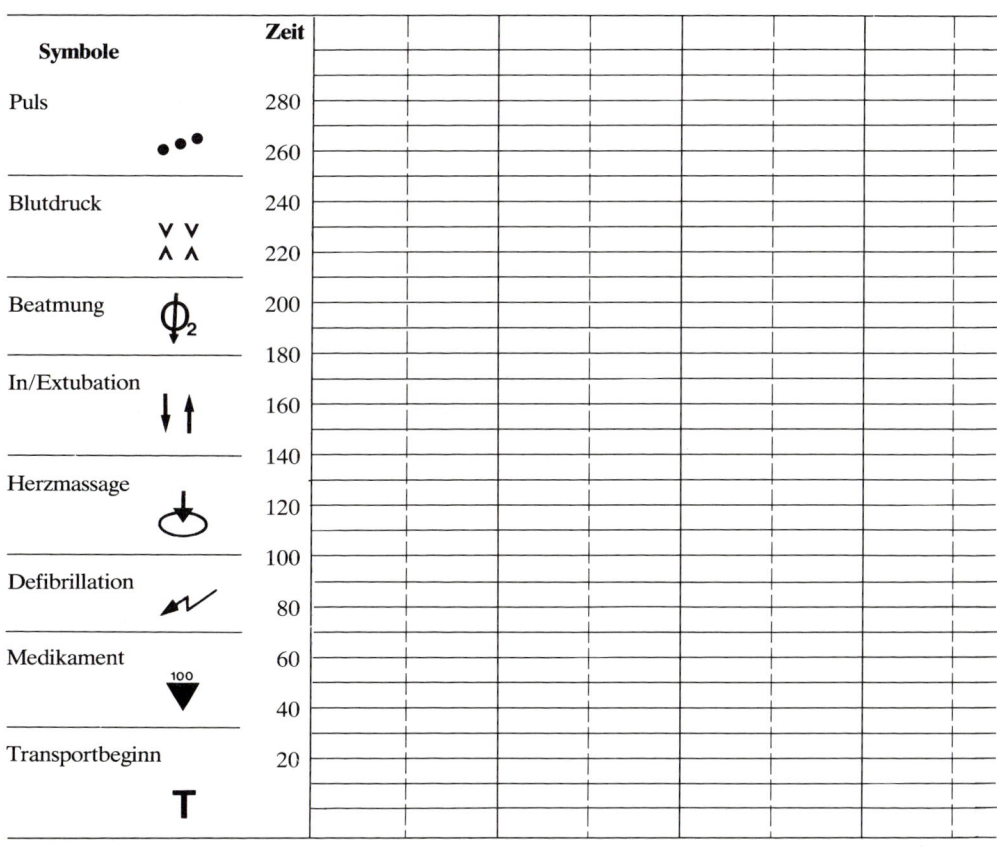

Symbole

Puls

Blutdruck

Beatmung

In/Extubation

Herzmassage

Defibrillation

Medikament

Transportbeginn

Sonstige Maßnahmen

Klinik zu *transportieren*. Seit Jahren wird das Rettungspersonal im Erkennen und der Wertung der wichtigsten lebensbedrohlichen Zustandsbilder und in der Durchführung lebensrettender Sofortmaßnahmen ausgebildet.
Dadurch sind neue Voraussetzungen geschaffen. Der Rettungssanitäter wird viele wichtige Einzelheiten
- über den Erkrankungsverlauf
- den Unfallhergang
- die Erstbefunde
- die Befundänderungen während des Transportes
- und Zustandsänderungen durch seine Versorgungsmaßnahmen

registrieren und dem Arzt in der Klinik mitteilen. Sinnvoll ist die Verwendung eines Klinikübergabebogens, bei dem durch Verzicht auf Normalbefunde und eine schematische Darstellung der häufigsten krankhaften Befunde nur wenige schriftliche Angaben erforderlich werden (Tabelle 19a u. b).

H. Dokumentationsbogen

Nach jedem Einsatz müssen außer den persönlichen Daten des Patienten, organisatorische und einsatztaktische Gesichtspunkte, sowie medizinische Befunde und Bewertungen in einem Dokumentationsbogen erfaßt werden.
Eine solche Dokumentation zwingt Rettungssanitäter (und Notarzt) zur gedanklichen Auseinandersetzung mit Befunden, Maßnahmen und Gesamtablauf eines Einsatzes. Diese Dokumentation dient der Vergleichbarkeit medizinischer und organisatorischer Ergebnisse und ist außerdem Ausgangspunkt für medizinisch-wissenschaftliche Untersuchungen.
Als Muster ist der Entwurf eines solchen Bogens, der auf dem 4. Rettungskongreß des Deutschen Roten Kreuzes erarbeitet wurde, abgedruckt (Tabelle 20).

Tabelle 20. Bundeseinheitlicher Dokumentationsbogen (Entwurf) – Rettungsdienst

1. *Adresse* des Patienten mit Daten über Kostenträger, Datum des Einsatztages und Einsatznummer	2. *Art des Einsatzes* Primäreinsatz ☐ Sekundäreinsatz dringlich ☐ Sekundäreinsatz nicht dringlich ☐ Sonstiger Einsatz ☐ (Blut-, Organ-, Personen- und Materialtransport) Patiententransport ☐ Leerfahrt ☐
3. Rettungsfahrzeug KTW ☐ RTW ☐ NAW ☐ RTH ☐ sonstige ☐ bei kombiniertem Einsatz mehrfach ankreuzen	4. *Einsatzort* 1. Einsatzort am Sitz der Rettungswache ☐ Einsatzort außerhalb des Stationierungsortes der Rettungswache ☐ 2. Einsatzort außerhalb geschlossener Ortschaften auf: Autobahn ☐ Bundesstraße ☐ Landstraße ☐ Kreisstraße ☐ sonstige ☐ 3. Einsatzort innerhalb geschlossener Ortschaften in: Innenstadt ☐ städt. Randbezirk ☐ ländl. Bezirk, kl. Ortschaft ☐

Dokumentationsbogen

Tabelle 20 (Fortsetzung)

5. *Einsatzzeiten/Kilometer*	Zeit	Kilometer
Eingang Notrufmeldung	☐	
Abfahrt Stationierungsort	☐	
Ankunft Einsatzort	☐	☐
Abfahrt Einsatzort	☐	
Ankunft Transportziel	☐	☐
Abfahrt Transportziel	☐	
Ende des Einsatzes (Ankunft am Stationsort/Weiterleitung zum nächsten Einsatz)	☐	☐
Einsatz-Dauer ☐	Gesamt-km ☐	

6. *Einsatzanlaß*

Akute Erkrankung ☐
Verkehrsunfall ☐
Betriebsunfall ☐
Haushaltsunfall/Freizeitunfall ☐
Sportunfall ☐
Selbsttötungsversuch/kriminelles Delikt ☐
sonstiger Einsatzanlaß ☐

7. *Befunde am Notfallort*

Bewußtseinszustand
unauffällig ☐
benommen, abnorme Reaktion ☐
bewußtlos mit Schutzreflexen ☐
bewußtlos, ohne Schutzreflexe ☐
Pupillen weit u. lichtstarr ☐

Atmung
unauffällig ☐
mech. Verlegung der Atemwege ☐
behindert durch Thoraxverletzung ☐
behindert durch pulm. Erkrankung ☐
zentrale Atemstörung ☐
Atemstillstand ☐

Herz/Kreislauf
unauffällig ☐
Schock ☐
Hypertonie ☐
Rhytmusstörung ☐
Störung der Herztätigkeit ☐
Kreislaufstillstand ☐

Verletzungen/Brüche
Schädel/Hirn ☐
Thorax ☐
Abdomen ☐
Gefäße ☐
Nerven ☐
Wirbelsäule ☐
Becken ☐
obere Extremitäten ☐
untere Extremitäten ☐
Weichteile ☐

Krankheiten
Herz-Kreislauf-System ☐
Respirationstrakt ☐
Abdomen ☐
Stoffwechselerkrankungen ☐
Infektionskrankheit ☐
Vergiftung ☐
Nervensystem/Gemütsleiden ☐
gynäkologische Erkrankung ☐
neonatologische Erkrankung ☐

Andere Schädigungen
Stromunfall ☐
Ertrinken ☐
Verbrennung ☐
Erstickung ☐
sonstige ☐

Tabelle 20 (Fortsetzung)

8. Maßnahmen

Atmung		*Herz-Kreislauf*	
keine	☐	Schockbekämpfung	☐
Freimachen, Frei-		Infusion	☐
halten der Atem-		EKG-Kontrolle	☐
wege	☐	Herzmassage	☐
O$_2$-Gabe	☐	Defibrillation	☐
Beatmung	☐		
Intubation	☐		

Chirurgische		*Sonstige Maßnahmen*	
Maßnahmen		Magenspülung	☐
keine	☐	Narkose	☐
Verband	☐		
Ruhigstellung	☐		
Blutstillstand	☐		
Noteingriff	☐		

9. Medikamentengabe

Medikamente mit Wirkung auf die Atmung ☐
Medikamente mit Wirkung auf das Herz-Kreislaufsystem ☐
Schmerzmittel ☐
Beruhigungsmittel ☐
Pufferlösung ☐
sonstige ☐

10. Einsatzbewertung

	RS		NA	
Nicht- oder nur Leichtverletzte oder Erkrankte			0	☐
	I	☐	1	☐
			2	☐
Schwere Erkrankungen oder Verletzungen ohne akute			3	☐
Lebensgefahr	II	☐	4	☐
Akut lebensbedrohte Notfallpatienten	III	☐	5	☐
Tödliche Verletzungen und Erkrankungen	IV	☐	6	☐
			7	☐

11. Zustand des Patienten bei Klinikeinlieferung

gebessert ☐
gleichbleibend ☐
verschlechtert ☐
Tod auf dem Transport ☐

Erläuterungen über die Einsatzbewertung siehe Tabelle 20a.

Dokumentationsbogen

Tabelle 20a. Einsatzbewertung

	Bewertungsstufe	
	RS[a]	NA[a]
Nicht- oder nur Leichtverletzte oder Erkrankte		
Kein krankhafter Befund, keine Verletzungen		0
Nicht akutbehandlungsbedürftige Erkrankungen, z. B. flüchtige Hypotonie; geringfügige Verletzungen, z. B. Prellung, Schürfung	I	1
Mäßig schwere Verletzungen, z. B. Finger-, Zehenbrüche, Distorsionen; keine notärztlichen Maßnahmen erforderlich aber klinische Diagnose und gegebenenfalls Therapie, z. B. Verdachtsdiagnose stenokardischer Anfall		2
Schwere Erkrankungen oder Verletzungen ohne akute Lebensgefahr		
Schwere, nicht lebensgefährliche Erkrankung; notärztliche Maßnahmen erforderlich, z. B. leichter Asthma-Anfall; schwere aber nicht gefährliche Verletzungen, Schädelprellungen, Schädel-Hirn-Trauma, einfache Brüche, Bandrisse, drohender Schock usw.		3
Keine akute Lebensgefahr; Entwicklung einer Vitalgefährdung aber nicht ausschließbar, z. B. Verdacht auf Herzinfarkt; schwere allein nicht gefährliche Verletzungen mehrerer Körperteile, z. B. Schädel-Hirn-Trauma, ausgedehnte Frakturen, Verbrennungen 3. Grades usw.	II	4
Akut lebensbedrohte Notfallpatienten		
Herzinfarkt mit Rhytmusstörungen, Lungenödem, komatöse Zustände, schwere gefährliche Verletzungen vorwiegend einen Körperteil betreffend, z. B. intrakranielle Blutungen, ausgedehnte komplizierte Trümmerbrüche, Beckenbrüche, Rippenserienbrüche, Querschnittlähmung, mechanische Verlegung der Atemwege, arterielle Schnittverletzungen usw.	III	5
Akuter Atem- und/oder Kreislaufstillstand, schwere Verletzungen mehrerer Körperteile, z. B. schwerste Atemstörungen bei Hirnkontusionen, Thoraxquetschungen und mehrfache Brüche, Bauchverletzungen und mehrere Brüche, Verbrennungen über 30% der Körperoberfläche, Herz- und Kreislaufstillstand usw.		6
Tödliche Verletzungen und Erkrankungen		
Tod am Notfallort, auch nach Reanimationsversuch	IV	7

[a] RS: Bewertung durch Rettungssanitäter NA: differenziertere Bewertung durch Notärzte.

Kapitel 11. Kreislaufstillstand und Wiederbelebung

Bei vielen lebensbedrohlichen Störungen der Vitalfunktionen, wie z. B. der Verlegung des Rachenraums durch den zurückgesunkenen Zungengrund bei einem Bewußtlosen, kann der Rettungssanitäter durch rechtzeitiges, gezieltes Eingreifen, in diesem Falle durch Überstrecken des Kopfes und Anheben des Unterkiefers, das Aussetzen von Atmung und Kreislauf verhindern.

Auf andere, bedrohliche Krankheitsbilder, wie z. B. die Entwicklung von Rhythmusstörungen nach einem Herzinfarkt, kann der allein auf sich gestellte Rettungssanitäter keinen direkten Einfluß nehmen. Häufig kommt es dann im Anschluß zum Aussetzen des Pulses, zum Kreislaufstillstand.

Erreicht der Rettungssanitäter Notfallpatienten wenige Minuten nach dem Eintritt des akuten Atem- und Kreislaufversagens oder kommt es in seinem Beisein zum plötzlichen Kreislaufstillstand, muß unverzüglich mit Wiederbelebungsmaßnahmen begonnen werden.

Nur im Endstadium unheilbarer Krankheiten entfällt diese strenge Verpflichtung. Meist sind dem Rettungssanitäter aber die entsprechenden Hintergründe nicht bekannt, so daß solche Situationen im Rettungsdienst seltene Ausnahmen darstellen.

I. Kreislaufstillstand

Früher wurden die Begriffe „Herzstillstand", „Kreislaufstillstand" und „Herz-Kreislaufstillstand" unterschiedslos verwendet, wenn kein Puls mehr tastbar und für den Arzt keine Herztöne mehr hörbar waren.

Wie im Anschluß ausführlich dargestellt werden soll, gibt es aber Formen des akuten Kreislaufstillstandes, bei denen das Herz nicht völlig stillsteht. Die *Formen* des Kreislaufstillstandes, z. B. „echter Herzstillstand", lassen sich nur durch die Ableitung eines EKG unterscheiden. Ohne EKG-Gerät ist an der Pulslosigkeit nur ein „Kreislaufstillstand" erkennbar.

1. Definition

Plötzliche Pulslosigkeit im Bereich der Karotiden zeigt an, daß die Pumpfunktion des Herzens ausgesetzt hat, der Kreislauf stillsteht. Auch lebenswichtige Organe, besonders das Gehirn und das Herz selbst, werden nicht mehr mit sauerstoffreichem Blut versorgt.

2. Ursachen

Schwerwiegende Störungen beider Vitalfunktionen, der Atmung und des Kreislaufs können einen Kreislaufstillstand auslösen.

Störungen der Atmung schädigen über O_2-Mangel (und CO_2-Anstieg) das Herz. Das Herz reagiert mit Frequenz- und Rhythmusänderungen bis hin zum Aussetzen der Pumpleistung (primär respiratorische Störung).

Vom *Herz-Kreislaufsystem selbst ausgehende Vorgänge,* z. B. Rhythmusstörungen oder auch schwere Blutverluste, können zum Kreislaufstillstand führen (primär zirkulatorische Störung).

Schädigende Einflüsse, wie z. B. viele Gifte oder die Unterkühlung, greifen an beiden Vitalfunktionen direkt an (Abb. 156).

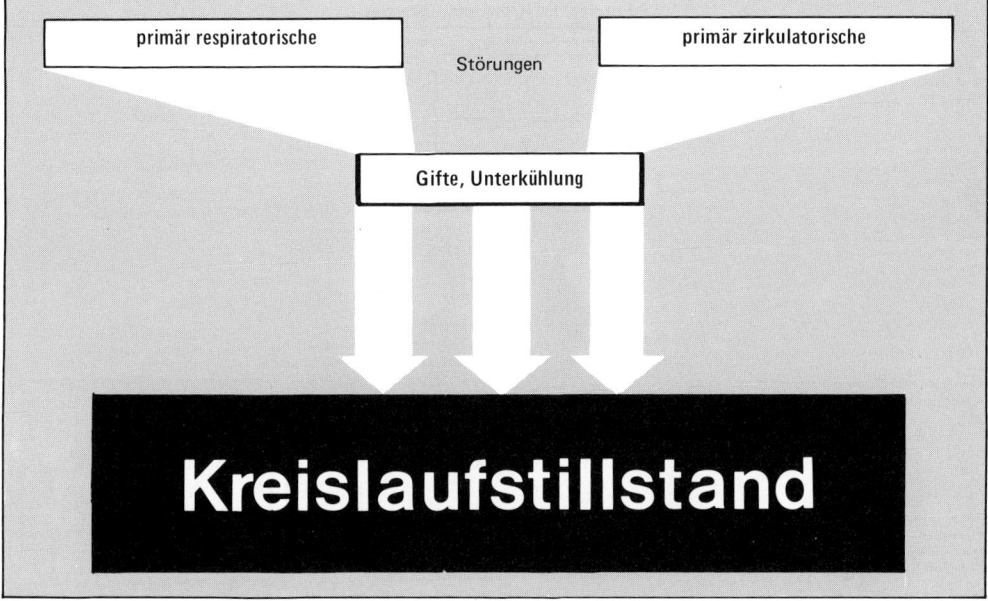
Abb. 156

3. Symptomfolge

Zeichen	feststellbar
1. Pulslosigkeit	sofort
2. Bewußtlosigkeit (Krämpfe)	nach ~ 6 sec
3. Atemstillstand[a] (Schnappatmung)	nach ~15 sec
4. graublaue Hautfarbe[b]	nach ~15 sec
5. Erweiterung der Pupillen	nach ~45 sec
6. Schnappatmung	nach ~60 sec
7. Pupillenstarre	nach ~90 sec

[a] Falls nicht Ursache des Kreislaufstillstandes.
[b] Die bei primärem Atemstillstand bereits vor Eintritt des Kreislaufstillstandes bestehende Zyanose geht zum Teil in eine graue fahle Hautfarbe über.

Vorboten des Kreislaufstillstandes

Bei *primär zirkulatorischen Störungen* kündigen Frequenzänderungen, schwere Brady- oder Tachykardien und/oder Rhythmusstörungen, häufig salvenartige Extrasystolen, den drohenden Kreislaufstillstand an.
Bei *primär respiratorischen Störungen* deutet in der Regel die schwere Zyanose auf den bedrohlichen Sauerstoffmangel im Gewebe hin.

Pulslosigkeit

Plötzliche Pulslosigkeit an den Karotiden zeigt, daß die Pumpleistung des Herzens unterbrochen ist = Kreislaufstillstand.

Bewußtlosigkeit (Krämpfe)

Ca. 6 sec nach Einsetzen des Kreislaufstillstandes tritt der Bewußtseinsverlust ein, da die für Sauerstoffmangel besonders empfindliche Großhirnrinde ihre Funktion drosselt.
Seltener treten zu diesem Zeitpunkt Krämpfe als Zeichen des Sauerstoffmangels im Gehirn auf.

Atemstillstand (Schnappatmung)

Bei primärer zirkulatorischer Störung setzt nach ungefähr 15 sec die Spontanatmung aus. Ursache: Sauerstoffmangel des Atemzentrums.
Seltener geht die normale Atmung direkt in eine Schnappatmung über.

Grau-blaue Hautfarbe

Ungefähr zum gleichen Zeitpunkt deuten sich auch in den Geweben mit niedrigerem O_2-Bedarf, in Haut und Schleimhäuten, durch die Entwicklung einer grau-blauen Farbe Sauerstoffmangel und Durchblutungsstopp (Ausschöpfungszyanose) an.

Formen des Kreislaufstillandes

1. Asystolie
2. Kammerflimmern
3. elektromechanische Entkopplung

2. u. 3. „Herzaktionen" ohne Auswurfleistung

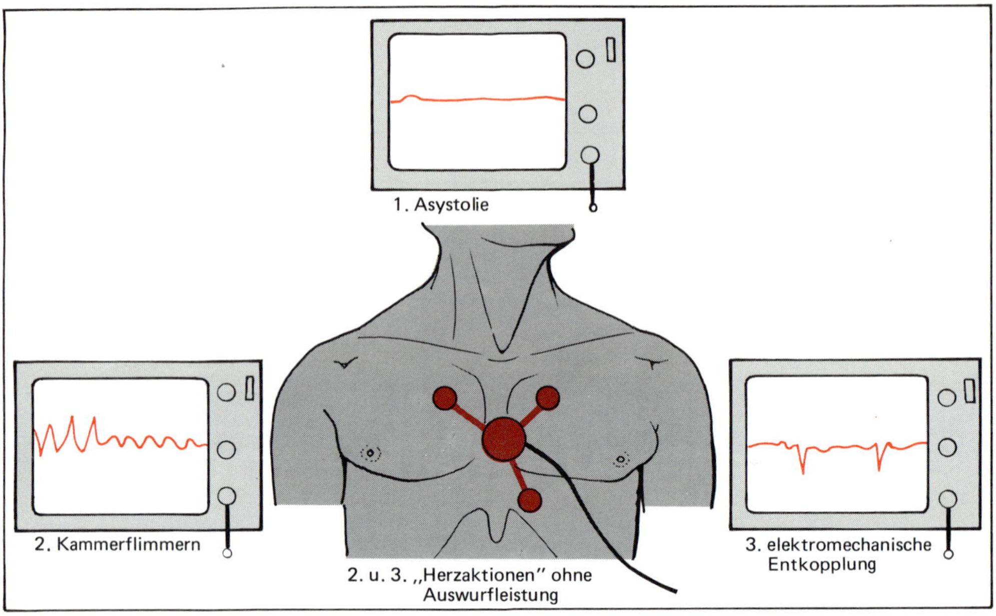

Abb. 157

Bei primär respiratorischer Ursache des Kreislaufstillstandes geht die vorbestehende Zyanose, z. T. in eine graue, fahle Hautfarbe über.

Erweiterung der Pupillen
In der Regel erweitern sich ca. 45 sec nach Eintritt des Kreislaufstillstandes die Pupillen.

Vorübergehende Schnappatmung
Nach ungefähr 60 sec setzt bei vielen Patienten nochmals eine Schnappatmung ein. Durch diese kurzen krampfartigen Bewegungen in langen zeitlichen Abständen werden die Lungen kaum belüftet. Diese Form der Atmung ist eine letzte, erfolglose Notfallreaktion des noch wiederbelebbaren Organismus.

Pupillenstarre
Ca. 90 sec nach Eintritt des Kreislaufstillstandes werden die weiten Pupillen starr und reaktionslos.
Der Rettungssanitäter darf keine Zeit für langwieriges Prüfen dieser Reaktionslosigkeit mit Lampen etc. verlieren. Er muß vielmehr die Gesamtheit der zuvor erwähnten Zeichen erkennen und werten.
Wenn alle zuvor erläuterten Zeichen sichtbar sind, meist 90 sec nach Eintritt des Kreislaufstillstandes, ist der *klinische Tod* eingetreten.

4. Formen des Kreislaufstillstandes

Der Rettungssanitäter wird bereits nach Sicherung der „Diagnose" Kreislaufstillstand mit der Herz-Lungenwiederbelebung beginnen, um Sauerstoff in die Lungen zu bringen und einen Notkreislauf aufzubauen.
Im Notarztdienst muß darüberhinaus versucht werden, durch gezielte ärztliche Maßnahmen den Spontankreislauf wiederherzustellen. Der Notarzt kann aber nur dann gezielt vorgehen, wenn er durch EKG-Diagnostik die Form des Kreislaufstillstandes festgestellt hat (Abb. 157).

1. Herzstillstand, Asystolie
2. Kammerflimmern
3. Schwache Herzleistung/elektromechanische Entkopplung.
(2. und 3. sind „Herzaktionen" ohne Auswurfleistung)

Herzstillstand (Asystolie)
Das Reizleitungssystem des Herzens sendet keine Impulse aus, das Myokard ist bewegungslos, auf dem EKG-Skop ist eine gerade Linie, die „Null-Linie" erkennbar.

Asystolie ist die Form des Kreislaufstillstandes, die häufig am Ende längerer Krankheitsprozesse auftritt.

Kammerflimmern
Fehlende, bzw. nicht erkennbare Impulse des Reizleitungssystems, ungesteuerte Kontraktionen einzelner Muskelfasern der Kammern. Die Oberfläche des Herzens wird von feinen Erregungswellen überzogen. Die unkoordinierten Kontraktionen einzelner Herz-Muskelfasern haben keine Pumpwirkung.
Auf dem EKG-Skop ist die schnelle Folge völlig unregelmäßiger Wellen in Frequenzen über 500/min sichtbar.
Es laufen also elektrische und mechanische Aktionen des Herzens ab, es liegt kein Herzstillstand aber ein Kreislaufstillstand wegen fehlender Auswurfleistung des Herzens vor.
Kammerflimmern ist die Form des plötzlichen Kreislaufstillstandes bei zuvor Gesunden z. B. beim Herzinfarkt, beim Stromunfall oder bei der Unterkühlung.

Schwache Herzleistung, elektromechanische Entkopplung
Diese vergleichsweise seltene Form des Kreislaufstillstandes ist gelegentlich bei Patienten mit chronisch vorgeschädigtem Herz-Kreislaufsystem zu finden.
Das Reizleitungssystem sendet weiterhin Impulse aus, die *elektrischen* Vorgänge an den Herzmuskelfasern laufen in annähernd normaler Weise ab. Die *Muskelfasern kontrahieren sich aber nur noch schwach oder garnicht.*
Da die Überlebenszeit der elektrischen Funktion des Herzens größer sein kann als die der mechanischen Funktion, ist die sonst zwangsläufige Kopplung von elektrischen und mechanischen Aktionen aufgehoben.
Auf dem EKG Skop sieht man dem Normal-EKG ähnliche Bilder oder grob geformte Kammerkomplexe.
Es handelt sich also nur um elektrische Aktionen des Herzens ohne mechanische Pumpleistung, einen Zustand, der als elektromechanische Entkopplung bezeichnet werden kann.

II. Klinischer Tod

Definition
Der ca. 1,5 bis 3 min nach dem Kreislaufstillstand eingetretene Zustand

- der Pulslosigkeit
- der Bewußtlosigkeit
- des Atemstillstandes
- der grau-blauen Verfärbung von Haut und Schleimhäuten
- und der weiten lichtstarren Pupillen

wird als klinischer Tod bezeichnet. Die für Sauerstoffmangel besonders empfindlichen Organe Gehirn und Herz sind *noch wiederbelebbar!*
In Abhängigkeit von zahlreichen Gegebenheiten wie Alter, Ursache und äußeren Umständen, im allgemeinen aber bereits 5 min nach Eintritt des Kreislaufstillstandes ist eine erfolgreiche Wiederbelebung fraglich oder unmöglich.
Durch gezielte Herz-Lungen-Wiederbelebung muß daher innerhalb von 3–4 min versucht werden, Sauerstoff in die Lunge zu bringen (Beatmung) und einen Notkreislauf aufzubauen (Herzdruckmassage). Ziel ist die Verhinderung des biologischen Todes, da die Erfolgsaussichten der Wiederbelebung entscheidend vom Zeitpunkt ihres Beginns abhängen (Abb. 158).

III. Biologischer Tod

Definition
Spätestens 5 min nach Eintritt des Kreislaufstillstandes kann der Organismus nicht mehr erfolgreich wiederbelebt werden. Durch Sauerstoffmangel, besonders an den hochentwickelten Organsystemen, Gehirn und Herz, sind schwere unwiderrufliche Schäden eingetreten. Seltener „gelingen" auch noch nach dem Eintritt des biologischen Todes Wiederbelebungen, in der Regel bleiben die betroffenen Patienten intensivpflegebedürftig, ohne jemals das Bewußtsein wiederzuerlangen.

IV. Wiederbelebung

Die bereits bei schwerwiegenden Störungen der Vitalfunktion Atmung erforderlichen Maßnahmen zum Freihalten der Atemwege und zur Beatmung kommen in weitgehend unveränderter Form auch beim Vorliegen ei-

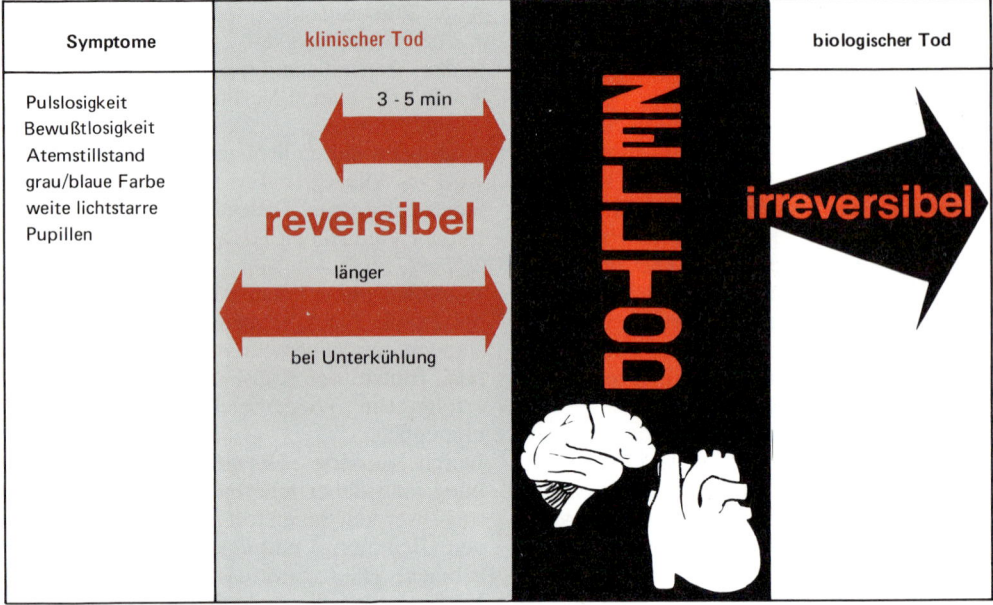
Abb. 158

nes Kreislaufstillstandes zur Anwendung. Die Herzdruckmassage zur Herstellung eines Notkreislaufs dagegen wird nur in dieser besonderen Situation durchgeführt.
Es soll hier zwischen
- Maßnahmen zur Sicherung der noch funktionierenden Vitalfunktionen und Wiederbelebungsverfahren im engeren Sinne

unterschieden werden.

1. Maßnahmen zur Sicherung der noch funktionierenden Vitalfunktionen

Häufig geht die akute Lebensbedrohung von der schweren Störung einer Vitalfunktion aus. Vor dem Eintritt des Kreislaufstillstandes müssen daher Maßnahmen durchgeführt werden, die die *Ursache* der Lebensbedrohung berücksichtigen. In erster Linie sind dies Verfahren zur Behandlung respiratorischer und Verfahren zur Behandlung zirkulatorischer Störungen.
Der Rettungssanitäter kann in Abhängigkeit vom Ausbildungsstand – zur Behandlung von *Atemstörungen* weitgehend die gleichen Verfahren wie der Notarzt anwenden.
Dagegen bleibt dem selbständig tätigen Rettungssanitäter die *medikamentöse Therapie*, die zur notärztlichen Behandlung *zirkulatorischer* Störungen erforderlich wird, verschlossen.

2. Lebensbedrohliche Störungen des respiratorischen Systems

a) Maßnahmen des Rettungssanitäters

- *Lagerung*
- *Schaffung und Sicherung freier Atemwege*
  - Überstrecken des Kopfes
  - Absaugen/Ausräumen des Rachenraums
  - Einlegen von Pharyngealtuben
  - Intubation
- O_2-*Gabe*
- *Beatmung*
  - ohne/mit Hilfsmittel(n)
  - assistierend
  - kontrollierend

b) Zusätzliche Maßnahmen des Notarztes medikamentöse Therapie

- *Broncholytika*, z. B. Euyphyllin
- *osmotisch wirksame* Substanzen, z. B. Lasix

Wiederbelebung

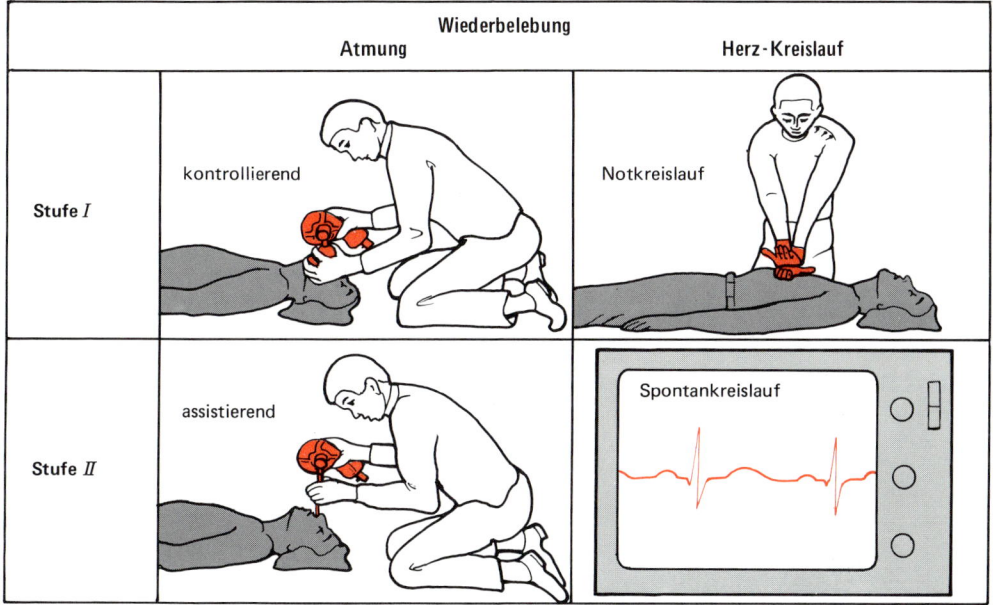

Abb. 159

- Kortikoide
- Spezielle Beatmungsverfahren

3. Lebensbedrohliche Störungen des zirkulatorischen Systems

a) Maßnahmen des Rettungssanitäters

- Blutstillung
- Lagerung
- O_2-Gabe
- Infusion

b) Zusätzliche Maßnahmen des Notarztes

Medikamentöse Therapie
- Infusion
- Medikamente gegen Frequenzabweichungen, z.B. Atropin, Alupent und Beta-Blocker
- Substanzen gegen Rhythmusstörungen, z.B. Lidocain
- Substanzen zur Blutdruckerhöhung, z.B. Akrinor

4. Die Herz-Lungen-Wiederbelebung (Reanimation)

Definition
Unter Herz-Lungen-Wiederbelebung sind die Maßnahmen zu verstehen, die nach Eintritt des Atem- und Kreislaufstillstandes angewendet werden.

Während selbständig tätig werdende Rettungssanitäter in der Regel nur die Stufe I der Wiederbelebung erreichen können, die Belüftung der Lunge mit Sauerstoff und den Aufbau eines Notkreislaufes, muß im Notarztdienst bereits am Ort des Geschehens versucht werden, den Spontankreislauf wieder herzustellen, Stufe II (Abb. 159).

Stufe I der Wiederbelebung

- Belüftung der Lunge
- Aufbau eines Notkreislaufs

Wiederbelebung durch Rettungssanitäter
- Präkordialer Schlag
- Vorgehen laut Check-Liste Herz-Lungen-Wiederbelebung Stufe I (Abb. 160).

- *Ein-Helfer-Methode.* Die Reanimation wird mit 3 bis 5 Insufflationen begonnen und

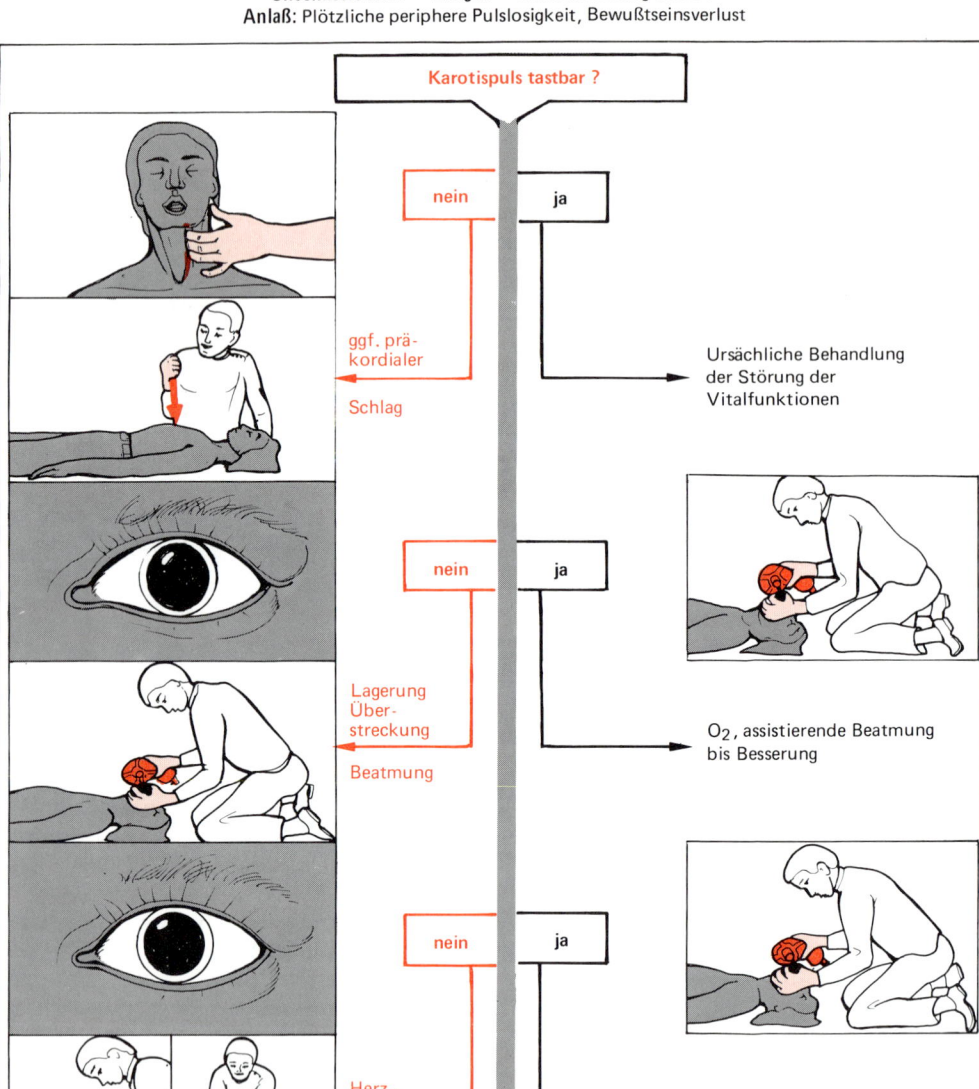

Abb. 160

unter abwechselnder Anwendung von 15 Kompressionen und 2 Beatmungen fortgesetzt. Bei dieser Kombination wird eine Effektivfrequenz von ca. 43 Herzkompressionen und 7 Beatmungen pro Minute erreicht (Abb. 161).

• *Zwei-Helfer-Methode.* Ein Helfer übernimmt die Beatmung, der zweite die externe Herzmassage, ein Wechsel ist möglich. Die Massagefrequenz liegt bei 60/min, der Beatmende beginnt mit 3–5 Insufflationen, der zweite Helfer nimmt dann die Herzmassage

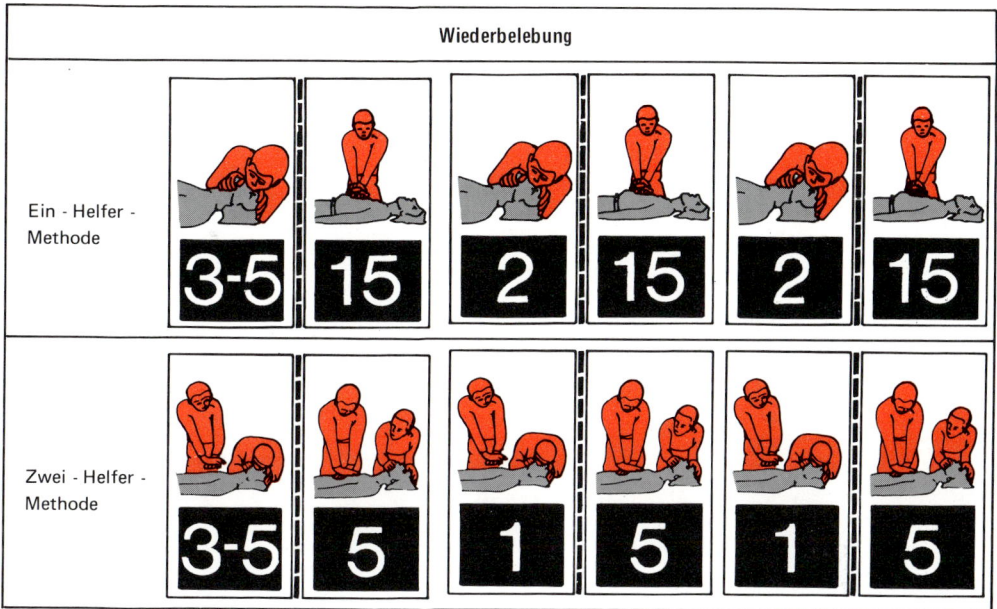

Abb. 161

mit einer Frequenz von 60/min auf, das Kompressions-Beatmungsverhältnis beträgt 5:1. Der die Herzdruckmassage durchführende Helfer zählt „eins, zwei, drei, vier, fünf, sechs". Bereits vor der 5. Herzdruckmassage bereitet sich Helfer 2 auf die Beatmung vor. Die nächste Herzdruckmassage beginnt jetzt mit der Ausatemphase des Patienten. Ist der Patient intubiert, lassen sich die Massagefrequenzen auf 80/min steigern und die Atemfrequenz über 15/min erhöhen (Abb. 161).

• *Hilfsmittel zur Beatmung.* Bei der plötzlich erforderlich werdenden *Ein-Mann-Wiederbelebung* wird der Rettungssanitäter auch im Rettungswagen mit seiner umfangreichen Ausstattung in der Regel auf den Einsatz von Pharyngealtuben, Masken und Beatmungsbeutel verzichten, da eine sichere Beatmung über diese Hilfsmittel nur vom Kopfende des Patienten her möglich ist, während die Herz-Druckmassage von der Seite des Patienten durchgeführt werden muß.

• *Ausnahmen*
– bei zuvor intubierten Patienten kann der Beatmungsbeutel am Tubus belassen werden, ein nahezu verzögerungsloser Wechsel von Herzdruckmassage und Beatmung ist möglich.

– bei korrekter Lage der Spitze eines Nasopharyngealtubus ist eine modifizierte Mund-, Nase-Beatmung von der Seite her möglich.

Bei der *Zwei-Mann-Wiederbelebung* muß der Patient von einem Rettungssanitäter mit dem Beatmungsbeutel über Maske, noch sicherer, über einen Trachealtubus beatmet werden. Nach Möglichkeit ist der Sauerstoffanteil der Luft durch Einleitung von 4 bis 6 Liter O_2/min in den Beatmungsbeutel zu erhöhen.

• *Hilfsmittel zum Aufbau eines Notkreislaufs.* Zum gegenwärtigen Zeitpunkt sind noch alle Geräte zur Durchführung einer maschinellen Herz-Druckmassage (z. T. auch gekoppelt mit einer Beatmungseinrichtung), zu aufwendig, sodaß sie im Rettungsdienst in der Regel nicht eingesetzt werden. Am Notfallort, auf dem Transport zum Krankenhaus und in den meisten Kliniken wird daher die Herz-Druckmassage im Bedarfsfall manuell durchgeführt.

Folgender Grundsatz ist für den Rettungssanitäter von entscheidender Bedeutung: Unabhängig von der Form des Kreislaufstillstandes sichert eine exakt angewandte Herz-Lungen-Wiederbelebung einen Minimalkreislauf – auch über einen längeren Zeitraum. Die definitive Reanimation ist

Check-Liste Herz-Lungen-Wiederbelebung Stufe II

```
                    Atem- und Kreislaufstillstand
       S        ┌─────────────────────────────┐
       T        │         Beatmung            │
       A        │    Herz-Druck-Massage       │
       N        │        Intubation           │
       D        │      Venöser Zugang         │
       A        │         Pufferung           │
       R        │   (Volumenersatzmittel)     │
       D        │      EKG-Diagnostik         │
                └─────────────────────────────┘
```

Asystolie	Kammerflimmern	elektromechanische Entkoppelung
Alupent	Lidocain	Kalzium
Suprarenin	Defibrillation	Alupent
Kalzium	K Cl	Suprarenin
(Schrittmacher)		

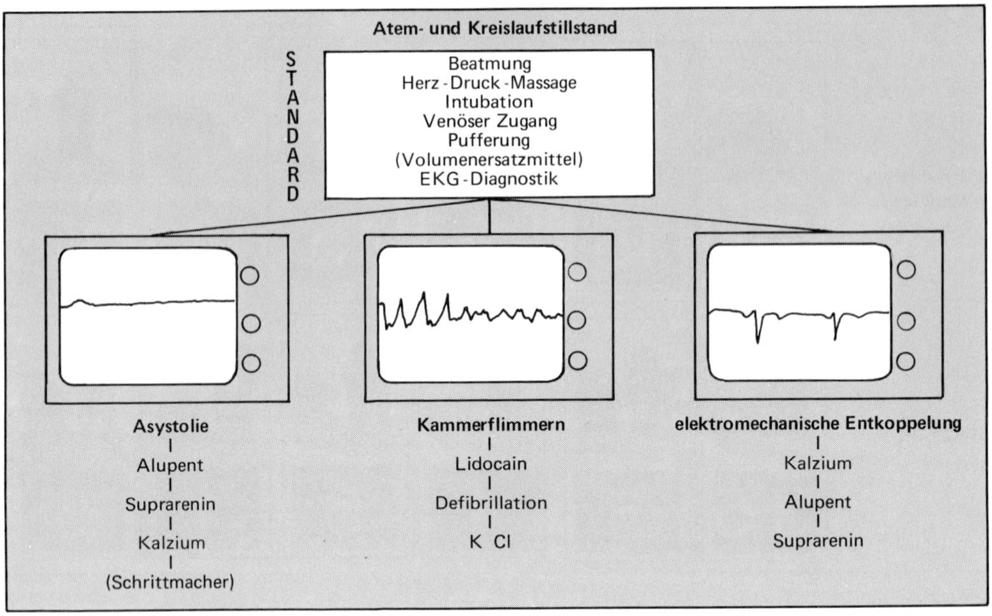

Abb. 162

dann unter Einsatz zusätzlicher Methoden, Geräte und Medikamente nach Eintreffen eines Notarztes oder in der Klinik möglich.

Stufe II der Wiederbelebung

- Beatmung
- medikamentöse Therapie
- Wiederherstellung eines Spontankreislaufs.

Wiederbelebung im Notarztdienst

Die notärztliche Wiederbelebung baut auf den Verfahren der Stufe I auf. Wesentlich ist die Schaffung eines peripheren oder zentralen venösen Zugangs mit der Möglichkeit, Pufferlösungen, und je nach Ursache des Kreislaufstillstandes Volumenersatzmittel zu infundieren. Wenn durch die Intubation sichere Beatmungsmöglichkeiten gegeben sind und die Herz-Druckmassage ohne Unterbrechung abläuft, wird das Herz wieder von sauerstoffangereichertem Blut durchströmt. Nun muß die stets vorliegende schwere Azidose durch Pufferung bekämpft werden. Dies ist die Standard-Therapie bei jeder Reanimation im Notarztdienst.

(Check-Liste Herz-Lungen-Wiederbelebung Stufe II) (Abb. 162)

Erst jetzt ist es sinnvoll, ein EKG abzuleiten, um die *Form* des Kreislaufstillstandes zu differenzieren. Das weitere Vorgehen hängt nun davon ab, ob

- Asystolie
- Kammerflimmern oder
- elektromechanische Entkopplung

vorliegt.

Asystolie

Der ruhende Herzmuskel kann nach Beseitigung der Azidose und nach Zufuhr von sauerstoffreichem Blut durch bestimmte Medikamente oder elektrischen Strom zur erneuten Tätigkeit angeregt werden.

Alupent (Isoproterenol)
Wirkung:
- Verstärkung der Reizbildung
- Herzkraftverbesserung
- Frequenzerhöhung
- Senkung des peripheren Widerstandes.

Dosierung:
0,5 mg verdünnt i. v. auf Anweisung
Mögliche Nebenwirkungen
Beim Einsetzen spontaner Herzaktionen Tachykardien, Kammerflimmern.

Suprarenin (Adrenalin)
Wirkung:
- Verstärkung der Reizbildung
- Herzkraftverbesserung
- Frequenzerhöhung

Dosierung:
0,5–1 mg verdünnt (i. v.) auf Anweisung
Mögliche Nebenwirkungen:
Beim Einsetzen spontaner Herzaktionen Extrasystolie, Tachykardie und Kammerflimmern (häufiger als nach Alupent).

Kalziumglukonat 10%
Wirkung:
- Verbesserung der Kontraktionskraft
- Erhöhung der Ventrikelerregbarkeit

Dosierung:
10 ml i. v. auf Anweisung
Mögliche Nebenwirkungen
reduziert Reizbildung am Sinusknoten.

Schrittmacheranwendung
Zur Zeit stehen für den Rettungsdienst keine geeigneten Sonden zur Verfügung, die mit ausreichender Sicherheit so zu plazieren sind, daß eine Stimulation des Herzens routinemäßig durchgeführt werden könnte.

Kammerflimmern
Noch vor dem ersten Defibrillationsversuch wird der Notarzt in der Regel ein Medikament verabreichen, das die Flimmerneigung des Herzens vermindert.

Xylocain (Lidocain)
Wirkung:
Verlangsamung des Ionenaustausches durch die Zellmembran und damit der Bildung und Fortleitung von Reizen.
Dosierung:
100 mg i. v. auf Anweisung.
Mögliche Nebenwirkungen:
Dämpfung der Herzkraft, löst unter Umständen Bradykardien oder eine Asystolie aus.

Defibrillation
Durch einen das gesamte Myokard erreichenden elektrischen Reiz, werden die unkoordinierten Einzelkontraktionen vieler Muskelfasern in eine gleichzeitig einsetzende Gesamtkontraktion der Herzmuskulatur umgewandelt. Nun kann der Sinusknoten wieder die Schrittmacherfunktion des Herzens übernehmen und eine geordnete Herztätigkeit steuern.

Durchführung der Defibrillation auf Anweisung des Notarztes.
Wenn sich das Kammerflimmern durch Xylocaingabe und Defibrillation nicht beseitigen läßt und der Notarzt eine Hypokaliämie vermutet, kann die Injektion von Kaliumchlorid angeordnet werden.

Kaliumchlorid
Wirkung:
Verhinderung einer atypischen Reizbildung am Myokard.
Dosierung:
20 mval i. v. auf Anweisung
Mögliche Nebenwirkungen:
Hyperkaliämie unterdrückt auch die Schrittmacherfunktion des Sinusknotens.

Elektromechanische Entkopplung
Bei dieser seltenen Form des Kreislaufstillstandes können
- Kalzium
- Alupent
- Suprarenin

in der zuvor dargestellten Dosierung zur Anwendung kommen.

V. Komplikationen der Herz-Lungen-Wiederbelebung

Auf die bereits in Kapitel 7 ausführlicher besprochenen Gefahren der Maßnahmen zur Behandlung respiratorischer und zirkulatorischer Störungen wird verwiesen.

1. Komplikationen der Beatmung

Bei der Beatmung Nichtintubierter mit zu hohem Druck kommt es zur Blähung des Magens.
Folgen:
- Zwerchfellhochstand
- Regurgitation von Mageninhalt mit nachfolgender Aspiration.

Sonderfall Neugeborenes/Kleinkind
Durch Beatmung mit sehr hohen Drucken
- kann die Lunge zerreißen und
- sich im Anschluß ein Pneumothorax entwickeln

2. Komplikationen der Herz-Druckmassage

Bei zu tief gewähltem Druckpunkt
- bricht der Schwertfortsatz und
- verletzt die Leber
- Magenentleerung →Aspiration

Bei seitlichem Druck oder falscher Druckrichtung brechen Rippen im Rippenbogenbereich.

Folgen:
- Pneumo-Hämatothorax
- Hämoperikard
- Milzverletzung
- Leberverletzung

Trotz dieser nicht mit völliger Sicherheit ausschließbaren Komplikationen, muß jeder Rettungssanitäter – nach entsprechender Ausbildung – Wiederbelebungsversuche durchführen.

Einmal begonnene Wiederbelebungsbemühungen dürfen danach nur auf Anweisung eines Arztes (Hausarzt des Patienten, Notarzt, Klinikarzt) abgebrochen werden.

2 Spezielle Notfallmedizin

In Teil 2 des Lehrbuchs für Rettungssanitäter kommt eine Auswahl medizinischer Notfälle zur Darstellung.

In der Regel handelt es sich um im Rettungsdienst häufiger vorkommende oder für das Grundverständnis und die medizinische Allgemeinbildung des Rettungssanitäters wichtige Krankheiten, Verletzungen oder Vergiftungen.

Die Behandlung der Einzelthemen erfolgt jeweils nach einem einheitlichen Schema:

I. Terminologie:
Erläuterung der im medizinischen Sprachgebrauch üblichen Begriffe.

II. Pathophysiologie:
Darstellung der Krankheitsvorgänge und Funktionsstörungen in den Organsystemen.

III. Symptomatik:
Beschreibung der jeweils typischen Krankheitsbilder

IV. Therapie:
1. Maßnahmen der Ersten Hilfe,
2. erweiterte lebensrettende Sofortmaßnahmen des Rettungssanitäters,
3. Therapie des Notarztes

V. Besondere Hinweise:
Hinweise auf medizinisch verwandte Themen, besondere Gefahren, erforderliche organisatorische und technische Maßnahmen und die Eigengefährdung des Rettungspersonals werden besonders hervorgehoben.

Bei den allgemeinen Behandlungsmaßnahmen wird auf die ausführlichen Darstellungen, in den entsprechenden Kapiteln des Teiles 1 hingewiesen.

Zu Fortbildungszwecken kann der Rettungssanitäter bezüglich der medikamentösen notärztlichen Therapie in Teil 3 nachschlagen.

Kapitel 12. Störungen der Atmung

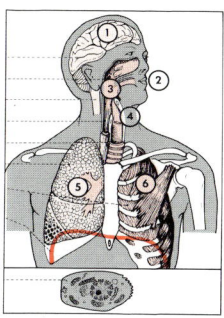

A. Der Schlaganfall

Die Atmung wird indirekt über den Bewußtseinsverlust (Verlegung der Atemwege) und direkt über Störungen der Atemregulation infolge Hirndruckerhöhung gefährdet.

Terminologie
Das Wort *Apoplexie* ist griechischen Ursprungs und bedeutet, plötzliches Zusammenbrechen, schlagartiges Hinstrecken. Das Wort *Insult* bezeichnet den häufig anfallsartigen Charakter (apoplektischer Insult).

Definition Schlaganfall. Durch verschiedenartige Formen der akuten zerebralen Durchblutungsstörung verursachte Hirnausfallserscheinungen.

Pathophysiologie
Je nach Ursache und Form (Tabelle 21) des apoplektischen Insultes können während des Eintritts eines Schlaganfalls und danach auf-

Tabelle 21

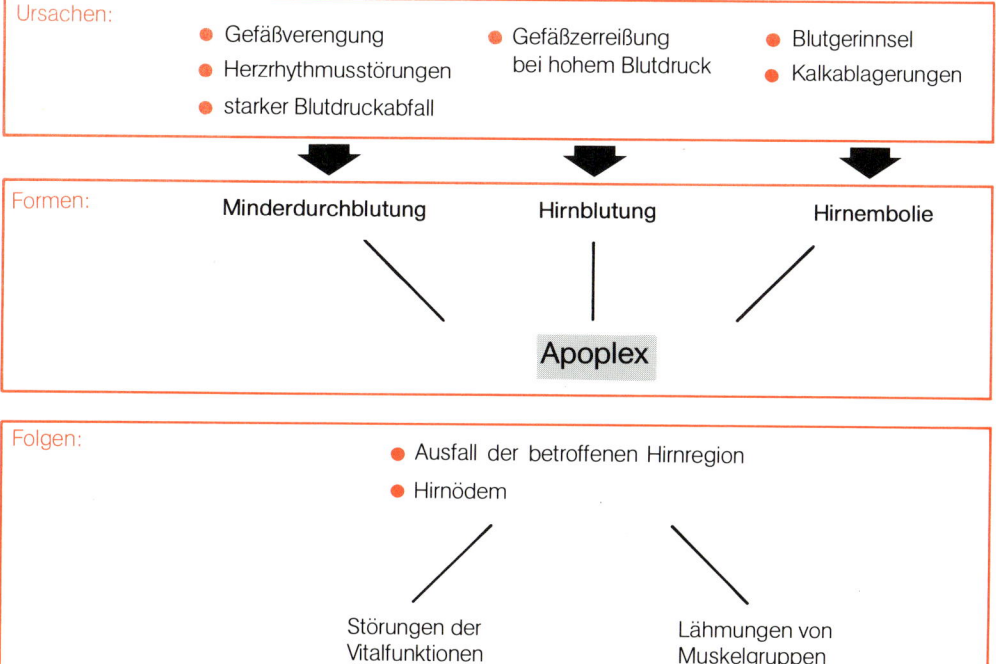

fallend niedrige, normale oder deutlich erhöhte Blutdruckwerte vorliegen.

Symptomatik
Je nach Ursache und Form:
- Übelkeit
- schlagartig auftretende Kopfschmerzen
- Sprachstörungen
- hängende Mundwinkel
- einseitiges Fehlen von Abwehrbewegungen auf Schmerzreize
- Lähmungen
- Bewußtseinsverlust

Therapie
1. *Erste Hilfe:*
- Lagerung des Bewußtlosen (stabile Seitenlage).
- Atemspende bei unzureichender Atmung oder Atemstillstand
2. *Sofortmaßnahmen des Rettungssanitäters:*
- Lagerung unter Beachtung des gemessenen Blutdrucks (Flachlagerung bei Hypotonie, Kopf und Oberkörper erhöht bei Hypertonie).
- *Sicherung freier Atemwege*
- *Beatmung*
  Assistierend oder kontrollierend, je nach Notwendigkeit.
- O_2-*Gabe*
3. *Notärztliche Therapie:*
- Fortführung von 2.
- bei *Hyper*tonie (Hypertone Krise), blutdrucksenkende Substanzen
- bei *Hypo*tonie blutdrucksteigernde Substanzen.
- osmotisch wirksame Infusionen und Medikamente zur Behandlung des Hirnödems
- bei starker Unruhe Sedierung.

Besondere Hinweise

Die häufig vorliegende tiefe Bewußtlosigkeit mit Ausfall der Schutzreflexe ist für den in der Intubation Erfahrenen – auch bei ausreichender Spontanatmung – ein wichtiger Grund zu intubieren. Nur durch dieses Verfahren ist eine „stumme", d. h. nicht bemerkbare Aspiration sicher auszuschließen.

Tabelle 22

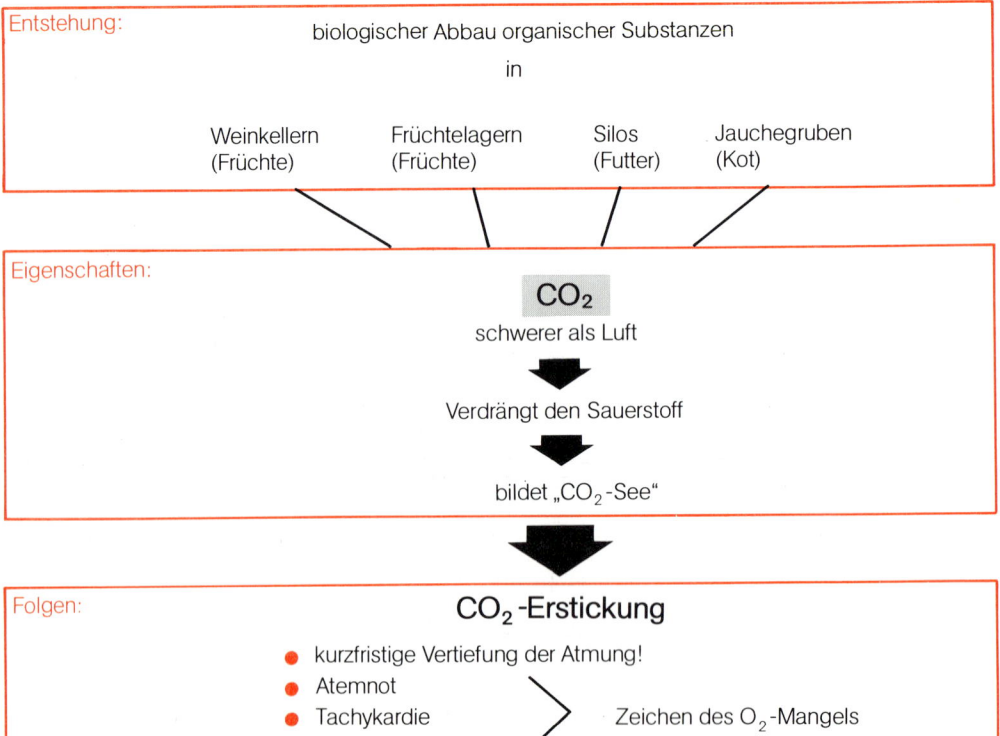

B. Die CO_2-Erstickung

Die CO_2-Erstickung ist ein Beispiel für Störungen des respiratorischen Systems als Folge einer Veränderung in der Zusammensetzung der Umgebungsluft.

Terminologie
CO_2 ist das Gas Kohlendioxyd, das bei Mensch, Tier und Pflanze als ein Stoffwechselendprodukt anfällt.
Erstickung bedeutet bei diesem Krankheitsbild Sauerstoffmangel in den Geweben.

Definition CO_2-Erstickung. Das an sich ungiftige Gas CO_2 verdrängt durch sein hohes spezifisches Gewicht das normale, 21 Vol% O_2 enthaltene Luftgemisch nach oben. Durch Einatmen der Umgebungsluft entsteht dann akuter Sauerstoffmangel (Tabelle 22).

Pathophysiologie
Bei Konzentrationen unter 10 Vol% CO_2 dauert der Erstickungsvorgang länger. Er geht über die Vertiefung der Atmung, Kopfschmerzen, Schwindelgefühle, in eine Bewußtlosigkeit über. Bei hoher Konzentration tritt Bewußtlosigkeit schnell und plötzlich ein.

Symptomatik
- Vertiefung der Atmung
- Tachykardie
- Schwindel/Kopfschmerzen
- Zyanose
- Unruhe, krampfartige Zuckungen
- Bewußtlosigkeit
- Atem- und Kreislaufstillstand

Therapie
Technische Rettung
Rettung aus dem Gefahrenbereich unter Verwendung von schwerem Atemschutz!
1. Erste Hilfe
- Atemspende nach Rettung (ungefährlich für den Helfer)
2. Sofortmaßnahmen des Rettungssanitäters
- Beatmung (assistierend, kontrollierend) mit hohem O_2-Anteil im Gasgemisch (Beatmungsluft mit 4 l O_2-Flow/min im Beatmungsbeutel anreichern).
- *Herzdruckmassage bei Kreislaufstillstand*
3. Notärztliche Therapie
- Fortführung von 2.
- vorübergehende Beatmung mit reinem Sauerstoff (Narkosekreisteil, Beatmungsgerät)
- fallweise Gabe von Pufferlösung
- Herz-Lungenwiederbelebung.

Besondere Hinweise

> - Beim Eingang von Notfallmeldungen über CO_2-Erstickungen ist die *sofortige!* Alarmierung der Feuerwehr, die zeitlich dringlichste Rettungsmaßnahme.
> - Schwerer Atemschutz liefert den für die Atmung der Rettungsmannschaft erforderlichen Sauerstoff.
> - ABC-Schutzmasken ersetzen nicht den fehlenden Sauerstoff!
> - CO_2-Erstickung ist nicht zu verwechseln mit CO-Vergiftung!

C. Die Aspiration

Die Aspiration ist eine im Rettungsdienst häufig vorkommende Form der Verlegung der Atemwege.

Terminologie
Der lateinische Wortstamm im Begriff *Aspiration* bedeutet Ansaugen, Einatmen. In diesem Zusammenhang ist unter Aspiration das Einatmen/Eindringen von flüssigen oder festen Bestandteilen aus dem Rachen in Trachea und Lunge zu verstehen.

Definition Aspiration. Flüssige oder feste Bestandteile, die über den Mund oder durch Rückfluß aus dem Magen in den Rachenraum gelangen, werden während der Inspiration in das Bronchialsystem eingesogen oder fließen unabhängig von Atembewegungen in die Trachea ein (Tabelle 23).

Pathophysiologie
Mit zunehmender Tiefe der Bewußtlosigkeit fallen die wichtigen Schutzreflexe, Schlucken und Husten, aus. Der Brechreflex kann aber noch funktionieren, so daß Mageninhalt in den Rachen gelangt, nicht abgehustet und

Tabelle 23

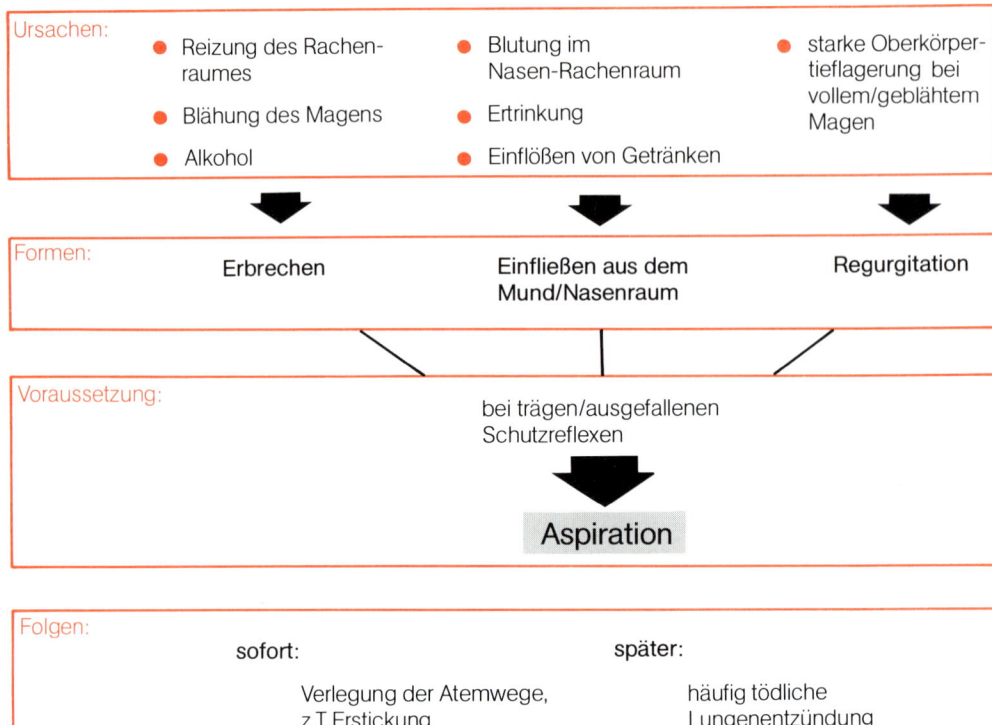

nicht geschluckt wird. Er dringt dann in die Trachea ein. Erbrechen ist ein aktiver Reflexvorgang. Regurgitation ist ein passives Geschehen. Geformte Bestandteile können je nach Festigkeit und Größe zu einer sofortigen völligen Verlegung der Luftwege führen (Speisebrocken). Gelangen flüssige Bestandteile in die Lunge, so hängt das Ausmaß der sich anschließenden Komplikationen in erster Linie von der Menge und dem pH-Wert der Flüssigkeit ab. Saurer Magensaft (pH-Wert unter 2,5) kann eine tödliche Lungenentzündung verursachen.

Symptomatik
1. Aspiration nach Erbrechen
- Würgevorgang deutet Erbrechen an.
  In Abhängigkeit von der Tiefe der Bewußtlosigkeit:
- teilweises Abhusten,
- danach brodelndes, pfeifendes Atemgeräusch.
- zunehmende Zyanose
- evtl. inverse Atmung
- evtl. Atemstillstand.

2. Aspiration bei Einfließen von Blut, Schleim, Getränken, aus dem Mund-Rachen-Raum
- kann „stumm" verlaufen, d. h. sie bleibt unbemerkt.
- häufig Symptome wie unter 1.

3. Aspiration nach Regurgitation (besonders im Rahmen der Reanimation)
typischerweise „stumme" Aspiration

Therapie
1. Erste Hilfe
Stabile Seitenlagerung
Überprüfen der *Überstreckung des Kopfes.*
2. Sofortmaßnahmen des Rettungssanitäters.
- Absaugen/Ausräumen des Rachenraums
- Intubation
- Beatmung
- Endotracheales Absaugen nach Intubation
3. Notärztliche Therapie:
- Fortführung von 2.
- Intubation obligatorisch
- Je nach Art des aspirierten Materials Spülung des Bronchialsystems mit physiologischer Kochsalzlösung (0,9% NaCl) ggf. mehrfache Wiederholung

Tabelle 24

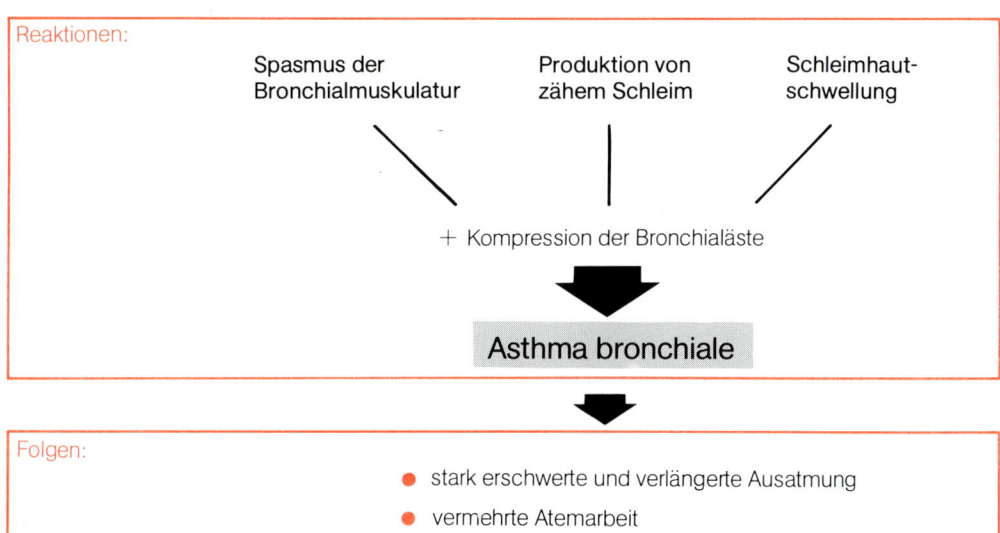

- Broncholytika und Kortikosteroide
- nach Möglichkeit PEEP-Beatmung

Besondere Hinweise

Bei einer Beatmung nicht intubierter Patienten kann durch die Anwendung zu hoher Beatmungsdrucke Luft in den Magen einströmen und Regurgitation von Mageninhalt hervorrufen. Die dadurch ausgelöste Aspiration ist eine der im Rettungsdienst häufigsten Komplikationen.

D. Das Asthma bronchiale

Das Asthma bronchiale und eng verwandte Krankheitsbilder sind die Lungenerkrankungen, die häufig zu akut bedrohlichen Störungen des respiratorischen Systems führen.

Terminologie

Im griechischen Stamm des Wortes *Asthma* ist die Bedeutung von Keuchen enthalten.
Bronchiale heißt, daß dieses „Keuchen" von Erkrankungen des Bronchialsystems ausgeht (im Gegensatz zum selteneren Asthma cardiale).

Definition Asthma bronchiale. Akuter Anfall von hochgradiger Atemnot mit besonders stark erschwerter und verlängerter Ausatmung durch Engstellung der Bronchiaäste, Schleimhautschwellung und Absonderung eines zähen, glasigen Schleims (Tabelle 24).

Pathophysiologie

Wegen des erhöhten Strömungswiderstandes reicht die Lungen- und Brustkorbelastizität nicht für eine ausreichende Ausatmung aus (Ausatmung normalerweise passive Phase der Atmung). Durch verstärkte Betätigung der Ausatmungsmuskulatur und der Atemhilfsmuskulatur wird der Druck im Brustkorb erhöht. Dies führt zu einer Belastung des rechten Herzens, das nun plötzlich auch höhere

Drucke für die Durchströmung der Lungen erzeugen muß. Außerdem kommt es zu einer zusätzlichen Einengung der primär nicht betroffenen größeren Bronchialäste durch den Druck von außen.

Symptomatik
- Unruhe, Angst, aufrechte Haltung des Oberkörpers, Einsatz der Atemhilfsmuskulatur
- blau-graue Hautfarbe, Haut schweißnaß, kalt
- Ausatemphase keuchend/pfeifend, zeitlich deutlich verlängert
- Tachykardie
- prall gefüllte Halsvenen

Therapie
1. *Erste Hilfe*
Lagerung mit erhöhtem Oberkörper, nach Möglichkeit sitzend
Aufstützen der Arme ermöglichen
Beruhigender Zuspruch
2. *Sofortmaßnahmen des Rettungssanitäters*
Fortführung von 1.
- Unterstützung bei der Anwendung eigener Dosier-Aerosole
- Absaugen des Rachenraums
- O_2-Gabe bei fortlaufender Kontrolle der Atemtätigkeit
3. *Notärztliche Therapie*
- Sedativa
- Broncholytika
- Kortikosteroide
- evtl. Alupent

Besondere Hinweise

Besonders schwere, (über Stunden bis Tage) anhaltende Asthmaanfälle bezeichnet man als Status Asthmaticus.
Akute Lebensgefahr!

E. Das Lungenödem

Das Lungenödem, meist kardialer Ursache, ist eine relativ häufig im Rettungsdienst zu behandelnde bedrohliche Atemstörung.

Terminologie
Das griechische Wort *Ödem* bedeutet Schwellung. In der Medizin bezeichnet man im Allgemeinen den Eintritt überreichlicher Flüssigkeitsmengen aus den Gefäßen in Zellen, Gewebsspalten und Körperhöhlen als Ödem.

Definition Lungenödem. Austritt von Flüssigkeit aus der Lungenstrombahn in das Zwischenzellgewebe, dann in die Alveolen der Lunge bei unterschiedlichen Ursachen (Tabelle 25).

Pathophysiologie
Das Personal des Rettungsdienstes muß häufig Patienten versorgen, bei denen in den frühen Morgenstunden ein Lungenödem auftritt. Es entwickelt sich über den nächtlichen Einstrom des tagsüber in den Geweben versackten Wassers in die Blutbahn. Das vorgeschädigte linke Herz ist nicht in der Lage, das erhöhte Blutangebot weiterzupumpen (Kardiales Lungenödem).

Neben komplizierteren Formen des Lungenödems spielt die durch Reizgase verursachte erhöhte Durchlässigkeit der Wand der Alveolen und der sie umgebenden Lungenkapillaren eine wichtige Rolle. Nach Einatmung von Chlor- oder Nitrosegasen und anderen chemischen Verbindungen entwickelt sich das toxisch-entzündliche Lungenödem zum Teil Stunden nach dem Unfallereignis. „Sekundäres Ertrinken".

Symptomatik
- Unruhe, aufrechte Haltung des Oberkörpers, Einsatz der Atemhilfsmuskulatur
- Zyanose, Haut schweißnaß, kalt
- dumpfes Brodeln/Rasseln bei Ein- und Ausatmung.
- Schaum aus den Alveolen sammelt sich in Trachea und Rachen
- Austritt von „fleischwasserfarbenem Schaum" aus dem Mund (schwerste Form).

Therapie
1. *Erste Hilfe*
- Lagerung mit erhöhtem Oberkörper, nach Möglichkeit sitzend
- beruhigender Zuspruch
2. *Sofortmaßnahmen des Rettungssanitäters*
- Fortführung von 1.
- bei erhaltenem Bewußtsein O_2-Überdruckbeatmung mit Beatmungsbeutel und Maske

Tabelle 25

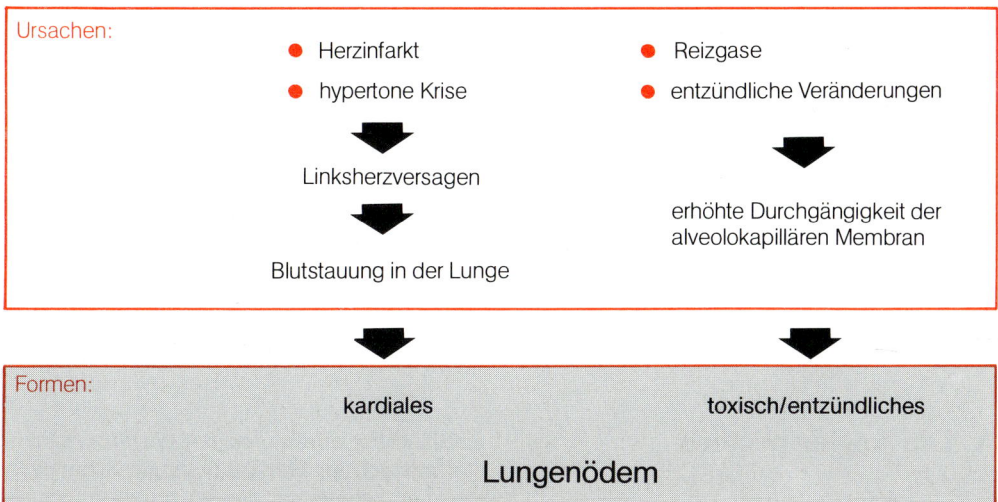

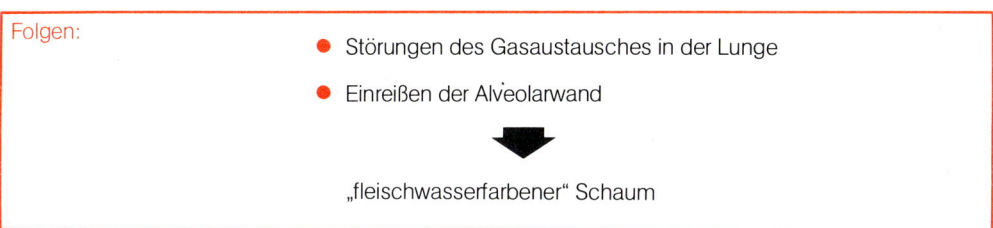

- Intubation
- unblutiger Aderlaß

3. Notärztliche Therapie
- Fortführung von 2.
- Medikamente zur Diurese (hohe Dosierung)
- Kortikosteroide
- Medikamente zur Sedierung
- evtl. Medikamente zur Verbesserung der Herzkraft
- ausnahmsweise blutiger Aderlaß

F. Thoraxtrauma

Das Thoraxtrauma als Ursache respiratorischer Störungen, die von der Brustwand, dem mechanischen System der Atmung und der Lunge selbst ausgehen, wird in seinen Formen und Komplikationsmöglichkeiten in Kap. 19 dargestellt.

Kapitel 13. Störungen des Herz-Kreislaufsystems

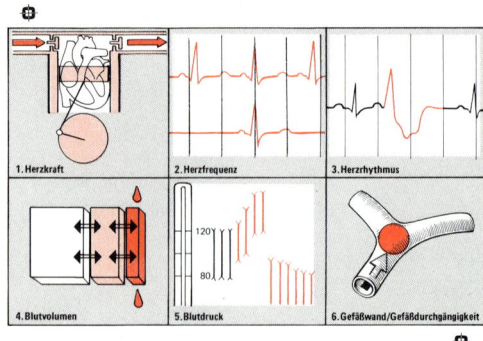

A. Die Angina pectoris

Die Angina pectoris ist die häufigste, infolge von Durchblutungsstörungen an den Herz-Kranzgefäßen ausgelöste, anfallartige Herzkrankheit.

Terminologie
Aus dem Stamm des griechischen Wortes *Angina* ist der Begriff Einengung abzuleiten; pectoris bedeutet „im Bereich der Brust, des Herzens". Weitere häufig im gleichen Sinne benützte Begriffe sind *Stenokardie, stenokardischer Anfall,* die ebenso das Schmerzbild des Engegefühls oder der Stiche im Bereich des Herzens wiedergeben.

Definition Angina pectoris. Durchblutungsstörungen an den Herz-Kranzgefäßen lösen anfallartige, durch *vorübergehenden* Sauerstoffmangel am Herzen bedingte Schmerzen aus. Die Schmerzen dauern selten länger als 10 min. und lassen sich durch die Gabe von Nitropräparaten beseitigen (Tabelle 26).

Pathophysiologie
Die Arbeit des Herzens läßt sich vereinfacht mit der Formel

Arbeit des Herzens = Druck × Volumen

beschreiben.
Bei körperlicher und seelischer Belastung nehmen meistens Blutdruck und das Schlagvolumen des Herzens zu. Der mehrarbeitende Herzmuskel benötigt mehr Sauerstoff. Ist eine ausreichende Mehrdurchblutung über krankhaft veränderte Herz-Kranzgefäße nicht möglich, treten Schmerzen auf.
Sauerstoffmangel verursacht Schmerzen!

Tabelle 26

Ursachen:	körperliche und/oder seelische Belastung

Folgen:	Frequenzerhöhung und Blutdruckanstieg Zunahme der Herzarbeit bei verengten Herz-Kranzgefäßen

Reaktionen:	Agina pectoris *vorübergehender* Sauerstoffmangel des Herzmuskels **ohne** Gewebeuntergang

Angina pectoris

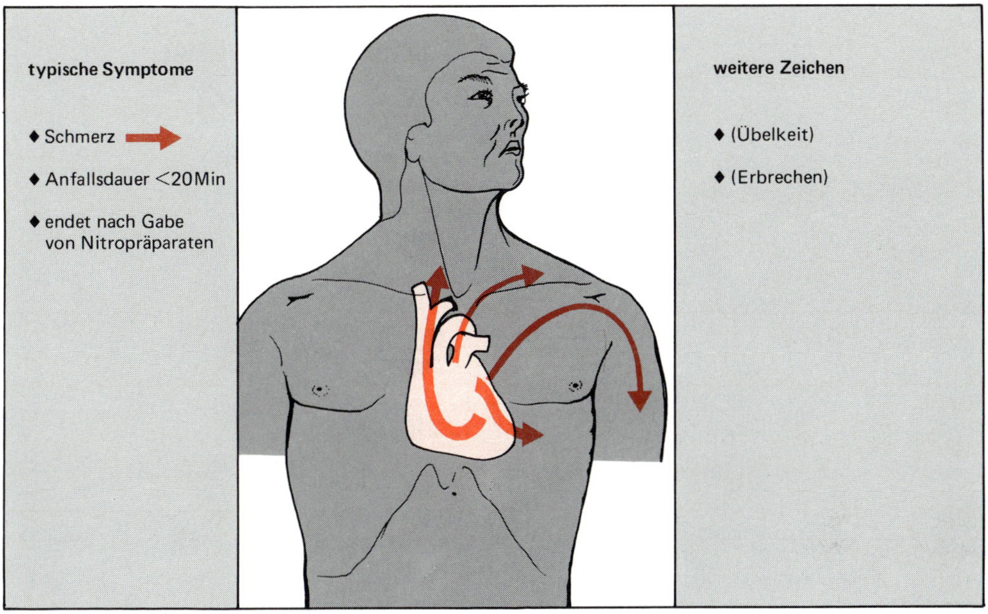

typische Symptome

- Schmerz →
- Anfallsdauer <20 Min
- endet nach Gabe von Nitropräparaten

weitere Zeichen

- (Übelkeit)
- (Erbrechen)

Abb. 163

Symptomatik (Abb. 163)
- heftiger stechender Schmerz und/oder Engegefühl im Bereich des Brustbeins, der Herzgegend, zum Teil mit Ausstrahlung in den linken Arm.
- Angst
- seltener Übelkeit oder Erbrechen (häufiger beim Herzinfarkt)
- Dauer der Symptomatik meistens kürzer als 10 Minuten
- Patienten geben häufig an, regelmäßig/öfter derartige Anfälle zu erleben.
- Anfall geht nach Gabe von Nitropräparaten vorüber

Therapie
1. Erste Hilfe
- Lagerung mit erhöhtem Oberkörper
- beruhigender Zuspruch
2. Sofortmaßnahmen des Rettungssanitäters
- Fortführung von 1.
- Unterstützung bei der Einnahme eigener *Nitropräparate* (Kapsel aufstechen bei Beiß-Schwierigkeiten, Sprayapplikation unter die Zunge)
- O_2-Gabe je nach Schwere
3. Notärztliche Therapie
- Fortführung von 2.
- Sedierung
- Gabe von Nitropräparaten

Besondere Hinweise

1. Angina pectoris und Herzinfarkt sind eng verwandte Krankheitsbilder. In beiden Fällen kommt es zum Sauerstoffmangel am Herzen.
2. Im Einzelfall, besonders beim erstmaligen Auftreten eines schweren Anfalls von Angina pectoris, kann auch der erfahrene Notarzt einen Herzinfarkt nicht mit Sicherheit ausschließen. Daher in Zweifelsfällen Kliniktransport.

B. Der Herzinfarkt

Der Herzinfarkt ist wie in anderen vergleichbaren westlichen Ländern auch in der Bundesrepublik die häufigste Todesursache.

Therminologie
Im Begriff *Infarkt* steckt das lateinische Wort für „hineinstopfen". In der Medizin spricht man von Infarkt, wenn Gefäße (Arterien) durch Blutgerinnsel o. ä. verstopft werden und der durch das betroffene Gefäß versorgte Gewebsbereich abstirbt.

Tabelle 27

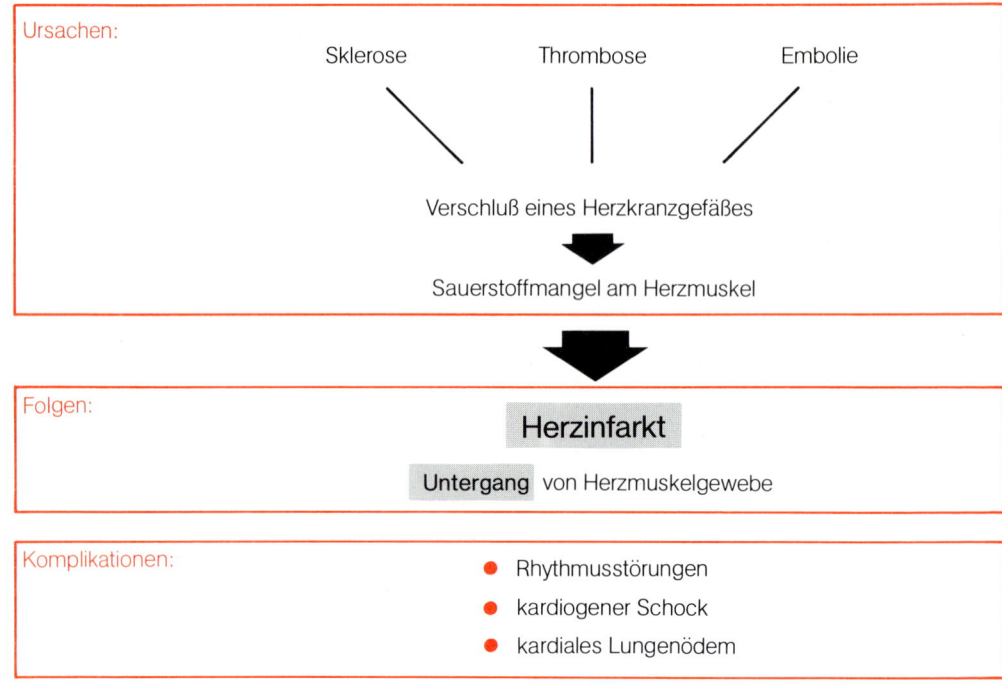

Definition Herzinfarkt. Durch Sauerstoffmangel verursachter Untergang von Herzmuskelgewebe aufgrund eines Verschlusses im Bereich der Herzkranzgefäße (Tabelle 27).

Pathophysiologie
Koronarsklerose, thrombotische, seltener embolische Verschlüsse der Herz-Kranzgefäße verursachen einen Sauerstoffmangelzustand, der im Gegensatz zur Angina pectoris beim Herzinfarkt zum *Gewebsuntergang* (Myokardnekrose) führt.
Folgende bedrohliche Komplikationen sind zu beachten:

1. Bei fast allen Herzinfarktpatienten kommt es im Anschluß an das Infarktgeschehen zu verschiedenen, zum Teil tödlichen *Rhythmusstörungen*.
2. Bei einem Teil der Infarktpatienten entwickelt sich sofort nach dem akuten Ereignis ein *kardiogener Schock*.
3. Gelegentlich tritt ein *kardiales Lungenödem* als Zeichen der schweren akuten Linksherzinsuffizienz auf.
   (Das linke Herz, die Pumpe des Hochdrucksystems, ist häufiger als das rechte Herz betroffen).

Symptomatik (Abb. 164)
- Heftiger stechender Schmerz und/oder Engegefühl in der Brustbein/Herzgegend, typischerweise mit Ausstrahlung in den linken Arm über die linke Schulter bis in den kleinen Finger
- Todesangst, Vernichtungsgefühl, Unruhe
- fahle, blaue, kühle Haut, kalter Schweiß
- häufig Übelkeit und Erbrechen
- häufig arrhytmischer Puls
- z. T. Blutdruckabfall

Therapie
1. Erste Hilfe
- Lagerung mit mäßig erhöhtem Oberkörper
- beruhigender Zuspruch
2. Sofortmaßnahmen des Rettungssanitäters
- Fortführung von 1.
- jede Anstrengung des Patienten vermeiden
- venöser Zugang (Ringer-Laktat-Infusion zum Offenhalten der Venen)
- O_2-Gabe
- ununterbrochen Puls-/EKG-Monitor-Kontrolle
3. Notärztliche Therapie
- Fortführung von 2.
- Infusion obligatorisch
- Gabe von Schmerz- und Beruhigungsmitteln

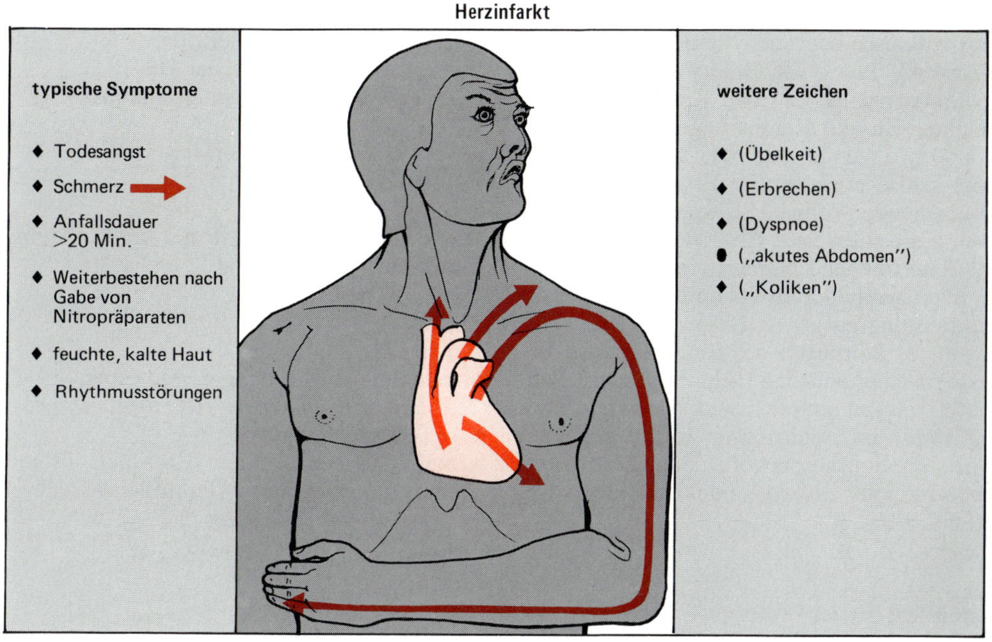

Herzinfarkt

typische Symptome

- Todesangst
- Schmerz →
- Anfallsdauer >20 Min.
- Weiterbestehen nach Gabe von Nitropräparaten
- feuchte, kalte Haut
- Rhythmusstörungen

weitere Zeichen

- (Übelkeit)
- (Erbrechen)
- (Dyspnoe)
- („akutes Abdomen")
- („Koliken")

Abb. 164

- bei Bradykardie frequenzerhöhende Medikamente
- bei Extrasystolie Substanzen gegen Rhythmusstörungen
- bei niedrigem Blutdruck blutdruckerhöhende Substanzen
- evtl. herzkraftverbessernde Mittel
- evtl. Kortikosteroide
- ggf. Behandlung des kardialen Lungenödems und des Kreislaufstillstandes

Besondere Hinweise

1. Von den Patienten, die innerhalb von 24 Std. nach dem Infarkt sterben, kommen
- ca. 50% innerhalb der ersten 15 min
- ca. 30% zwischen 15–60 min
- ca. 19% in der Zeit 1–24 Std

nach dem Ereignis zu Tode.
Ca. 80% dieser Patienten erleiden also einen Kreislaufstillstand innerhalb der 1. Stunde nach dem Geschehen. Dies ist der Zeitraum, in dem der Notfallpatient in der Regel durch das Personal des Rettungsdienstes versorgt und transportiert wird.

2. Der akute Kreislaufstillstand ist in ca. 90% durch ein Kammerflimmern ausgelöst.

C. Der Adams-Stokes-Anfall

Adams-Stokes-Anfälle treten als häufig lebensbedrohliche Frequenz- und Rhythmusstörungen, besonders bei älteren Leuten mit vorgeschädigtem Herzen auf.

Terminologie
Für die Bezeichnung dieses Krankheitsbildes wurden die Eigennamen von zwei Ärzten verwendet, die diese Störung ausführlich beschrieben.

Definition Adams-Stokes-Anfall. Zustandsbilder, bei denen es über extreme Frequenz- und Rhythmusabweichungen des Herzens zu einer Minderdurchblutung des Gehirns mit nachfolgenden Bewußtseinsstörungen (Krämpfen) kommt. Ursachen sind typischerweise Störungen der Erregungsüberleitung von den Vorhöfen zu den Kammern (Tabelle 28).

Pathophysiologie
AV-Block II. Grades heißt:
einzelne Vorhofaktionen werden nicht mehr zur Kammer weitergeleitet. Die Pulsfrequenz

kann unter 40 pro Minute abfallen. Der Puls ist rhythmisch oder arrhythmisch.

Beim AV-Block III. Grades werden keine Vorhoferregungen zu den Kammern weitergeleitet. Bis die Kammereigenfrequenz von 30–40 pro Minute einsetzt, tritt eine besonders kritische Phase ein. Es kann zum vorübergehenden völligen Stillstand der Kammer oder zur ersatzweisen Entwicklung von Kammerflattern oder Kammerflimmern kommen. In allen geschilderten Fällen ist die Herzauswurfleistung zu gering (fehlend), sodaß sich als erstes Störungen des für O_2-Mangel besonders empfindlichen Gehirns zeigen. „Sauerstoffmangelkrämpfe" sind besonders häufig, wenn das Gehirn zwar noch durchblutet wird, die antransportierte Sauerstoffmenge aber für eine *normale* Funktion nicht ausreicht.

Symptomatik
- langsamer rhythmischer oder
- langsamer arrhythmischer Puls
- schwirrender Puls (Kammerflattern)
- Pulslosigkeit
- Schwindel, Verwirrtheitszustände
- Ohnmacht, Krämpfe
- Blässe
- je nach Dauer und Art des Anfalls Atemstillstand und Zyanose.

Therapie
1. Erste Hilfe
Stabile Seitenlagerung, ggf. Atemspende
2. Sofortmaßnahmen des Rettungssanitäters
- präkordialer Schlag
- bei weiterbestehendem Kreislaufstillstand und einsetzendem Atemstillstand Herz-Lungenwiederbelebung.

Tabelle 28

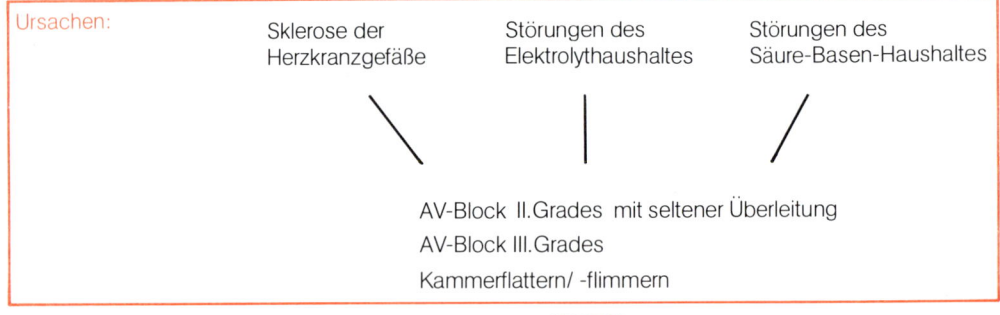

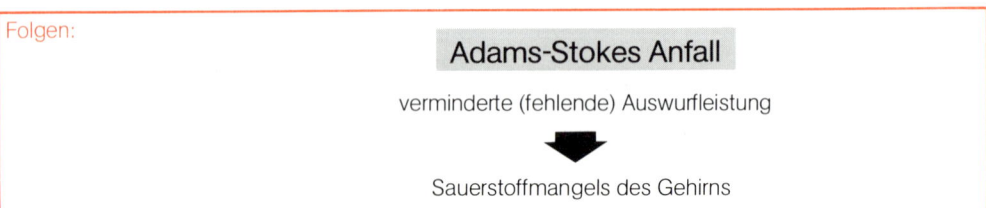

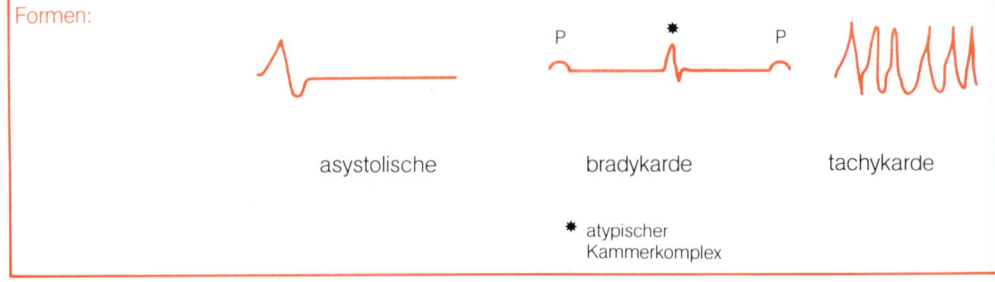

3. Notärztliche Therapie
- Fortführung von 2.
- *Nach EKG-Diagnostik:*
- bei Bradykardie frequenzerhöhende Medikamente
- bei Kammerflattern Defibrillation, und Medikamente gegen Flimmerneigung
- bei Asystolie oder Kammerflimmern Herz-Lungenwiederbelebung.

Besondere Hinweise

Adams-Stokes-Anfälle sind häufig der Anlaß zur Alarmierung des Rettungsdienstes. Der anrufende Laie hält den Anfallsbeginn je nach Symptomatik für den Eintritt des Todes. Wiederbelebungsbemühungen durch das Personal des Rettungsdienstes sollten aber auch dann eingeleitet werden, wenn rein rechnerisch (Zeit: Eingang Notfallmeldung – Ankunft Notfallort) bereits der „biologische Tod" eingetreten ist. In vielen Fällen erfolgreicher Wiederbelebung nach einer überraschend langer Zeit des „klinischen Todes" lag wohl ein Adams-Stokes-Anfall mit Kammerflattern/-flimmern vor, bei dem Gehirn und Herz für eine nicht genau bestimmbare Zeit über einen Minimalkreislauf weiter durchblutet wurden.

D. Die vasovagale Synkope

Die vasovagale Synkope ist ein Beispiel für bedrohlich aussehende, in der Regel aber harmlose, kurzfristige Störungen des Herz-Kreislaufsystems.

Tabelle 29

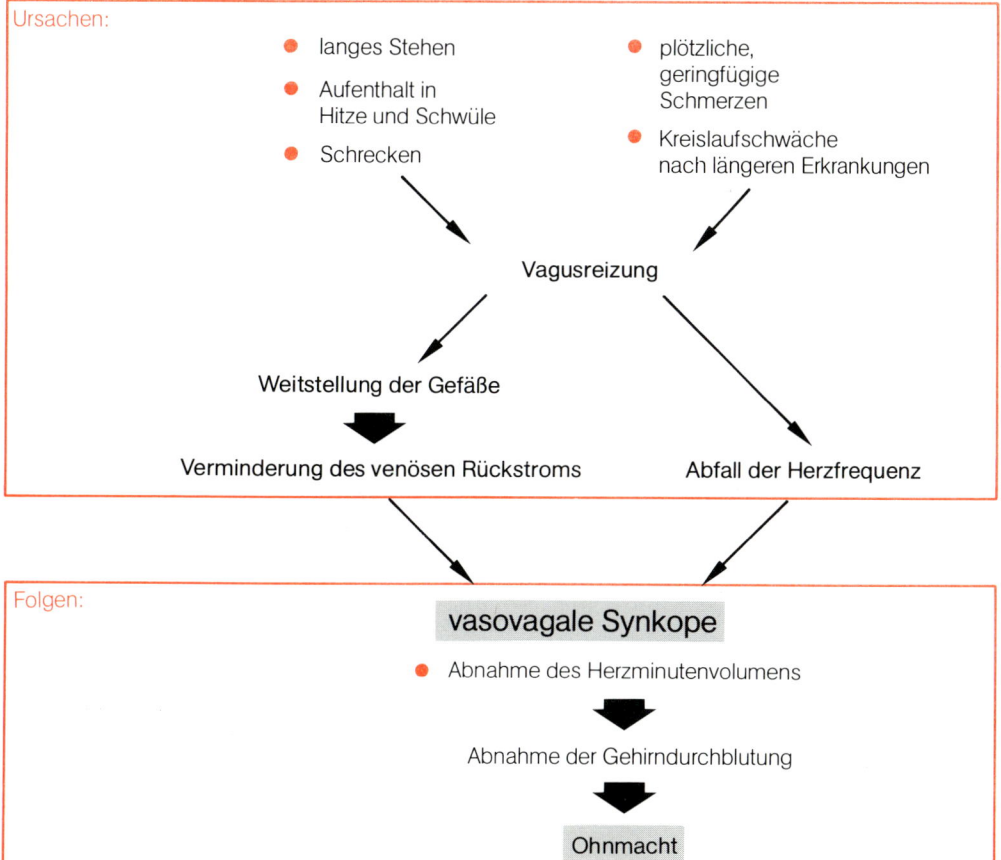

Terminologie

Der Stamm des griechischen Wortes *Synkope* beschreibt den Zustand des plötzlichen Zusammenbrechens. *Vaso-vagal* bedeutet, Störung am Gefäßsystem (vas = Gefäß) bei Beteiligung des Vagus. *Vasovagaler Kollaps, vasovagaler Schock* und *Vasomotorenkollaps* bezeichnen den gleichen Vorgang.

Definition vasovagale Synkope Durch Vagusstimulation hervorgerufene Weitstellung der Blutgefäße und Erniedrigung der Herzfrequenz führen zur Minderdurchblutung des Gehirns und zum kurzfristigen Bewußtseinsverlust.

Pathophysiologie

Je nach Schnelligkeit mit der sich die vasovagale Umstellung des Herz-Kreislaufsystems entwickelt, werden Übelkeit, Schweißausbruch und Schwarzwerden vor den Augen als Vorboten einer Ohnmacht empfunden, oder die Bewußtlosigkeit tritt schlagartig auf.
Häufiger kommen die Betroffenen nach dem Umsinken/Umfallen spontan wieder zu Bewußtsein, da in waagrechter Position mehr Blut zum Herzen zurückfließt und das Gehirn wieder besser durchblutet wird.

Symptomatik

- Blässe, kaltschweißige Haut
- Bradykardie von 40–60 min
- Hypotonie (systolische Blutdruckwerte um 80 mm Hg)

Therapie

1. *Erste Hilfe*
- Flachlagerung
- Schocklagerung, falls erforderlich Taschenmesserposition
2. *Sofortmaßnahmen des Rettungssanitäters*
- Fortführung von 1.
- selten O_2-Gabe erforderlich
3. *Notärztliche Therapie*
- typischerweise Maßnamen wie unter 2.
- selten blutdrucksteigende Substanzen i.v.

Besondere Hinweise

Auf Sekundärverletzungen, die beim Umfallen entstehen, z. B. Kopfplatzwunden, unter denen sich auch ein Schädelbruch verbergen kann, ist zu achten.

Tabelle 30

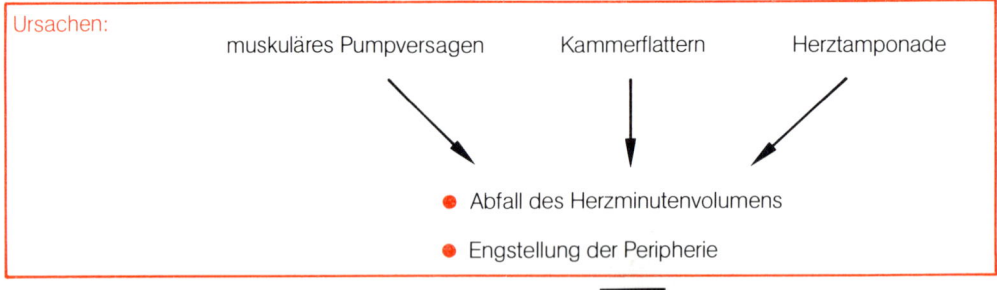

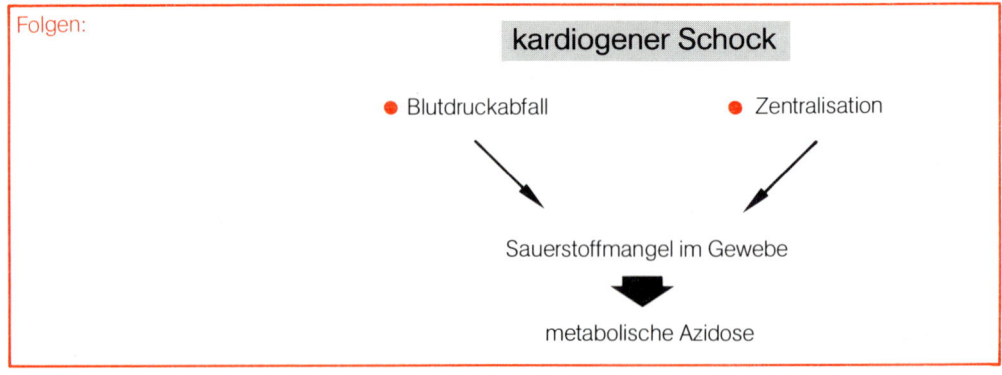

E. Der kardiogene Schock

Der kardiogene Schock ist ein Beispiel für das Pumpversagen des Herzens mit nachfolgenden Regulationsstörungen.

Terminologie
Schock bedeutet im medizinischen Sinne letztlich, daß ein fortschreitender pathologischer Vorgang in Gang gesetzt wird, der zu einer unzureichenden Durchblutung der Gewebe mit sauerstoffangereichertem Blut führt. *Kardiogen* bedeutet, daß diese Form des Schocks durch Störungen am Herzen ausgelöst ist.

Definition kardiogener Schock Bedrohliche Abnahme der Förderleistung des Herzens mit nachfolgenden Regulationsstörungen der peripheren Durchblutung, die zu lebensbedrohlichen Sauerstoffmangelzuständen an den verschiedenen Organsystemen führen (Tabelle 30).

Pathophysiologie
Der starke Abfall des Herzzeitvolumens und die Schwere des Schocks sind nicht, wie beim Volumenmangelschock, mit der gleichen Sicherheit nach dem Schema Puls über 100, systolischer Blutdruck unter 100, zu erkennen. Die Gegenregulationsvorgänge, insbesondere die Engstellung der Gefäße in der Peripherie halten den systolischen Blutdruck noch relativ lange über 100 mm Hg. Alle übrigen allgemeingültigen Schockzeichen wie Blässe, Kühle der Haut und kalter Schweiß, z. Teil Tachykardie, sowie die Hinweise auf den Ursprung der akuten Erkrankung, lassen aber auf die Bedrohlichkeit des Schockgeschehens schließen.
Eine weitere Besonderheit besteht darin, daß die herznahen Venen – wieder im Gegensatz zum Volumenmangelschock – prall gefüllt sind. Das venöse Blut staut sich vor der vermindert arbeitenden Pumpe. Allgemeine Schockfolgen, insbesondere die schwere Azidose, vermindern zusätzlich die Kraft des Herzens, ein Teufelskreis ist in Gang gesetzt!

Symptomatik
1. Häufig Hinweise auf vom Herzen ausgehende Störung.

2. Allgemeine Schockzeichen
- Sichtbare Schockzeichen
  Blässe (Minderdurchblutung der Peripherie)
  Verminderte Füllung peripherer Venen/Venenkollaps (Zentralisation).
  Frieren (periphere Minderdurchblutung und Störung des vegetativen Nervensystems)
  ungewöhnliches psychisches Verhalten, Unruhe, Starre (Störung des nervalen und vegetativen Gesamtsystems)
- Fühlbare Schockzeichen
  Schneller, flacher Puls um 100 (Ausgleichstachykardie)
  leicht unterdrückbar (indirektes Zeichen für niedrigen Blutdruck und für Zentralisation)
  kalte Haut (Minderdurchblutung der Peripherie)
  Zirkulationsverzögerung am Nagelbett (Zentralisation)
  kalter Schweiß (Störung des vegetativen Systems)
- Meßbare Schockzeichen
  arterieller Blutdruck abgefallen.

3. Besonderheiten:
- gestaute Halsvenen (meist erhöhter zentralvenöser Druck)
- kein Verlaß auf Schockindex
- Schwere der Zentralisation entscheidend (z. B. kein fühlbarer Puls an der Arteria radialis, Blutdruck am Oberarm gemessen ergibt Werte um 100 systolisch)

Therapie
1. Erste Hilfe
- *keine* Schocklagerung, Lagerung mit erhöhtem Oberkörper
- beruhigender Zuspruch

2. Sofortmaßnahmen des Rettungssanitäters
- zusätzlich O_2-Gabe
- venöser Zugang (Ringer-Laktat zum Offenhalten der Vene).

3. Notärztliche Therapie
- entsprechende Behandlung von Tachykardien, Bradykardien, Arrhythmien
- von Fall zu Fall zusätzlich erforderliche Medikamente
- Kortikosteroide
- blutdruckerhöhende Substanzen
- herzkraftverbessernde Medikamente
- in der Regel keine Infusion von Volumenersatzmitteln!

Besondere Hinweise

1. Die Durchführung der klassischen Lagerung wie beim Volumenmangelschock wäre falsch, sie würde dem bereits überlasteten Herzen zusätzliches Blut anliefern.
2. Die Schwere der Zentralisationszeichen ist aussagekräftiger als die Hunderterregel.
3. Weit mehr als 60% der Patienten mit kardiogenem Schock sterben trotz aller Bemühungen, auch wenn sie die Klinik noch lebend erreicht haben.

F. Die hypertensive Krise

Die hypertensive Krise ist eine relativ seltene, aber lebensbedrohliche Fehlregulation des Herz-Kreislaufsystems.

Terminologie

Krise bedeutet akute bedrohliche Situation. Das Wort *hyperton* weist darauf hin, daß diese Krise durch extrem hohe Blutdruckwerte ausgelöst wurde.

Definition hypertone Krise. Plötzlicher Anstieg des Blutdruckes auf Werte über 250/140 mm Hg, der zu bedrohlichen Folgezuständen an Herz und Gehirn führt (Tabelle 31).

Pathophysiologie

Beim anfallartigen Anstieg der systolischen und diastolischen Blutdruckwerte ist neben der Höhe des Blutdrucks, die z. B. 300/150 mm Hg erreichen kann, die Anstiegsgeschwindigkeit von Bedeutung.
Ursachen für die Entstehung einer hypertonen Krise sind neben Geschwülsten der Nebenniere (Phäochromozytom), die Überträgersubstanzen des Sympathikus produzieren, akute oder chronische Nierenerkrankungen. Meist sind Patienten, die als Hypertoniker bekannt sind, betroffen, seltener Menschen, deren Blutdruck zuvor im Normalbereich lag.
Wegen der akuten Folgen an Herz und Gehirn ist die hypertone Krise lebensgefährlich. Das Herz muß wegen des Blutdruckanstiegs plötzlich eine erhebliche Mehrarbeit leisten (Herzarbeit = *Druck* × *Volumen*).

Tabelle 31

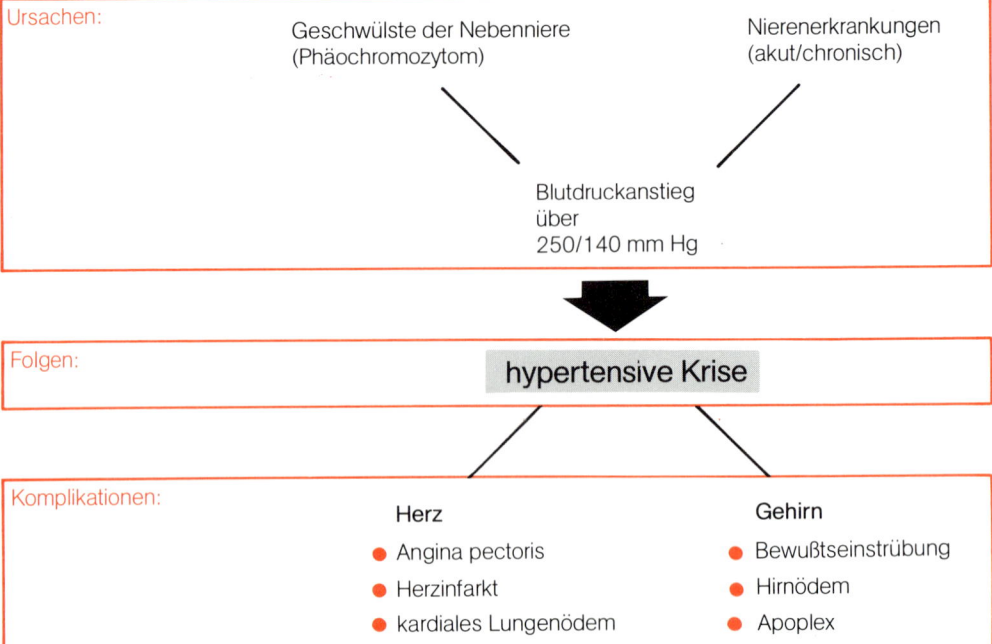

Die hypertensive Krise

Wenn der Sauerstoffantransport über die Durchblutung der Herzkranzgefäße nicht mehr ausreicht, macht sich der Sauerstoffmangel im Muskel durch Herzschmerzen (Angina pectoris) bemerkbar. Ist der Sauerstoffmangel so schwerwiegend, daß Herzmuskelgewebe untergeht, entwickelt sich ein Herzinfarkt. Zusätzlich droht ein muskuläres Pumpversagen, da das linke Herz („Pumpe des Hochdrucksystems") die vermehrte Arbeit häufig nicht mehr bewältigen kann. Dann entwickelt sich ein kardiales Lungenödem.

Der massive Druckanstieg im Gehirn führt zu schwerwiegenden Störungen, die sich durch starke Kopfschmerzen, Schwindelanfälle, Krämpfe und Bewußtseinsstörungen bemerkbar machen. Bei der Zerreißung eines Gefäßes im Gehirn infolge des hohen Druckes kommt es zur Gehirnblutung (Apoplexie).

Symptomatik
- Kopfschmerz, Sehstörungen, Schwindelanfälle,
- Bewußtseinstrübungen, Krämpfe,
- evtl. Bild der Apoplexie
- Herzklopfen, Angstgefühle
- Angina pectoris
- Infarktsymptomatik
- Lungenödem

Therapie
1. Erste Hilfe
Lagerung mit erhöhtem Oberkörper, bei Bewußtseinsverlust in Seitenlagerung
2. Sofortmaßnahmen des Rettungssanitäters
- Fortführung von 1.

3. Notärztliche Therapie
- Medikamente zur Blutdrucksenkung
- ggf. Behandlung der Komplikationen

Besondere Hinweise

Die hypertensive Krise ist ein eindrucksvolles Beispiel dafür, daß die richtige Lagerung von Notfallpatienten bereits vor dem Transportbeginn von den zuvor bestimmten Blutdruckwerten abhängt.

Kapitel 14. Störungen des Bewußtseins

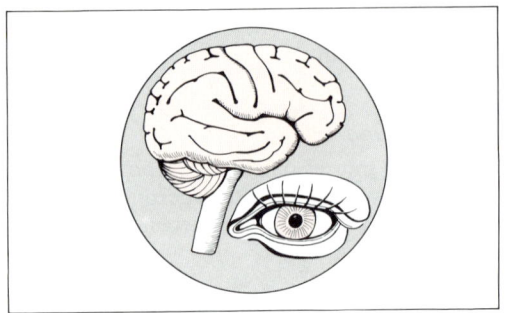

A. Das Hirnödem

Störungen des Bewußtseins werden bei Notfallpatienten besonders häufig durch die Entwicklung eines Hirnödems hervorgerufen.

Terminologie
Das griechische Wort *Ödem* bedeutet Schwellung. In der Medizin bezeichnet man im Allgemeinen den Eintritt überreichlicher Flüssigkeitsmengen aus den Gefäßen in Zellen, Gewebsspalten und Körperhöhlen als Ödem.

Definition Hirnödem. Durch verstärkte Wasseransammlung in den Gehirnzellen und im Zellzwischengewebe verursachte Erhöhung des Hirndrucks (Tabelle 32).

Pathophysiologie
Das Hirngewebe reagiert auf verschiedene schädigende Einflüsse relativ einheitlich mit Ödembildung. Das Gehirn ist im Schädel von einem schützenden Flüssigkeitspolster umgeben. Nach Auspressen dieses Polsters stößt es aber mit seiner Oberfläche gegen die starre, hohlkugelartige Schädelkapsel, die einer Massenvermehrung enge Grenzen setzt. Durch

Tabelle 32

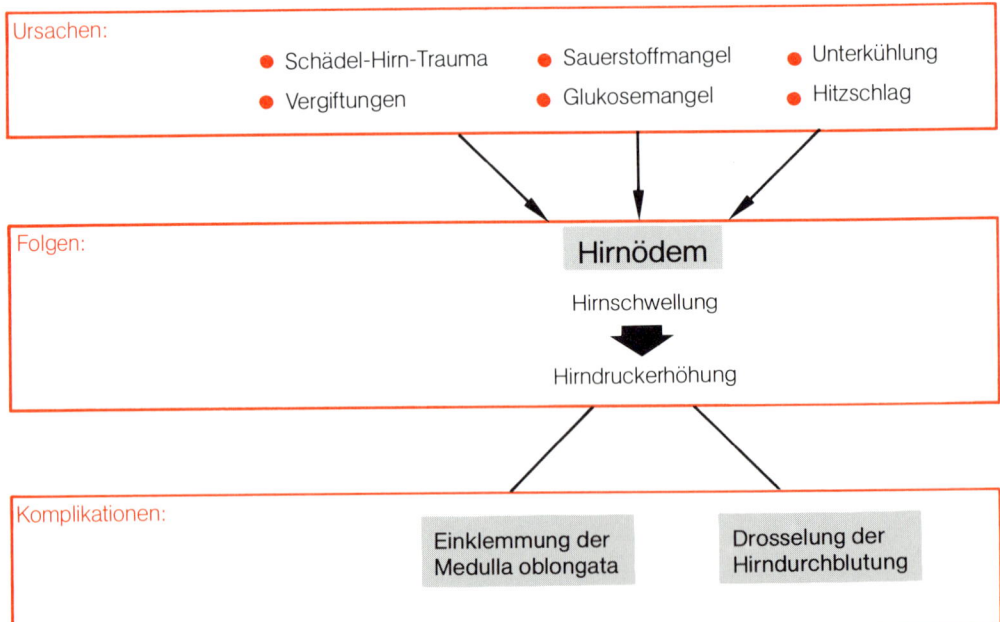

den Widerstand des knöchernen Schädels entwickelt sich ein gesteigerter Hirndruck mit Bewußtseinsverlust. Teile des Kleinhirns können in die einzige Öffnung der „Hohlkugel" in das Hinterhauptloch gepreßt werden und durch Druck auf die Medulla oblongata (Sitz wichtiger Nervenstränge und verschiedener Zentren der vitalen Funktionen Atmung und Kreislauf) schwerste lebensbedrohliche Störungen auslösen. Die durch erhöhten Innendruck verursachte Minderdurchblutung des Gehirns kann zum Hirntod führen.

Das örtliche (einseitige) Hirnödem beim Schädel-Hirntrauma führt zu einseitigen Verdrängungsvorgängen im Gehirn mit entsprechenden neurologischen Seitenzeichen an Pupillen und Extremitäten.

Das generalisierte Hirnödem nach Vergiftung, schwerstem Sauerstoffmangel, etc. ist durch tiefe Bewußtlosigkeit und das Auftreten seitengleicher krankhafter Befunde erkennbar.

Symptomatik
- Bewußtseinsverlust
- Hyperventilation
- periodisch an- und abschwellende vertiefte Atemtätigkeit (Cheyne-Stokes'sche Atmung)
- Atemstillstand
- Abweichung von normalen Puls- und Blutdruckwerten
- zunehmend weit und reaktionslos werdende Pupillen
- Seitensymptomatik, d. h., eine Seite betreffend, auf einer Seite beginnend, z. B. bei Schädelhirntraumen und Tumoren
- Lähmungen
- Steckkrämpfe

Therapie
1. *Erste Hilfe*
- stabile Seitenlagerung

2. *Sofortmaßnahmen des Rettungssanitäters*
- Lagerung unter Mitberücksichtigung der Ursache und der Blutdruckwerte
- Intubation
- assistierende/kontrollierende Beatmung, mäßige Hyperventilation

3. *Notärztliche Therapie*
- Fortführung von 2.
- Kortikosteroide
- Fallweise osmotisch wirksame Medikamente und Infusionen

B. Erregungs- und Angstzustände

Akute Erregungs- und Angstzustände sind die häufigsten, mit einer Veränderung der normalen Bewußtseinslage verbundenen psychiatrischen Notfälle im Rettungsdienst.

Terminologie
Krankhaft veränderte Bewußtseinslagen, bei denen der Patient redet, schreit oder tobt, zum Teil für seine Umgebung und für sich selbst gefährlich wird, werden als akute *Erregungszustände* gekennzeichnet.
Bei akuten *Angstzuständen* überwiegt bei den Betroffenen das qualvolle Gefühl, ohnmächtig und ausweglos einer Bedrohung ausgeliefert zu sein.
Beide Formen können ineinander übergehen.

Pathophysiologie
Jede seelische, viele körperliche Erkrankungen, vor allen Dingen aber die Wirkung mancher Medikamente, Gifte und die große Zahl der Rauschdrogen können akute Erregungs- und Angstzustände auslösen.
Bei Erregungszuständen, die durch Gifte oder Drogen hervorgerufen wurden, kann dieser Zustand eine akute Lebensgefahr anzeigen, da Atmung und Kreislauf während dieses Anfalls aussetzen können.
Durch stürmische Bewegungsunruhe oder durch gezielte Selbstschädigung bringt sich der Notfallpatient Verletzungen bei, zum Teil besteht Selbstmordabsicht. Schwierig wird das Eingreifen dadurch, daß sich Angst und/oder Erregung des Kranken häufig auch gegen die zur Hilfe Herbeigerufenen richtet.

Symptomatik
- Veränderung der normalen Bewußtseins- oder Stimmungslage
- Bewegungsdrang, zum Teil wechselnd mit Bewegungslosigkeit
- Reden, Schreien, Schimpfen
- Wahnzustände
- Tobsucht, Zerschlagen aller erreichbaren Gegenstände, Angriff auf andere Personen
- Selbstverletzungen (die Schmerzempfindung ist herabgesetzt)
- zum Teil schwerste körperliche Begleitsymptome, wie z. B. Schweißausbrüche, Zittern, Kreislaufversagen

Tabelle 33

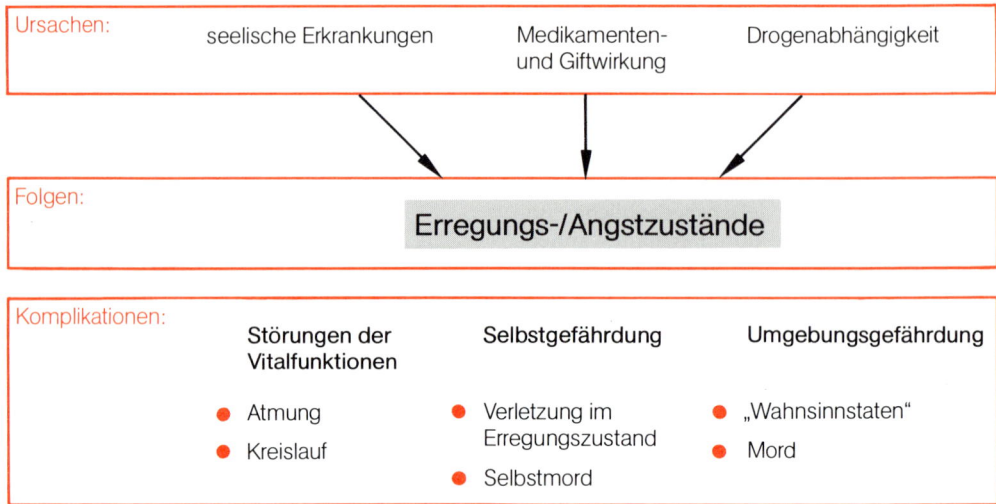

Therapie
1. Erste Hilfe
- Versuch, mit dem Notfallpatienten ein beruhigendes Gespräch zu führen
- Wegnahme gefährlicher Gegenstände

2. Sofortmaßnahmen des Rettungssanitäters
- Fortführung von 1.
- körperliche Auseinandersetzungen vermeiden
- bei akuter Lebensgefahr für den Patienten oder andere Personen Alarmierung der Polizei
- ggf. Alarmierung des Notarztes
- in jedem Fall Hinzuziehen eines Arztes

3. Notärztliche Therapie
- Medikamente zur Beruhigung (Auswahl unter Beachtung der Anfallsursache).

Besondere Hinweise

1. Je nach vermutlicher Ursache (Gift-, Medikamenten-, Drogeneinnahme), sollten die entsprechenden Substanzen oder verdächtigen Gebrauchsgegenstände (Spritzen, Löffel usw.) zur Giftbestimmung in die Klinik mitgenommen werden.
2. Die Zwangseinweisung von Patienten, die sich oder ihre Umwelt akut gefährden, ist in den einzelnen Bundesländern unterschiedlich geregelt. In allen Bundesländern liegt die Entscheidung über eine Einweisung in eine psychiatrische Klinik gegen den Willen des Patienten nicht in der Zuständigkeit des Rettungssanitäters! Rettungspersonal kann aber den Transport in eine entsprechende Klinik im ärztlichen, polizeilichen oder richterlichen Auftrag unter Beachtung der landesspezifischen Bestimmungen durchführen.

C. Krampfanfälle

Krampfanfälle sind eine besondere, mit Bewußtseinsveränderungen einhergehende Reaktionsform des Gehirns auf unterschiedliche Störungen.

Terminologie
Krampfanfälle (Tabelle 34) sind motorische Reizerscheinungen, die ihren Ursprung in akuten Störungen oder chronischen Erkrankungen des Gehirns haben.

Wichtige Unterscheidungen
1. Form der Krämpfe
a) *Art des Krampfes*
- *tonische* Krämpfe beruhen auf lang dauernden Muskel*kontraktionen*
- *klonische* Krämpfe beruhen auf schnell aufeinanderfolgenden Muskel*zuckungen*

Krampfanfälle

Tabelle 34

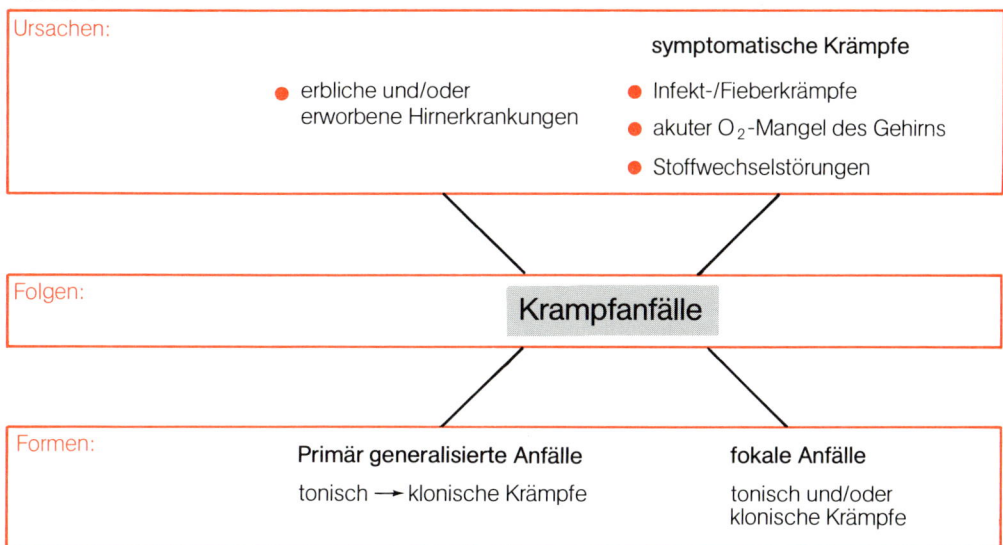

b) *Betroffene Regionen*
- *fokale* Krämpfe einseitig auf einzelne Muskeln oder Muskelgruppen beschränkte Krämpfe (Fokus = Herd).
- *generalisierte* Krämpfe: sich über den ganzen Körper ausbreitende Krämpfe

2. *Ursachen der Krampfanfälle*
a) *Symptomatische* Krämpfe: Krampfanfälle, die als Symptom, als Folge einer selbständigen Erkrankung des Gesamtorganismus oder des Gehirns auftreten, im Gegensatz zur
b) *Epilepsie*, im engeren Sinne, einer selbständigen Krankheit des Gehirns, bei der chronisch und sich wiederholend Anfälle auftreten. Das griechische Wort *Epilepsie* bedeutet Fallsucht.

Pathophysiologie
Ähnlich wie das Hirnödem sind Krampfanfälle kein nur für eine Erkrankung spezifisches Symptom, sondern eine unspezifische, krisenhafte Reaktion des Gehirns auf Störungen sehr unterschiedlicher Ursachen.
Erbliche und/oder erworbene Erkrankungen können ebenso wie fieberhafte Infekte bei Kleinkindern, schwere Bilder des akuten O_2-Mangels im Gehirn (Erstickungsvorgänge) oder Stoffwechselstörungen (Hypoglykämie), Krampfanfälle auslösen.
Für die notärztliche Therapie und die Befundübermittlung in die Klinik ist es wichtig, zwischen generalisierten und fokalen Krämpfen zu unterscheiden.

Der generalisierte Anfall ist durch die Beteiligung der gesamten willkürlichen Muskulatur und an tonisch-klonischen Krämpfen zu erkennen. Die betroffenen Patienten sind während dieser Zeit bewußtlos. Der Krampfanfall geht im Anschluß in der Regel in das Erschöpfungsstadium, einen schlafähnlichen Zustand über. Auch wenn der Patient erweckbar ist, besteht Erinnerungslosigkeit. Es ist daher nicht sinnvoll, während dieser Zeit, z. B. während des Transports in die Klinik, eine gezielte Befragung anzustellen.
Bei jedem Krampfanfall kommt es zur Schädigung von Hirnzellen, letztlich durch Sauerstoffmangel, da während des Krampfes auch die Funktion der Atemmuskulatur (Zwerchfell) gestört ist.

Symptomatik
1. *Generalisierter tonisch-klonischer Anfall*
- nach uncharakteristischen Vorzeichen, z. B. Kopfdruck Schwindel
- einige Sekunden dauernder, bewußt erlebter Anfallsbeginn mit optischen und akustischen Störungen. Patienten sehen Sterne, hören Brausen oder Dröhnen.
- unter plötzlichem Bewußtseinsverlust und einem Aufschrei stürzen die Patienten auf den Boden
- tonische Krämpfe
- Atemstillstand, Zyanose
- Gesicht verzerrt, Pupillen weit und lichtstarr, oft Blickwendung auf eine Seite

- nach ca. 30 sec Übergang in klonische Krämpfe
- durch Zungenbewegung bildet sich Schaum im Mund
- Schaumaustritt aus dem Mund
- Muskelerschlaffung nach 1–2 min, Erschöpfungsstadium
- Wiedereinsetzen der Atmung,
- Nachschlafphase

2. Fokale Anfälle
- beginnen beispielsweise als Krämpfe des Daumens auf einer Seite
- breiten sich bei erhaltenem Bewußtsein auf andere Partien der gleichen Körperseite aus
- Übergang in generalisierten Krampfanfall möglich

Therapie
1. Erste Hilfe
- Lagerung zur Vermeidung von Selbstverletzungen (z. B. Anstoßen des Kopfes an Gegenständen)
- Einschieben eines geeigneten harten Gegenstandes zwischen die Zähne (wenn möglich) als Schutz vor Zungenbiß

2. Sofortmaßnahmen des Rettungssanitäters
- Fortführung von 1.
- Absaugen des Rachenraums
- je nach Schwere der Zyanose O_2-Beatmung

3. Notärztliche Therapie
- Fortführung von 2.
- Medikamente zur Unterbrechung von Krämpfen

Besondere Hinweise

1. Der Krampfanfall eines Diabetikers im hypoglykämischen Schock unterscheidet sich nicht grundsätzlich vom epileptischen Anfall. Vorsicht mit der „Diagnose": Epilepsie!
2. Auch bei bekannter Epilepsie ist besonders nach einem Anfall mit Sturz auf den Kopf ein Transport in die Klinik oder eine Untersuchung durch einen Arzt notwendig, um Folgeverletzungen auszuschließen. Außerdem sollte die medikamentöse Einstellung überprüft werden.
3. Anfälle, die länger als 15 min anhalten, oder in dichtem, zeitlichem Abstand (weniger als 1 Std) folgen, nennt man Status Epilepticus. Dies ist ein lebensgefährlicher Zustand.

D. Das Schädelhirntrauma

Das Schädelhirntrauma, das am häufigsten im Rettungsdienst vorkommende Verletzungsbild mit Bewußtseinsstörungen, wird in Kap. 19 dargestellt.

E. Die Schlafmittelvergiftung

Die Schlafmittelvergiftung führt typischerweise zu tiefer Bewußtlosigkeit. Sie wird in Kap. 21 besprochen.

Kapitel 15. Störungen des Wasser- und Elektrolythaushaltes

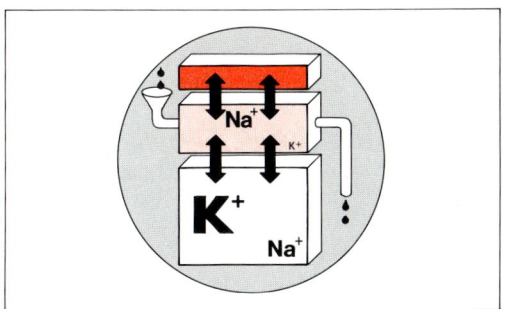

A. Dehydration

Die für das Personal im Rettungsdienst erkennbaren Störungen des Wasser- und Elektrolythaushaltes sind überwiegend durch verstärkte Ausscheidung oder verminderte Zufuhr von Flüssigkeiten bedingt.

Terminologie
Der Begriff *Dehydration* beschreibt den Zustand des Wasserentzugs/Wassermangels.

Definition Dehydration: Durch verstärkte Ausscheidung oder verminderte Zufuhr ausgelöster Wassermangel in den drei Flüssigkeitsräumen des menschlichen Körpers (Tabelle 35).

Pathophysiologie
Aufgrund der Notfallsituation, der Angaben des Patienten selbst und/oder Fremdangaben kann in vielen Fällen auf Flüssigkeitsmangel geschlossen werden. Der Wassermangel in den Zellen selbst, im Zwischenzellgewebe und in den Blutgefäßen führt zu erheblichen Funktionsstörungen des gesamten Organismus. Diese Funktionsstörungen lassen sich in erster Linie an auffallenden Zeichen des Zentralnervensystems, am Kreislaufverhalten und

Tabelle 35

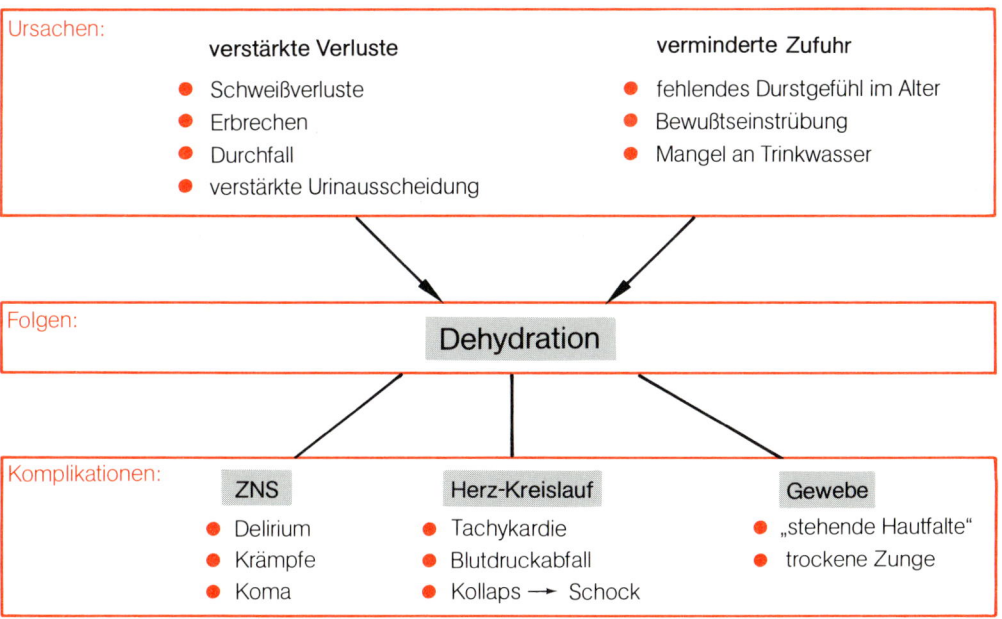

an Veränderungen von Haut, Schleimhäuten und Geweben erkennen.

Komplizierte Unterscheidungen der Dehydration, nach Elektrolytkonzentrationen im Blut, die nur über umfangreiche Laborbestimmungen in der Klinik erkennbar werden, spielen für die erste Behandlung im Rettungsdienst keine wichtige Rolle.

Symptomatik
- Durstgefühl (in der Regel)
- allgemeine Schwäche und Abgeschlagenheit
- trockene Zunge, erschwertes Schlucken
- Tachykardie, niedriger Blutdruck (Schocksymptome)
- evtl. heiße, trockene Haut, Fieber
- Krämpfe, Delirium, Koma

Therapie
1. *Erste Hilfe*
- Flachlagerung
- bei erhaltenem Bewußtsein Flüssigkeit (Elektrolyt-Drinks) oder selbst hergestellte Salzlösungen (etwa 1 Teelöffel Salz in 1 Liter Wasser aufgelöst) anbieten.

2. *Sofortmaßnahmen des Rettungssanitäters*
- Fortführung von 1.
- Infusion von Ringer-Laktat-Lösung 500 ml sofort evtl. weitere 500 ml während des Transports.

3. *Notärztliche Therapie*
- Infusion von Elektrolytlösung, ggf. unter Beachtung der Ursache und der vermutlichen Form der Dehydration.

B. Überinfusion

Bei unkritischer Zufuhr von Volumenersatzmitteln, Elektrolyt- oder Zuckerlösungen, droht eine Überinfusion.

Terminologie
Man verwendet den Begriff *Überinfusion,* wenn eine weit über den Volumen- oder Wasserverlust hinausgehende Flüssigkeitsmenge infundiert wurde (Tabelle 36).

Pathophysiologie
Bei einem Volumenmangelschock, der durch Gabe von Volumenersatzmitteln behandelt wird, erfolgt die Normalisierung der Puls- und Blutdruckwerte nach ausreichender Infusion häufig erst mit einer gewissen Verzögerung. Auch die Zentralisationszeichen bestehen noch für eine bestimmte Zeit weiter. Wenn in dieser Phase – wegen der Dramatik des Ge-

Tabelle 36

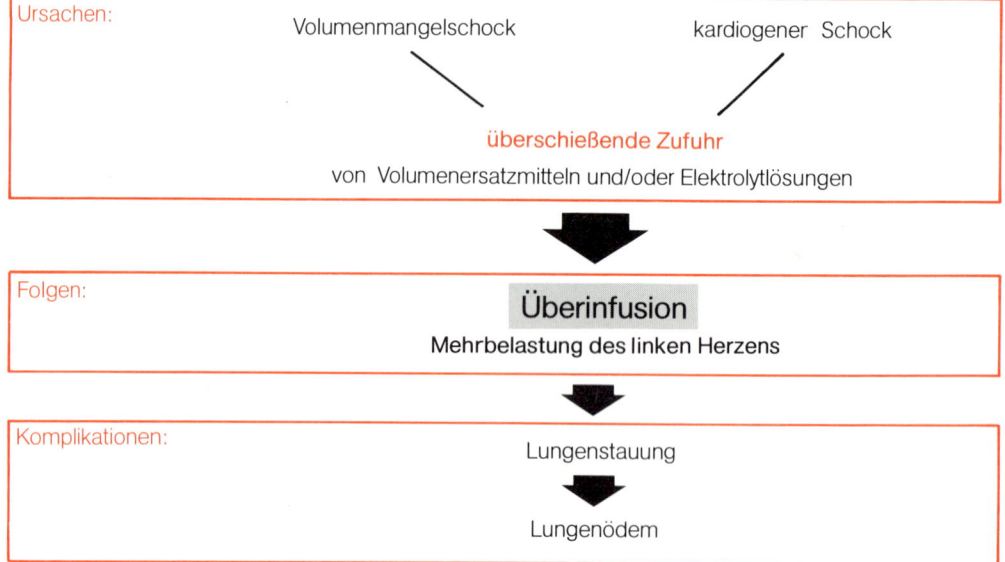

schehens – unkritisch, unter Umständen sogar mit Druck weiter infundiert wird, entwickelt sich eine Überfüllung des Kreislaufs.

Bei anderen Schockformen, insbesondere dem kardiogenen Schock, reichen oft schon relativ geringe Infusionsvolumina aus, um eine Mehrbelastung des Herzens zu verursachen.

In allen diesen Fällen kann das Herz, besonders das linke Herz als Pumpe des Hochdrucksystems, die intravasale Flüssigkeitsmenge nicht mehr bewältigen. Es entwickelt sich eine Stauung in der Lunge. Je nach Stärke der Stauung kommt es zum Übertritt von Plasma aus den Gefäßen in die Alveolen, zum Lungenödem.

Symptomatik
- Zeichen des Lungenödems
- Halsvenenstauung

Therapie
1. Erste Hilfe
- Unterbrechung der Infusion
- Oberkörper-Hochlagerung

2. Sofortmaßnahmen des Rettungssanitäters
- Fortführung von 1.
- O_2-Überdruckbeatmung

3. Notärztliche Therapie
- Fortführung von 2.
- Gabe von Diuretika

Kapitel 16. Störungen des Wärmehaushalts

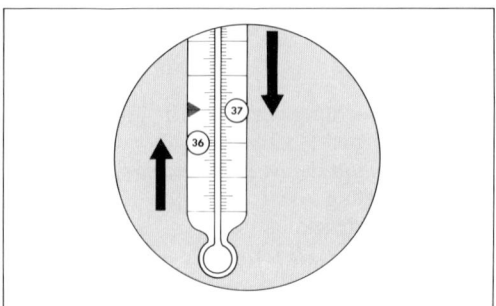

A. Hitzeerschöpfung und Hitzschlag

Besonders im Sommer sind relativ häufig Patienten zu versorgen und in die Klinik zu transportieren, deren Zustand sich unter Hitzebelastung aus völligem Wohlbefinden heraus verschlechterte.

Terminologie
1. Definition Hitzeerschöpfung
Erhebliche Wasser- und Salzverluste durch länger anhaltendes Schwitzen – meist bei körperlicher Belastung – führen bei nur mäßig erhöhten Körpertemperaturen zu Erschöpfungszuständen.
2. Definition Hitzschlag
Anstieg der Körpertemperatur über 41° nach Zusammenbruch der körpereigenen Ausgleichsreaktionen in hohen Umgebungstemperaturen (Tabelle 37).

Pathophysiologie
Bei der *Hitzeerschöpfung* stehen nach länger anhaltendem Schwitzen unter körperlicher Belastung Wasser- und Salzverluste im Vordergrund.
Der *Hitzschlag* entwickelt sich unter ähnlichen Umständen. Hier versagen aber zu einem früheren Zeitpunkt die Gegenregulationen des Körpers gegen die Temperaturerhöhung (Schwitzen und verstärkte Durchblutung der Haut zur Wärmeabgabe). Die Körpertemperatur steigt über 41 °C an. Zu diesem Zeitpunkt wird auch die Schweißproduktion eingestellt. Es bahnt sich ein Kreislaufversagen an. Die Bewußtseinsstörungen sind durch ein sich zusätzlich entwickelndes Hirnödem verursacht.

Symptomatik
Die weitgehend einheitlichen Symptome sind aus der schematischen Darstellung in Tabelle 37 zu entnehmen. Als Zusammenfassung gilt:
Schocksymptome ohne Temperaturanstieg: Hitzeerschöpfung
Schocksymptome mit Temperaturanstieg über 41 °C: Hitzschlag

Therapie
1. Erste Hilfe
- Flachlagerung in Anpassung an den Bewußtseinszustand
- Entfernung dicht sitzender Kleidungsstücke
- Kühlung durch Luft und kalte Umschläge
- Flüssigkeitsangebot bei erhaltenem Bewußtsein (Anreicherung durch Salze)

2. Sofortmaßnahmen des Rettungssanitäters
- Fortführung von 1.
- Lagerung in Anpassung an gemessene Blutdruckwerte
- Infusion von Ringer-Laktat (500 ml sofort evtl. weitere 500 ml während des Transportes)
- In Abhängigkeit vom Atemzugvolumen O_2-Insufflation
- oder O_2-Beatmung

3. Notärztliche Therapie:
- Fortführung von 2.
- Infusionstherapie mit Elektrolytlösungen

Tabelle 37

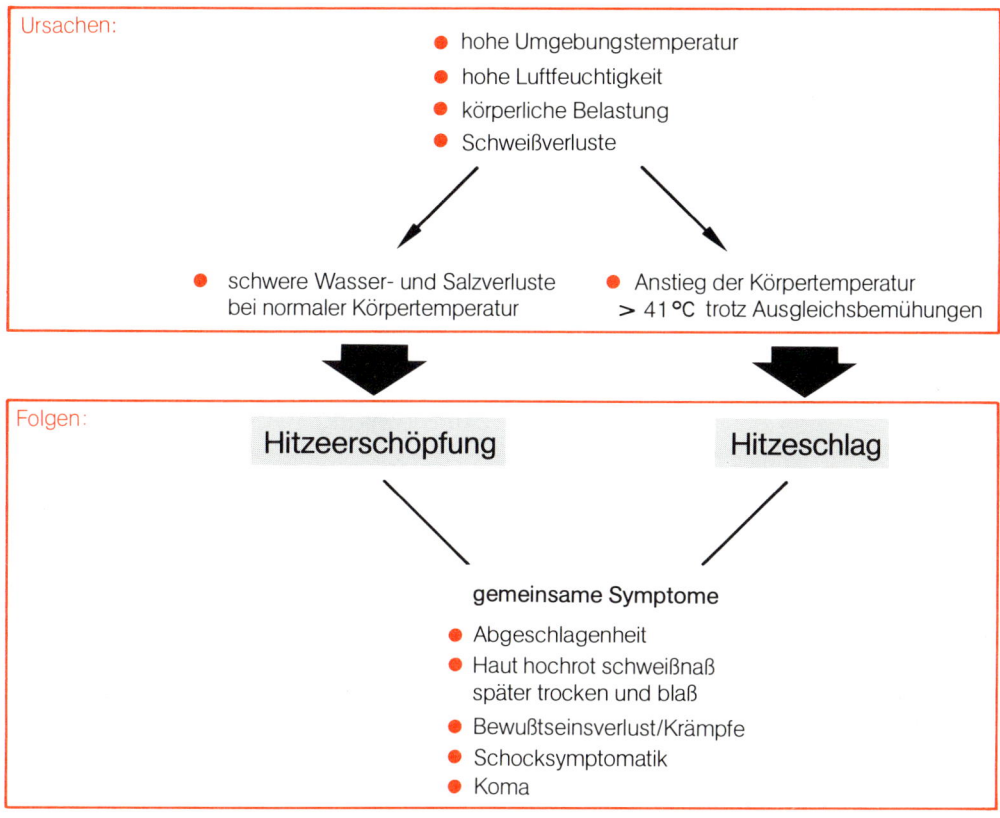

B. Unterkühlung

In der kalten Jahreszeit werden häufiger Notfallpatienten aufgefunden, die allein durch Unterkühlung oder durch einen Verletzungen bzw. Erkrankungen begleitenden Abfall der Körperkerntemperatur in einen lebensbedrohlichen Zustand gerieten.

Terminologie
Den Abfall der Körperkerntemperatur unter 36° C bezeichnet man als Unterkühlung. Das griechische Wort *Hypothermie* hat die gleiche Bedeutung (Tabelle 38).

Pathophysiologie
Sind die Wärmeverluste größer als die Wärmeerzeugung, so sinkt die Körperkerntemperatur unter 36° C. Dies ist der Beginn der Unterkühlungskrankheit. Da die Wärmeleitfähigkeit des Wassers um das 10–15fache größer ist als die der Luft, tritt eine Unterkühlung in dieser Umgebung wesentlich schneller auf als in kalter Luft. Bei Schwimmbewegungen wird die Wärmeabgabe durch Konvektion nochmals verstärkt.

Der Verlauf der Unterkühlungskrankheit ist in 4 Stadien einzuteilen:
• In der Phase der *Erregungssteigerung* während des Temperaturabfalls von 36,5° auf 34° C versucht der Körper, einen weiteren Temperaturabfall durch verstärkte Muskelarbeit wie Kältezittern zu verhindern. Der Betroffene ist erregt. Äußerlich sind Zeichen – ähnlich wie beim Volumenmangelschock – der Zentralisation zu erkennen. Die Extremitäten schmerzen.

• In der Phase der *Erregungsabnahme* (34 bis 30° C) machen sich Erschöpfungszeichen bemerkbar. Der Betroffene wird teilnahmslos, schläfrig, Herztätigkeit und Atmung werden langsam und unregelmäßig. Die Atemzüge werden flacher, es kommt zur Bildung einer Azidose, der Blutzuckerspiegel fällt ab.

Tabelle 38

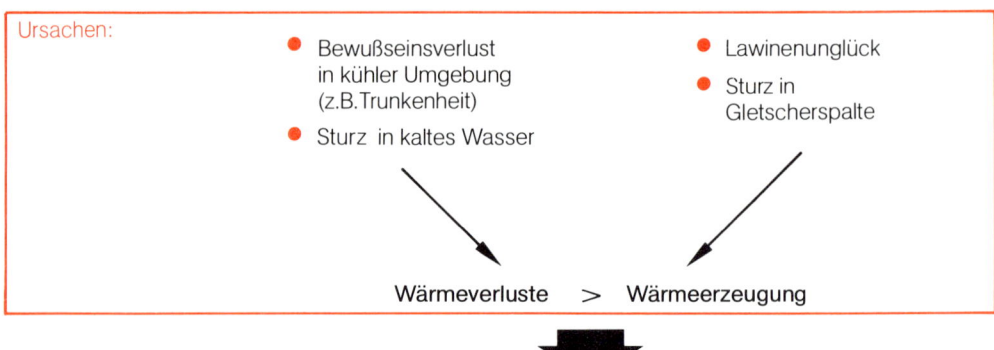

- Bei einer Kerntemperatur um 30° tritt Bewußtlosigkeit ein. Die Ausfallserscheinungen des Herz- und Kreislaufsystems und der Atmung nehmen zu.
- Unter 27° findet man das Bild des „Scheintoten."

Auf eine Gefahr muß besonders hingewiesen werden. Aktive oder passive Bewegungen können durch den plötzlichen Zufluß von kaltem Blut aus der Körperschale in den Körperkern den „Bergungstod" verursachen. Der Unterkühlte darf sich daher nach Möglichkeit nicht mehr bewegen. Sogar passive Bewegungen, wie überflüssiges Umlagern, müssen unterbleiben (Abb. 165).
Bei tieferen Temperaturen des Körperkerns sinkt durch Stoffwechseldrosselung der Sauerstoffbedarf des Körpers deutlich ab. Er beträgt bei 30° nur noch 50% der Norm. Diese Tatsache wird bei der gezielten Hypothermie in der Klinik, z. B. bei Herzoperationen ausgenützt. Bei der unfallbedingten Unterkühlung aber, bei der die Gegenregulationen der Patienten, wie z. B. das Muskelzittern, nicht gezielt medikamentös ausgeschaltet werden, ist der O_2-Bedarf deutlich erhöht. Zusätzlich verschlechtert sich die O_2-Gabe im Gewebe bei Temperaturen um 28° C.

Symptome
1. *36,5–34°*
- Kältezittern, Erregungszustand
- Schmerzen an den Extremitäten
- blass-bläuliche Verfärbung der Haut
- Tachykardie
- tiefe Atemzüge
2. *34°–30°C*
- zunehmende Teilnahmslosigkeit, Somnolenz
- Muskelstarre
- Nachlassen der Schmerzempfindung
- Bradykardie, Bradyarrhythmie
- Atmung unregelmäßig und flach
3. *30°–27°C*
- tiefe Bewußtlosigkeit, keine Reaktion auf Schmerzreize
- Weitung der Pupillen
- Puls kaum tastbar, arrhythmisch
- Atmung unregelmäßig
4. *27°–24°C*
- Koma
- Kreislauf- und Atemstillstand
- klinischer Tod

Therapie
1. *Erste Hilfe*
- Verhinderung von aktiven und passiven Bewegungen

Unterkühlung

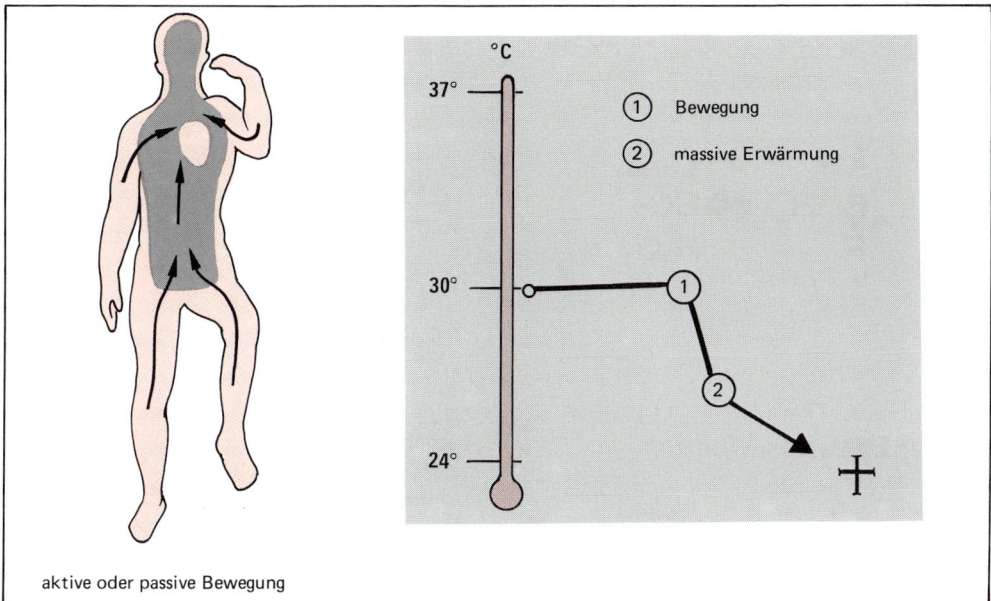

Abb. 165

- weitere Wärmeverluste verhindern
- in speziellen Situationen (Berg- und Seerettung) Wärmepackung nach Hibler
- ggf. Beatmung

2. Sofortmaßnahmen des Rettungssanitäters
- Fortführung von 1.
- wenn möglich *warme* Infusionen (bis zu 1000 ml Ringer-Laktat, gut körperwarm)
- ggf. Herz-Lungenwiederbelebung
- Anwärmung der Beatmungsluft (Atemspende)

3. Notärztliche Therapie
- Fortführung von 2.
- Infusion von Rheomacrodex
- Gabe von Kortikosteroiden
- ggf. Herz-Lungenwiederbelebung

Besondere Hinweise

1. Fieberthermometer
Normale Fieberthermometer zeigen nur Temperaturen über 34,5 oder 35° C an. Meist ist bei Unterkühlungsverdächtigen eine Temperaturmessung während der Erstversorgung umständlich und überflüssig. Einen groben Anhalt gibt die Regel: bei Körpertemperaturen unter 30° wird der Notfallpatient bewußtlos.

2. Hibler-Packung
Bei längeren Transportzeiten, z. B. in der Berg- oder Seerettung wird dem Unterkühlten ein mehrfach gefaltetes, von innen mit heißem Wasser angefeuchtetes Leinentuch auf die Unterwäsche von Brust und Bauch – nicht auf die nackte Haut – gelegt. Darüber wird eine Aluminiumfolie gepackt, die die Abgabe von Wärme nach außen vermindern soll. Arme und Beine bleiben außerhalb der Aluminiumfolie. Eine weitere Auskühlung der Extremitäten soll aber durch Decken verhindert werden.

3. Die früher üblichen Verfahren der schnellen peripheren Aufwärmung durch Reiben und Bürsten der Haut sind heute verlassen worden.

4. Wenn ein Unterkühlter aufgefunden und sofort in eine ausreichend warme Umgebung, z. B. einen gut temperierten Rettungswagen, verbracht werden kann, ist das Einwickeln in Aluminiumfolie nicht nur überflüssig, sondern sogar schädlich. Die Aluminiumfolie ist nur bei weiterbestehenden niedrigen Außentemperaturen notwendig, um eine weitere Unterkühlung zu verhindern. In warmen Räumen stört sie die wünschenswerte *langsame* Erwärmung von außen.

Kapitel 17. Störungen des Stoffwechsels

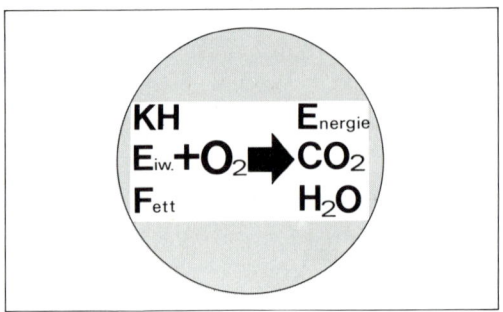

A. Der Diabetes Mellitus

Stoffwechselerkrankungen liegen in der Regel sehr komplizierte Störungen zugrunde. Sie werden daher auch während der relativ kurzen Versorgunsphase im Rettungsdienst meist nicht erkannt und gezielt behandelt. Eine Ausnahme stellt die Volkskrankheit Diabetes mellitus dar, zum einen, weil sie sehr häufig vorkommt, zum anderen, weil die beiden typischen Entgleisungsformen nach Möglichkeit schon am Notfallort behandelt werden müssen.

Man schätzt, daß bei 10%–25% der gesamten Bevölkerung eine erbliche Anlage zur Entwicklung eines Diabetes mellitus vorliegt.

Tabelle 39

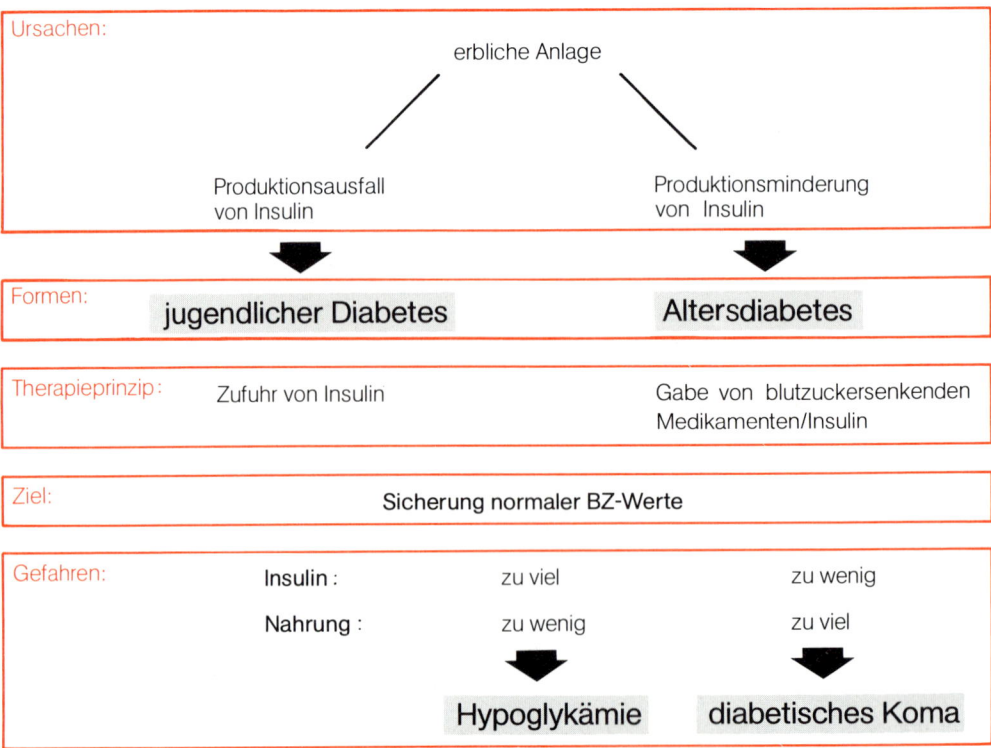

Das Diabetische Koma

Terminologie
Das griechische Wort *Diabetes* bezeichnet die starke Harnflut, der Stamm des Wortes *mellitus* bedeutet honigsüß (die Kennzeichnung stammt aus der Zeit, in der zur Erkennung von Krankheiten der Geschmack des Urins geprüft wurde).
Die deutsche Bezeichnung lautet „Zuckerkrankheit".

Definition Diabetes mellitus. Jede langdauernde, mit erhöhten Blutzuckerwerten einhergehende Regulationsstörung des Stoffwechsels, die durch einen Mangel an Insulin, dem Produkt bestimmter Zellen der Bauchspeicheldrüse, hervorgerufen wird. Das Hormon Insulin steuert in erster Linie den Zuckerstoffwechsel des Organismus. Es sichert einen nur gering schwankenden Blutzuckerspiegel (Tabelle 39).

Pathophysiologie
Die erblich vorgegebene Zuckerkrankheit kann im Kindesalter (jugendlicher Diabetes) oder im späteren Alter (Altersdiabetes) auftreten.
Im ersten Fall ist meist ein Funktions*ausfall* bestimmter Zellen der Bauchspeicheldrüse (B-Zellen) die Ursache. Beim Altersdiabetes läßt die Produktions*kraft* dieser Zellen nach, so daß die ausgeschüttete Insulinmenge, besonders bei Überernährung, nicht mehr ausreicht.
Das Hormon Insulin hat die Aufgabe, beim Abbau der Nahrungsstoffe, insbesondere der Kohlenhydrate einen übermäßigen Anstieg des Blutzuckerspiegels durch den Transport von Glukose in die Muskelzelle und den Aufbau von Stärke (Glykogen) zu verhindern.
Bei unbehandelten Diabetikern kommt es nach jeder Mahlzeit wegen des Mangels an diesem blutzuckersenkenden Hormon zu einem erheblichen Blutzuckeranstieg, der auch eine Ausscheidung von Zucker in einer deutlich vermehrten Urinmenge verursacht.
Besonders schwerwiegend sind aber die Langzeitfolgen dieser Erkrankung wie Veränderungen der Netzhaut des Auges, Nierenerkrankungen, Arteriosklerose und Komplikationen bei der Schwangerschaft.
Das Behandlungsprinzip besteht darin, daß sich der Diabetiker neben der Einhaltung einer kohlenhydratarmen Diät die Insulinmenge spritzt, die er benötigt, um seinen Blutzucker im Normalbereich zu halten. Beim Altersdiabetes werden auch – statt des Insulins – spezielle Medikamente mit blutzuckersenkender Wirkung als Dragees eingesetzt.
Es ist verständlich, daß dieses angestrebte Gleichgewicht durch Diätfehler, Erkrankungen, Streß und Arbeitsbelastung relativ leicht gestört wird.
Ein Zuviel an Insulin, bzw. blutzuckersenkenden Medikamenten, zuviel körperliche Arbeit, die den Blutzucker insulinunabhängig senkt, oder eine zu geringe Nahrungszufuhr führen zu Unterzuckerung. Zu wenig Insulin, zu wenig körperliche Belastung und zuviel Nahrung haben eine Überzuckerung zur Folge.

Symptomatik des unbehandelten Diabetes
- vermehrter Durst
- vermehrtes Wasserlassen
- hohe Urinmengen
- Ermüdbarkeit und Abgeschlagenheit
- zum Teil Heißhunger/Appetitlosigkeit
- schleichende Entwicklung tiefer Bewußtlosigkeit

Therapie
1. Erste Hilfe
- keine gezielte Behandlung möglich
- bei Bewußtlosigkeit stabile Seitenlagerung

2. Sofortmaßnahmen des Rettungssanitäters
- Fortführung von 1.
- Infusion von Ringer-Laktat-Lösung (500 ml)

3. Notärztliche Therapie
- Fortführung von 2.
- bei hypoglykämischem Schock oder diabetischem Koma gezielte Therapie (s. dort).

B. Das Diabetische Koma

Das diabetische Koma ist eine der beiden Entgleisungsformen des Diabetes mellitus.

Terminologie
Definition diabetisches Koma. Durch Insulinmangel über einen erheblichen Blutzuckeranstieg hervorgerufene Bewußtlosigkeit eines Diabetikers (Tabelle 40).

Tabelle 40

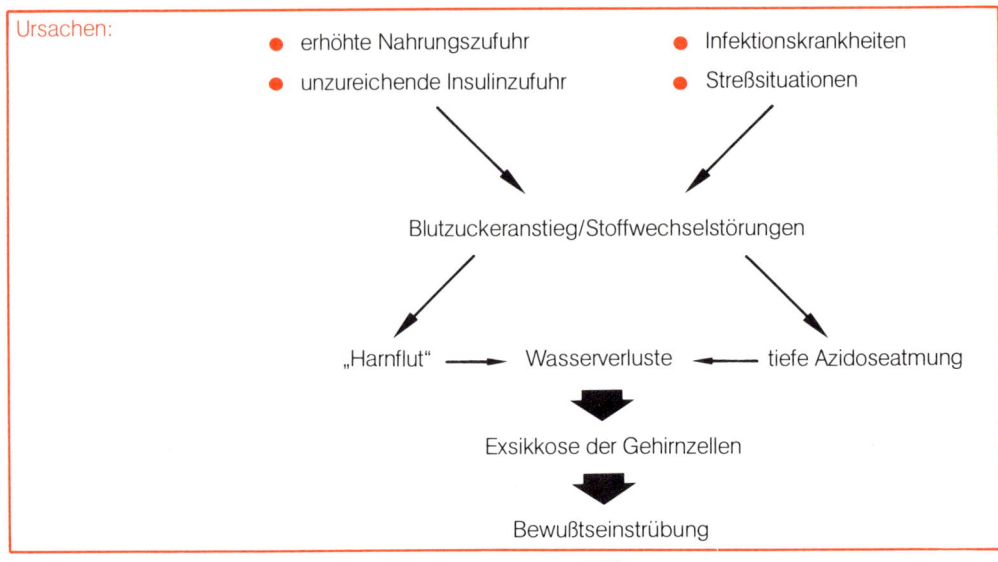

Pathophysiologie
Infektionskrankheiten, Streßsituationen, wie Unfälle, Aufregungen des täglichen Lebens, Diätfehler, eine zu geringe Insulindosis, bzw. Verzicht auf Einnahme der blutzuckersenkenden Medikamente verursachen einen erheblichen Blutzuckeranstieg. Die danach einsetzenden komplizierten Stoffwechselstörungen, die häufig mit einer schweren Azidose einhergehen, führen über starke Wasserverluste durch die Nierenausscheidung und die tiefe Kußmaul-Azidose-Atmung bis zur Entwicklung eines Komas. Die Bewußtlosigkeit wird in erster Linie durch den Wasserverlust in den Gehirnzellen hervorgerufen.

Symptomatik
Entwicklung über Stunden bis Tage!
- starke Urinausscheidung (Fremdhinweis)
- Trockenheit von Haut und Schleimhäuten
- Tachykardie
- meist Azidoseatmung
- meist Azetongeruch in der Ausatemluft
- Somnolenz
- Koma

Therapie
1. Erste Hilfe
- stabile Seitenlagerung

2. Sofortmaßnahmen des Rettungssanitäters
- Lagerung in Anpassung an den Blutdruck
- Infusion von Ringer-Laktat-Lösung (500 ml)

3. Notärztliche Therapie
- Fortführung von 2.
- intravenöse Gabe von Insulin
- Ringer-Laktat 1000 ml

C. Der hypoglykämische Schock

Der hypoglykämische Schock ist im Gegensatz zum Koma diabeticum die sich rasch, meist innerhalb von Minuten entwickelnde Stoffwechselentgleisung des Diabetikers.

Terminologie
Das griechische Wort *Hypoglykämie* bedeutet Unterzuckerung, die Bezeichnung *hypoglykämischer Schock* beschreibt zum Teil die Symptomatik, die wegen der kalten, schweißbedeckten Haut dem Erscheinungsbild des Volumenmangelschocks ähnelt (Tabelle 41).

Der hypoglykämische Schock

Tabelle 41

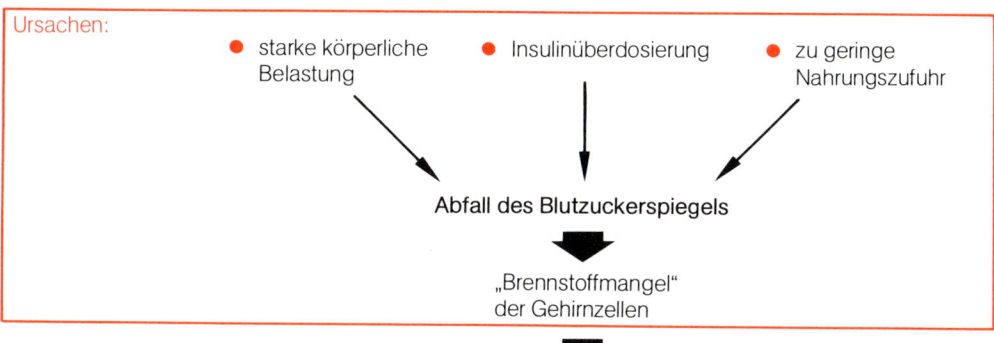

Pathophysiologie

Besonders bei älteren –, sich selbstspritzenden – Diabetikern sind versehentliche Unter- oder Überdosierungen möglich. Eine Überdosierung von Insulin oder blutzuckersenkenden Medikamenten, eine ausgefallene Mahlzeit oder unvorhersehbare starke körperliche Belastung können schnell eine Unterzuckerung herbeiführen.

Erfahrene Diabetiker bemerken diese Entwicklung oft an Vorzeichen, wie Heißhunger, Muskelzittern, Schwarzwerden vor den Augen und nehmen dann schnell Würfelzucker zu sich, bzw. trinken Zuckerwasser.

Die eindrucksvollsten Symptome des hypoglykämischen Schocks sind durch eine Funktionsstörung des Gehirns zu erklären. Das Gehirn mit seinem besonders hohen Stoffwechsel benötigt normale Blutglukosewerte und eine ausreichende Sauerstoffzufuhr. Es ist daher verständlich, daß es auch auf Glukosemangel empfindlich und am frühesten reagiert.

Symptomatik
- kalter Schweiß, Zittern, Sehstörungen, Müdigkeit
- Erregungszustände, Kopfschmerzen, Heißhunger, Krämpfe
- Tachykardie, Bild der Apoplexie, Somnolenz, Koma

Therapie
1. Erste Hilfe
- Hilfe bei der Zufuhr von Kohlenhydraten, Zucker, Brot, Zwieback, sofern Ursache bekannt und Bewußtsein des Patienten erhalten
- bei Unruhe und Verwirrtheit Selbstgefährdung verhindern
- bei Bewußtseinsverlust stabile Seitenlagerung

2. Sofortmaßnahmen des Rettungssanitäters
- Fortführung von 1.
- Infusion, 500 ml Glukose 5%

3. Notärztliche Therapie
- Fortführung von 2.
- in Abhängigkeit vom Ergebnis der Blutzuckerbestimmung mit Teststäbchen und dem klinischen Bild weitere Injektion, bzw. Infusion höher konzentrierter Glukoselösung.

Kapitel 18. Störungen des Säure-Basenhaushaltes

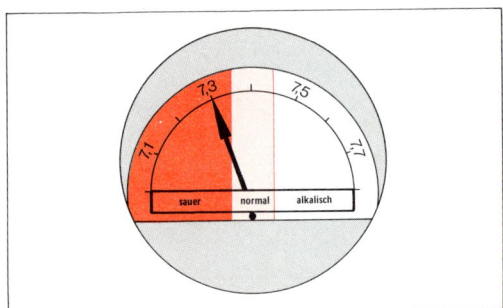

A. Das Hyperventilationssyndrom

Das Hyperventilationssyndrom ist eine häufige, für die Betroffenen selbst und für die Umgebung bedrohlich erscheinende respiratorische Störung, die u. a. Veränderungen im Säure-Basenhaushalt hervorruft.

Terminologie
Das Wort *Hyperventilation* bedeutet erhebliche Steigerung der Atemtätigkeit, in erster Linie über eine Erhöhung der Atemfrequenz. Das Atemminutenvolumen wird dabei um mehr als das Doppelte erhöht.
Syndrom heißt, Zusammenfassung verschiedener Krankheitszeichen.

Definition Hyperventilationssyndrom. In der Regel durch seelische Ursachen ausgelöste Hyperventilation, die weit über den jeweiligen Stoffwechselbedarf hinausgeht und unter Erstickungsgefühl zu Mißempfindungen an Händen und Füßen führt (Tabelle 42).

Pathophysiologie
Ein ausreichender Spiegel an Kalzium in nicht gebundener Form ist Voraussetzung für eine normale Nerven- und Muskeltätigkeit. Bei der durch CO_2-Abatmung verursachten respiratorischen Alkalose wird Kalzium verstärkt an Eiweiß gebunden. Der Kalziummangel führt dann zu den typischen krampfartigen Veränderungen der Muskulatur, die meist an den Händen beginnen.
Der durch Hyperventilation verursachte Spasmus der glatten Muskulatur der Bronchien führt zum Erstickungsgefühl und zu akuten Angstzuständen, so daß viele Patienten von sich aus den Anfall nicht mehr unterbrechen können.
(Progesteron ein weibliches Hormon, soll das Atemzentrum stimulieren. Dies könnte eine Erklärung dafür sein, daß Frauen erheblich häufiger in ein Hyperventilationssyndrom geraten, als Männer).

Symptomatik
- tiefes und besonders schnelles Atmen
- Erregungszustand, Angst
- Erstickungsgefühl
- Pfötchenstellung der Hände
- Karpfenmund
- Kribbeln in den Extremitäten, besonders in Finger- und Fußspitzen

Therapie
1. Erste Hilfe
- Versuch, durch Aufforderung zu ruhigem langsamen Atmen den Anfall zu durchbrechen,
- bei bekanntem Krankheitsbild Rückatmungsversuch mit Plastikbeutel

2. Sofortmaßnahmen des Rettungssanitäters
- Fortführung von 1.

3. Notärztliche Therapie:
- Medikamente zur Beruhigung
- Kalzium

Besondere Hinweise

1. Durch Rückatmung von CO_2 steigt der Kohlensäurenanteil im Blut wieder an, die Alkalose wird beseitigt. Kalzium löst sich von der Eiweißbindung, die Symptome gehen zurück.

Tabelle 42

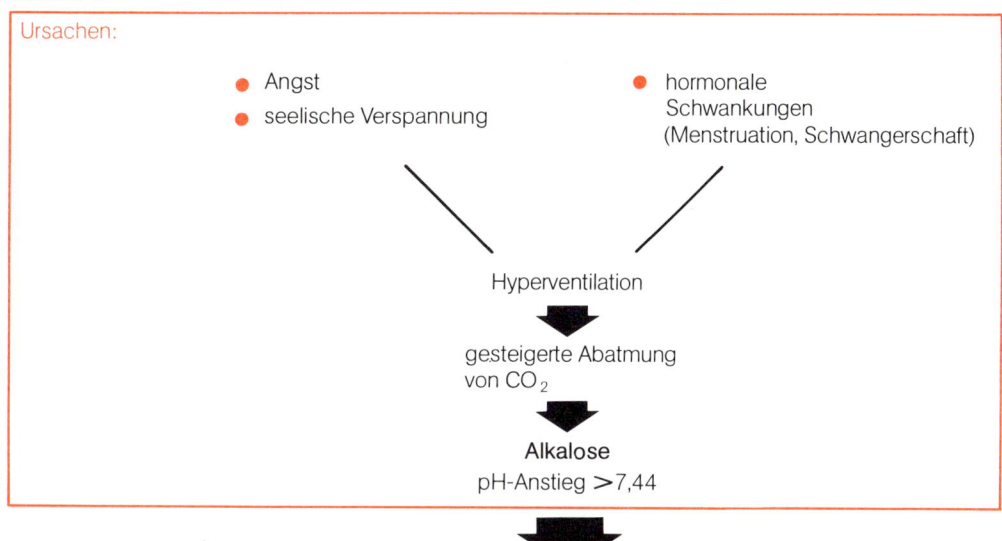

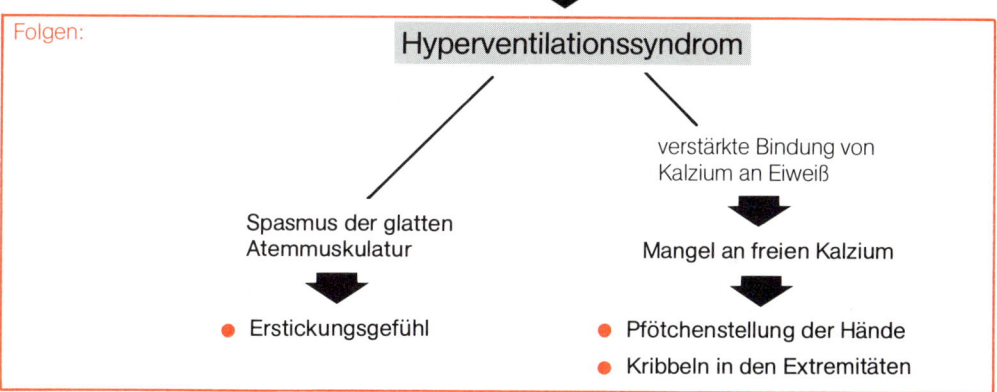

2. Der Rückatmungsversuch durch Vorhalten eines Plastikbeutels vor Mund und Nase darf nicht so lange erzwungen werden, bis der O_2-Anteil im Beutel verbraucht ist und beim Patienten Sauerstoffmangel eintritt!

B. Die Respiratorische Azidose

Jede Form der Hypoventilation verursacht kurzfristig eine respiratorische Azidose.

Terminologie
Definition respiratorische Azidose. Durch CO_2-Anstieg bei unzureichender Atemtätigkeit verursachter Abfall des pH-Wertes unter 7.35 (Tabelle 43).

Pathophysiologie
Alle Störungen der Atmung, die eine Minderbelüftung der Alveolen zur Folge haben, führen zum Anstieg des Kohlensäureanteils im Blut ($CO_2 + H_2O = H_2CO_3$) und damit zu einer respiratorischen Azidose. H_2CO_3 ist die chemische Bezeichnung für Kohlensäure!

Symptomatik
- Die respiratorische Azidose kann nur durch Wertung der Notfallursachen vermutet werden
- direkte, am Patienten erkennbare Zeichen für die Azidose gibt es nicht (Laborbestimmungen erforderlich).

Tabelle 43

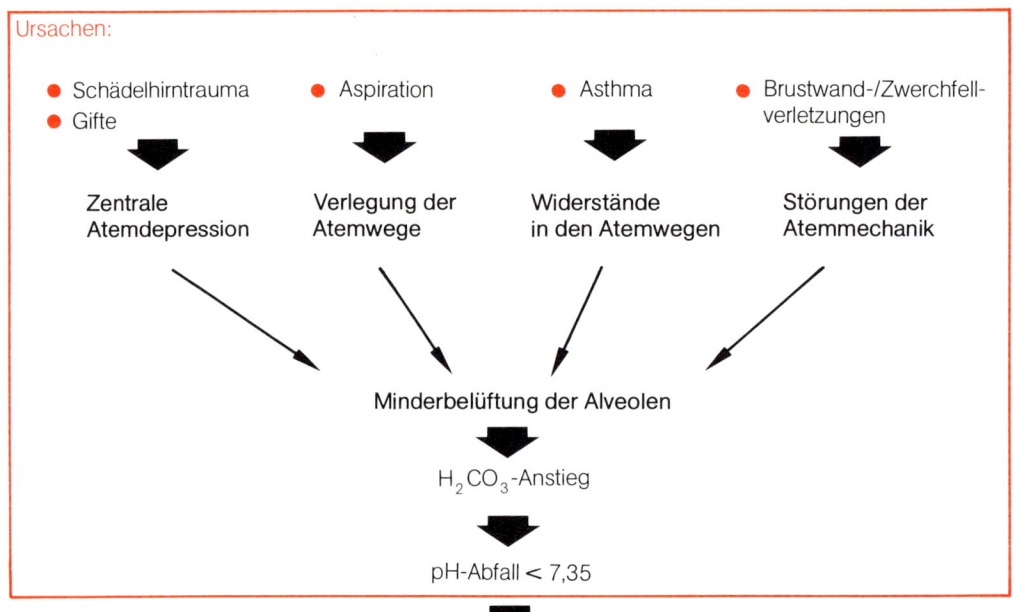

Therapie
1. Erste Hilfe
- Beseitigung der Ursache
- ggf. Atemspende

2. Sofortmaßnahmen des Rettungssanitäters
- Fortführung von 1.
- Beatmung mit Geräten ggf. Intubation

3. Notärztliche Therapie
- Fortführung von 2.
- auch der Notarzt kann bei dieser Form der Azidose nur durch Beseitigung der Atemstörung und ausreichende Beatmung eingreifen, um die Abatmung der im Organismus vermehrt vorhandenen Kohlensäure zu erreichen.

Besondere Hinweise

1. Sauerstoff*inhalation* ist kein Ersatz für unzureichende Abatmung von CO_2!
2. Nur bei der *metabolischen* Azidose werden Puffersubstanzen gegeben!

Kapitel 19. Traumatologische Notfälle

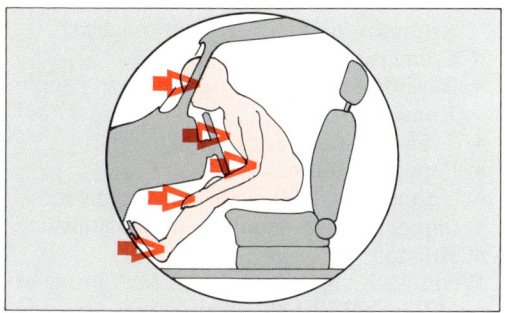

A. Das Schädelhirntrauma

Über 60% der im Straßenverkehr verletzten Notfallpatienten erleiden ein Schädelhirntrauma.

Terminologie

Definition Schädelhirntrauma. Gewalteinwirkungen auf den Kopf, die zusätzlich zu den häufiger vorhandenen Hautwunden und zu den Frakturen des knöchernen Schädels Funktionsstörungen und Verletzungen des Gehirns hervorrufen.

Pathophysiologie
Die Schwere eines Schädelhirntraumas läßt sich meist nicht an den äußerlich sichtbaren Verletzungen der Kopfschwarte oder der Gesichtshaut ableiten. Oft werden in der Klinik Frakturen des knöchernen Schädels festgestellt, ohne daß entsprechende Weichteilwunden vorliegen. Auch die Schädigung des Gehirns und der sich hieraus ergebende Zustand des Patienten für die nachfolgende

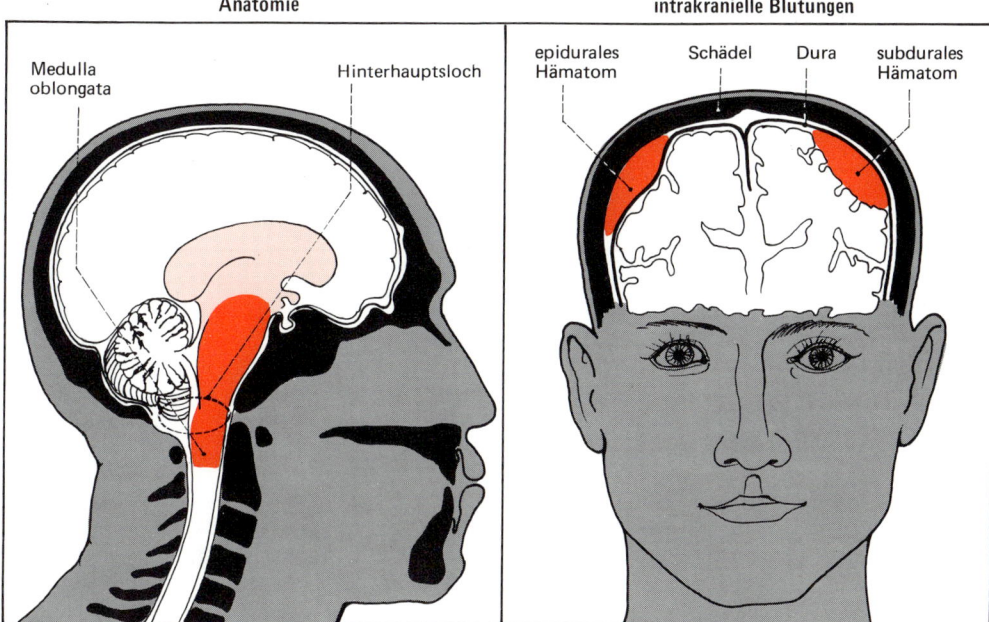

Abb. 166

Zeit lassen sich nicht von äußeren Merkmalen ableiten.

Neben den zum Zeitpunkt der Erstversorgung im Rettungsdienst bereits vorhandenen Verletzungen den sogenannten *Primärschäden* muß mit *Sekundärschäden,* der Entwicklung eines Hirnödems und einer Blutung im Schädel gerechnet werden (Abb. 166).

Symptomatik
- „Beule" = Hämatom der Haut/Kopfschwarte
- Kopfplatzwunde, „Delle" im Schädeldach = Impressionsfraktur
- Austritt von Hirnmasse
- Erbrechen
- z. T. Bewußtsein erhalten, ansprechbar (trotzdem tödlicher Verlauf möglich)
- Erinnerungslücke (Amnesie)
- Bewußtseinsverlust, Somnolenz, Sopor, Koma
- Lähmungen an Extremitäten
- Pupillendifferenz
- einseitige → beidseitige Pupillenstarre
- unregelmäßige Atmung → Atemstillstand
- Krämpfe

Wenn nach vorübergehender Aufklärung erneut Bewußtlosigkeit auftritt, kann ein epidu-

Tabelle 44

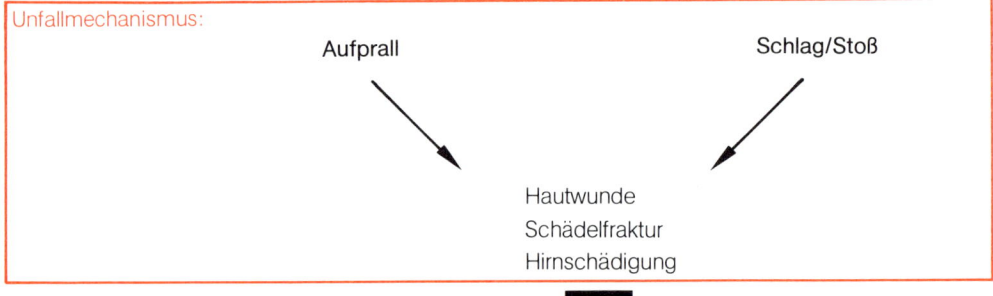

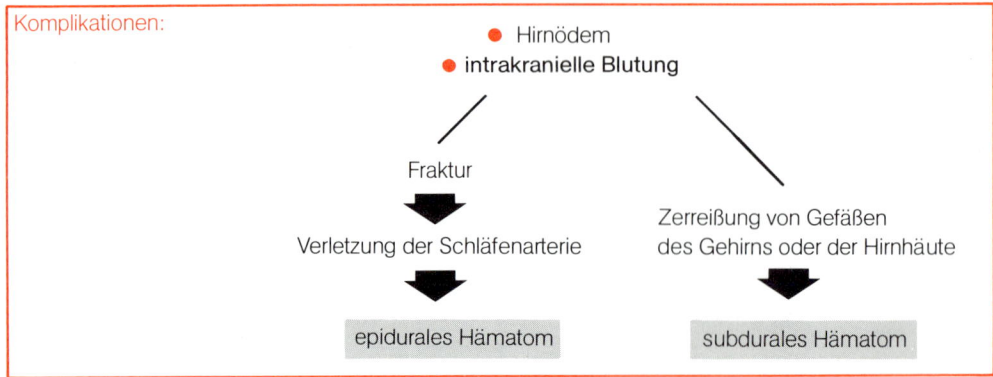

rales Hämatom und/oder ein sich entwickelndes Hirnödem die Ursache sein.
Akute Lebensgefahr!

Therapie
1. Erste Hilfe
- vorsichtshalber Seitenlage mit erhöhtem Oberkörper, auch bei noch erhaltenem Bewußtsein
- bei unzureichender Spontanatmung und Atemstillstand, Atemspende

2. Sofortmaßnahmen des Rettungssanitäters
- Fortführung von 1.
- Absaugung des Rachenraums (häufig Blutung in den Rachenraum)
- O_2-Insufflation bei ausreichender Spontanatmung
- Intubation bei Bewußtseinsverlust
- Hyperventilation mit O_2-Anreicherung
- Infusion von Ringer-Laktat-Lösung 500 ml

3. Notärztliche Therapie
- Fortführung von 2.
- Kortikosteroide in hohen Dosen

- bei schwersten Hirndruckerscheinungen bereits auf dem Wege zur klinischen Versorgung osmotisch wirksame Substanzen zur Druckentlastung

Besondere Hinweise

Das schnelle Erkennen und die gezielte Versorgung von Notfallpatienten mit Schädelhirntraumen wird dadurch erschwert, daß bei rund 50% der Betroffenen Verletzungen anderer Körperregionen vorliegen.

B. Das Wirbelsäulentrauma

Verletzungen der Wirbelsäule findet man bei ca. 5% aller Unfallpatienten. Häufig bestehen Mitverletzungen anderer Körperteile. Bei Traumen der Halswirbelsäule ist häufig auch die Schädelregion mitbetroffen.

Tabelle 45

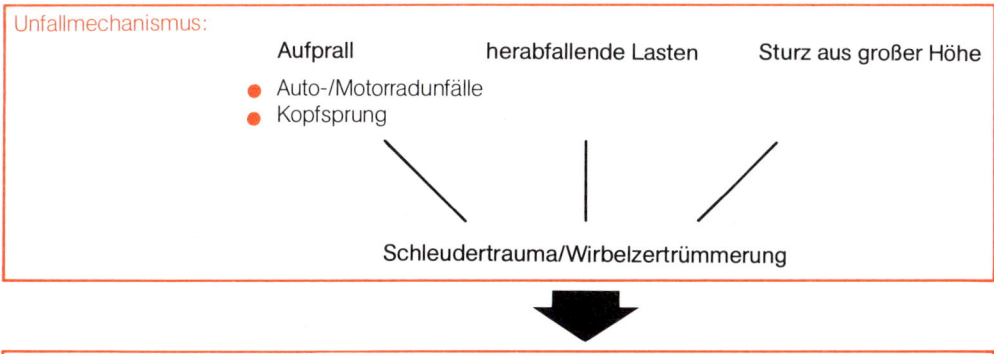

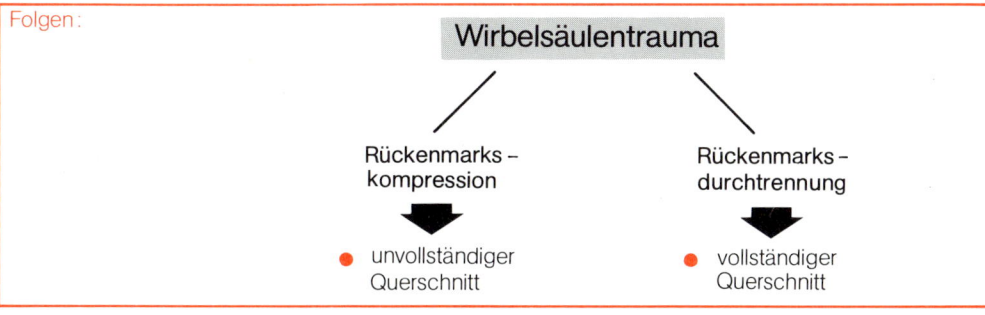

Terminologie

Definition Wirbelsäulentrauma. Gewalteinwirkungen auf die Wirbelsäule, die zur Verschiebung oder zur Fraktur von Wirbeln mit oder ohne Rückenmarksschädigung führen (Tabelle 45).

Pathophysiologie

Bestimmte Unfallmechanismen sind typisch für Wirbelsäulenschädigung. Peitschenhiebartige Schleuderbewegungen von Teilen der Wirbelsäule, insbesondere von Kopf und Hals, können beispielsweise bei einem Zusammenprall von Fahrzeugen, zu einem Katapultmechanismus führen. Im Moment der Gewalteinwirkung kommt es durch die Verschiebung eines Wirbels zu einer Kompression des Rückenmarks (Abb. 167).

Bei Achsenstauchung nach Sturz aus großer Höhe oder durch herabfallende Lasten werden Wirbelkörper zusammengepreßt.

Je nach Schwere der Rückenmarksschädigung entwickeln sich Nervenschädigungen, ein unvollständiger Querschnitt oder ein kompletter Querschnitt.

Totale Querschnittsschäden, die sofort nach dem Unfall auftreten, sind auch in der Klinik nicht mehr zu beseitigen. Entwickelt sich das Querschnittsbild zunehmend nach dem Unfall, kann dies durch eine Blutung im Rückenmarkskanal verursacht sein. In diesen Fällen kann eine frühzeitige Operation möglicherweise eine Dauerschädigung verhindern.

Querschnittslähmungen sind in jedem Falle außerordentlich schwerwiegende Verletzungsfolgen. Akut lebensgefährlich ist aber der *hohe* Querschnitt. Je nach Höhe der Rückenmarksschädigung kann sich durch Druck auf das Atemzentrum eine zentrale Atemlähmung und durch Schädigung des Nerven der das Zwerchfell (wichtigster Atemmuskel) stimuliert, eine periphere Atemlähmung entwickeln. (Der das Zwerchfell stimulierende Nerv kommt im Halsbereich aus dem Wirbelkanal und läuft durch das Mediastinum zum Zwerchfell).

Beim hohen Querschnitt werden auch die Bahnen des Sympathikus unterbrochen, die die normale Engstellung der Gefäße sichern. Der plötzliche Ausfall des peripheren Widerstandes führt ohne Volumenverlust zu einem teilweise bedrohlichen Blutdruckabfall (spinaler Schock).

Symptomatik

- Druckschmerz ist ein unsicherer Hinweis auf eine Wirbelfraktur

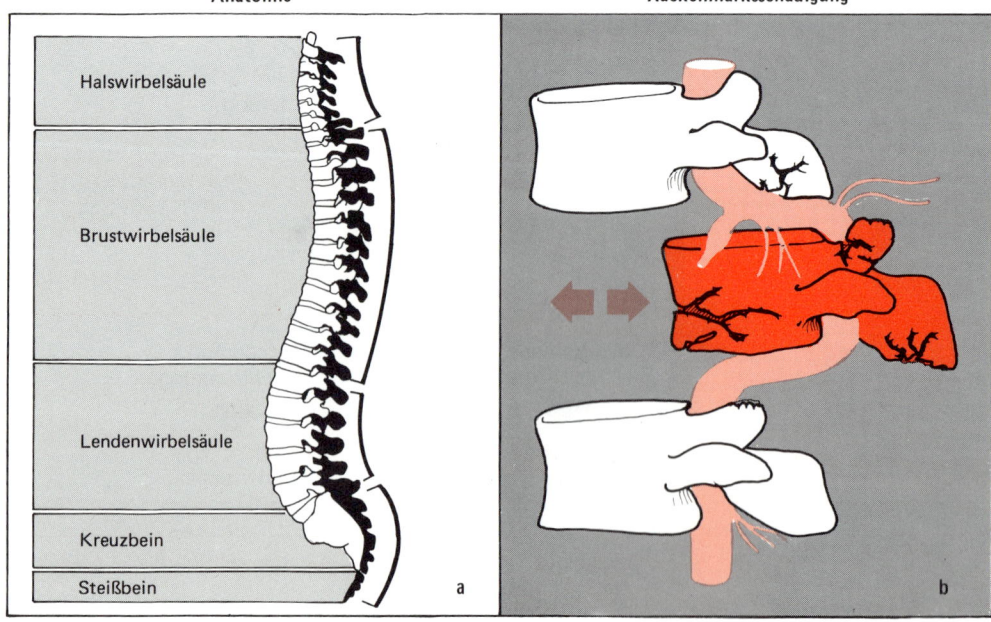

Abb. 167

Das Wirbelsäulentrauma

Querschnittszeichen bei kompletter Lähmung
- bei erhaltenem Bewußtsein wird Bewegungsunfähigkeit der Beine und je nach Höhe auch der Arme angegeben,
- bei Bewußtseinsgetrübten fehlen Abwehrreaktion, auch auf starke Schmerzreize

Querschnittszeichen bei unvollständigem Querschnitt
- fehlende Schmerzempfindung und fehlende Abwehrreaktion auf starke Schmerzreize auf einer Seite
- Mißempfindungen in den Extremitäten
- wechselndes, unklares Bild

Therapie
1. Erste Hilfe.
- wenn keine akuten Störungen der Vitalfunktion vorliegen, kein unnötiger Lagerungswechsel
- bei Störungen/Ausfall der Atmung, Atemspende

2. Sofortmaßnahmen des Rettungssanitäters
- nach Möglichkeit sofort das Rettungsfahrzeug anfordern, das den Transport in die nächste geeignete Klinik (RTH/NAW) durchführen kann
- mit geeigneten Helfern Lagerung auf Vakuummatratze in Streckstellung
- im Bedarfsfall assistierende oder kontrollierende Beatmung

3. Notärztliche Therapie:
- venöser Zugang
- fallweise Kortikosteroide

Besondere Hinweise

1. In Zweifelsfällen, in denen ein Wirbelbruch und ein Querschnitt aufgrund des Unfallhergangs zu befürchten sind, sollte im Rahmen der Erstüberprüfung stets – auch bei Bewußtlosen – vor der Lagerung auf die Trage festgestellt werden, ob Schmerzempfindungen und Abwehrreflexe erhalten sind.

2. Bei Querschnittsschäden im Halsbereich, die nicht sofort das Atemzentrum betroffen haben, muß noch Stunden bis Tage nach dem Verletzungsgeschehen mit der Entwicklung eines aufsteigenden Ödems des Rückenmarks gerechnet werden. Da es dann zur Atemlähmung kommen kann, müssen beim Transport von Notfallpatienten mit hohem Querschnitt ständig alle Vorkehrungen zur Beatmung getroffen sein.

Tabelle 46

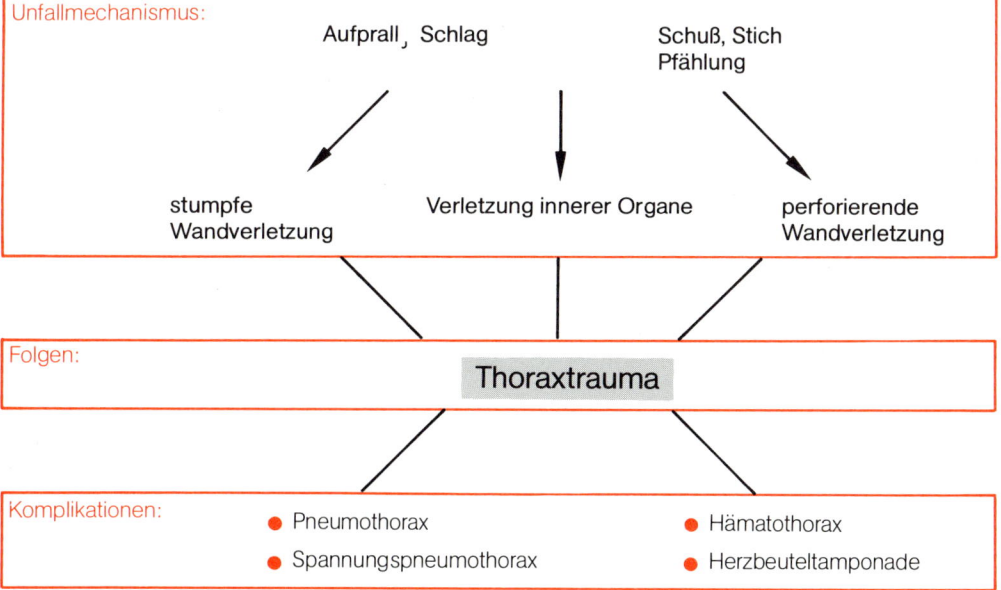

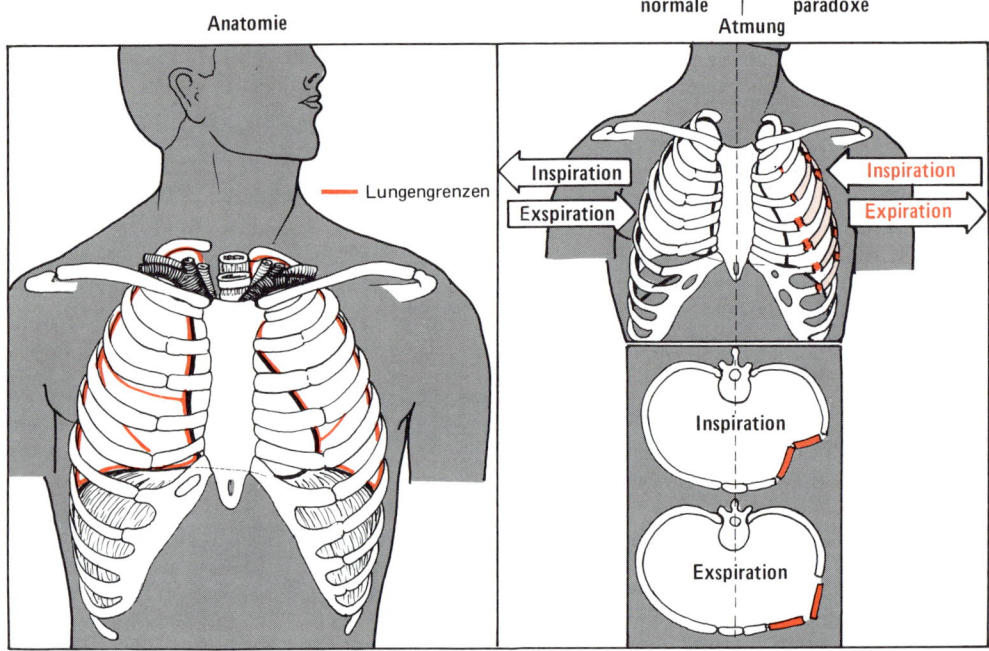

Abb. 168

C. Das Thoraxtrauma

Nahezu jeder zweite Verkehrstote ist Opfer eines Thoraxtraumas. In über 50% aller Thoraxtraumen liegen weitere Verletzungen vor.

Terminologie
Definition Thoraxtrauma. Gewalteinwirkung auf den Thorax, die Verletzungen des Brustkorbes und direkt oder als Folge der Brustkorbverletzung Traumen innerer Organe hervorruft.

Pathophysiologie
Der Aufprall des Brustkorbs gegen das Steuerrad eines Fahrzeugs als typisches Beispiel für ein stumpfes Thoraxtrauma verursacht meistens Prellmarken, die schwere Verletzungen vermuten lassen. Besonders bei Kindern und Jugendlichen mit elastischem Brustkorb treten aber gelegentlich ohne äußerlich sichtbare Zeichen schwere innere Verletzungen auf. Bei Pfählungsverletzungen, Messerstichen und Schüssen, wird in der Regel sofort auf eine Mitbeteiligung innerer Organe geschlossen. Schußverletzungen, besonders bei Steckschüssen, sollten wegen ihres meist kleinen Einschußkanals nicht übersehen werden.

Geschlossene Brustkorbverletzungen. Besonders bei stumpfen Thoraxtraumen liegen häufig Rippenserienfrakturen, gelegentlich Rippenstückbrüche und eine Sternumfraktur vor. Je nach Umfang entwickelt sich eine *paradoxe* Atmung (Abb. 168). In Abhängigkeit von der Schwere des Traumas sind innere Organe direkt verletzt worden (Lungenabriß, Bronchienabriß, Aortenruptur, Herzkontusion etc.). Häufig verursachen aber Rippenbruchstücke, die die Brustwand nach innen durchspießen, Verletzungen der Pleura, der Lunge und des Herzens.

Offene Brustkorbverletzungen. Offene Brustkorbverletzungen sind vergleichsweise selten. Ihre Gefährlichkeit wird in erster Linie durch den Umfang der Mitbeteiligung innerer Organe, vor allem der Lunge, der großen Gefäße und des Herzens, bestimmt.
Die wichtigsten Folgeschäden bei Thoraxtraumen sind Hämatothorax, Pneumothorax, Spannungspneumothorax und Herzbeuteltamponade.

Das Thoraxtrauma

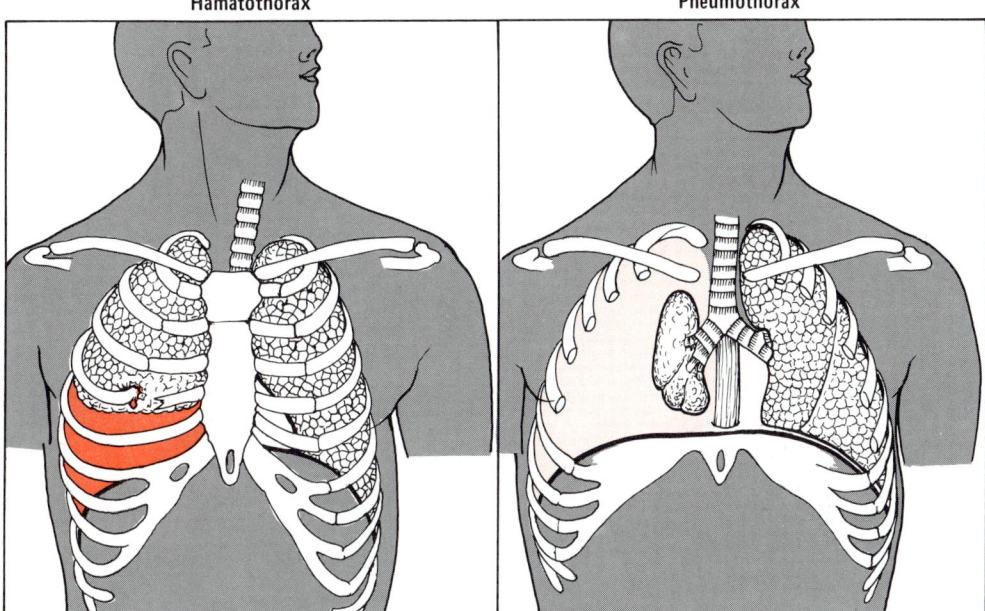

Abb. 169

1. Hämatothorax (Abb. 169)
Definition. Blutansammlung im Pleuraraum.
Ursachen. Direkte Verletzung oder Anspießung von Lunge und Herz durch Rippenbruchstücke
Blutung aus der Brustkorbwand (Zwischenrippenarterie) und aus den verletzten Organen
Folgen. Je nach Umfang direkte Beeinträchtigung der Atmung durch Ausfall der betroffenen Lunge, Volumenmangelschock.

2. Pneumothorax (Abb. 169)
Definition. Luftansammlung im Pleuraraum.
Ursachen. Verletzung der Lunge und des Lungenfells; Luft strömt aus dem Bronchialsystem in die Pleura ein (geschlossener Pneumothorax).
Verletzungen der Brustwand. Luft strömt von außen in den Pleuraraum (offener Pneumothorax)
Folgen. Der die Lunge normalerweise im Brustkorb „aufspannende" Unterdruck fällt weg, die Lunge zieht sich zusammen; erhebliche Verminderung des Gasaustausches in der betroffenen Lunge.
Häufig sind Kombination von Hämatothorax und Pneumothorax zu finden.

3. Spannungs- bzw. Ventil-Pneumothorax (Abb. 170)
Definition. Durch einen Ventilmechanismus bei einem nach außen oder nach innen offenen Pneumothorax entsteht ein Überdruck im Pleuraraum, der zur Verdrängung des Mediastinums zur gesunden Seite und zur Kompression der anderen Lunge führt.
Ursachen. Bei der Einatmung öffnet sich die Verbindung durch die Brustkorbwand (Fleischwunde) oder zum Bronchialsystem (Lungenverletzung) und es wird Luft in den Pleuraspalt gesogen. Bei der Ausatmung schließt sich die Öffnung (Ventilmechanismus). Dabei füllt sich der Pleuraspalt der betroffenen Seite mehr und mehr mit Luft. Der Druck nimmt zu, die verletzte Lunge wird zusammengepreßt, das Mediastinum nach der anderen Seite gedrängt und die gesunde Lunge zusätzlich komprimiert.
Durch *Beatmung* wird dieser bedrohliche Vorgang beschleunigt!
Folgen. Schon beim normalen Pneumothorax drückt das Mediastinum auf die muskelschwachen Vorhöfe des Herzens, so daß die Herzfüllung geringfügig behindert ist. Beim Spannungspneumothorax verstärkt sich dieser Vorgang in dramatischer Weise. Es kommt

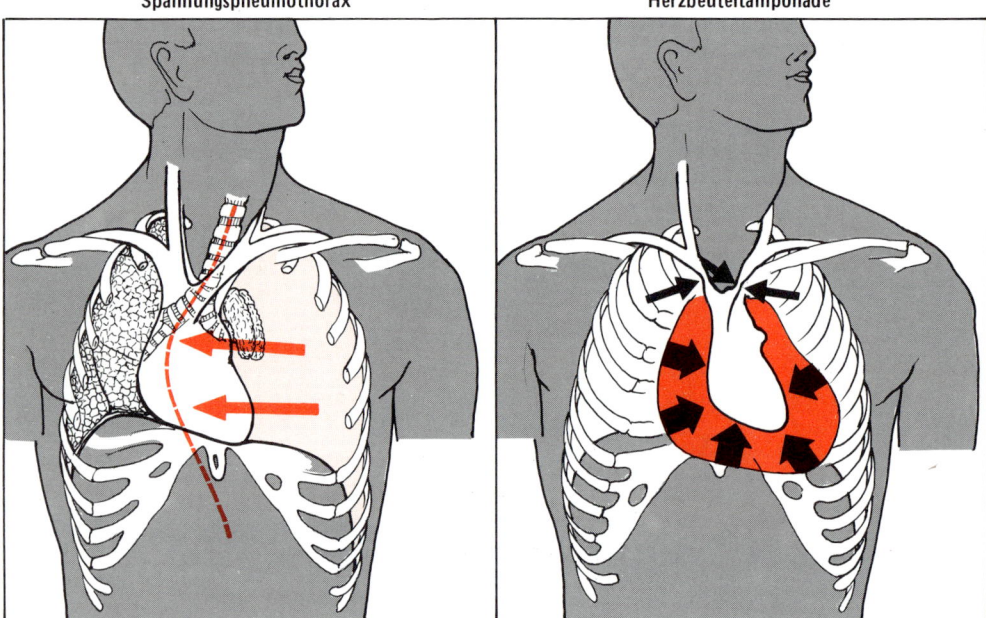

Abb. 170

zur Einfluß-Stauung und zu einem lebensbedrohlichen Abfall der Pumpleistung des Herzens.

4. Herzbeuteltamponade (Abb. 170)
Definition. Blutung in den das Herz umhüllenden Herzbeutel mit nachfolgender Kompression des Herzens.
Ursachen. Verletzung (Einriß) der Herzwand.
Folgen. Durch zunehmendes Einbluten in den Herzbeutel nimmt der Druck auf das Herz selbst zu, das Herz füllt sich nicht mehr ausreichend, die Auswurfleistung geht zurück.

Symptomatik
Unspezifische Zeichen
- Thoraxschmerz, Atemnot, Zyanose, Schocksymptome

Zeichen für Rippen(serien)-Fraktur
- Druckschmerz
- verminderte Atembewegung der betroffenen Seite (Schonung)
- knackendes, reibendes Geräusch bei der Betastung (Krepitation)
- paradoxe Atmung

Die Zeichen, die bei einem stumpfen Thoraxtrauma für einen Hämatothorax, einen Pneumothorax oder einen Spannungsthorax sprechen, werden in vielen medizinischen Büchern als relativ leicht erkennbar beschrieben. Die Praxis im Rettungsdienst zeigt aber, daß es sogar für erfahrene Notärzte – ohne Röntgenmöglichkeit – in vielen Fällen Schwierigkeiten bereitet, genaue Diagnosen zu stellen. Die plötzliche Entwicklung eines schweren Spannungspneumothorax sollte in der Regel aber auch vom erfahrenen Rettungssanitäter an der sich plötzlich entwickelnden Einflußstauung erkannt werden.

Therapie
1. Erste Hilfe
- Lagerung mit erhöhtem Oberkörper
- nach Möglichkeit Lagerung auf die verletzte Thoraxseite
- bei offener Verletzung lockeres, keimfreies Abdecken der Wunde

2. Sofortmaßnahmen des Rettungssanitäters
- Infusion von Ringer-Laktat (500 ml sofort, 500 ml während des Transports)
- O_2-Insufflation
- Beatmung bei geschlossenem Thoraxtrauma, nur bei eindeutiger Ateminsuffizienz
- bei offener Brustkorbverletzung nach Möglichkeit Intubation und Beatmung
- *kein luftdichter* Verband bei offener Thoraxverletzung

3. Notärztliche Therapie
- Fortführung von 2.
- beim Verdacht auf Pneumo- oder Spannungspneumothorax Punktion mit einer

Thoraxdrainage und Anschluß an Dauersog.
- bei offener Thoraxverletzung in jedem Fall Intubation und Beatmung und Anlegen eines *nicht luftdicht* schließenden Verbandes, bzw. luftdichter Verband nach dem Einlegen einer Drainage.
- Punktion bei Verdacht auf Herzbeuteltamponade

Besondere Hinweise

1. Die alte Regel, den nach außen offenen Pneumothorax luftdicht zu verschließen, ist zu korrigieren. Da in diesen Fällen die Lungenoberfläche meist mitverletzt ist, kann es bei luftdichtem Abschluß nach außen bei spontanatmenden Patienten, besonders aber bei Patienten, die *beatmet* werden, zur Entwicklung eines Spannungspneumothorax kommen. Statt dessen ist für die Belange des Rettungsdienstes die Wunde stets *locker und keimfrei* abzudecken.
2. Die Tiegel-Kanüle (Punktionsnadel mit Fingerling) hat die Funktion eines Überdruckventils. Sie ist im Notarztdienst durch dünne Einmalkatheter abgelöst, da mit diesen Drainagen unter Sog nicht nur der Überdruck beseitigt, sondern sogar die Lunge in vielen Fällen zum Anliegen gebracht wird (wichtig bei doppelseitigem Pneumothorax).
3. Bei Pfählungs- und Stichverletzungen sollten die eingedrungenen Gegenstände in der Lunge belassen werden, da sie häufig den Umfang der Blutung gering halten und außerdem dem Chirurgen einen Anhalt über Richtung und Tiefe der Wunde geben.
4. Bei stumpfen Thoraxtraumen entstehen häufig Verletzungen am Herzen, die weitestgehend dem Herzinfarkt ähnlich sind.

D. Das Abdominaltrauma

Bei ca. 12% aller Unfallpatienten liegt ein Abdominaltrauma vor.

Terminologie
Der Begriff *Abdominaltrauma* bedeutet Verletzung des Bauches. Das Bauchtrauma ist eine Untergruppe des übergeordneten Begriffs „akutes Abdomen".

Man spricht vom *akuten Abdomen* bei Verletzungen oder plötzlich einsetzenden Erkrankungen, bei denen bereits akute Lebensgefahr besteht oder lebensbedrohliche Zustände zu erwarten sind, wenn nicht schnellstmöglich eine gezielte chirurgische Behandlung eingeleitet wird (Tabelle 47).

Das große Gebiet der chirurgischen Erkrankungen soll hier nicht dargestellt werden, da Patienten mit chirurgischen Erkrankungen, im Gegensatz zu Verletzten dem Rettungssanitäter in der Regel *nach* einer Untersuchung des Haus- oder Bereitschaftsarztes, nach Stellung einer Verdachtsdiagnose und überbrückenden ärztlichen Maßnahmen zum Kliniktransport übergeben werden.

Pathophysiologie
Während stumpfe Bauchtraumen häufig vorkommen, sind perforierende Verletzungen des Bauches vergleichsweise selten. Prellmarken, z. B. Gurt-Marken, können ein wichtiger Hinweis sein, sie sind aber nicht immer vorhanden. Wenn Schmerzen, Schockzeichen und eine auf bestimmte Felder der Bauchdecke begrenzte oder komplette Abwehrspannung feststellbar sind, liegt ein akutes Abdomen vor (Abb. 171). Die Schmerzen sind typischerweise nicht genau dem verletzten Organ zuzuordnen, sie strahlen zum Teil in die Schultern aus. Häufig sind die Zeichen eines schweren Schocks zu finden, da der Blutverlust, zum Beispiel bei Milz- oder Leberverletzungen über 4000 ml ausmachen kann. Der Volumenmangelschock wird zusätzlich durch eine Reizung des Bauchfells (peritoneale Reizung) verstärkt.

Symptome
- Bauchschmerz
- Schockzeichen
- Schonung der Bauchwand → Brustkorbatmung
- brettharte Bauchdecken
- Abwehrspannung lokal oder diffus

Therapie
1. Erste Hilfe
- Schocklagerung mit Knierolle und Unterstützung des Kopfes
- Seitenlagerung in Schockposition bei Bewußtlosigkeit

Tabelle 47

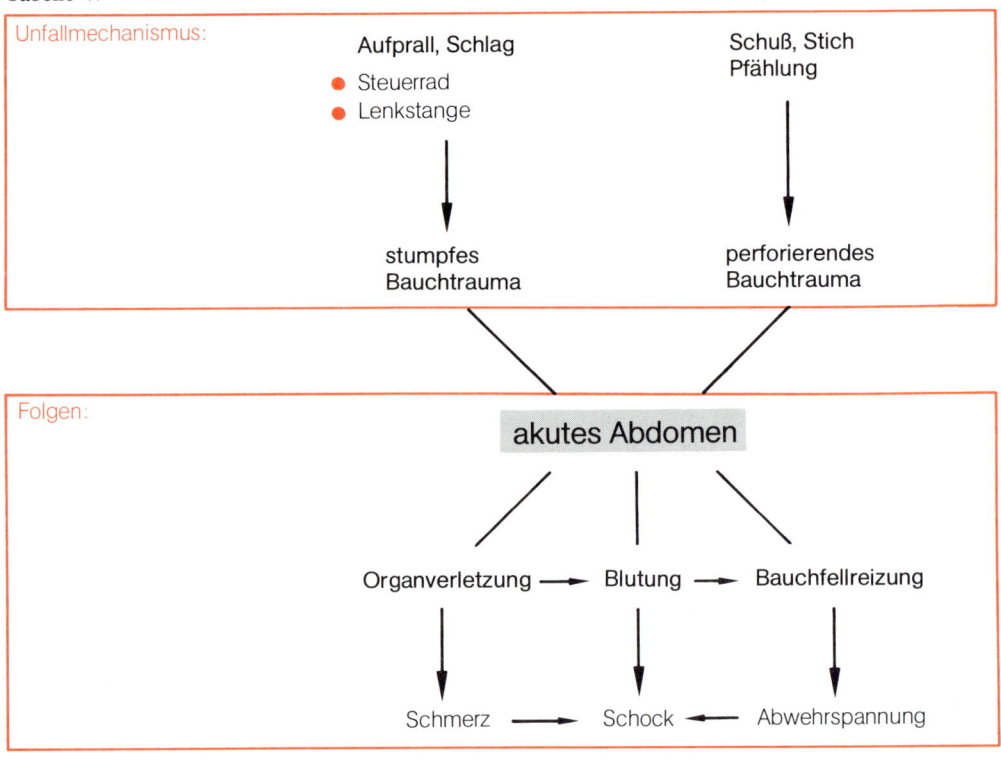

Abb. 171

2. Sofortmaßnahmen des Rettungssanitäters
- Fortführung von 1.
- Infusion von Ringer-Laktat (500 ml sofort, 500 ml während des Transports)
- bei schwerem Schock schneller Kliniktransport (Sondersignal) (Eine Stabilisierung des Kreislaufs ist wegen der weiterbestehenden Blutung, die nur durch eine Operation gestillt werden kann, nicht möglich!)
- Vorinformation der Klinik

3. Notärztliche Therapie
- Fortführung von 2.
- Druckinfusion von Volumenersatzmitteln
- Abnahme von Kreuzblut
- bei schwersten Schmerzen – nach genauer Befunderhebung – Schmerzmittel!

Besondere Hinweise

1. Die Messung des Bauchumfangs mit einem Bandmaß kann – nach Abschluß aller Maßnahmen zur Lebensrettung – schon für den Zeitraum der Versorgung im Rettungsdienst ein aussagekräftiges Verfahren sein. In Kliniken werden in Zweifelsfällen leistungsfähigere diagnostische Verfahren, insbesondere die Spülung der Bauchhöhle (Lavage) angewendet.
2. Das Betasten, die Palpation, der Bauchdecken ist eine Überprüfungsmaßnahme des Arztes zur Erhärtung der Diagnose. Auch der erfahrene Rettungssanitäter kann durch diese Methode, z. B. bei brettharten Bauchdecken für seine weiteren Maßnahmen wichtige Hinweise erhalten (Nicht direkt sichtbare Blutung nach innen ist häufig lebensgefährlicher als die eindrucksvolle, häufig aber harmlose Blutung nach außen).

E. Extremitätentrauma

Bei Unfallpatienten liegen in über 50% Verletzungen der Extremitäten vor.

Terminologie
Verletzungen der Extremitäten umfassen Wunden, Blutungen unterschiedlichen Ausmaßes und Frakturen (sowie Luxationen) (Tabelle 48).

1. Definition Wunde
Verletzungen des Körpers durch äußere Gewalteinwirkungen. Bei Durchtrennung der Haut spricht man von offenen Wunden, andernfalls von geschlossenen.

Je nach Ursache und Art der Verletzung der Haut und der darunter liegenden Weichteile

Tabelle 48

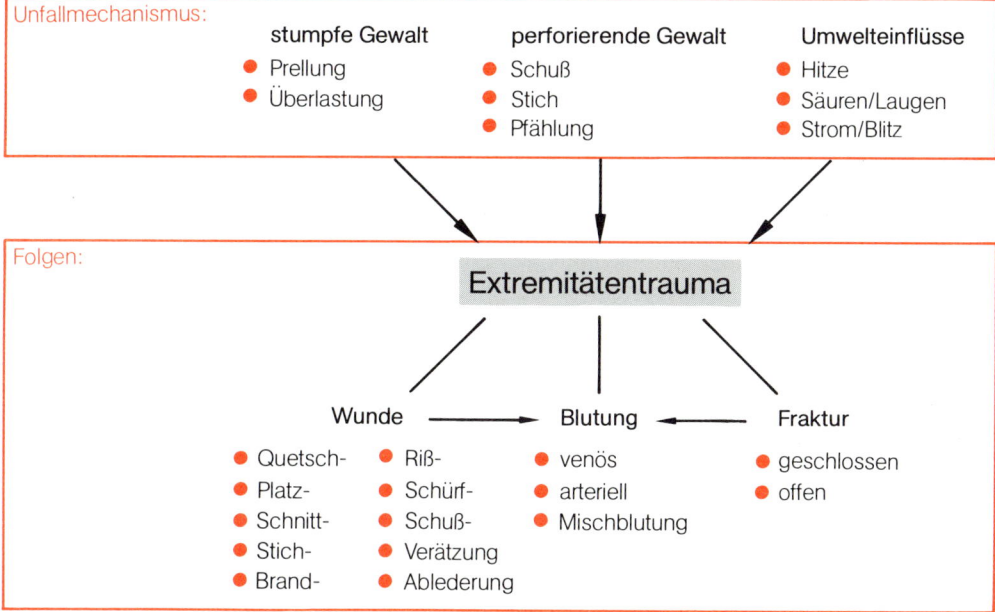

werden Quetsch-, Platz-, Schnitt-, Stich-, Riß-, Schürf-, Schuß- und Ablederungswunden unterschieden.

2. *Definition Blutung*
Austritt von strömendem Blut aus der Gefäßbahn nach außen in Körperhöhlen oder in Weichteile.
Je nach Art der überwiegend verletzten Gefäße unterscheidet man arterielle Blutungen, venöse Blutungen und Mischblutungen (am häufigsten).

3. *Definition Fraktur (Knochenbruch)*
Durchtrennung von knöchernen Bestandteilen durch direkte oder indirekte Gewalteinwendung. Wichtig ist die Unterscheidung zwischen offenen und geschlossenen Frakturen.

4. *Definition Luxation (Verrenkung)*
Gelenkverletzungen durch direkte oder indirekte Gewalteinwirkungen, bei denen zwei, das Gelenk bildende Knochenenden aus ihrer normalen Stellung verschoben werden. Dabei kommt es typischerweise zu Verletzungen von Gelenkkapsel und Gelenkbändern.

Pathophysiologie
Wunden allein sind nicht *akut* lebensbedrohlich. Das Ausmaß der akuten Bedrohung hängt bei traumatisierten Notfallpatienten von der Schwere der Blutung ab. Unsachgemäße nicht behandelte Wunden können zu einem späteren Zeitpunkt unter Umständen das betroffene Glied (Organ) oder sogar den Gesamtorganismus durch eine Infektion und deren Folgen erheblich schädigen, ja sogar zum Tode des Patienten führen.
Blutungen aus offenen Wunden sind meistens Mischblutungen, deren Stärke durch Hochlagerung und einen normalen oder einen Druckverband beherrscht werden können. Bedrohliche arterielle Blutungen nach außen, bei denen eine Abbindung erforderlich ist, sind extrem selten. Besonders bei geschlossenen Frakturen wird aber das Ausmaß des Volumenverlustes aus dem Gefäßsystem in die Gewebe häufig unterschätzt, da kein Blut nach außen abfließt.
Bei Verdacht auf eine Fraktur ist mit folgendem Blutverlust zu rechnen (Abb. 175b):

Oberarm bis zu	800 ml
Unterarm bis zu	400 ml
Becken bis zu	5000 ml
Oberschenkel bis zu	2000 ml
Unterschenkel bis zu	1000 ml

Diese Angaben verdeutlichen, daß bei Patienten, bei denen auf den ersten Blick keine Blutung feststellbar ist, in Wirklichkeit wegen der Entstehung eines Hämatoms im Frakturbereich eine erhebliche Schockgefahr besteht. Bei offenen Brüchen kann der Blutverlust auch höher sein, wenn nicht schnell und sachgerecht verbunden und damit die Blutung gestillt wird.
Von den sicheren Zeichen eines Knochenbruchs (s. Symptomatik) abgesehen sind sich die Zeichen eines Bruchs, einer Luxation oder einer Weichteilverletzung in vieler Hinsicht ähnlich. Eine Unterscheidung dieser 3 Verletzungen setzt zum Teil erhebliche Erfahrung und Zeit voraus. Sie ist aber unter den Bedingungen des Notfallortes in vielen Fällen überflüssig. In Zweifelsfällen muß die betroffene Extremität vorsichtshalber so behandelt werden, als ob eine Fraktur vorläge.

Symptomatik
1. Wunden
a) offene Wunde
- Durchtrennung der Haut, je nach Tiefe der Unterhaut und der Muskulatur
- Blutung
- bei Pfählungswunden stecken entsprechende Gegenstände in der Wunde

b) geschlossene Wunde
- Prellmarken
- Schwellung
- Schmerz

2. Blutungen
a) Bei der *Mischblutung* mischt sich hellrotes, arterielles und dunkelrotes, venöses Kapillarblut in der Tiefe der Wunde, so daß in der Regel beide Blutungsanteile nicht mehr einzeln erkennbar sind.
b) Bei der weitgehend isolierten *venösen* Blutung, z. B. Krampfaderblutung, ist die Farbe des Blutes dunkelrot.
c) Bei der arteriellen Blutung *spritzt* hellrotes Blut pulssynchron aus der Gefäßverletzung. Im schweren Schock *strömt* es wegen des niedrigen Blutdrucks nur noch hellrot aus der Tiefe der Wunde.

3. Frakturen
a) sichere Zeichen eines Knochenbruchs
- Knochensplitter in offener Wunde
- Fehlstellung des körperfernen Extremitätenteiles
- abnorme Beweglichkeit des körperfernen Extremitätenteiles
- Knochenreiben (Krepitation) bei Betastung und Bewegung

Extremitätentrauma

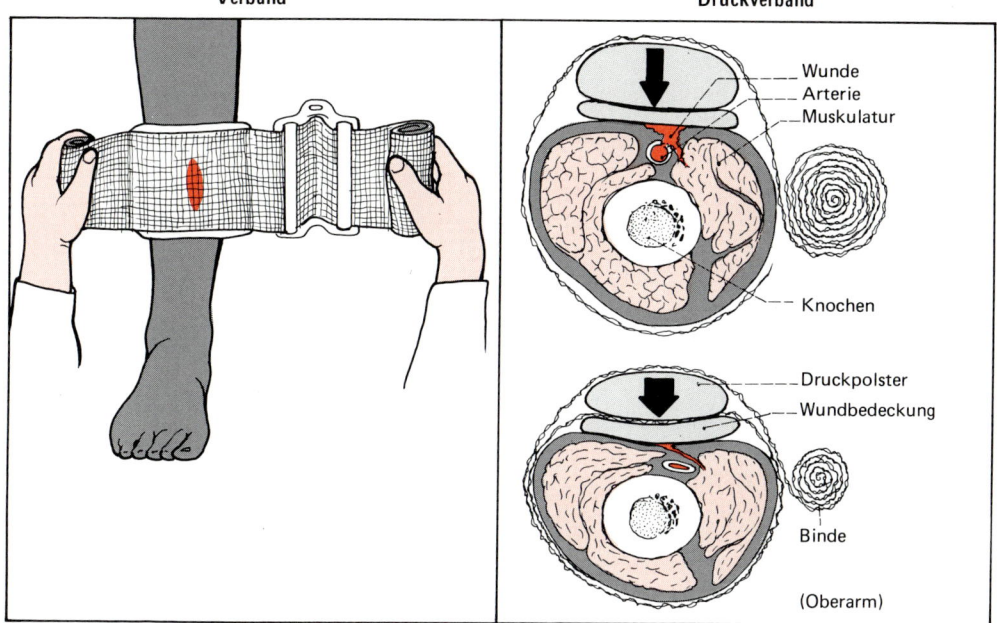

Abb. 172

b) *unsichere Zeichen eines Knochenbruchs*
- Schmerzhaftigkeit
- Schwellung
- Funktionsstörung

Therapie
Wundversorgung, Blutstillung und die Ruhigstellung von Knochenbrüchen sind Maßnahmen der klassischen Ersten Hilfe.
Die Überprüfung und Sicherung der Vitalfunktionen hat Vorrang vor der Durchführung der im Anschluß dargestellten Verfahren der örtlichen Behandlung von Extremitätenverletzungen.
Bei akuter Lebensbedrohung des Notfallpatienten kommen diese Maßnahmen im Rettungsdienst häufig nicht, bzw. nur teilweise zur Anwendung (Stillung schwerer Blutungen nach außen), da für die Erhaltung des Lebens Maßnahmen zur Sicherung der Vitalfunktionen wie Schockbekämpfung und Beatmung wichtiger sind.

1. *Grundsätzliche Verfahren*
a) *Wundverband* (Abb. 172)
- keimfreie Wundauflage durch Verwendung geeigneter Verbandpäckchen
- bei starker Durchblutung Druckverband durch Auflegen eines Polsters über dem

1. Verband im Wundbereich und Überwickeln mit einer Binde
- ggf. nochmalige Wiederholung eines Druckverbandes.

b) *Stillung von Blutungen*
- Nach dem Anlegen eines Druckverbandes und Hochlagerung der Extremitäten kommt die Blutung in der Regel in ausreichender Weise zum Stehen.
- Bei seltenen, stark spritzenden arteriellen Blutungen ist sofort, vor und während des Verbindens abzudrücken.

Die wichtigsten Abdruckstellen (Abb. 173)
- A. carotis
- A. brachialis
- A. femoralis
- Abbindungen, die viel zu häufig angewendet werden, sind meist überflüssig, da Druckverbände in der Regel zur Blutstillung ausreichen.
- In den extrem seltenen Fällen, in denen eine Abbindung erforderlich ist, wird der Rettungssanitäter bei Blutungen am Oberarm, am Unterschenkel und je nach Dicke auch am Oberschenkel eine Blutdruckmanschette als schonendes Hilfsmittel statt der sonst üblichen Verfahren (Abbindung mit Dreiecktuch) anwenden. Das Aufpumpen der Manschette 20 bis 30 mm Hg über

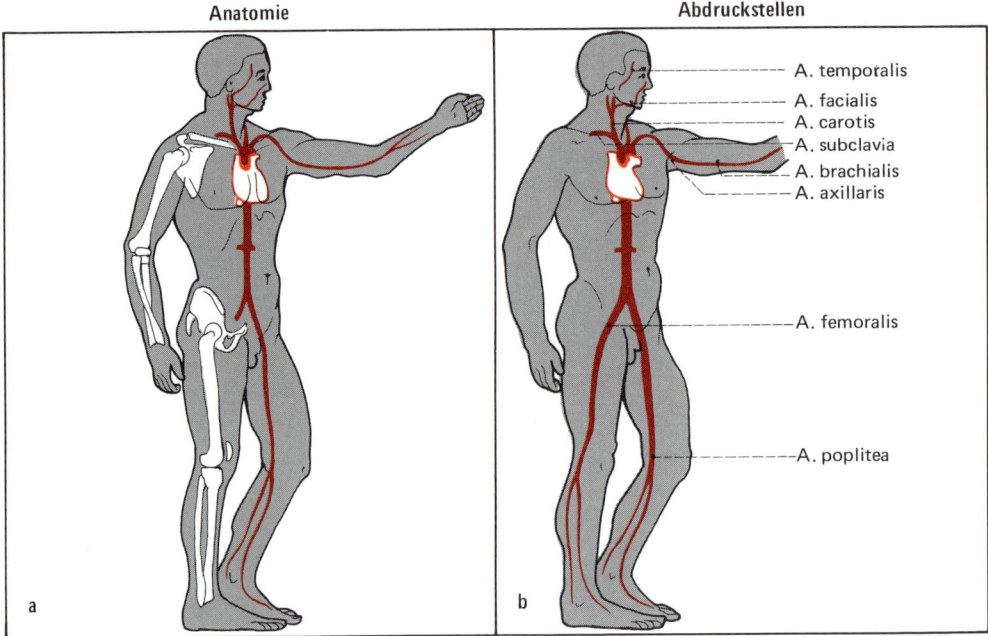

Abb. 173

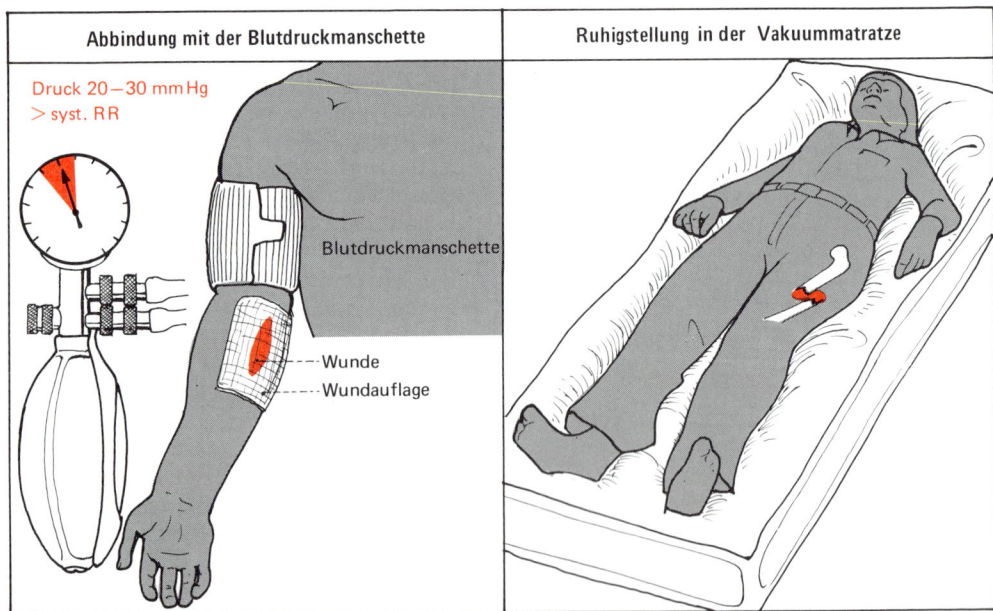

Abb. 174

den systolischen Blutdruck hinaus erzeugt eine weitgehend schmerzfreie kontrollierbare Abbindung.

c) Ruhigstellung von Frakturen (Abb. 174)
Repositionsbemühungen, d. h., Versuche, gegeneinander verschobene Röhrenknochen wieder auseinanderzuziehen und achsengerecht zu stellen, dürfen besonders nach einer Durchspießung, nicht zur Anwendung kommen.

Ausnahmen:
- völlige Abwinklung, die eine komplette Lagerung der Extremitäten auf der Vakuummatratze unmöglich machen würde.
- drohende Durchspießung durch das körperferne Knochenbruchstück (Beseitigung dieser Gefahr).
- Pulslosigkeit und/oder fehlende Schmerzempfindung der Extremität unterhalb der Bruchstelle (Versuch, eingeklemmte Gefäße und Nerven wieder zu entlasten).
- Luftkammerschienen und die Bergwacht-Streckschiene, die eine Schienung und eine Extension ermöglicht, sind in der Regel nur zu verwenden, wenn Vakuummatratzen nicht verfügbar sind und wenn längere Transportwege und ein erhebliches Transporttrauma zu erwarten sind.

Dies gilt besonders für die Berg- und Seerettung und für die Versorgung Verletzter unter Katastrophen- oder Kriegsbedingungen.

2. Abgestufte Versorgungsmaßnahmen
a) *Erste Hilfe*
- Überprüfung und Sicherung der Vitalfunktionen
- Wundverband/Druckverband
- in der Regel keine Schienung von Frakturen

b) *Sofortmaßnahmen des Rettungssanitäters*
- Fortführung von a)
- Infusion von Ringer-Laktat (500 ml sofort, 500 ml während des Transports)
- Ruhigstellung in Vakuummatratze

c) *Sofortmaßnahmen des Notarztes*
- Schockbehandlung mit Volumenersatzmitteln
- Gabe von Schmerzmitteln

Besondere Hinweise

1. Amputationsverletzungen (Abriß oder Abtrennung von Körperteilen)
Amputierte Körperteile müssen mit dem Patienten in die Klinik gebracht werden. Je nach Transportzeit und Möglichkeiten am Notfallort sollte der abgetrennte Körperteil trocken und steril umhüllt, in einen wasserdichten Beutel gepackt und mit Eiswürfeln umgeben werden, um durch eine Temperaturerniedrigung des abgetrennten Gliedes die Überlebenszeit der betroffenen Gewebe zu verlängern.

2. Abbindungen
Abbindungen werden in vielen Fällen angelegt, in denen ein Druckverband ausreichend ist. Nicht richtig angelegte Abbindungen sind meistens Stauungen, d. h. der Schnürdruck ist niedriger als der arterielle Blutdruck, Blut fließt daher in die Wunde, kann aber nicht auf normalem Weg zum Herzen zurückfließen, da die Venen zusammengepreßt sind. Dadurch können bei relativ harmlosen Wunden lebensbedrohliche Blutungen hervorgerufen werden!

F. Das Polytrauma

Ca. 30% der im Rettungsdienst versorgten und transportierten Unfallpatienten sind Polytraumatisierte. Am häufigsten liegt eine Kombination von Schädel-, Thorax- und Extremitätenverletzungen vor.

Terminologie
Die Übersetzung des griechischen Begriffs „Polytrauma" bedeutet Mehrfachverletzungen (Abb. 175a).

Definition Polytrauma. Gleichzeitige Verletzungen mehrerer Körperregionen, Körperhöhlen oder Organe, die über direkte traumatische Schäden und über den Schock und seine Folgen lebensgefährliche Störungen auslösen (Tabelle 49).

Pathophysiologie
Die Vitalfunktionen Atmung und Kreislauf werden bei Polytraumatisierten durch direkte traumatische Organschädigung an Lunge, Herz und Gefäßen, beim Schädelhirntrauma durch zusätzliche Schädigung der Steuerzentralen und bei jedem Verletzungsmuster durch den Volumenmangelschock und seine Folgen gestört.

Früher galt die Niere als das wesentliche „Schockorgan", das auf den Volumenmangel mit einer Verminderung oder dem Ausfall der Urinproduktion reagierte. Nachdem immer häufiger Schwerstverletzte lebend die Klinik erreichen, die früher bereits am Unfallort oder auf dem Transport starben, und die intensivmedizinischen Möglichkeiten in den Krankenhäusern verbessert wurden, zeigte es

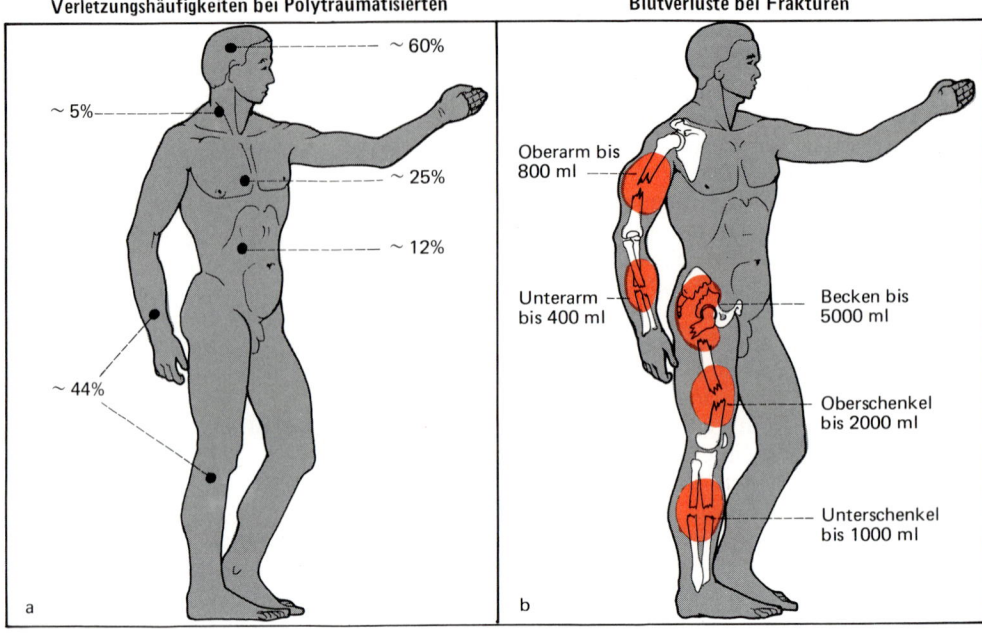

Abb. 175

Tabelle 49

Ursachen:	äußere Gewalt → direkte traumatische Organschädigungen / Schädigung der „Steuerzentrale" (bei SHT) / Volumenmangelschock
Folgen:	Störungen der Organfunktion / Störungen der Regulationsvorgänge / Störungen der Zirkulation, O_2-Versorgung, Gerinnung → **Polytrauma**
Komplikationen:	• Ausfall von Organen als Verletzungsfolge • Schockniere • Schocklunge • Kreislaufversagen

sich, daß die Lunge schon frühzeitig mit schwerwiegenden Funktionsstörungen auf Trauma und Schock reagiert. Das Überleben Polytraumatisierter hängt heute im Wesentlichen von der Beherrschbarkeit der Veränderungen an der Lunge ab, während sich eine „Schockniere" nach der frühzeitigen Volumengabe bereits am Unfallort nur noch relativ selten entwickelt.

Diese Zusammenhänge begründen nochmals das Versorgungsprinzip des modernen Rettungsdienstes:

„Stabilisierung der Vitalfunktionen hat Vorrang vor der Behandlung einzelner Verletzungen".

Symptomatik

Die Symptomatik des Polytraumatisierten entspricht in der frühen Versorgungsphase der Gesamtheit der bereits dargestellten Zeichen einzelner Verletzungen. Bei der Vielzahl der Verletzungen ist es aber besonders wichtig, sich nicht in Einzelheiten zu verlieren, während sich der Funktionszustand von Atmung und Kreislauf weiter verschlechtert.

Es soll daher an dieser Stelle schematisch das Vorgehen bei der Erstuntersuchung eines Traumatisierten dargestellt werden.

1. Überprüfen der respiratorischen Funktion:
Sehen ⎫
Fühlen ⎬ – sofortige Durchführung der erforderlichen Maßnahmen
Hören ⎭

2. Überprüfung des Kreislaufs:
sichtbare ⎫ – Schockzeichen → sofortige
fühlbare ⎬ Durchführung geeigneter
meßbare ⎭ Maßnahmen

3. Feststellung schwerwiegender örtlicher Verletzungen:
(nach Möglichkeit nach dem Aufschneiden aller Kleidungsstücke, besonders im Bereich Brustkorb und Bauch)

- Pupillen seitengleich, rund; Schädelhirntrauma?
- Abwehrbewegungen auf Schmerzreize an Armen und Beinen Schädigung des Rückenmarks?
- Prellmarken, Schmerz, Krepitation nach beidseitigem Druck auf Brustkorb Thoraxtrauma?
- Prellmarken, Schmerzen Abwehrspannung bei Betastung der Bauchdecken; Abdominaltrauma?
- Blutung nach innen, nach außen Offene Wunden?
- achsengerechte Stellung der Extremitäten Frakturen?

4. Abschätzung der akuten Lebensgefährdung
- Bei Anfall einer größeren Zahl von Verletzungen angepaßte Entscheidung über die Reihenfolge der zu Transportierenden festlegen.
- Schnelligkeit des Kliniktransports bestimmen; z. B. bei wahrscheinlicher Blutung in den Bauchraum: Verzicht auf Verbände, etc. keine Zuladung eines weiteren Leichtverletzten, Kliniktransport mit Sondersignal
- Die geeignete Klinik auswählen (gilt nur bei mehreren Kliniken in annähernd gleicher Entfernung)

Zeitbedarf für diese Schnellinformation maximal 3 Minuten pro Patient!

Therapie
1. Erste Hilfe
- bei Bewußtseinstrübung Seitenlagerung unter Beachtung der Verletzungen
- Schocklagerung

2. Sofortmaßnahmen des Rettungssanitäters
- Sicherung freier Atemwege
- O_2-Gabe, Beatmung
- Infusion von Ringer-Laktat (500 ml sofort, 500 ml während des Transports)
- Blutstillung/Verbände
- Ruhigstellung in Vakuummatratze

3. Notärztliche Therapie
- Fortführung von 2.
- Schockbekämpfung durch Infusion von Volumenersatzmitteln
- ggf. PEEP-Beatmung
- Abnahme von Kreuzblut
- fallweise Kortikosteroide
- Narkose

Kapitel 20. Besondere lebensbedrohliche Situationen

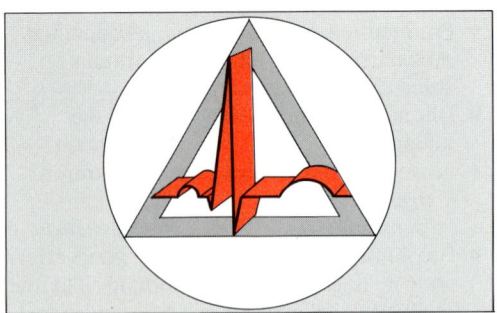

A. Die Notgeburt

Gelegentlich werden Rettungssanitäter zu Frauen gerufen, die gerade entbunden haben, weil sich Mutter und/oder Kind in einem schlechten Zustand befinden und in eine Klinik transportiert werden müssen. Außerdem kann sich die Geburt während des Transports Schwangerer in die Klinik im Rettungswagen vollziehen.

Terminologie
Definition Notgeburt. Für die Belange des Rettungsdienstes sollen mit diesem Begriff alle Normalgeburten, die ohne ärztliche Hilfe oder die Unterstützung einer Hebamme außerhalb der Klinik ablaufen, sowie die krankhaften Geburtsverläufe, die zu einer Lebensbedrohung für Kind und/oder Mutter führen, zusammengefaßt werden (Tabelle 50).

Wichtige Begriffe aus der Geburtshilfe
1. *Beginn der Geburt*
- regelmäßige Wehen alle 10 min
- Fruchtwasserabgang (auch ohne regelmäßige Wehentätigkeit)
- „Erstes Zeichnen" Abgang von blutigem Schleim aus der Scheide
2. *Eröffnungswehen*
Regelmäßige Wehen zur Eröffnung des Muttermundes (2–3 Wehen in 30 min)
3. *Preßwehen*
Durch den Einsatz der Bauchmuskulatur werden die Wehen der Gebärmutter zur Austreibung des Kindes reflektorisch verstärkt.
4. *Dammschutz*
Spezielle Handhaltung zur Verlangsamung des Kopfdurchtritts, Schutz des Dammes vor einem Einreißen.
5. *Schulterentwicklung*
Befreiung der Schultern des Neugeborenen nach der Entwicklung des Kopfes. Man unterscheidet die Entwicklung der vorderen und der hinteren Schulter
6. *Abnabelung*
Abklemmen und anschließende (sterile) Durchtrennung der Nabelschnur.
7. *Nachgeburt* Plazenta (Mutterkuchen)
Die Plazenta ist vor der Geburt das an der Gebärmutterwand sitzende Ernährungsorgan des Kindes (Abb. 176).

Pathophysiologie
Auch bei einer *normal ablaufenden Geburt* ohne fachkundige Hilfe unter ungünstigen äußeren Umständen ist das *Kind* in erster Linie durch
- Störungen der Atemtätigkeit und
- Unterkühlung
gefährdet,
die *Mutter* durch
- Verletzung des Geburtskanals (Scheiden- oder Dammriß)
- Blutung und
- Infektion.
Bei der großen Zahl von Ursachen und Verläufen einer *krankhaften* Geburt, z. B. bei regelwidrigen Kopflagen im Geburtskanal, bei Beckenendlagen oder bei einem Nabelschnurvorfall ist das Leben des Kindes in besonderer Weise durch Erstickung unter der Geburt und durch Gehirnblutung als Folge des Geburtstraumas bedroht (Abb. 177).
Akute Lebensgefahr für die Mutter (und das ungeborene Kind) entwickelt sich bei schweren Blutungen unter der Geburt, z. B. bei der

Die Notgeburt

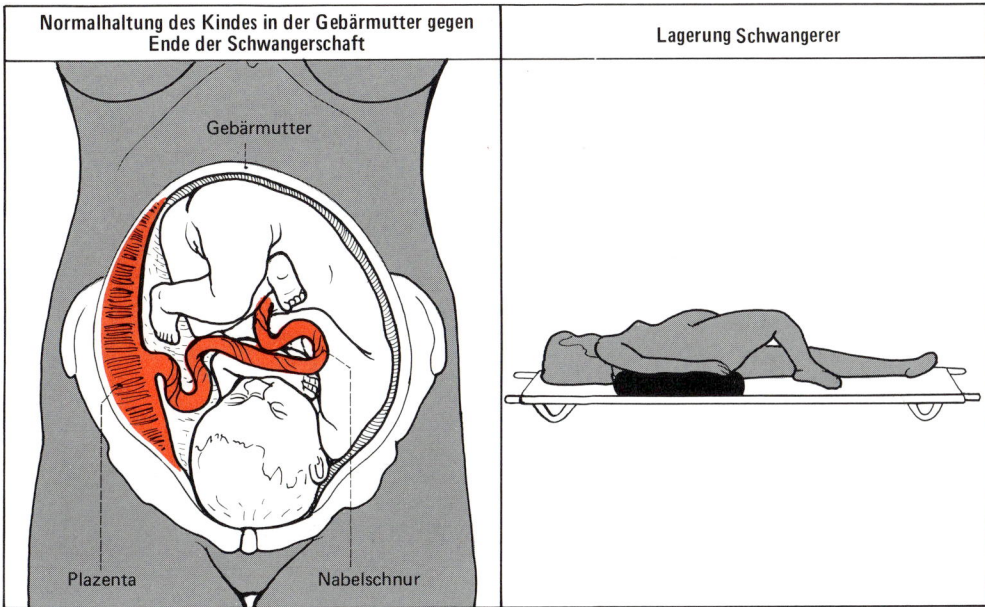

Abb. 176

Tabelle 50

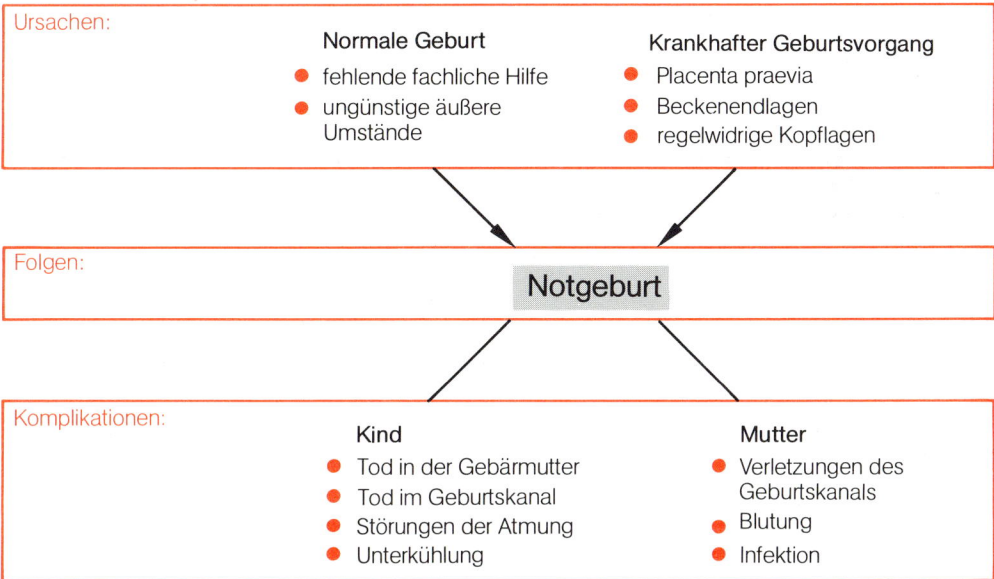

Placenta praevia. Die Nachgeburt, die Plazenta, sitzt normalerweise über dem Kind in der Gebärmutter und wird nach dessen Geburt „nachgeboren". Die Placenta praevia sitzt vor dem Kind, so daß sie sich spätestens beim Beginn der Geburt ablöst.

Diese vorzeitige Ablösung führt meist zu schweren Blutungen aus dem Geburtskanal.

Symptomatik
1. Plötzliche, aber normale Spontangeburt
- Austreibungswehen mit Preßdrang

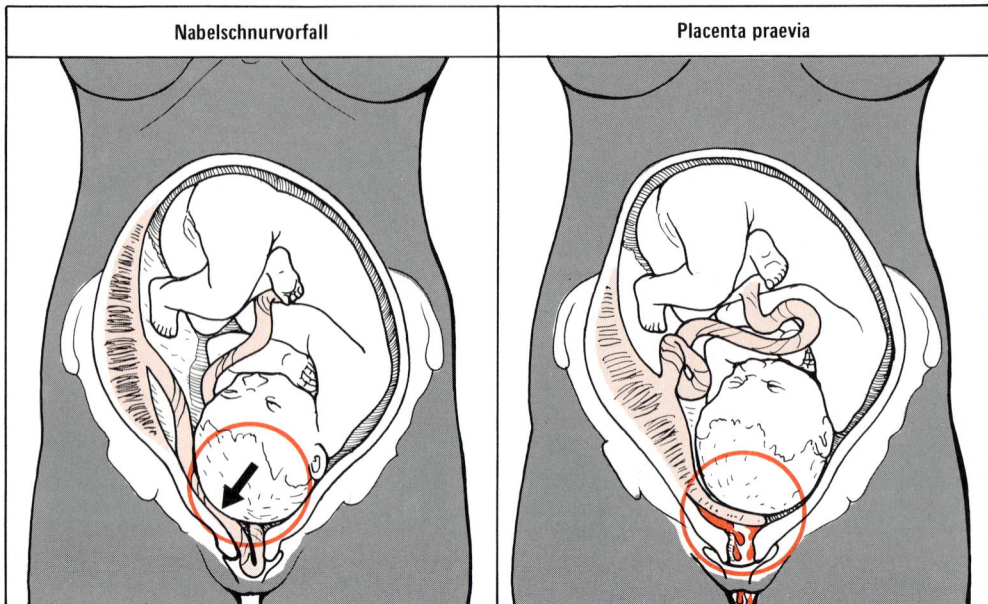
Abb. 177

- Blasensprung (wenn die Blase nicht schon zuvor gesprungen war)
- Kopf des Kindes wird in der Tiefe der Scheide sichtbar.

2. Beckenendlage
- Austreibungswehen mit Preßdrang
- Blasensprung (wenn die Blase nicht schon zuvor gesprungen war)
- Heraustreten des Steißes und/oder der Füße.

Therapie
1. Erste Hilfe beim Transport Schwangerer mit starken Wehen
- Lagerung der Gebärenden in linker Seitenlage (Abb. 176)
- beruhigender Zuspruch

2. Sofortmaßnahmen des Rettungssanitäters
- Fortführung von 1.
- Bereithalten des Notgeburtenbestecks
- Bereithalten des Neugeborenen-Beatmungsbeutels mit O_2-Anschluß

a) Plötzliche, aber normale Spontangeburt
- Anforderung eines Geburtshelfers oder eines Notarztes auf dem Funkwege
- Lagerung der Gebärenden auf steriler Unterlage
- Dammschutz, sobald der Kopf in der Wehenpause nicht mehr zurückweicht (Abb. 178)
- Entwicklung der vorderen (zur Symphyse der Mutter gerichteten) Schulter durch Senken des kindlichen Kopfes.
- Entwicklung der hinteren (zum Damm der Mutter gerichteten) Schulter durch Heben des kindlichen Kopfes
- Entwicklung des übrigen Körpers
- Absaugen des Mund- und Rachenraumes
- Einhüllen des Kindes in Aluminiumfolie
- Setzen einer sterilen Klemme ca. 1,5 min nach der Geburt mindestens 20 cm vom kindlichen Nabel entfernt (Abb. 179)
- Bei Ausbleiben der Spontanatmung oder schwacher Eigenatmung des Kindes Beutel-Masken-Beatmung
- Fortführung bis zum Einsetzen ausreichender Spontanatmung
- Lagerung der Mutter mit steriler Vorlage
- Setzen einer weiteren Klemme an die Nabelschnur (zwischen Klemme 1 und Mutter ca. 2 cm Abstand)
- Durchschneiden der Nabelschnur (sterile Schere oder Skalpell aus dem Notgeburten-Besteck)

b) Beckenendlage
Nach der Geburt des Steißes besteht akute Erstickungsgefahr für das Kind!

Die Notgeburt

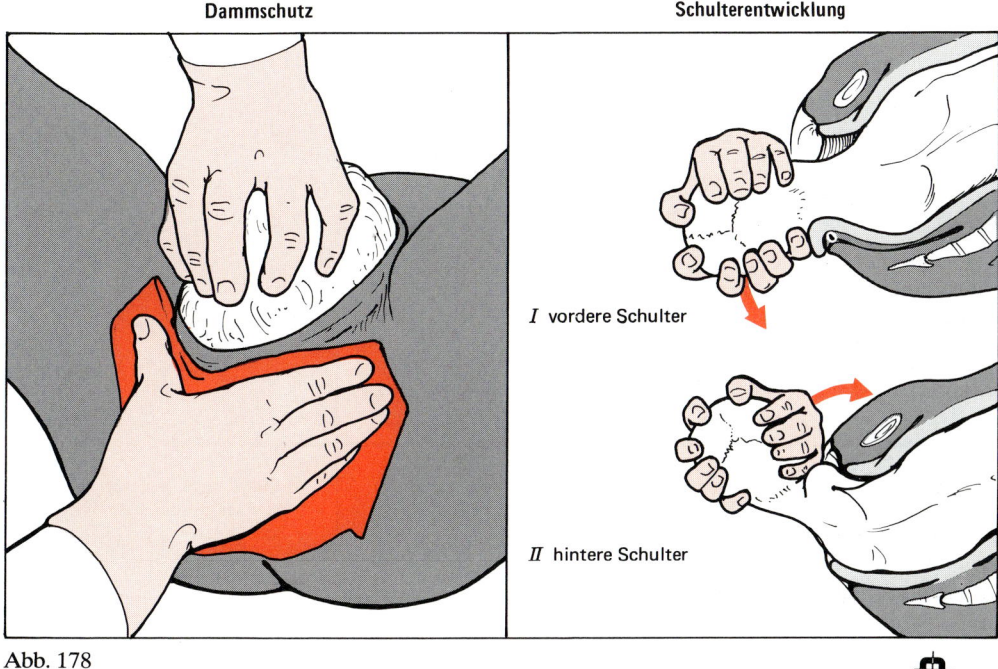

Abb. 178

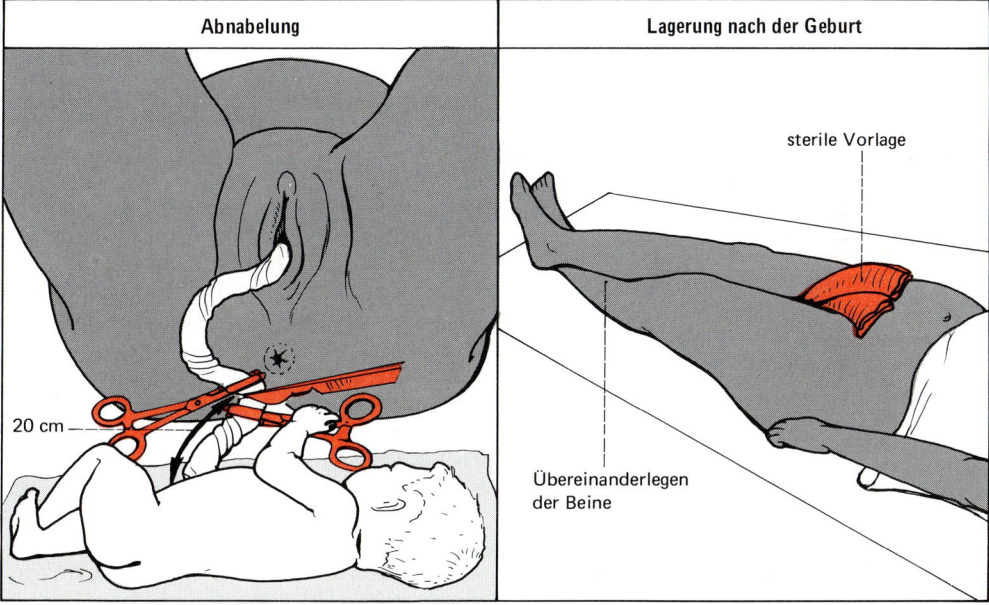

Abb. 179

- zweiter Rettungssanitäter drückt den kindlichen Kopf durch die Bauchdecke kräftig in das Becken
- der erste Rettungssanitäter umfaßt den Steiß gürtelförmig mit beiden Händen (Bracht'scher Handgriff I)
- Er hebt langsam an, ohne zu ziehen (Bracht'scher Handgriff II), während der kindliche Kopf von oben durchgedrückt wird.
- Der Steiß wird langsam an die Symphyse herangeführt und auf den Unterbauch der

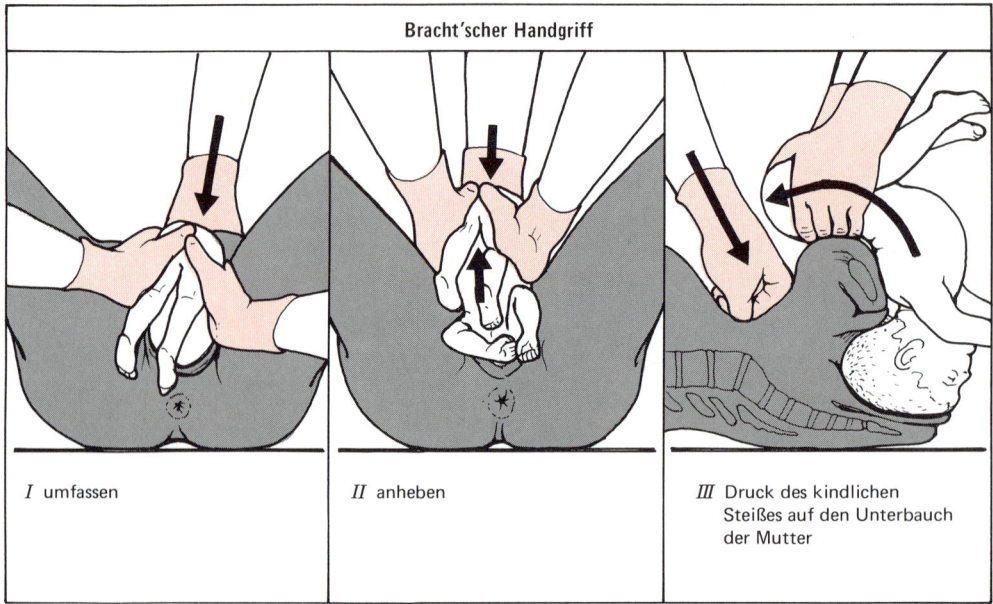

Abb. 180

Mutter gedrückt (Bracht'scher Handgriff III) (Abb. 180).

3. Notärztliche Therapie
- Fortführung von 2.
- bei Beckenendlage evtl. andere Methoden der Manualhilfe

Hinweise

Nach dem Blasensprung darf die Gebärende nicht mehr laufen, damit es nicht zum Nabelschnurvorfall kommt.
1. Bei sichtbarem Vorfall der Nabelschnur oder eines Armes ist die Gebärende in Beckenhochlage zu transportieren, um den Druck auf die Nabelschnur (Unterbrechung der Sauerstoffzufuhr des Kindes!) zu vermindern.
2. Der erhöhte O_2-Anteil im Neugeboreneninkubator ist kein Ersatz für eine ausreichende Spontanatmung des Kindes!

B. Das Ertrinken

In hochentwickelten Ländern ist die zweithäufigste unfallbedingte Todesursache bei Kindern das Ertrinken.

Terminologie

Definition Ertrinken. Verlegung der Atemwege nach Untertauchen in Wasser oder in anderen Flüssigkeiten (Tabelle 51).

Pathophysiologie

Das *primäre Versinken* im Wasser kann auch gute Schwimmer ereilen. Mögliche Ursachen sind reflektorische Herzfrequenz- und Rhythmusänderungen, die über eine Minderversorgung des Gehirns Bewußtlosigkeit verursachen.
Starke Hyperventilation vor Tauchversuchen führt zum Abfall des CO_2-Drucks, nicht aber – wie meist angenommen wird – zu einer bedeutsamen Vermehrung der Sauerstoffreserven. Ein niedriger CO_2-Druck nimmt aber den Atemreiz, so daß besonders während des Auftauchvorgangs durch O_2-Mangel Bewußtseinsverlust eintreten kann. Weitere, relativ typische Ursachen des primären Versinkens: Alkoholrausch, epileptische Krampfanfälle.
Vom *primären Ertrinken* spricht man in den Fällen, in denen die Verlegung der Atemwege durch Flüssigkeiten (Süß-, Brack- und Salzwasser, Jauche, Öl, Benzin) als primäres Geschehen die pathophysiologischen Abläufe einleitet.

Das Ertrinken

Tabelle 51

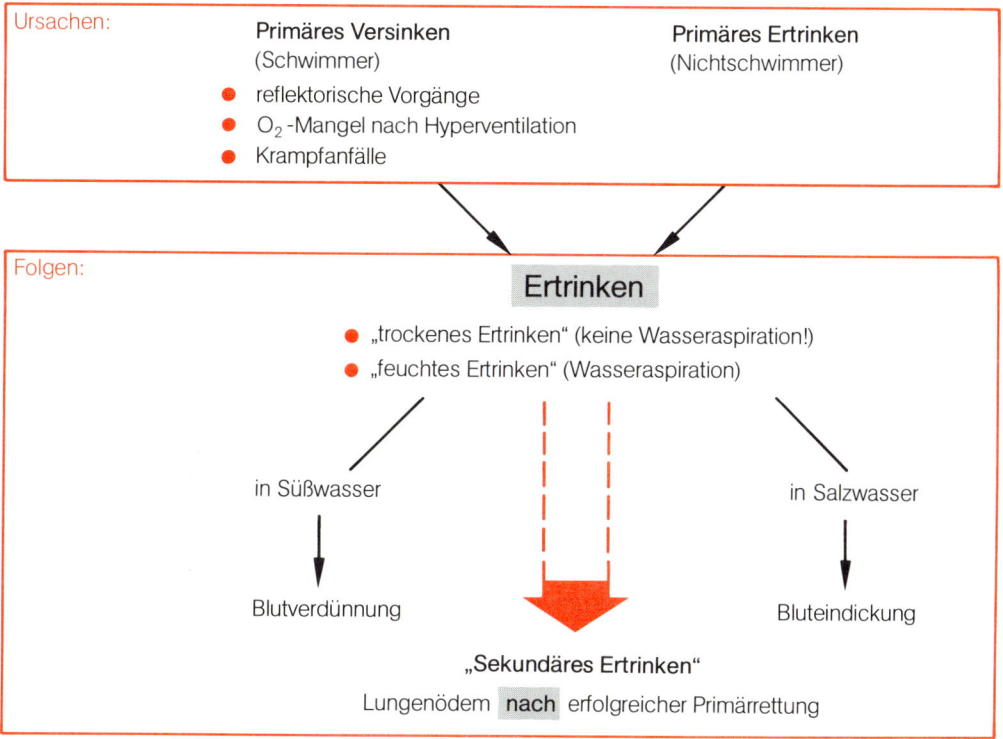

Erste Phase: Abwehrphase
Der Ertrinkende schlägt in panischer Angst um sich, gerät mit dem Kopf unter und über Wasser, schluckt;
Bewußtseinsverlust durch O_2-Mangel.

Zweite Phase: Atemanhaltephase
Wasser erreicht statt Luft den Kehlkopfeingang, es wird ein Larnyngospasmus ausgelöst. Der Larnygospasmus verhindert das Eindringen von Wasser in die Lunge. Er kann ca. 30 Sekunden andauern, zum Teil bis zum klinischen oder biologischen Tod bestehenbleiben (bei 10–40% der Ertrunkenen). Dieser Vorgang ist als „trockenes Ertrinken" zu kennzeichnen, weil kein Wasser in die Lunge gerät.

Dritte Phase: Dyspnöische Erstickungsphase
Wasser wird nach Ausfall des Larnygospasmus „eingeatmet" und dringt in die Alveolen ein. In diesem Fällen spricht man von „feuchtem Ertrinken".

Vierte Phase: Generalisiertes Krampfstadium
Durch O_2-Mangel im Gehirn bedingt können Krämpfe der quergestreiften Muskulatur auftreten.

Fünfte Phase: Atemstillstand
Zeitpunkt des Atem- und Kreislaufstillstandes durch Sauerstoffmangel.

Sechste Phase: Finale Schnappatmung
Diese Form der Atmung ist aus der Symptomfolge des Kreislaufstillstandes bekannt.
Die Phase 1 wird beim primären Versinken überprungen, die Phase 2 wird von jedem Ertrunkenen durchlaufen, die Phasen 3–6 sind nicht obligatorisch.
Während des Ertrinkungsvorgangs wird zum Teil sehr viel Wasser geschluckt, so daß der Magen prall gefüllt ist.
Die Resorptionsfähigkeit der Alveolarwand für Wasser ist ganz erheblich. Wenn Wassermengen von 20–40 ml pro kg Körpergewicht, also Mengen von mehr als 1 Liter beim Erwachsenen aspiriert wurden, kommt es bei Süß-, Salzwasserertrinkenden zu unterschiedlichen Schädigungsmechanismen.

Süßwasser. Hypotones Süßwasser wird in der Lunge sehr schnell resorbiert, gelangt in den Kreislauf und verdünnt das Blut. Elektrolyt- und Eiweißkonzentration fallen ab, der Natrium-/Kaliumquotient verändert sich. Dieser Vorgang und der O_2-Mangel lösen meist Kammerflimmern aus. Das Eindringen von hypotonem Süßwasser in den Blutkreislauf verursacht eine Hypervolämie. Bei starker Blutverdünnung nehmen die Erythrozyten Wasser auf und platzen. Man nennt diesen Vorgang Hämolyse. Süßwasser ist bei Rettungsmaßnahmen aus der Lunge praktisch nicht mehr abzusaugen.

Salzwasser. Salzwasser ist hyperton. Es zieht daher Plasma in die Alveolen, NaCl wandert durch die Alveolarwand ins Blut. Es kommt zu Hämokonzentration und Hypovolämie. Salzwasseraspiration führt es zu einer weiteren Verstärkung des bereits bestehenden Lungenödems.

Sekundäres Ertrinken
Patienten, die den akuten Ertrinkungsunfall überlebt haben, sind noch nicht endgültig außer Gefahr. Bei einem Teil der „Beinahe-Ertrunkenen" entwickelt sich in einem Zeitraum von wenigen Minuten bis zu Stunden nach dem Ertrinkungsunfall ein schweres Lungenödem, das sogenannte „sekundäre Ertrinken". Als Ursache des sekundären Ertrinkens werden diskutiert:
- Sauerstoffmangel mit nachfolgender Azidose
- Schädigung eines Flüssigkeitsfilms, der die Alveolen auskleidet und deren Zusammenfallen verhindert,
- Störungen in der Durchblutung der Lunge
- Partikel und Mikroorganismen im aspirierten Wasser und/oder aspirierter Magensaft bewirken eine chemische Reizung und eine entzündliche Reaktion der Lunge
- gesteigerte Durchlässigkeit der Blutgefäße in der Lunge

Symptome
1. Beinahe Ertrinken
- Bewußtlosigkeit
- kalte blaßgraue Haut
- stöhnende, röchelnde Atmung
- Tachykardie

2. Ertrinken
- Zeichen des klinischen Todes

3. Sekundäres Ertrinken
- nach vorhergehender Besserung plötzliche Verschlechterung des Allgemeinzustandes
- atemabhängige Schmerzen im Thorax
- Atemnot
- Zyanose
- Unruhe
- Bewußtseinsverlust

Therapie
1. Erste Hilfe
- Seitenlagerung bei Bewußtlosigkeit
- Atemspende bei nicht ausreichender Atmung und bei Atemstillstand

2. Sofortmaßnahmen des Rettungssanitäters
- Absaugen des Nasen-Rachenraums
- O_2-Insufflation bei ausreichender Spontanatmung
- venöser Zugang, Ringer-Laktat zum Offenhalten der Vene
- Intubation und Überdruckbeatmung
- ggf. Herz-Lungenwiederbelebung

3. Notärztliche Therapie:
- Fortführung von 2.
- Medikamente zur Diurese bei Süßwasserertrinken
- Kortikosteroide
- fallweise Gabe von Pufferlösung
- NaCl und Humanalbumin beim feuchten Süßwasserertrinken
- Herz-Lungenwiederbelebung

Hinweise

1. Wegen der stets drohenden Gefahr eines sekundären Ertrinkens sind alle „Beinahe-Ertrunkenen" auch nach überraschend schnell einsetzender Besserung stets in eine Klinik mit Möglichkeiten zur Beatmungs- und umfassenden Intensivtherapie zu transportieren.
2. Da während des Ertrinkungsvorganges häufig Wasser getrunken wird und der Magen danach prall gefüllt ist, Vorsicht bei der Lagerung und bei der Herzdruckmassage (genauer Druckpunkt), da sich Wasser mit Mageninhalt entleeren kann → Aspiration!

C. Der Stromunfall

In der Bundesrepublik ereignen sich jährlich ca. 350–450 tödliche Unfälle durch elektrischen Strom. Ungefähr 30% aller Hochspannungsunfälle und 10% aller Niederspannungsunfälle verlaufen tödlich. Die Gesamtzahl der Blitzunfälle liegt zwischen 80 und

100 pro Jahr, ungefähr 40% der Patienten sterben an den Folgen der Einwirkung atmosphärischer Elektrizität.

Terminologie
Technische Elektrizität:
Für den Gebrauch in Industrie und Haushalt erzeugter Strom

Atmosphärische Elektrizität
Blitze sind elektrische Entladungsvorgänge in der Atmosphäre.

Dauer:	Mikrosekundenbereich
Spannung:	mehrere 100 000 Volt
Stromstärke:	~ 100 000 Ampère
„Blitzkanal":	Durchmesser der Entladung ~ 1 cm
Druck:	mehrere 100 Atü im „Blitzkanal"
Temperatur:	mehrere 10 000 °C

Definition Stromunfall. Durch elektrische Ströme verursachte Störungen der Herztätigkeit und des Nervensystems, sowie Haut- und Gewebsschädigungen (Tabelle 52).

Pathophysiologie
Der *Stärke* des Stroms, der den menschlichen Körper nach Schluß zweier unter Spannung stehender Teile durchströmt, kommt für die Störungen bestimmter Organe und Gewebe die entscheidende Bedeutung zu.

Bei *Niederspannungsunfällen* überwiegen die elektrischen, bei *Hochspannungsunfällen* die thermischen Wirkungen.

Nach Berührung zweier Punkte mit unterschiedlichem elektrischem Potential ist für die Größe des dann fließenden Stroms neben dem Spannungsunterschied der *Widerstand* von entscheidender Bedeutung. Stromkreise mit minimalem Widerstand liegen beispielsweise dem akut tödlichen Ausgang von Elektrounfällen in der Badewanne oder bei gleichzeitiger Berührung einer Wasserleitung und eines defekten elektrischen Gerätes zugrunde.

Die Gefahren des Wechselstroms sind besonders bei den *Frequenzen* der öffentlichen Energieversorgungsnetze (50 Hz) im Hinblick auf Herz-Rhythmusstörungen 4–5 mal größer als bei Gleichstrom.

Die *Kontaktdauer* steht in engem Zusammenhang mit der Stromstärke. Bei großen Stromstößen genügen wenige Milli-Sekunden, um tödliche Verletzungen hervorzurufen. Bei nicht eingebauter Ausschaltautomatik beträgt die Einwirkdauer oft mehrere Sekunden bis Minuten, weil der Verletzte infolge von Muskelkrämpfen an spannungsführenden Teilen „klebt" und damit der Stromkreis geschlossen bleibt.

Im Normalfall nimmt der Strom den kürzesten *Weg* zwischen den Kontaktstellen durch

Tabelle 52

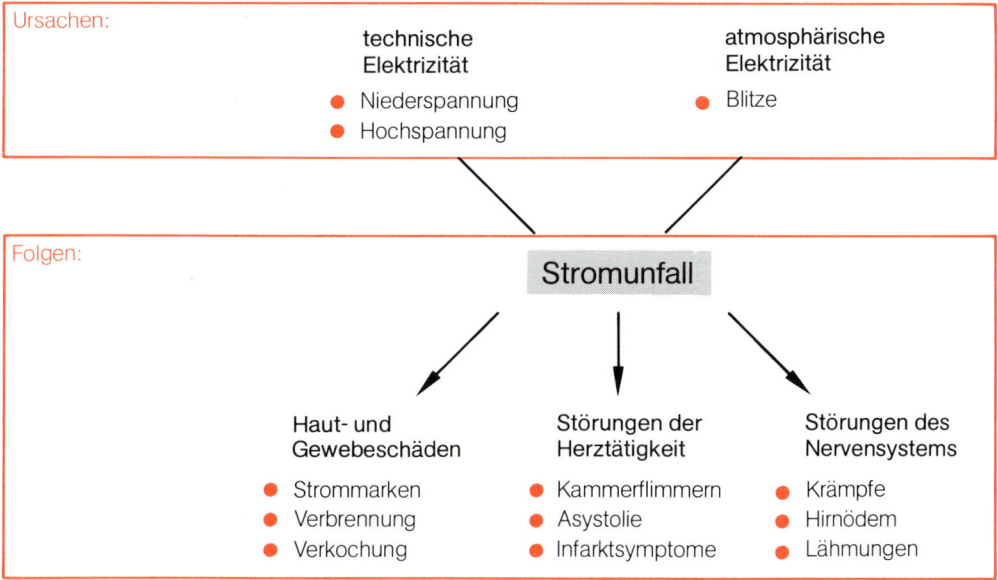

das Körpergewebe. Durch die räumliche Ausbreitung des Stroms können aber auch nicht unmittelbar im Stromweg liegende Organe, z. B. das Gehirn, in Mitleidenschaft gezogen werden.
Letztlich bestimmt beim Elektrounfall die *Stromdichte*, d. h. Stromstärke pro Flächeninhalt an der Kontaktstelle, bzw. bei der Durchströmung der Organe, das Ausmaß der Schädigungen.

Folgen des Elektrounfalls

Haut- und Gewebsschäden. Die Folgen des Elektrounfalls hängen von den Widerstandsverhältnissen von Kleidern, Schuhwerk, Unterlagen, Fußböden etc. entscheidend aber vom Hautwiderstand ab. Trockene Haut hat einen Widerstand von einigen 10 000 Ohm, bei feuchter Haut dagegen beträgt er nur einige 100 Ohm. Wenn an den Kontaktstellen die Wärmeschwelle für das Gewebe überschritten wird, bilden sich charakteristische Strommarken. Bei großflächiger Berührung, festem Kontakt und geringem Übergangswiderstand kann allerdings ein tödlicher Strom einwirken, ohne daß sich Strommarken ausbilden.
Blitzschlagverletzungen ähneln vielfach den thermischen Verletzungen bei Hochspannungsunfällen. Charakteristisch ist das sogenannte „Tannenbaummuster" der Blitzfiguren auf der Haut.
Zu unterscheiden ist zwischen den äußeren Verbrennungen durch Hitzewirkung des Lichtbogens und den Verbrennungen und Verkochungen, vor allem der Muskulatur, durch die bei der Durchströmung auftretenden Wärme. Schon bei Spannungen von 100 V kann der Hautwiderstand „durchschlagen" werden. Dadurch kommt es zu tiefgreifenden Gewebszerstörungen. Diese Gewebszerstörungen führen zu einer Überflutung des Körpers mit Verbrennungsprodukten, zerstörten Eiweißstoffen, Myoglobin und Kalium. Das Ausmaß dieser Gewebsschäden ist äußerlich nicht sofort erkennbar, die sich entwickelnden schweren toxischen Schäden mit der Gefahr des Nierenversagens werden in der Frühphase häufig unterschätzt.

Störungen der Herztätigkeit. Beim Stromunfall treten am Herzen Reizbildungs- und Reizleitungsstörungen bis zum Vorhofflattern und Vorhofflimmern auf. Durch das Elektrotrauma kann es am Myokard zu Muskelfasernekrosen kommen. In diesen Fällen sieht der Notarzt im EKG häufig das Bild eines Infarktes.

Störungen des Nervensystems. Bei direkter Stromeinwirkung auf das Gehirn kann durch die erzeugte Wärme der Knochen verbrennen, das Gehirngewebe veraschen oder verkochen.
Beim Kontakt des Kopfes mit Spannungsträgern oder bei Blitzeinschlägen kann der Strom von oben nach unten den gesamten Körper durchfließen, so daß neben zerebralen Schädigungen auch das Rückenmark in seiner ganzen Ausdehnung betroffen sein kann. Die dadurch ausgelösten plötzlichen unkoordinierten Verkrampfungen der entsprechenden Muskelgruppen verursachen Knochenbrüche, Sehnen-, Kapsel- und Muskelrisse.

Therapie
1. Erste Hilfe

Rettung bei Niederspannungsunfällen
- Entfernung der Sicherung
- Abschalten des Geräts
- Herausziehen des Netzsteckers
- Wahl eines isolierenden Standortes (Gummiplatten, Glasplatten, Porzellanteller etc.) *durch Laien.*

Rettung bei Hochspannungsunfällen
- Freischalten
- gegen Wieder-Einschalten sichern
- Spannungsfreiheit feststellen
- Erden und Kurzschließen
- benachbarte Spannungsträger abdecken oder abschranken *durch Fachmann nach VDE-Bestimmungen*

- danach stabile Seitenlagerung bei Bewußtlosigkeit
- Atemspende bei Atemstillstand und unzureichender Spontanatmung

2. Sofortmaßnahmen des Rettungssanitäters
- Fortführung von 1.
- beim plötzlichen Auftreten von Rhythmusstörungen und auffälligen Frequenzänderungen Versorgung wie beim Herzinfarkt
- ggf. Herz-Lungenwiederbelebung
- Versorgung von Wunden und Frakturen

3. Notärztliche Therapie
- Fortführung von 2.

Die Verbrennung

Besondere Hinweise

> 1. Beim Eingang einer Notfallmeldung über einen Unfall im Hochspannungsbereich ist die sofortige Information des zuständigen Elektrizitätswerkes und die Alarmierung technischer Rettungsdienste (Feuerwehr) die zeitlich dringlichste Rettungsmaßnahme!
> 2. Bei Blitzunfällen treten zusätzlich zu den Folgen des Hochspannungsunfalls Schäden durch die Druckwelle auf (Trommelfellzerreißungen, Absturz aus großer Höhe, etc.).

D. Die Verbrennung

In der Bundesrepublik müssen ca. 8000 Patienten pro Jahr wegen Verbrennungen klinisch behandelt werden.

Terminologie

Definition Verbrennung. Durch thermische Einflüsse ausgelöste schwere Schädigungen der Haut und zum Teil tieferliegender Gewebe mit nachhaltigen Auswirkungen auf den gesamten Organismus (Tabelle 53).

Pathophysiologie

Verbrennungen können nicht nur durch auf die Haut einwirkende hohe Temperaturen ausgelöst werden, sondern auch bei längerer Einwirkdauer durch relativ niedrige Temperaturen (z. B. Wärmflasche an schlecht durchbluteten Hautgebieten). Zu Störungen der Vitalfunktionen kommt es durch den Verbrennungsschock, der sich bei Kleinkindern bei einer Verbrennungsfläche von 10%, bei Erwachsenen von ca. 15% der Körperoberfläche ausbildet. Das durch eine vermehrte Durchlässigkeit der Kapillaren ausgelöste Ödem und die Blasenbildung, sowie das Abfließen von Flüssigkeit aus der Verbrennungswunde, führen letztlich zu einer Verminderung der intravasalen Blutmenge. Damit ist das Schockgeschehen in Gang gesetzt.

Akute lebensbedrohliche Störungen des respiratorischen Systems drohen nach Explosions- oder Stichflammenverbrennungen, wenn der Verletzte im Moment der Hitzeeinwirkung eingeatmet hat und sich dadurch Verbrennungen im Mund-, Rachen-, Kehlkopf- und Trachealbereich zugezogen hat.

Tabelle 53

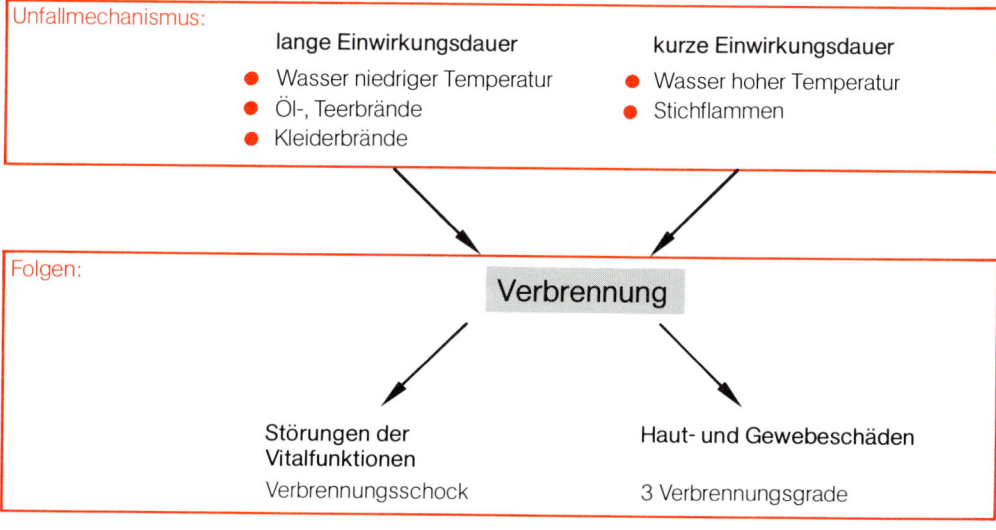

Neben der Tiefe der Verbrennung, die in 3 Grade eingeteilt wird, ist der prozentuale Anteil der betroffenen Köperoberfläche von entscheidender Bedeutung für das weitere Vorgehen und für die Überlebensaussichten des Patienten.

Symptomatik
- Brandwunde
- Wertung des Verbrennungsgrades
- Übergänge von erstgradigen zu zweitgradigen Verbrennungen sind möglich
- verbindliche Unterscheidungen von zweitgradigen und drittgradigen Verbrennungen sind am Unfallort nicht mit Sicherheit möglich und in dieser Phase auch nicht erforderlich.

Therapie
1. Erste Hilfe
- Löschen von Kleiderbränden durch Übergießen mit Wasser, Einwickeln in Decken oder durch Rollen der Verbrannten am Boden
- Entfernen aller nicht mit der Brandwunde verklebten Kleidungsstücke
- Kaltwasseranwendung bei Extremitätenverbrennungen für 10 bis 15 min, bzw. bis zum Nachlassen der Schmerzen (Duschen, Übergießen, Eintauchen, je nach Möglichkeit)
- Kaltwasseranwendung bei Verbrennung am Stamm durch Übergießen oder Abduschen mit kaltem Wasser
- unter Katastrophenbedingungen ggf. orale Flüssigkeitszufuhr, 500–1000 ml innerhalb der 1. Stunde nach der Verbrennung (Elektrolytdrinks oder 1 Teelöffel Kochsalz auf 1 l Wasser).
2. Sofortmaßnahmen des Rettungssanitäters
- Fortführung von 1.
- Infusion von Ringer-Laktat-Lösung (500 ml sofort, 500 ml während des Transports)
- Verband mit Brandwundenverbandpäckchen.
3. Notärztliche Therapie
- Fortführung von 2.
- Schmerzmittel
- Infusion von Volumenersatzmitteln
- Auswahl einer geeigneten Klinik

Besondere Hinweise

1. a) Das Ausmaß der Verbrennungsfläche wird nach der sogenannten Neuner-Regel abgeschätzt:
- der Kopf entspricht 9%,
- ein Arm 9%,
- die Rumpfvorderseite 18%,
- die Rumpfrückseite 18%,
- ein Bein 18% der Körperoberfläche

b) Eine weitere Schätzregel lautet: Handteller des Patienten entspricht ~ 1% seiner Körperoberfläche.
2. Durch den Verbrennungsschock wird die den ganzen Organismus erfassende Verbrennungskrankheit ausgelöst. Sie bleibt über Tage bis Wochen bestehen und kann noch lange nach dem Unfallereignis lebensbedrohliche Krisen auslösen.
3. Die Schwere der Verbrennungskrankheit wird in den ersten Stunden und Tagen mitentscheidend vom Zeitpunkt und der Qualität der Erstversorgung bestimmt.

E. Notfälle am Auge

Isolierte Notfälle am Auge sind zwar in der Regel nicht lebensbedrohlich, sie können aber den Verlust der Sehkraft und damit den Ausfall einer wichtigen Organfunktion verursachen.

Terminologie
Für die Belange des Rettungsdienstes sollen Verletzungen und Verätzungen mit dem Begriff Notfälle am Auge zusammengefaßt werden (die Zahl der Notfälle am Auge ist größer, einzelne Krankheitsbilder sind aber schwerer erkennbar und haben für die Versorgungsmöglichkeit des Rettungssanitäters keine Konsequenzen).

Pathophysiologie
s. Übersicht (Tabelle 54)

Symptomatik
s. Übersicht (Tabelle 54)

Notfälle am Auge

Tabelle 54

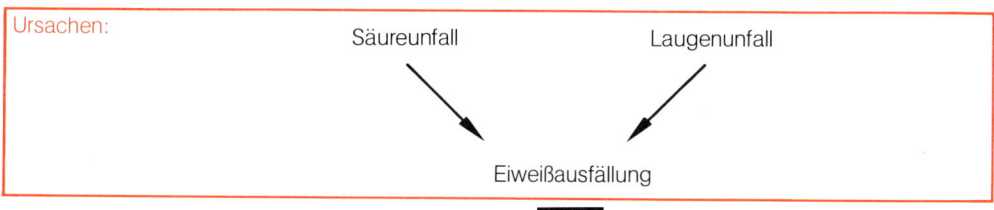

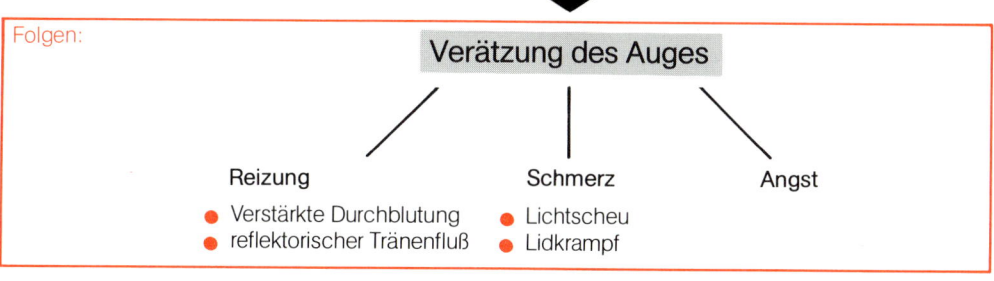

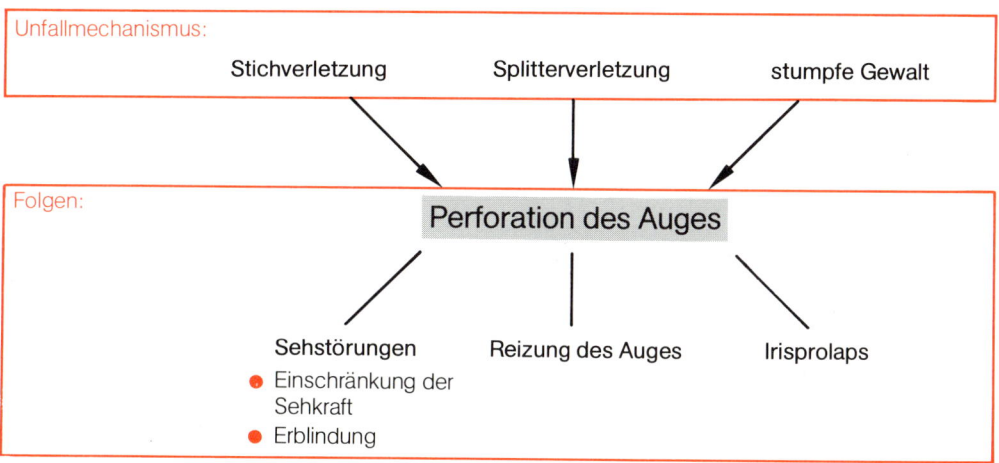

Therapie
1. Erste Hilfe
- bei Verätzungen ausgiebige Spülungen mit reichlich Wasser am liegenden Patienten
- Versuch, unlösliche Partikel aus den Bindehautsäcken mit Tupfern zu entfernen
- bei Perforationen nur lockere Fremdkörper aus dem Auge entfernen
- anschließend steriler Augenverband ohne Druck auf den Augapfel
- nach Möglichkeit das nichtbetroffene Auge mit abdecken, um Sehbewegungen beider Augen zu unterdrücken

2. Sofortmaßnahmen des Rettungssanitäters
- Fortführung von 1.
- Transport zum Augenfacharzt bzw. in eine geeignete Klinik

3. Notärztliche Therapie
- genauere Untersuchung und Reinigung des Auges
- Gabe von Schmerzmitteln
- Transport in fachärztliche Behandlung

Tabelle 55

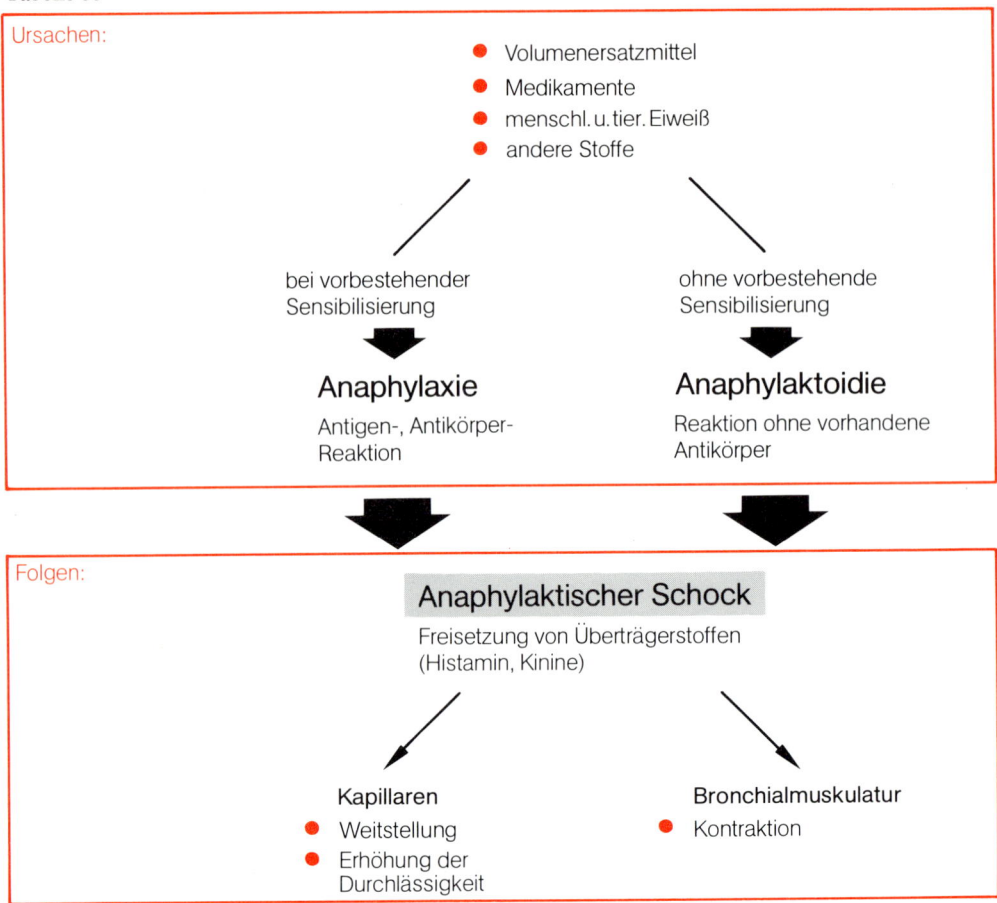

F. Der anaphylaktische Schock

Das Auftreten eines anaphylaktischen Schocks während oder nach der Gabe von Medikamenten oder bei der Durchführung einer Infusion ist ein besonders dramatisches Ereignis, da typischerweise Patienten aus völligem Wohlbefinden heraus betroffen sind.

Terminologie
Der anaphylaktische Schock gehört in den großen Komplex der Allergie. *Allergie* bedeutet: Veränderte Reaktionslage des Organismus nach einer Antigen-Antikörperreaktion. *Antigene* sind Fremdstoffe, die den Körper zur Bildung von Reaktionsprodukten veranlassen. *Antikörper* sind Reaktionsprodukte des Körpers auf Fremdstoffe.

Anaphylaxie bedeutet: Übersteigerte Reaktion des Organismus gegen geringste Mengen eines Fremdstoffes, gegen den nach einem früheren Kontakt Antikörper gebildet wurden.

Anaphylaktoidie ist eine in ihren Folgen und Symptomen dem Bild der Anaphylaxie ähnliche Reaktion, ohne daß Antikörper vorhanden (nachweisbar) sind.

Definition anaphylaktischer Schock. Dramatische und schwerste Form der anaphylaktischen/anaphylaktoiden Reaktion (Tabelle 55).

Pathophysiologie
Praktisch jede Substanz (fast alle Medikamente, alle Grundsubstanzen der Volumenersatzmittel [Dextran, Gelatine, Stärke, menschliches Eiweiß]) kann allergische bzw. allergieähnliche Reaktionen auslösen.

Der anaphylaktische Schock

Ob es sich dabei um eine echte anaphylaktische Reaktion handelt oder um eine Anaphylaktoidie kann während des Geschehens nicht festgestellt werden. In beiden Fällen werden Überträgerstoffe im menschlichen Organismus (Histamin, Kinine) freigesetzt, die eine Weitstellung im Kapillarbereich, eine erhöhte Durchgängigkeit der Kapillaren und Spasmen der glatten Muskulatur auslösen. In der Folge entwickelt sich, je nach Schwere des Bildes, ein anaphylaktischer Schock.

Reaktionen auf Volumenersatzmittel sind bisher nur während der klinischen Behandlung nach deren Gabe an Nichtschockierte, z. B. zur Verhütung von Thrombosen, bekannt geworden. Anscheinend bieten der bestehende Schock (und eine Narkose) einen Schutz vor der Entwicklung oder Ausprägung schwerster allergischer Reaktionen dieser Art. Dies ist ein wichtiger Faktor für die Verwendung von Volumenersatzmitteln im Rettungsdienst.

Symptomatik

Sofort nach intravenöser Gabe von Medikamenten und zu Beginn der Infusion – nachdem wenige Milliliter eingelaufen sind:
- Hitzewallungen in der oberen Körperhälfte, Juckreiz,
- Übelkeit, Unruhe, Erbrechen
- Quaddelbildung, Lidödem
- Tachykardie, Blutdruckabfall
- Spasmus der Bronchien → Dyspnoe
- Schmerzen hinter dem Brustbein und im Rücken
- Kreislaufstillstand

Therapie

1. Erste Hilfe
Abstellen der Infusion bei sich andeutenden Nebenreaktionen

2. Sofortmaßnahmen des Rettungssanitäters
- Fortführung von 1.
- O$_2$-Gabe, ggf. Beatmung
- Intubation
- Herz-Lungen-Wiederbelebung
- wenn möglich Vorbereitung entsprechender Medikamente

3. Notärztliche Therapie:
- Adrenalin
- Kortikosteroide
- evtl. entzündungshemmende Mittel intravenös
- evtl. Herz-Lungen-Wiederbelebung

Besondere Hinweise

1. Bei jeder Infusion von Volumenersatzmitteln muß der Patient besonders in den ersten Minuten nach Infusionsbeginn sorgfältig beobachtet werden.
2. Eine Quaddelbildung kann nicht nur an der Haut, sondern auch an den Schleimhäuten eintreten. Dann entwickelt sich häufig ein Ödem im Kehlkopfbereich. Je nach Ausmaß kommt es zum Verschluß der Stimmritze.

Vorgehen:
Überdruckbestimmung, Intubation (notfalls Koniotomie)

Kapitel 21. Vergiftungen

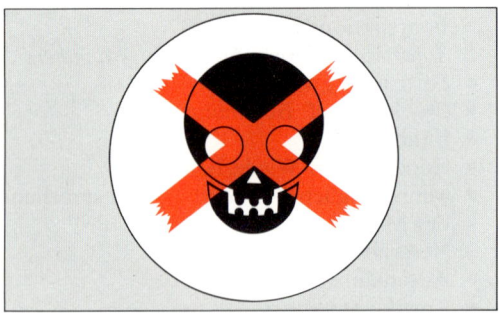

A. Allgemeine Grundsätze für die Behandlung Vergifteter

In der Bundesrepublik ereignen sich pro Jahr weit über 100000 Vergiftungen.
Im Patientengut von Krankentransport und Rettungsdienst machen diese Notfälle einen Anteil von über 10% aus.

Giftaufnahme
Vergiftungsursache und Art des Giftes bestimmen typischerweise auch den Weg, auf dem das Gift in den Körper gelangt.

1. Vergiftungsursachen. Bei Erwachsenen sind nur 10% aller Vergiftungen unfallbedingt, zu 90% wird das Gift in selbstmörderischer Absicht aufgenommen. Bei Kindern überwiegt jedoch die unbeabsichtigte Vergiftung.

2. Art des Giftes. Zwischen der Vergiftungsursache und der Art des aufgenommenen Giftes besteht ein enger Zusammenhang. Erwachsene mit Selbstmordabsichten nehmen typischerweise Medikamente – meist Schlafmittel und Psychopharmaka – häufig zusammen mit Alkohol ein. Gas- und Säure-/Laugen-Vergiftungen machen einen vergleichsweise geringen Anteil aus. Auch bei Kindern spielen Vergiftungen durch aufgefundene Medikamente, die als vermeintliche Süßigkeiten aufgenommen werden, eine Rolle. Hier ist allerdings der Anteil an Vergiftungen durch andere gefährliche Substanzen, Waschmittel, Pflanzenschutzmittel etc. höher.

Bei Vergiftungs*unfällen* (Nahrungsmittelvergiftung, Unfälle in Industrieanlagen und beim Transport gefährlicher Güter) sind die Gifte mannigfaltig, z. B. verdorbene Nahrung, Gase, Dämpfe, Pflanzenschutzmittel, tierische Gifte, etc.

3. Vergiftungswege:
Die meisten Stoffe wirken nur als Gifte, wenn sie auf jeweils eine typische Weise in/an den Körper gelangen.
a) *Orale Giftaufnahme*
Die Giftaufnahme durch Schlucken (Trinken) der Substanzen, ist der häufigste Vergiftungsweg.
Hier bietet sich als Entgiftungsverfahren die Entleerung von Magen und Darm an.
b) *Inhalation*
Gase, Dämpfe und Nebel werden eingeatmet, wirken zum Teil schon in den Atemwegen und/oder gelangen über die Lunge in den Organismus. Beispiele: Kohlenmonoxyd, Kohlenwasserstoffe, Nitrosegase.
Neben der sofortigen Rettung des Vergifteten aus dem gefährlichen Bereich (unter Beachtung der eigenen Sicherheit) und dem Versuch, durch Hyperventilation noch nicht aufgenommene Gase, Dämpfe und Nebel aus Atemwegen und Lungen zu entfernen, ist die Entgiftung schwieriger.
c) *Giftaufnahme über die Haut*
Vor allem fettlösliche Gifte, wie Benzol und bestimmte Pflanzenschutzgifte werden über die Haut resorbiert. Die Gefährlichkeit dieses Vergiftungsweges wird häufig unterschätzt.
Neben einer sofortigen Beseitigung noch an der Körperoberfläche befindlicher Gifte (Entfernen der Kleidung, Abwaschen der Haut unter Beachtung der eigenen Sicherheit)

Die Schlafmittelvergiftung

sind jeweils spezifische Entgiftungsmaßnahmen erforderlich.

d) Giftaufnahme durch intravenöse, intramuskuläre und subkutane Injektion

Dieser früher selten und nur von entsprechend vorgebildeten Personen, Ärzten und ärztlichem Assistenzpersonal gewählte Vergiftungsweg für Narkosemittel, Insulin u. a. spielt heute zahlenmäßig eine größere Rolle, da viele Rauschgifte per Injektion zugeführt werden.

Da die intravenös und die intramuskulär injizierten Substanzen innerhalb weniger Minuten in den Kreislauf gelangen, sind keine von außen anwendbaren Entgiftungsmöglichkeiten gegeben. Lediglich bei subkutaner Injektion besteht die Möglichkeit, durch eine Stauung (Verhinderung des venösen Rückflusses) die Giftaufnahme in den Organismus zu verhindern oder zu verzögern.

Behandlungsgrundsätze
1. Die Elementarhilfe:
Die ursächliche Vergiftungsbehandlung erfordert in der Regel eine genauere Diagnostik und nimmt häufig einen größeren Zeitraum in Anspruch. Die meisten schweren Vergiftungen führen zu Störungen der Vitalfunktionen, Atmung und Kreislauf, die im Rettungsdienst – unabhängig von der Ursache – zu behandeln sind.

Typische Beispiele für Störungen der Vitalfunktion:
a) Respiratorisches System
- Verlegung der Atemwege → Freimachen/ Freihalten der Atemwege, Seitenlagerung
- Atemdepression → Beatmung
- Zyanose → O_2-Gabe und Beatmung
- Lungenödem → Lagerung, Überdruckbeatmung und unblutiger Aderlaß

b) zirkulatorisches System
- Schock → Lagerung, Infusion

2. Ursächliche Vergiftungsbehandlung
a) Giftentfernung
- Erbrechen durch Salzwasser, Apomorphin, Ipecacuanha-Sirup
- Magenspülung (bei Bewußtlosen nach Intubation)
- Beschleunigung der Darmpassage durch Glaubersalz
- *nach Resorption über Magen und Darm, Haut, Lungen und Blutgefäße*
  - forcierte Diurese (Erhöhung der Urinausscheidung) bei nierengängigen Giften
  - Dialyse (Blutwäsche an künstlicher Niere)
  - Blutaustausch

b) Antidote (Gegengifte)
- Adsorptiva (Mittel, die das Gift an sich binden) Kohle und Paraffinöl
- Giftumwandlung; Umwandlung schäumender Gifte in nichtschäumende Gifte durch Antischäummittel
- Spezifische Antidote
  - z. B. Atropin bei Vergiftung durch Alkylphosphate;
  - S-Hydril bei Zyanid-Thallium und Jodvergiftung;
  - Calciumedetat bei Vergiftung durch Schwermetalle
  - Dimethylaminophenol bei Blausäurevergiftung.

Besondere Hinweise

> 1. Nach Möglichkeit sollte schon am Orte des Geschehens durch Befragung der Umgebung (Angehörige, Nachbarn, Zeugen) geklärt werden, *welches Gift* und *welche Menge* zu *welcher Zeit* eingenommen wurde.
> 2. Wenn keine eindeutige Klärung möglich ist (das ist häufig der Fall), sollten Medikamentenpackungen, verdächtige Flüssigkeiten, verdächtige Gegenstände (Rauschmittelgenuß) ggf. Erbrochenes sichergestellt und in die Klinik mitgenommen werden (Giftasservierung).

B. Die Schlafmittelvergiftung

Bei ca. 70% aller Selbstmordversuche werden Schlafmittel eingenommen.

Terminologie
Schlafmittel sind Medikamente unterschiedlicher Zusammensetzung, die bei Einschlaf- und/oder Durchschlafstörungen eingenommen werden können. Eine typische Gruppe sind die Barbiturate.

Vergiftungsfolgen
In Abhängigkeit von der Dosis werden verschiedene Schweregrade der Vergiftung unterschieden. Vergiftungen durch Schlafmittel

Tabelle 56

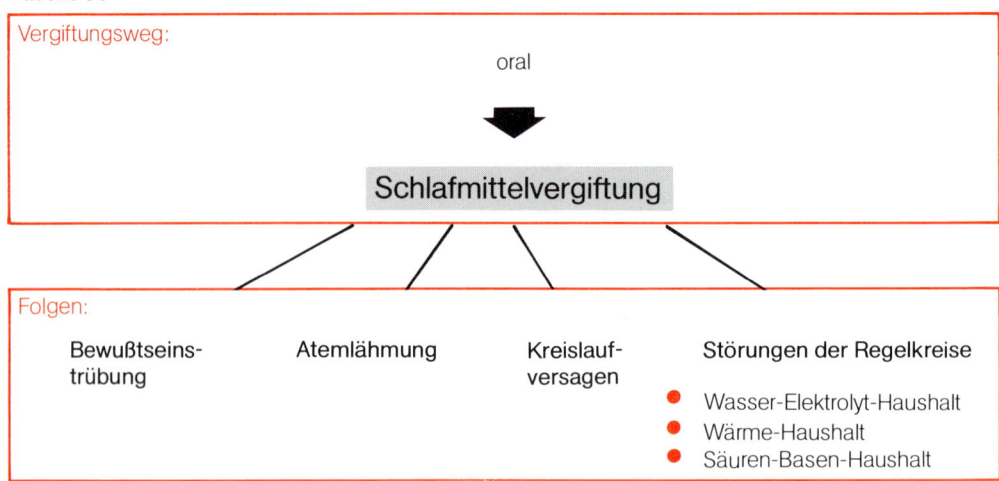

führen von leichter Bewußtseinstrübung bis zum Koma. Neben einer starken Atemdepression findet man bei diesen Vergifteten gelegentlich ein Lungenödem als Folge des Herzversagens und der direkten Giftwirkung. Herz und Kreislauf reagieren mit Pulsanstieg und Blutdruckabfall (Tabelle 56).

Bei Schwervergifteten, die erst nach mehreren Stunden gefunden werden, entwickeln sich an den Auflagestellen der Haut des Rumpfes und der Extremitäten Blasen und Druckstellen. Sie entstehen wahrscheinlich durch die verminderte Durchblutung und eine direkte Giftwirkung.

Symptome
Je nach Schwere
- Bewußtlosigkeit
- Atemdepression
- Kreislaufdepression
- Ausfall der Abwehrreaktion auf Schmerz
- häufig Seitendifferenz der Pupillen
- Blasen/Druckstellen an aufliegenden Hautpartien
- Koma

Therapie
1. Erste Hilfe
- Seitenlagerung in Schockposition bei ausreichender Spontanatmung
- häufig assistierende Atemspende erforderlich

2. Sofortmaßnahmen des Rettungssanitäters
- Fortführung von 1.
- Intubation und Beatmung
- Infusion von Ringer-Laktat-Lösung 500 ml

3. Notärztliche Therapie
- Fortführung von 2.
- fallweise Medikamente zur Diurese und zur Beschleunigung der Darmpassage
- fallweise Magenspülung am Notfallort

C. Die Kohlenmonoxyd-Vergiftung

Nach Bereinigung des Leuchtgases kommen Kohlenmonoxyd-Vergiftungen in erster Linie bei Bränden, in Garagen und nach unbeabsichtigtem Eindringen oder nach Einleitung von Auspuffgasen in das Wageninnere vor. CO ist farb- und geruchlos, leichter als Luft.

Terminologie
CO ist das Gas Kohlen*mon*oxyd. Es entsteht durch die Verbrennung organischer Substanzen bei unzureichender Sauerstoffzufuhr. Es hat im Gegensatz zu CO_2, dem Kohlen*di*oxyd, eine echte Giftwirkung.

Vergiftungsfolgen
CO wird in gleicher Weise an das Hämoglobin, den Sauerstofftransporteur gebunden, wie Sauerstoff. Es lagert sich aber 300mal leichter als der Sauerstoff an das Hämoglobin

Die Kohlenmonoxyd-Vergiftung

Tabelle 57

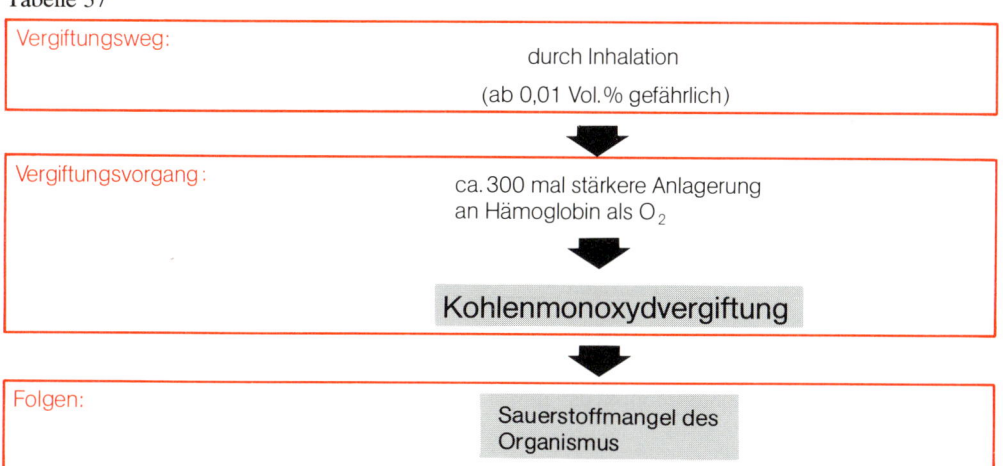

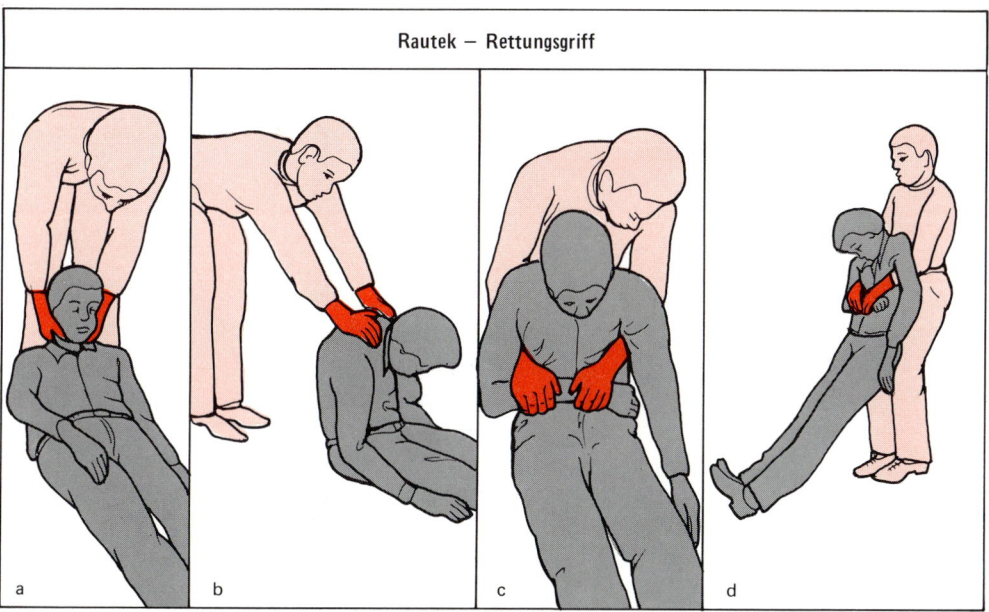

Abb. 181

an und ist auch fester als Sauerstoff mit ihm verbunden. CO beladenes Hämoglobin fällt für den Sauerstofftransport aus. In der Folge entwickelt sich Sauerstoffmangel in den Geweben (Tabelle 57).
Die starke Neigung zur Anlagerung von Kohlenmonoxid an Hämoglobin erklärt auch, warum vergleichsweise geringe Konzentrationen, schon 1 Vol% bei 21 Vol% Sauerstoff Vergiftungen verursachen. Eine Besonderheit liegt darin, daß sich trotz des O_2-Mangels meist keine Zyanose entwickelt. CO-Hämoglobin hat eine ähnliche Farbwirkung wie O_2-Hämoglobin.

Symptome
- Kopfschmerzen, Übelkeit, Abgeschlagenheit
- Schwindel, Unruhe, Erbrechen
- Bewußtlosigkeit, Krämpfe
- Koma
- Ausbleiben einer Zyanose

Therapie
1. Erste Hilfe
- Rettung unter Beachtung der Selbstgefährdung (Rautek-Rettungsgriff) (Abb. 181) und/oder Alarmierung der Feuerwehr
- Seitenlagerung in Schockposition bei ausreichender Atmung
- Atemspende bei Ateminsuffizienz (außerhalb des gasverseuchten Raumes ungefährlich für Helfer)

2. Sofortmaßnahmen des Rettungssanitäters
- Fortführung von 1.
- Intubation und O_2-Hyperventilation (4 l O_2-Flow/min zum Beatmungsbeutel) zur Verdrängung des Kohlenmonoxyds am Hämoglobin.

3. Notärztliche Therapie:
- Fortführung von 2.

Besondere Hinweise

Kohlenmonoxyd durchbricht die normalen Filter von ABC-Schutzmasken. Daher werden zur Rettung in der Regel schwere Atemschutzgeräte eingesetzt.

D. Die E-605-Vergiftung

E 605, ein Alkylphosphat, wird wie verwandte Substanzen zur Bekämpfung von Insekten in Landwirtschaft und Gartenbau eingesetzt.

Terminologie
E 605 und ähnliche Substanzen wirken als Kontakt-, Fraß- und Inhalationsgift.

Vergiftungswirkungen
Alkylphosphate greifen als Cholinesterasehemmer in das Zusammenspiel der Wirksubstanzen des vegetativen Nervensystems ein. Es kommt dadurch zu einer Vergiftung mit Azethylcholin, der Überträgersubstanz des Parasympathikus. Die Wirkungen sind weitgehend als Folgen einer Übererregung des Parasympathikus und als Störungen an der motorischen Endplatte zu verstehen. Das Gift ist besonders gefährlich, da es über den Magen-Darmtrakt, über die Haut und über die

Tabelle 58

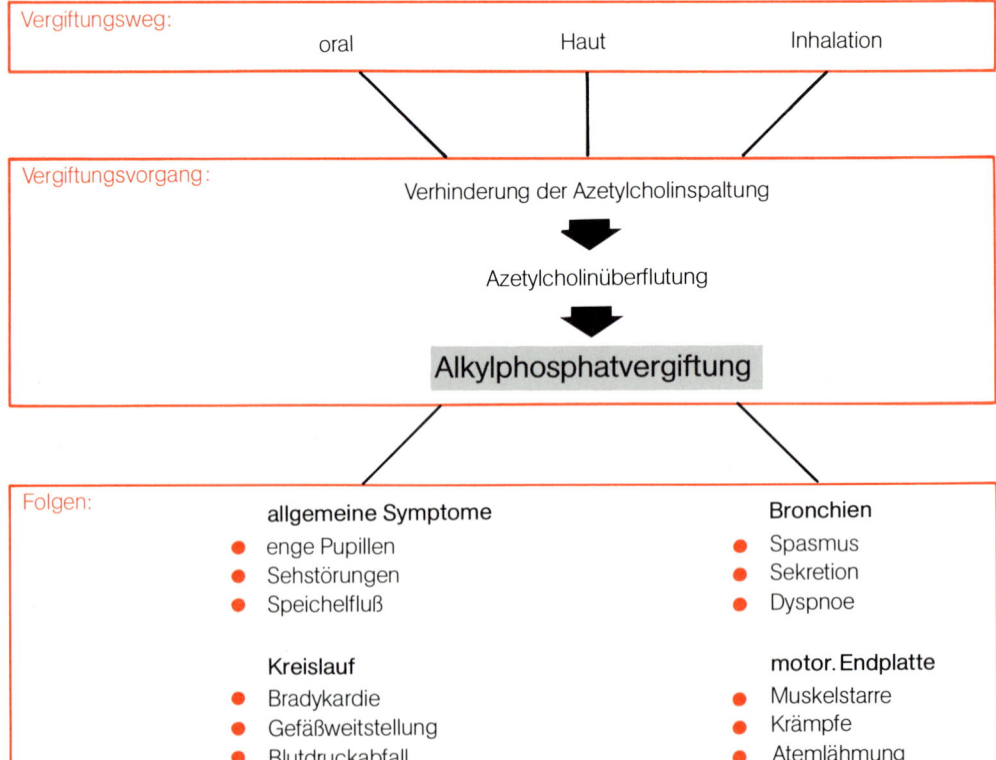

Lungen aufgenommen werden kann (Tabelle 58).

Symptome
s. Übersicht

Therapie
1. Erste Hilfe
- je nach Vergiftungsvorgang, Entfernung der Kleidung des Patienten
- Atemspende über Safar-, Wendl-Tuben oder Masken
- Schutz vor Selbstvergiftung, Handschuhe etc.

2. Sofortmaßnahmen des Rettungssanitäters
- Beatmung mit Beatmungsbeutel, Intubation
- venöser Zugang
- Notarzt alarmieren

3. Notärztliche Therapie
- Fortführung von 2.
- Gabe von Atropin, Obidoxin
- Magenspülung je nach Vergiftungsweg
- Sedierung bei Krämpfen

3 Medikamente zur präklinischen Versorgung von Notfallpatienten

Einleitung

Diese Zusammenstellung von Medikamenten, die im notärztlichen Rettungsdienst zur Therapie lebensbedrohlicher Zustände angewendet werden, soll dem Rettungssanitäter als Nachschlagmöglichkeit dienen.
Eine Gruppenbildung und die Darstellung der Einzelsubstanzen nach einem einheitlichen Schema wird das Verständnis für die Wirkungsabläufe erleichtern. Damit soll eine wichtige Voraussetzung für die schnelle und gezielte Assistenz im Notarztdienst geschaffen werden.

A. Terminologie

Medikament
Substanz, die zur Verhütung, Heilung oder Linderung von Krankheiten und Beschwerden geeignet ist.

Indikation
Verletzungen, Erkrankungen, Störungen der Vitalfunktionen, bei denen die Verabreichung der jeweiligen Medikamente und/oder die Durchführung anderer medizinischer Maßnahmen erforderlich ist.

Kontraindikation
Verletzungen, Erkrankungen, Störungen der Vitalfunktionen, bei denen die Verabreichung der jeweiligen Medikamente und/oder die Durchführung bestimmter medizinischer Maßnahmen nicht sinnvoll oder sogar schädlich ist.

Wirkung
Biophysikalische und/oder biochemische Vorgänge, die dem jeweils erwünschten Heilungsvorgang zugrunde liegen.

Nebenwirkung
Bei den nicht erwünschten Wirkungen nach der Zufuhr von Medikamenten lassen sich
- substanztypische Wirkungen an nicht erkrankten Organsystemen
- individuelle Überempfindlichkeiten des einzelnen Patienten und
- allergische Reaktionen

unterscheiden.

Dosierung
Die Menge der zugeführten Medikamente muß so gewählt werden, daß am erkrankten Organ ein Spiegel erreicht wird, der Voraussetzung für die gewünschte Wirkung ist.
Viele Dosisangaben beziehen sich auf den „normalen" Erwachsenen, dessen Gewicht mit ca. 70 kg angenommen wird. Korrekter ist die genaue Angabe in Gramm bzw. Milligramm einer Substanz pro Kilogramm Körpergewicht (g bzw. mg/kg KG).

B. Anwendungsformen

In der Notfallmedizin werden Medikamente typischerweise intravenös verabreicht, in seltenen Ausnahmen werden andere Anwendungstechniken gewählt. Grundsätzlich bestehen folgende Möglichkeiten:

Parenterale Anwendung
In diesem Fall gelangen Medikamente unter Umgehung des Verdauungstraktes in den Körper. Einzelne Techniken:

Intravenöse (i. v.) Injektion. In der Regel vergehen 2–5 Minuten bis das Medikament über den Blutstrom zum Wirkungsort transportiert wird. Dieser Zeitraum wird auch durch Störeinflüsse, wie z. B. die Zentralisation, nicht oder nur unwesentlich beeinflußt. Die intravenöse Injektion ist daher die geeignetste Applikationstechnik für die schnelle Behandlung von Notfallpatienten.

Intramuskuläre (i. m.) Injektion. Die Resorption des Medikamentes hängt bei dieser Technik wesentlich von der Stärke der Durchblutung im Injektionsgebiet ab. Schon bei Gesunden vergehen 10 bis 30 Minuten bis zum Antransport der Substanz zum Wirkungsort.

Subkutane (s. c.) Injektion. Noch mehr Zeit vergeht bei der subkutanen Injektion. Unter Normalbedingungen dauert es 30–60 Minuten bis zum Antransport zum Wirkungsort.

Enterale Anwendung
Bei der enteralen Zufuhr werden Medikamente über den Verdauungstrakt resorbiert.

Perlinguale Anwendung. Da die Zunge – auch bei Zentralisation – stark durchblutet wird, können Substanzen, die hier gut resorbiert werden, auch in der Notfalltherapie verabreicht werden.

Orale Anwendung. Die orale Aufnahme von Medikamenten (Tabletten, Pillen, Pulver, Säfte etc.) ist unter *Nichtnotfallbedingungen* die einfachste und am häufigsten angewandte Technik.

Rektale Anwendung. Bei vielen Kranken bietet sich der rektale Zugang in Form von Suppositorien an.
Die orale und rektale Gabe von Medikamenten scheidet aber unter Notfallbedingungen wegen der vergleichsweise langsamen und unsicheren Resorption aus (Sonderfall: Chloralhydrat rektal bei Kleinkindern).

Lokale Anwendung
Von lokaler Anwendung spricht man, wenn durch Verwendung von Tropfen, Sprays, Salben oder Injektionslösungen eine umschriebene örtliche Wirkung an der Haut oder an anderen zugänglichen Stellen des Körpers erzielt werden soll. Die lokale Anwendung ist kein typisches Verfahren der Akutversorgung Lebensbedrohter.

C. Die Vorbereitung von Injektionslösungen

Sicherheitsregel

Jede Injektionslösung muß dreimal kontrolliert werden!
1 × beim Bereitlegen
1 × vor dem Aufziehen
1 × vor der Verabreichung

Erforderliches Material
1. Ampulle
2. Spritze
3. Kanüle
4. Ampullensäge
5. Tupfer mit Desinfektionslösung/Desinfektionsspray (Abb. 182).

Zu 1. Ampullen. Injektionslösungen stehen in *Glasampullen* und *Stechampullen* (Glasfläschchen mit Gummiverschluß) zur Verfügung. *Gebrauchsfertige Spritzen* mit Injektionslösungen zur Notfallbehandlung sind besonders zweckmäßig, sie werden aber aus Kostengründen z. Zt. nicht in größerem Umfange hergestellt.

Zu 2. Spritzen. Glas-Metall-Spritzen sind zum mehrmaligen Gebrauch bestimmt. Sie müssen nach jeder Injektion gereinigt und sterilisiert werden. Wegen dieses Arbeitsaufwands werden sie auch in der Klinik zunehmend von *Plastik/Einwegspritzen* verdrängt. Im Rettungsdienst kommen nur diese zur einmaligen Verwendung vorgesehenen Spritzentypen zum Einsatz.

Bestandteile:
- *Zylinder* mit *Graduierung* und
- zentralem oder seitlichem *Konus*
- *Stempel* mit *Kolben* und *Griff*

Die Vorbereitung von Injektionslösungen

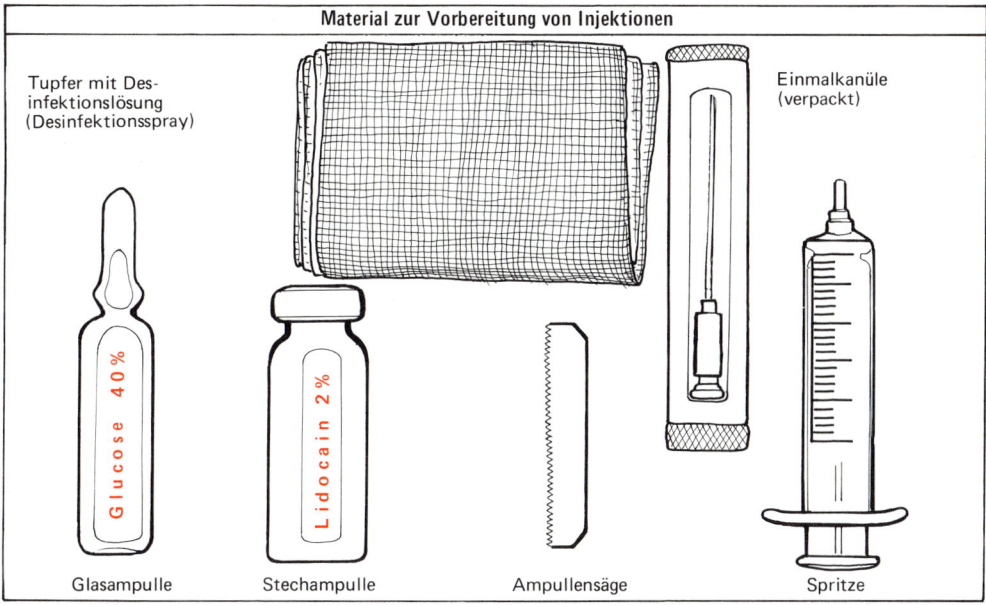

Abb. 182

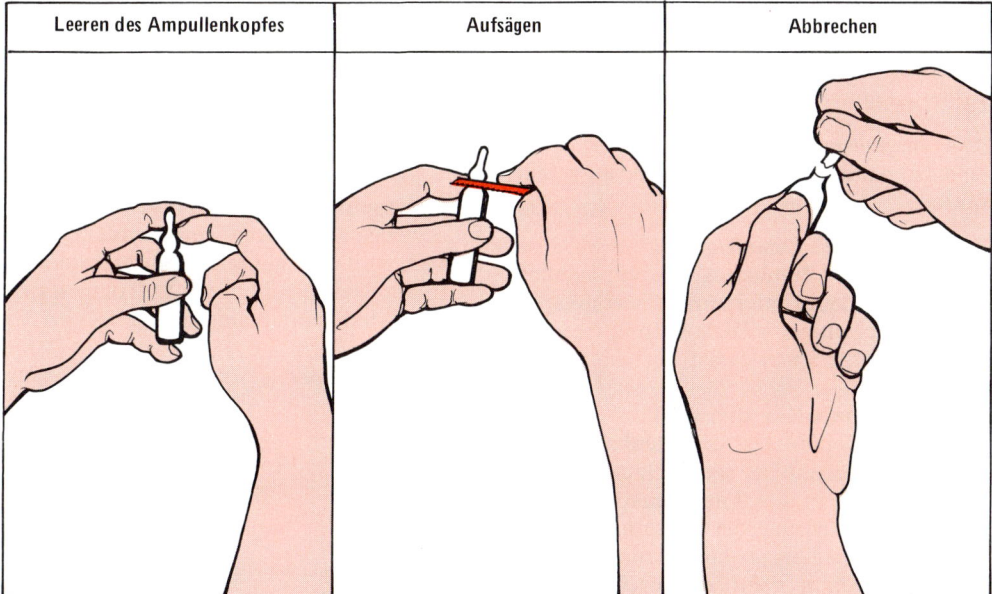

Abb. 183

Die Ansatzkonusse für die Kanülen unterscheiden sich je nach System in ihrer Dicke und in der Befestigungstechnik. Es gibt Spritzen mit Konus nach dem
- *Rekordsystem,* dem
- *Luer-System* und dem
- *Luer-Lock-System.*

Z. Zt. stellen alle Krankenhäuser in der Bundesrepublik ihre Geräte auf das Luer-System um.

Zu 3. Kanüle. Die Ansätze der Kanülen müssen mit dem entsprechenden System des Spritzenkonus übereinstimmen. Heutzutage

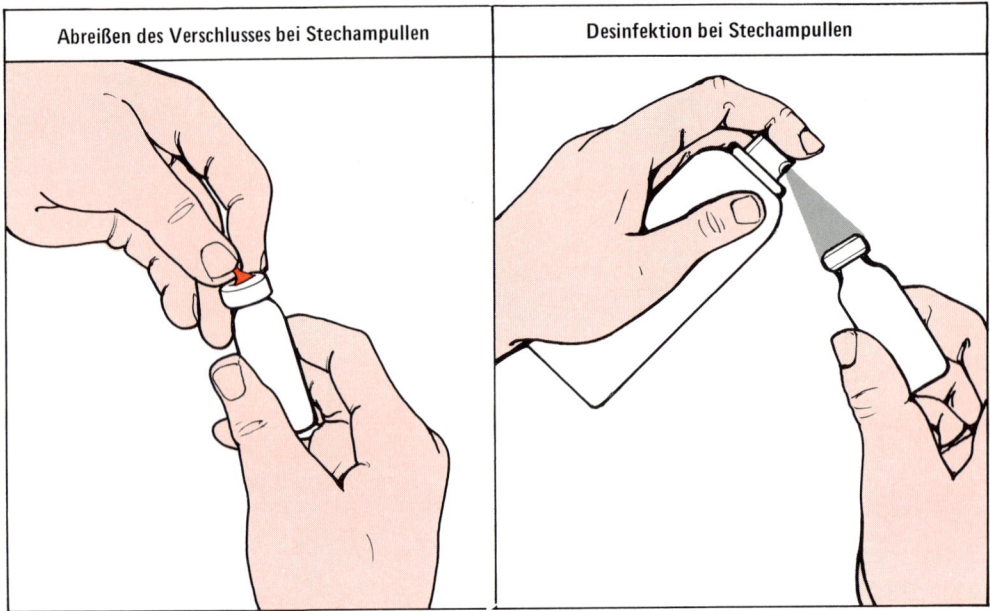

Abb. 184

werden fast nur noch Einmalkanülen verwendet, deren Nadeldicke durch unterschiedliche Farben erkennbar ist.

Zu 4. Ampullensäge. Die meisten Glasampullen müssen mit einer Ampullensäge aufgefeilt werden.

Zu 5. Tupfer mit Desinfektionslösung/Desinfektionsspray. Zumindest Stechampullen müssen nach dem Entfernen der Metallkappe mit hochprozentiger Alkohollösung oder einem geeigneten Spray desinfiziert werden.

Öffnen der Ampulle (Abb. 183)
1. Durch Beklopfen des Ampullenhalses läuft das Medikament bei senkrechter Haltung der Ampulle in den Ampullenkörper.
2. Nach dem Anfeilen der Glasampulle wird der Ampullenhals abgebrochen.
3. Die mit einem sichtbaren Brechring gekennzeichneten Ampullen können ohne vorheriges Anfeilen aufgebrochen werden.
4. Bei Stechampullen muß die Metallkappe entfernt werden. Danach wird die Gummikappe desinfiziert (Abb. 184).

Aufziehen der Injektionslösung (Abb. 185)

Glasampulle. Ohne Berührung der Außenseite des Ampullenhalses wird die auf die Spritze aufgesetzte Kanüle in die Lösung eingeführt. Danach wird aspiriert. Dabei soll die Kanülenspitze nicht auf den Ampullenboden aufstoßen.

Stechampulle. Zuerst wird soviel Luft in die Spritze aspiriert, wie im Anschluß als Lösungsmenge aufgezogen werden soll.
Danach wird die Gummikappe durchstochen, die in der Spritze befindliche Luft eingespritzt und das Medikament aufgezogen.

Umgang mit der gebrauchsfertigen Spritze (Abb. 186)

Sofortige Injektion. Zur sofortigen Injektion wird die Ampulle über die Nadel gestülpt und ggf. so übergeben.

Prophylaktische Vorbereitung. Gelegentlich werden Notfallmedikamente auch im Rettungsdienst für zu befürchtende Zwischenfälle während des Transportes vorbereitet und bereitgelegt. Um Verwechslungen auszuschließen, müssen in diesen Fällen die Ampullen so an der jeweiligen Spritze befestigt werden, daß das Etikett lesbar bleibt (durchsichtiges Pflaster). Die Schutzhülle der Einmalkanüle wird nach der Aspiration der Injektionslösung wieder über den Kanülenansatz geschoben.

Die Vorbereitung von Injektionslösungen

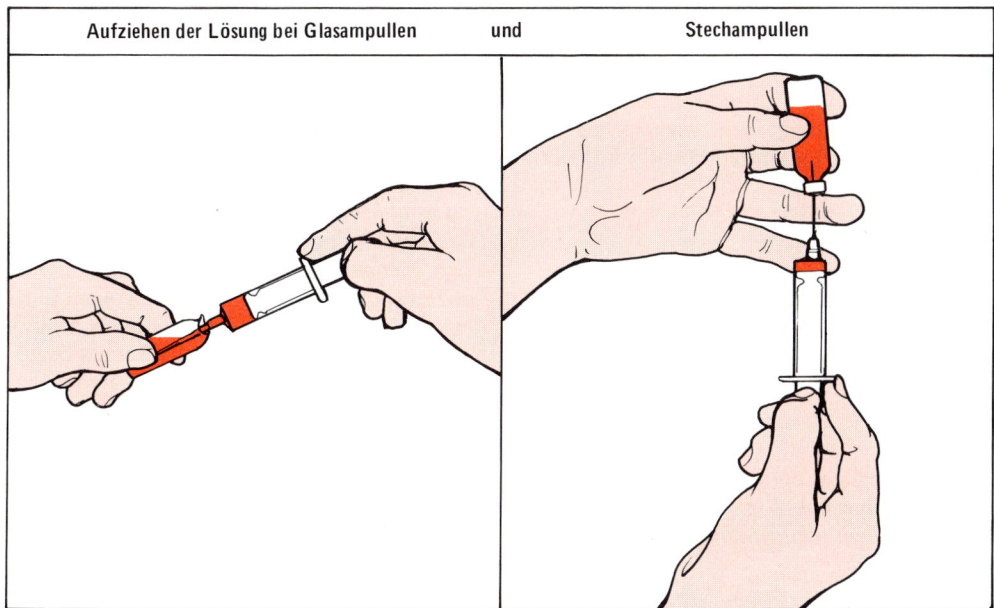

Abb. 185

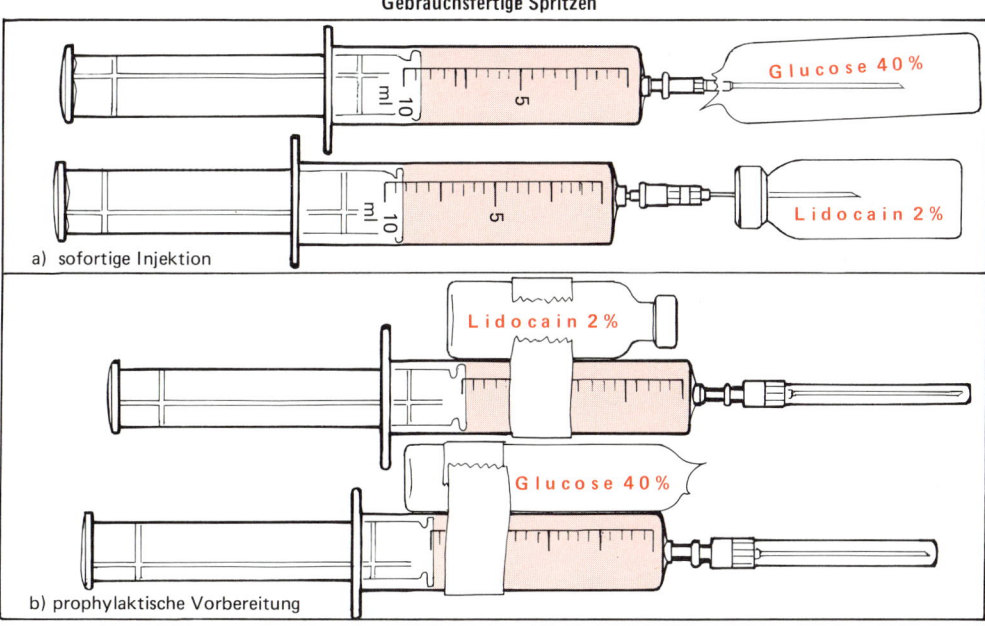

Abb. 186

Vorsichtsmaßregeln

Entnahme der Ampulle
Überprüfung:
- Etikett lesbar?
- richtiges Medikament?
- Ampulle unbeschädigt?
- Lösung klar, unverfärbt und frei von Ausflockungen?

Ausschluß von Verwechslungen
Kontrolle:
- beim Bereitlegen
- vor dem Aufziehen
- vor der Verabreichung

Ausreichende Kenntnisse
- besonders über Wirkungen und
- Nebenwirkungen

geben dem Rettungssanitäter die Möglichkeit, auf durch das Medikament verursachte Veränderungen des Patienten schnell und richtig zu reagieren.

D. Erläuterungen zur Darstellung der einzelnen Medikamente

Es ist unmöglich, bei praxisbezogenen Empfehlungen pharmakologisch korrekt an erster Stelle die *chemische Kurzbezeichnung* zu verwenden, *Präparatenamen* erst an zweiter Stelle zu nennen oder auf ihre Angabe völlig zu verzichten, da häufig allein der Präparatename allgemein bekannt ist.

Diese Zusammenstellung von Medikamenten umfaßt nur die *wesentlichsten Substanzen*. Entsprechende Präparate anderer Hersteller sind in gleicher Weise indiziert.

Die Hinweise zu *Indikation, Dosierung, Wirkung, Nebenwirkung* und *Kontraindikationen* der Substanzen beziehen sich in vollem Umfange auf die akute Anwendung bei Notfallsituationen mit drohenden oder bereits bestehenden Störungen der Vitalfunktionen.

Kapitel 22. Medikamente mit vorwiegender Wirkung auf das respiratorische System

A. Broncholytika

Broncholytika reduzieren den Ausatemwiderstand, sie sind zum Teil mit Wirkstoffen des Sympathikus verwandt (Siehe tabellarische Übersicht Seite 326).

Kapitel 23. Medikamente mit vorwiegender Wirkung auf das zirkulatorische System

A. Substanzen, die die Kraft und Erregbarkeit des Herzmuskels verbessern

In dieser Gruppe sind Vertreter der Herzglykoside und den Wirkstoffen des Sympathikus verwandte Substanzen zusammengefaßt. Präparate aus der großen Reihe der Glykoside werden von vielen Patienten zur Therapie bzw. Prophylaxe einer Herzinsuffizienz regelmäßig oral eingenommen. Bei lebensbedrohlicher Zuspitzung werden sie intravenös injiziert. Sympathikusstimulierende Substanzen in höherer Dosierung werden dagegen in der Regel nur bei schwerwiegenden Störungen der Herztätigkeit (Frequenz, Kraft, Erregbarkeit) verabreicht.

B. Substanzen gegen Rhythmusstörungen und Flimmerneigung

Bei Vorhofflattern, Vorhofflimmern, Kammertachykardien, Kammerextrasystolen und Kammerflimmern werden unterschiedliche Substanzen eingesetzt. Für akute Notfälle typisch ist die intravenöse Gabe von Lidocain oder Ajmalin.

C. Substanzen gegen Stenokardien

Substanzen, die sich bei der Behandlung von Angina pectoris bewährt haben, sollen durch eine Erweiterung der Herzkranzgefäße die Durchblutung des Myokards steigern. Wahrscheinlich spielt aber eine leichte Blutdrucksenkung, die zu einer Verringerung der Herzleistung und damit des O_2-Bedarfs führt, die entscheidende Rolle. Nitropräparate stehen als Zerbeißkapseln und in Form von Sprays zur Verfügung. Die Wirksubstanz wird sehr schnell über die Zungen- und Mundschleimhaut resorbiert und wirksam.

D. Blutdrucksteigernde Substanzen

Die Gruppe der Medikamente, die zur Anhebung des Blutdrucks eingesetzt werden können, ist besonders umfangreich. Es gibt Substanzen, die vorwiegend peripher, d. h. im Bereich der Gefäße angreifen, Substanzen mit vorwiegender Wirkung auf das Kreislaufzentrum, Kombinationen von beiden und andere mehr. Früher wurden sehr häufig Medikamente eingesetzt, die durch eine Engstellung der Arteriolen in der Peripherie den Blutdruck erhöhen, aber auch die Zentralisation mit ihren Nachteilen verstärken.

Für die kurzfristige Behandlung nicht durch Volumenmangel ausgelöster Blutdruckabfälle haben sich auch im präklinischen Bereich zentral und peripher angreifende Theophyllinabkömmlinge bewährt.

E. Blutdrucksenkende Substanzen

Zur Blutdrucksenkung werden verschiedene Substanzen mit unterschiedlichen Angriffspunkten eingesetzt. Meist wird in irgendeiner Weise die Wirksamkeit des Sympathikus vermindert. Neuere Präparate wirken direkt auf die Gefäße, ohne das vegetative Nervensystem zu beeinflussen.

Substanz	Indikationen	Dosierung	Wirkung	Nebenwirkungen	Kontraindikationen
22. A. I. Euphyllin 0,24 g/10 ml Theophyllin	Asthma Bronchiale Bronchospastische Zustände Spastische Emphysembronchitis	0,12–0,24 g langsam i. v.	Broncholyse Stimulation des Atemzentrums	Zentrale Erregung Unruhe	Frischer Herzinfarkt Schock
23. A. I. Novodigal 0,4 mg/2 ml Glykosid	Akute Herzinsuffizienz Cor Pulmonale Kardiales Lungenödem	0,4 mg i. v.	Förderung der Kontraktionskraft des Herzens	akut: Kammerflimmern bei Hypokaliämie	Vollsättigung Hypokaliämie
23. A. II Alupent 0,5 mg/1 ml Orciprenalin	Bradykarde Rhythmusstörungen Asystolie	0,5 mg verdünnt i. v. nach Wirkung	Beta-Rezeptorenerregung • Verstärkung der Reizbildung • Herzkraftverbesserung • Frequenzerhöhung • Senkung der peripheren Widerstandes	Tachykardie Kammerflimmern	In Notfällen keine
23. A. III Suprarenin 1 mg/1 ml Adrenalin	Anaphylaktischer oder anaphylaktoider Schock Asystolie	0,1–0,5 mg verdünnt i. v. nach Wirkung	Alpha- und Beta-Rezeptorenerregung • Verstärkung der Reizbildung • Herzkraftverbesserung • Frequenzerhöhung	Kammerflimmern durch heterotope Reizbildung Erhöhung des peripheren Widerstandes Steigerung des myokardialen Sauerstoffverbrauchs	In Notfällen keine
23. B. I Xylocain 2% 100 mg/5 ml Lidocain	Kammerrhythmien salvenartige Extrasystolen Kammerflimmern	100 mg i. v.	Verlangsamung des Ionenaustausches durch die Zellmembran, damit Verzögerung der Bildung und Fortleitung von Reizen	Myokarddepression Bradykardie Asystolie	AV-Block II. und III. Grades

Medikamente mit vorwiegender Wirkung auf das zirkulatorische System

Substanz	Indikationen	Dosierung	Wirkung	Nebenwirkungen	Kontraindikationen
23. B. II Gilurytmal 50 mg/10 ml Ajmalin	Paroxysmale Tachykardien Tachyarrhythmien Extrasystolie	ca. 1 mg/kg KG langsam über 5 min i. v.	Membranstabilisierung an den Herzmuskelfasern	Bradykardie	Bradykardie AV-Block II. und III. Grades
23. C. I Nitrolingual-Spray 0,4 mg/Spraygabe Nitrokörper	Angina pectoris	1–2 Spraygaben	Gefäßerweiterung der Koronarien Blutdrucksenkung besonders im Kopf- und Halsbereich, dadurch Entlastung der linken Herzkammer	Blutdruckabfall Pulsbeschleunigung	Schock Glaukom akute Hypotonie
23. D. I Akrinor 2 ml Theophyllinabkömmlinge	schwere Hypotonie	0,5–2 ml i. v.	Tonisierung des Venensystems keine periphere Widerstandserhöhung	Selten Bradykardie	In Notfällen keine
23. E. I Hypertonalum 300 mg/20 ml Diazoxid	Hypertone Krise	je nach Vorbehandlung 75–300 mg im Schuß i. v.	Herabsetzung des peripheren Widerstandes durch Weitstellung der peripheren Arterien und Arteriolen	Akut: Tachykardie, Übelkeit, Erbrechen	Phäochromzytom
23. E. II Catapresan 0,15 mg/1 ml Clonidin	Hypertone Krise	0,15 mg verdünnt langsam i. v.	Beeinflußt das Vasmotorenzentrum im Stammhirn bewirkt eine Verminderung der sympathischen Impulse	Vereinzelt passagere systolische Blutdruckerhöhung Kollapsgefahr	In Notfällen keine

Kapitel 24. Infusionen mit vorwiegender Kreislaufwirkung

A. Plasmaproteinlösungen

Durch verschiedene Herstellungsverfahren werden aus menschlichem Blut Eiweißlösungen (Plasmaproteine) gewonnen, die frei von Krankheitserregern (Hepatitisviren) als Volumenersatzmittel eingesetzt werden.

B. Dextrane

Dextrane sind Kohlenhydrate, die von bestimmten Bakterien in Zuckersaft gebildet werden. Je nach Größe der Einzelteilchen und Konzentration können Dextranlösungen als Volumenersatzmittel verwendet werden. Dextrane übernehmen dann wie die anderen Substanzen in den körperfremden kolloidalen Volumenersatzmitteln die Funktion der Plasmaproteine hinsichtlich der Wasserbindung und des Transports der Elektrolyte. Obwohl Rheomacrodex nicht als primäres Volumenersatzmittel eingesetzt werden sollte, ist es an dieser Stelle aufgeführt, da es in der Schocktherapie gezielt zur Verbesserung der Mikrozirkulation verwendet wird.

C. Gelatinelösungen

Gelatine wird durch spezielle Verfahren aus den Gerüsteiweißkörpern in tierischem Bindegewebe und in Knochen hergestellt.

D. Stärkelösungen

Stärkelösungen werden aus pflanzlicher Stärke gewonnen.

E. Ringer-Lösung

Lösungen mit den Elektrolyten des Blutserums in physiologischem Mengenverhältnis können bei erheblichen Wasser- und Salzverlusten aus dem Extrazellulärraum aber auch bei Blutverlusten zur überbrückenden Therapie eingesetzt werden. Dabei besteht keine Gefahr anaphylaktischer/anaphylaktoider Reaktionen.

Infusionen mit vorwiegender Kreislaufwirkung

Substanz	Indikationen	Dosierung	Wirkung	Nebenwirkungen	Kontraindikationen
24. A. I Humanalbumin 5% 250 ml	Intravasaler Volumenmangel	Je nach Schocksymptomatik	Wasser-Bindungsvermögen ca. 17 ml/g Albumin Halbwertzeit 17–27 Tage	Unverträglichkeitsreaktionen	Akute Linksherzinsuffizienz Lungenödem
24. B. II Macrodex Dextran 6% MG 60000	Intravasaler Volumenmangel	Nach Möglichkeit 1,5 g/kg KG nicht überschreiten (ca. 1,5 l beim Erwachsenen)	Übernahme der onkotischen Funktion der Albumine Wasser-Bindungsvermögen Dextran MG 60000: ca. 25,6 ml/g Intravasale Verweildauer: 6–8 Std.	Anaphylaktoide Reaktionen Beeinflussung der Gerinnung Verlust extra- und intrazellulärer Flüssigkeit	Akute Linksherzinsuffizienz Lungenödem
24. B. II Rheomacrodex Dextran 10% MG 40000	Mikrozirkulationsstörungen	Je nach Symptomatik max. 1,5 g/kg KG	Verbesserung der Mikrozirkulation Wasserbindungsvermögen: ca. 29,2 ml/g intravasale Verweildauer: 3–4 Std.	Anaphylaktoide Reaktionen Beeinflussung der Gerinnung Verlust extra- und intrazellulärer Flüssigkeit	Akute Linksherzinsuffizienz Lungenödem
24. C. I Gelifundol Gelatine 5,5%, MG um 30000	Intravasaler Volumenmangel	Je nach Symptomatik	Übernahme der onkotischen Funktion des Albumins Wasser-Bindungsvermögen: ca. 14 ml/g intravasale Verweildauer: 3 Std.	Anaphylaktoide Reaktionen Beeinflussung der Gerinnung? Verlust extra- und intrazellulärer Flüssigkeit	Akute Linksherzinsuffizienz Lungenödem
24. D. I Expafusin Hydroxyäthylstärke 6% MG 40000	Intravasaler Volumenmangel	Nach Möglichkeit 1500 ml nicht überschreiten	Übernahme der onkotischen Funktion des Albumins Wasser-Bindungsvermögen ca. 16 ml/g intravasale Verweildauer: 4–6 Std.	Beeinflussung der Gerinnung anaphylaktoide Reaktionen	Akute Linksherzinsuffizienz Lungenödem
24. E. I Ringer-Laktat-Lösung (u. a. Na$^+$ ~130 mval/l, K$^+$ ~ 4mval/l, Laktat 28 mval/l)	Verbrennung Ileus Blutverluste	500–1000 ml je nach Schwere des Wasser-/Volumenmangels zur Überbrückung bis zur notärztlichen Therapie	Ersatz von Wasser und Salzen des Extrazellulärraumes	Überwässerung Linksherzinsuffizienz	In Notfällen keine

Kapitel 25. Infusionen und Medikamente mit Wirkung auf den Wasser-Elektrolyt- und Säure-Basen-Haushalt

A. Elektrolytlösungen und Elektrolytkonzentrate

Elektrolytlösungen und Elektrolytkonzentrate werden bei Störungen des Wasser- und Elektrolythaushalts gegeben. Wenn der Flüssigkeitsverlust im Vordergrund der pathophysiologischen Abläufe steht, werden Elektrolytinfusionen erforderlich. Die Injektion von Elektrolytkonzentraten bleibt ganz akuten schwerwiegenden Störungen im Elektrolythaushalt vorbehalten.

B. Zuckerlösungen

Zuckerlösungen werden im Rettungsdienst zur Unterstützung wichtiger Funktionen des Gehirns, des Herzens und der Leber infundiert, wenn es nach schwersten Belastungen oder einer Hypoglykämie zur Erschöpfung der Energiereserven gekommen ist.

C. Osmotisch wirksame Infusionen und Medikamente zur Diurese

Zur Ausschwemmung von Ödemen und/oder zur Verstärkung der Ausscheidungsfunktion der Nieren können osmotisch wirksame Infusionen und spezielle Medikamente eingesetzt werden.

D. Pufferlösungen

Zur Beseitigung einer *metabolischen* Azidose, werden Pufferlösungen eingesetzt.

Infusionen mit Wirkung auf den Wasser-Elektrolyt- und Säure-Basen-Haushalt

Substanz	Indikationen	Dosierung	Wirkung	Nebenwirkungen	Kontraindikationen
25. A. I Calciumglukonat 10% (4,5 mval) 10 ml	Elektromechanische Entkoppelung Tetanie Allergische Reaktionen	10 ml langsam i. v.	Kontraktionskraft des Herzens wird verbessert Ventrikelerregbarkeit wird erhöht Entzündungshemmung Gefäßabdichtung	Reduziert die Reizbildung am Sinusknoten Asystolie	Volldigitalisierung
25. A. II Kalium-Chlorid 1 molar (7,45%) 10 ml	Hypokaliämisches Kammerflimmern nach Erbrechen, Durchfall, Luxantienabusus (Kaliummangel erhöht die Reizbildungsfähigkeit des Herzens)	20 mval langsam i. v.	Rhythmusstabilisierung Verhütung heterotoper Reizbildung	Hyperkaliämie unterdrückt Schrittmacherfunktion des Sinusknotens → AV-Rhythmus → Asystolie	Hyperkaliämie
25. A. III Elektrolyt-Basislösungen (Na^+ 45 mval/l, K^+ 25 mval/l)	Verlust von mehr Wasser als Salzen, z. B. bei Fieber, starkem Schwitzen Polyurie	Nach Bedarf	Ersatz des fehlenden „freien Wassers"	Keine	Hyperkaliämie
25. A. IV Natriumchlorid 1 molar (5,85%)	Akute Wassereinschwemmung	20 mval langsam i. v.	Abschwächung der Überwässerung Verbesserung des Verhältnisses Na^+/K^+	Keine	In Notfällen keine
25. B. I Glukose 5–40%	Hypoglykämie Alkoholvergiftung	Nach Bedarf	Anhebung des Blutzuckerspiegels Aufklarung bei Alkoholvergiftung?	In hoher Konzentration Venenreizung	Normoglykämie bei Diabetikem
25. B. II Laevulose 5%	Behandlung normoglykämischer Diabetiker	Nach Bedarf	weitgehend insulinunabhängige Verwertung im Kohlenhydratstoffwechsel Blutzucker steigt nur wenig an	Keine	Methylalkoholvergiftung

Substanz	Indikationen	Dosierung	Wirkung	Nebenwirkungen	Kontraindikationen
25. C. I Lasix 20 mg/2 ml Furosemid	Lungenödem besonders kardialer Ursache Niereninsuffizienz Hirnödem Förderung der Giftausscheidung über die Niere	20–250 mg je nach Indikation i. v.	Verhindert die Rückresorption von Natrium in der Niere, dadurch Wasserausschwemmung	Hypokaliämie?	In Notfällen keine
25. C. II Mannit 10%, 15%, oder 20%ig 250 und 500 ml	Hirnödem Gefahr des Nierenversagens Förderung der Giftausscheidung über die Nieren	Je nach Indikation	erhöht osmotischen Druck im Blut, durchdringt wegen seiner Teilchengröße nur langsam die Gefäßwände, erzwingt dadurch Einstrom von Gewebsflüssigkeit in die Gefäße, intravasale Volumenerhöhung verstärkt die Ausscheidung über die Nieren	Linksherzbelastung	Akute Herzinsuffizienz Lungenödem Anurie
25. D. I Natriumkarbonat 1 molar (8,4%)	Ansammlung von Säuren, besonders Milchsäuren, durch O_2-Mangel im Gewebe (metabolische Azidose)	Bolus: 1 mval/kg KG Repetitionsdosis: 0,5 mval/kg KG ca. alle 10 Minuten	H^+-Ionen werden abgefangen und als Wasser gebunden, CO_2 entweicht gasförmig	Vermehrte CO_2-Bildung hyperosmolare Zustände	nicht behebbare Ateminsuffizienz

Kapitel 26. Analgetika und Spasmolytika

A. Novaminsulfon

Ein typischer Vertreter der Schmerzmittel mit einem mäßigen analgetischen und einem fiebersenkenden Effekt ist das Novaminsulfon.

B. Opiate und synthetische Betäubungsmittel

Alle Opiate und synthetische Opiatabkömmlinge haben neben einem analgetischen Effekt Einfluß auf den Bewußtseinszustand und die Stimmungslage. In ihren Nebenwirkungen auf das respiratorische und zirkulatorische System scheinen sie sich bei gleicher schmerzlindernder Dosis nicht bzw. nur unwesentlich zu unterscheiden.

C. Butylscopolamin

Spasmen der glatten Muskulatur werden letztlich durch eine Reizung des Parasympathikus hervorgerufen. Butylscopolamin ist eine der Substanzen, die eine dämpfende Wirkung auf den Parasympathikus haben.

Substanz	Indikationen	Dosierung	Wirkung	Nebenwirkungen	Kontraindikationen
26. A. I Novalgin 2,5 g/5 ml Phenazonabkömmlinge	Schmerzzustände aller Art	3–5 ml i. v.	Hemmung der Schmerzempfindung im ZNS	Zum Teil allergische Reaktionen, gelegentlich Blutdruckabfall	Pyrazolonallergie
26. B. I Morphin 20 mg/1 ml	Schwere Schmerzzustände	5–10 mg i. v.	Schmerzhemmung durch Wirkung auf das ZNS euphorisierende Wirkung Tonuserhöhung der glatten Muskulatur Hemmung des Hustenreflexes	Hemmende Einflüsse auf • Atemzentrum • Hustenzentrum • Kreislaufzentrum Vagusreizung Reizung des Brechzentrums	Insuffizienz des respiratorischen und zirkulatorischen Systems, komatöse Zustände
26. B. II Dolantin 100 mg/2 ml Pethidin	Schwere, auch spastische Schmerzzustände	50–100 mg i. v.	Schmerzhemmung durch Wirkung auf das ZNS euphorisierende Wirkung Geringe Tonuserhöhung der glatten Muskulatur	Hemmende Einflüsse auf • Atemzentrum • Hustenzentrum • Kreislaufzentrum Vagusreizung Reizung des Brechzentrums	Insuffizienzen des respiratorischen und zirkulatorischen Systems komatöse Zustände
26. C. I Buscopan 20 mg/1 ml Butylscopolamin	Koliken und spastische Schmerzzustände	1 Ampulle (5 ml) langsam i. v.	Hemmt die Wirkung des Parasympathikus senkt dadurch Motilität der glatten Muskulatur	Geringe atropinartige Nebenwirkungen	In Notfällen keine

Kapitel 27. Medikamente zur Beruhigung, Mittel gegen allergische Reaktionen

A. Diazepam

Diazepam gehört in die große Gruppe der Medikamente, die bei seelischen Störungen zur Beseitigung von Angst, Unruhe und innerer Spannung verordnet werden (Tranqillantien).
In der Notfallmedizin wird das Diazepam zur sofortigen Behandlung schwerer Unruhe- und Angstzustände, zur Unterbrechung von Krämpfen und zur Narkoseeinleitung eingesetzt.

B. Triflupromazin

Auch Triflupromazin gehört in die Gruppe der Psychopharmaka, der Medikamente mit Einfluß auf die Psyche. Bei der Anwendung dieser Substanz unter Notfallbedingungen ist in der Regel der dämpfende Effekt auf das Brechzentrum besonders erwünscht.

C. Chloralhydrat

Chloralhydrat gehört in die Gruppe der Schlafmittel. Da es schnell resorbiert wird, kann es bei unruhigen oder krampfenden Kleinkindern rektal verabreicht werden (Ausnahme von der Regel: Medikamentenapplikation in akuten Notfällen intravenös).

D. Antihistaminika

Antihistaminika hemmen die Wirkung von Histamin, das bei allergischen Reaktionen freigesetzt wird und viele der bedrohlichen Reaktionen auslöst. Außerdem haben sie eine gefäßabdichtende und zellmembranstabilisierende Wirkung.

Substanz	Indikationen	Dosierung	Wirkung	Nebenwirkungen	Kontraindikationen
27. A. I Valium 10 mg/2 ml Diazepam	Krampfanfälle Unruhezustände Sedierung zur Intubation	Zur Sedierung bei gleichzeitiger Schmerzbehandlung 5–10 mg i. v. bei anderen Indikationen 10–60 mg i. v.	Greift am ZNS an: Sedierung Schlafförderung Muskelrelaxierung	Gelegentlich Ateminsuffizienz und Blutdruckabfall	Myasthenia gravis
27. B. I Psyquil 10 mg/1 ml Triflupromazin	Erbrechen Unruhezustände Schmerzen	0,1 mg/kg KG max. 10 mg i. v.	Greift in den Zellstoffwechsel des Gehirns ein	z. T. Blutdruckabfall	Komatöse Zustände Leberschaden
27. C. I Chloralhydrat-Rectiole 0,6 g Chloralhydrat	Kindliche Unruhe und Krampfzustände	1 Rectiole, bei Säuglingen unter 3 Monaten wird ein Teil der Substanz vorher ausgedrückt	Die Substanz wird im Organismus zu Trichloräthanol verwandelt und wirkt ähnlich wie Alkohol sedierend, hypnotisch und narkotisch	Keine	Schwere Leber- und Niereninsuffizienz
27. D. I Tavegil 2 mg/5 ml Meclastin	Anaphylaktische Reaktionen Urtikaria	2 mg/5 ml langsam i. v.	Hemmt die Wirkung des verstärkt ausgeschütteten Histamins gefäßabdichtende und zellmembranstabilisierende Effekte	Bei schneller Injektion Venenreizung	In Notfällen keine
28. A. I Celestan 4 mg/1 ml und 20 mg/5 ml Betamethason	Anaphylaktische Reaktionen Status asthmaticus Hirnödem Schock	4–8 mg langsam i. v. je nach Indikation höhere Dosis	Hemmt die Freisetzung von Entzündungsstoffen, stabilisiert die Zellmembran	Bei Notfallbehandlung bedeutungslos	In Notfällen keine
28. B. I Alt-Insulin 400 I.E./10 ml	Hyperglykämie Diabetisches Koma	Je nach Zustand 50–100 I. E. i. v.	Senkt den Blutzucker fördert die Synthese von Glykogen	Hypoglykämie bei Überdosierung	In Notfällen keine

Kapitel 28. Hormonpräparate

A. Kortikoide

Glukokortikoide, synthetische Substanzen mit der Wirkung von Nebennierenrindenhormonen, werden als universelle Notfallmedikamente bei allen Formen des Schocks, allergischen Reaktionen und bei der Behandlung des Hirnödems eingesetzt.
Beta- und Dexamethason sind die Kortisonpräparate mit der stärksten Wirksamkeit pro Substanzmenge. Die Zubereitungsform als Phosphat garantiert schnellste Wirksamkeit innerhalb weniger Minuten.

B. Insulin

Die in der Dauerbehandlung insulinpflichtiger Diabetiker eingesetzten Alt-Insuline (Schwein, Rind) werden bei der Notfalltherapie des diabetischen Koma intravenös injiziert (Siehe tabellarische Übersicht Seite 336).

Kapitel 29. Substanzen zur Entgiftung/Gegengifte

A. Silikonentschäumer

Nach einer Vergiftung mit Waschmitteln sind auf alle Fälle Entschäumungsmittel oral zu verabreichen (Ausnahme von der Regel: Medikamentenapplikation in akuten Notfällen intravenös). Dadurch wird die Gefahr einer Schaumaspiration bei spontanem Erbrechen oder bei der Magenspülung am intubierten Patienten vermindert.

B. Emetika

Bei der oralen Giftaufnahme ist die Entleerung des Magens zum frühest möglichen Zeitpunkt vor bzw. während der Resorptionsphase in der Regel das sinnvollste Verfahren. Solange die Schutzreflexe des Patienten und sein Bewußtsein erhalten sind, sollte Erbrechen ausgelöst werden. (Ausnahme: Vergiftung mit ätzenden Substanzen, Vergiftung mit Schaumbildnern, Vergiftung mit organischen Lösungsmitteln). Warme, hypertone Kochsalzlösung ist ein einfaches aber nicht völlig sicheres Mittel zum Auslösen von Erbrechen bei Jugendlichen und Erwachsenen. Sirupus ipecacuhanae wird bei Kleinkindern verwendet. Apomorphin, das wirksamste aber auch mit Nebenwirkungen behaftete Medikament, kann bei Jugendlichen und Erwachsenen injiziert werden.

C. Laxantien

Zur Verhinderung einer Resorption der bereits in die tiefen Darmabschnitte gelangten Gifte werden Durchfälle ausgelöst.

D. Paraffinöle

Nach oraler Aufnahme fettlöslicher Gifte (Kohlenwasserstoffe, Benzin, Petroleum etc.) wird im Anschluß an die Magenspülung (zusammen mit Kohle und Glaubersalz) Paraffinöl gegeben.

E. Carbo Medicinalis

Kohle ist bei allen oralen Vergiftungen als Adsorptionsmittel zu verabreichen.

F. Antidote

Die sofortige Gabe von Gegengiften schon im präklinischen Bereich, nach Möglichkeit am Orte des Geschehens, ist nur bei ganz wenigen, vergleichweise seltenen Vergiftungen unbedingt erforderlich und möglich.
Im wesentlichen handelt es sich um
- Alkylphosphat (E-605)-Vergiftungen und
- Blausäurevergiftungen

Substanz	Indikationen	Dosierung	Wirkung	Nebenwirkungen	Kontraindikationen
29. A. I SAB 30 ml Polysiloxane	Vorgabe zur Magenspülung wegen oraler Vergiftung mit schaumbildenden Substanzen	2–3 ml in Tropfenform oral	Wirkt durch Oberflächenaktivität als „Antischaummittel"	Keine	In Notfällen keine
29. B. I Hypertone Kochsalzlösung	Orale Giftelimination durch Erbrechen	3 Teelöffel NaCl in 100 g Wasser trinken lassen	Reizung der Magenschleimhaut bwirkt meist Erbrechen	Bei übertriebener Anwendung Hypernaträmie	Ausfall der Schutzreflexe orale Säure- und Laugenvergiftung schaumbildende Substanzen organische Lösungsmittel
29. B. II Sirupus Ipecacuhanae	Orale Giftelimination durch Erbrechen bei Kleinkindern (bei Erwachsenen unzuverlässig)	2–3-jähriges Kind 15–20 ml mit reichlich Wasser trinken lassen	Reizung des Brechzentrums	Keine bei üblicher Dosierung	Schock Bewußtlosigkeit Ausfall der Schutzreflexe orale Säure- und Laugenvergiftung schaumbildende Substanzen organische Lösungsmittel
29. B. III Apomorphin 10 mg/1 ml	Orale Giftelimination bei Jugendlichen und Erwachsenen	0,1 mg/kg KG i. m.!	Zentrale Wirkung auf das Brechreizzentrum	Atem- und kreislaufdepressorische Wirkung, evtl. Mischspritze mit 10 mg Novadral®, Antagonisierung durch Naloxon 0,4 mg i. v. bei Kindern und Jugendlichen 0,01 mg/kg KG	Atem- und Kreislaufinsuffizienz Alter unter 4 Jahren Ausfall der Schutzreflexe orale Säure- und Laugenvergiftung schaumbildende Substanzen organische Lösungsmittel
29. C. I Natriumsulfat 3,2%ig (Glaubersalz)	Elimination oral aufgenommener Gifte über den Darm	20–30 g der isotonen Lösungen durch die Magensonde	Erhöhung des Innendruckes im Darm bewirkt Dehnung der Darmmuskulatur und steigert die Peristaltik	Keine	In Notfällen keine

Substanzen zur Entgiftung/Gegengifte

Substanz	Indikationen	Dosierung	Wirkung	Nebenwirkungen	Kontraindikationen
29. D. I Paraffinum Perliquidum	Giftbindung nach oraler Vergiftung durch lipoidlösliche Substanzen, Kohlenwasserstoffe, Benzin, etc.	Bei Kindern: 3 ml/kg KG bei Erwachsenen: 150–200 ml oral oder durch Magenschlauch	Löst fettlösliche Gifte und entzieht sie der Resorption im Darm; Gift wird in unresorbierbarer Bindung aus dem Darm ausgeschieden	Keine	In Notfällen keine
29. E. I Medizinische Kohle	Orale Vergiftungen	20–50 g in ca. 10%iger Aufschwemmung	Wirkt als Andot und Adsorptivum es bindet Gifte aller Art an seine große „aktive" Oberfläche	Keine	In Notfällen keine
29. F. I Atropinum Sulfuricum 2 mg/1 ml	Vergiftung durch Alkylphosphatase z. B. E 605	Sofort 2 mg i. v. je nach Zustand Wiederholung nach 10–15 min	Hemmung von Asthma, Darmkoliken (Muskarinähnliche Wirkung) z. T. auch der zentralnervösen Erscheinungen (Krämpfe)	Tachykardie	In Notfällen keine
29. F. II Toxoginin Obidoxin-Chlorid 250 mg/1 ml	Vergiftung durch Cholinesterasehemmer	250 mg (1 Amp.) i. v. Wiederholung nach ca. 1–2 Std.	Cholinesterasereaktivierung wirkt auch gegen nikotinartige Symptome der Vergiftung z. B. auf die Paresen der Atemmuskulatur	Keine	In Notfällen keine
29. F. III Dimethylaminophenol 250 mg/5 ml	Vergiftung durch Blausäure Zyanide, Nitrite, Schwefelwasserstoff Rauchgase bei Kunststoffbränden	Sofort 3–4 mg/kg KG i. v. (sofort danach Natriumthiosulfat)	Ferrihämoglobinbildung	Entwicklung einer Zyanose	In Notfällen keine
29. F. IV S-Hydril 1000 mg/ 10 ml Natriumthiosulfat	Zyanid-Thallium und Jodvergiftung, CO, Lost, Schwermetalle	10 ml 10%ige Lösung i. v.	Katalysiert die enzymatische Umwandlung von Zyanid und Rhodanid	Keine	In Notfällen keine
29. F. V Calciumedetat-Natrium 400 mg/2 ml	Schwermetallvergiftungen	max. 20 mg/kg KG i. v. (0,1 ml der 20%igen Lösung/kg KG/in Glukose)	Chelatbildung	Toxische Nephrose	In Notfällen keine

Kapitel 30. Medikamente zur Intubation und Narkoseeinleitung

A. Atropin

Für die Narkoseeinleitung und die Intubation gelten im Rettungsdienst die gleichen Grundsätze wie in der Klinik. Nach Möglichkeit, d. h. wenn es die Bedrohlichkeit der Störung der Vitalfunktion zuläßt, und entsprechende Zeit verfügbar ist, sollte Atropin vorgegeben werden.

B. Ketamine

Die Durchführung von Narkosen ist im Rettungsdienst ein relativ seltenes Verfahren, da viele Notfallpatienten bereits bewußtlos angetroffen werden. Bei eingeklemmten Patienten, deren Bewußtsein erhalten ist, oder beim Vorliegen sehr schmerzhafter Verletzungen sollte aber nach Möglichkeit bereits am Notfallort eine Intubationsnarkose eingeleitet werden.
Ketamin ist z. Zt. als das geeignetste Narkotikum für Katastrophenfälle anzusehen, da es über eine starke analgetische Wirkung verfügt, weder das zirkulatorische noch das respiratorische System dämpft und die Schutzreflexe im Rachen (lange) erhalten bleiben.

C. Barbiturate

Barbiturate sind die klassischen Substanzen zur Narkoseeinleitung.

D. Thalamonal

Thalamonal kann in vielen Notfallsituationen als Schmerz/Beruhigungs- und Narkoseeinleitungsmedikament verwendet werden.

E. Relaxantien

Muskelerschlaffende Mittel (Relaxantien) werden im Rettungsdienst zur Durchführung der Intubation eingesetzt. Meist wird Succinylcholin als Kurzrelaxans injiziert. Im Rettungsdienst wird zur langanhaltenden Muskelerschlaffung seltener Alloferin verwendet.

Medikamente zur Intubation und Narkoseeinleitung

Substanz	Indikationen	Dosierung	Wirkung	Nebenwirkungen	Kontraindikationen
30. A. I Atropinum Sulfuricum 0,5 mg/1 ml	Vagusdämpfung vor der Intubation und dem Legen einer Magensonde etc.	Kinder: 0,02 mg/kg KG Erwachsene: 0,5–0,75 mg i. v.	Dämpfung unerwünschter vagaler Kreislaufreflexe und Verringerung der Sekretion im Mund-Rachen-Raum	Tachykardie	In Notfällen keine
30. B. I Ketanest Stechampullen 10 mg/1 ml und 50 mg/1 ml Ketamine	Schmerzausschaltung Narkoseeinleitung	1–2 mg/kg KG i. v. (Kombination mit Diazepam sinnvoll)	Analgetische und narkotische Effekte durch Hemmwirkung am ZNS	Tachykardie selten vermehrte Speichelproduktion Träume in der Aufwachpause bei Mono-Narkose	Schweres Schädel-Hirn-Trauma?
30. C. I Trapanal (500 mg Trockensubstanz + 20 ml Aqua pro inject.) Thiobarbiturat	Erzeugung tiefer Bewußtlosigkeit, Narkoseeinleitung Unterbrechung schwerster Krampfanfälle	Richtdosis für Erwachsene: 250 mg i. v.	Sedative, hypnotische und narkotische Effekte durch Hemmwirkung am ZNS	Blutdruckabfall, Atemdepression Auslösung von Erbrechen	Drohendes Kreislaufversagen bei Hypovolämie, komatöse Zustände Leber- und Nierenschäden
30. D. I Thalamonal Stechampulle 2,5 mg DHB und 0,05 mg Fentanyl/ 1 ml	Sedierung und Schmerzbekämpfung	1–2 ml i. v.	*DHB*: Gleichgültigkeit Schäfrigkeit bei erhaltener Ansprechbarkeit *Fentanyl*: sehr starkes Schmerzmittel (Synth. Opiat)	*DHB*: bei Hypovolämie erheblicher Blutdruckabfall *Fentanyl*: Atemdepression	Hypovolämische Zustände, Fehlen von Beatmungs- und Intubationsmöglichkeiten
30. E. I Pantolax 100 mg/5 ml Succinylcholin	Muskelerschlaffung zur Intubation	1 mg/kg KG	Blockiert die Erregungsübertragung vom motorischen Nerv auf die Endplatte der Skelettmuskelfasern nach Kontraktion der quergestreiften Muskulatur	Bradykardie Bradyarrhythmie kurzfristige Asystolie	Atemwegswiderstand im Kiefer- und Kehlkopfbereich, Fehlen des entsprechenden Gerätes für Intubation und Beatmung mangelnde Befähigung in der endotrachealen Intubation

Kapitel 31. Die medikamentöse Reanimation

In der nachfolgenden Zusammenstellung sollen nochmals die Wirkungen, Nebenwirkungen und Wechselbeziehungen der Substanzen aufgezeigt werden, die bei einer Wiederbelebung typischerweise injiziert werden.

In diesem Zusammenhang bleiben – zum gegenwärtigen Zeitpunkt – neuere Erfahrungen unerwähnt, die darauf hindeuten, daß Barbiturate die durch den Kreislaufstillstand verursachten Sauerstoffmangelschäden des Gehirns günstig beeinflussen.

Die medikamentöse Reanimation

Substanz	Indikationen	Dosierung	Wirkung	Nebenwirkungen	Kontraindikationen
30. E. II Alloferin 10 mg/10 ml Alcuroniumchlorid	Kontrollierte Beatmung unter Ausschaltung der Atemmuskulatur des Patienten	1,5 mg/10 kg KG	Blockierung der Erregungsübertragung vom motorischen Nerv auf die Endplatte der Skelettmuskulatur ohne vorangehende Kontraktion	Selten Blutdruckabfall	Atemwegswiderstand im Kiefer- und Kehlkopfbereich, Fehlen des entsprechenden Gerätes für Intubation und Beatmung mangelnde Befähigung in der endotrachealen Intubation

Substanz	Wirkung		Wechselbeziehungen Respiratorisches System	Wechselbeziehungen zirkulatorisches System	Nebenwirkung

31. I Natriumkarbonat 1 molar (8,4%)	Bei metabolischer Azidose werden H^+-Ionen abgefangen und als Wasser gebunden. CO_2 entweicht gasförmig		• Vermehrte CO_2-Entstehung setzt ausreichende Beatmung voraus	• Beseitigung der metabolischen Azidose
				• normalisiert Kontraktilität des Herzmuskels
				• verbessert Ansprechbarkeit auf Katecholamine
				  – Alupent
				  – Suprarenin
					Hyperosmolare Zustände

31. II Alupent	Beta-Rezeptorenerregung • Verstärkung der Reizbildung • Herzkraftverbesserung • Frequenzsteigerung • Senkung des peripheren Widerstandes		Keine	• Erhöht Flimmerneigung • Alupent ↔ Lidocain	Tachykardie
31. III Suprarenin	Alpha- und Beta-Rezeptorenerregung • Verstärkung der Reizbildung • Herzkraftverbesserung • Frequenzerhöhung • Erhöhung des peripheren Widerstandes • Erhöhung des Sauerstoffverbrauchs des Herzens		• Erhöhter O_2-Bedarf des Herzens setzt ausreichende O_2-Beatmung voraus	• Erhöht Flimmerneigung • Suprarenin ↔ Lidocain	Verstärkung der metabolischen Azidose

Substanz	Wirkung	Wechselbeziehungen Respiratorisches System	Wechselbeziehungen zirkulatorisches System	Nebenwirkung
31. IV Calciumglukonat 10% (4,8 mval)	Beseitigung der elektromechanischen Entkoppelung Verstärkung der Ventrikelerregbarkeit Herzkraftverbesserung, reduziert Reizbildung am Sinusknoten	Keine	• Alupent ↔ • Suprarenin ↔ →Kalzium • Kalium ↔	Asystolie
31. V Xylocain 2% 100 mg/5 ml Lidocain	Verlangsamung des Ionenaustausches durch die Zellmembran und damit der Bildung und Fortleitung von Reizen	Keine	• Dämpft Ventrikelerregbarkeit vermindert Herzkraft (in hohen Dosen) • Alupent Lidocain • Suprarenin	AV-Block II. und III. Grades
31. 6 Kalium-Chlorid 1 molar (7,6%)	Stabilisiert Reizbildungsfähigkeit Membranstabilisierung	Keine	• Reduziert Flimmerneigung bei Hypokaliämie • Medikamentöse Defibrillation bei Hypokaliämie • Kalzium ↔ Kalium	Hyperkaliämie unterdrückt Schrittmacherfunktion des Sinusknotens → AV-Rhythmus → Asystolie

Anhang

Kasuistiken
(Beschreibung typischer Notfalleinsätze)

Terminologie
(Erläuterungen wichtiger Begriffe der medizinischen Umgangssprache)

Sachverzeichnis

Kapitel 32. Kasuistiken

Übersicht
1. Lungenödem
2. Extrauteringravidität
3. Starkstromunfall
4. Herzinfarkt
5. Rauschgift-Intoxikation
6. Asthma-Anfall
7. Verkehrsunfall mit Motorrad
8. Tabletten-Intoxikation
9. Hypoglykämie
10. Massenunfall

Fall 1

Diagnose: Lungenödem

1. Notfallmeldung
Aus einer betriebsärztlichen Praxis wird der Verdacht auf ein Lungenödem bei einem 63jährigen Patienten gemeldet und ein Rettungswagen zum Kliniktransport angefordert.

1.1. Leitstelle setzt ein: 1 Rettungswagen (ein Notarztdienst existiert nicht)

2. Situation am Notfallort
In der betriebsärztlichen Praxis ist der ältere Mann halbsitzend auf dem Untersuchungstisch gelagert. Er leidet unter schwerster Atemnot, hustet fleischwasserfarbenes schaumiges Sekret aus. Dumpf brodelnde Rasselgeräusche sind hörbar. Haut feucht, grau-zyanotisch. Sauerstoff wird über eine Nasensonde insuffliert.

2.1. Diagnostische Maßnahmen: Angaben des Betriebsarztes: Blutdruck 130:80, Puls 140, Hypertonus aus der Anamnese bekannt. Während anstrengender körperlichen Arbeit im Betrieb entwickelte sich zunehmend Atemnot.

2.2. Verdachtsbefund: Kardiales Lungenödem

3. Erstmaßnahmen
Die Rettungssanitäter berichten dem Betriebsarzt, sie hätten im Rettungswagen geeignete Blutdruckmanschetten zur Durchführung eines unblutiges Aderlasses. Während Rettungssanitäter I die Manschetten anlegt, beginnt Rettungssanitäter II mit der O_2-Überdruckbeatmung mit Beatmungsbeutel und Maske (6 lO_2/min).
Nach Anlegen der Stauung legt Rettungssanitäter I im Auftrag des Arztes eine Venenverweilnadel.
Der Betriebsarzt injiziert
10 mg Valium zur Beruhigung,
40 mg Lasix zur verstärkten Ausscheidung von Wasser,
0,4 mg Novodigal zur Verbesserung der Herzkraft.

4. Maßnahmen während des Transportes
Lagerung auf der Trage sitzend mit herabhängenden Beinen. Fortführung der Überdruckbeatmung und des unblutigen Aderlasses. In Intervallen schnelles Absaugen des Rachenraums.

5. Klinikübergabe
Deutliche Besserung bei Eintreffen in der Klinik, ohne Stethoskop ist kein Rasselgeräusch mehr hörbar,
Eintrag der injizierten Medikamente und der durchgeführten Maßnahmen auf Kliniküber-

gabebogen als Ergänzung der Angaben auf dem ärztlichen Einweisungsschein.

6. Epikrise
In Regionen, in denen kein Notarztdienst eingerichtet ist, müssen Rettungssanitäter auch akut Lebensbedrohte ohne ärztliche Transportbegleitung transportieren.
In diesem Falle wurde durch eine gezielte medikamentöse Therapie und physikalische Maßnahmen am Notfallort das Transportrisiko reduziert.
Der Patient konnte 12 Tage später nach Digitalisierung und medikamentöser Blutdrucksenkung auf Normalwerte die Klinik wieder verlassen.

7. Zusammenfassung
Diagnose: Kardiales Lungenödem nach akuter Linksherzüberlastung.
Maßnahmen: Halbsitzende Lagerung, unblutiger Aderlaß, O_2-Insufflation, venöser Zugang, Sedierung, Überdruckbeatmung, Digitalisierung, Anregung der Diurese, intermittierende Absaugung.
Medikamente: Valium, Lasix, Novodigal.
Material und Geräte: 2 normale Blutdruckmanschetten, 2 Blutdruckmanschetten lang (Oberschenkel), O_2-Sonde, Stethoskop, Braunüle, Absauggerät, Beatmungsbeutel.

Fall 2

Diagnose: Extrauteringravidität

1. Notfallmeldung
Eine weibliche Anruferin fordert telefonisch bei der Rettungswache einen Krankenwagen an. Bei ihrer Freundin, einer 30jährigen Frau seien plötzlich stärkste Unterleibsschmerzen aufgetreten. Sie blute etwas aus der Scheide.

1.1. Leitstelle setzt ein: 1 Rettungswagen (ein Notarztdienst existiert nicht, Bereitschaftsarzt ist auf Krankenbesuch und über Funk nicht erreichbar).

2. Situation am Notfallort
Die Rettungssanitäter finden eine junge, schwer leidende Frau, die mit angezogenen Beinen im Bett liegt. Sie ist auffallend blaß, klagt über starke Schmerzen, blutet aus der Scheide, allgemeine Schockzeichen. Die Patientin weist auf eine mögliche Schwangerschaft hin, da ihre Regel seit acht Wochen ausgeblieben sei.

2.1. Diagnostische Maßnahmen: Blutdruckmessung: RR 90:60, Puls 136/min.

2.2. Verdachtsbefund: Tubarruptur bei Eileiterschwangerschaft.

3. Erstmaßnahmen
Schocklagerung, Knierolle, Schaffung eines peripheren venösen Zugangs, Schnellinfusion von 500 ml Ringer-Laktat-Lösung während des Transports zum Rettungswagen.

4. Maßnahmen während des Transports
Schneller Transport mit Sondersignal in das Kreiskrankenhaus, Überwachung des Kreislaufs; Vorinformation des diensthabenden Gynäkologen über die Leitstelle.
Infusion von weiteren 500 ml Ringer-Laktat-Lösung, O_2-Inhalation.

5. Klinikübergabe
Bei relativ stabilen Kreislaufverhältnissen, aber weiterhin starken Unterleibschmerzen wird die Patientin in die gynäkologische Abteilung gebracht. Dort wird die Verdachtsdiagnose der Rettungssanitäter bestätigt und anschließend eine operative Versorgung durchgeführt.

6. Epikrise
Die plötzlich einsetzenden starken Unterleibschmerzen (Zerreißungsschmerz) und die Blutung aus der Vagina, sowie der Hinweis auf die ausgebliebene Monatsblutung (Amenorrhoe) ergeben den Verdacht auf eine Extrauteringravidität. Die schwere Schocksymptomatik machen das Anlegen einer Infusion bereits am Notfallort dringend notwendig.

7. Zusammenfassung
Diagnose: Tubarruptur bei Extrauteringravidität
Maßnahmen: Schocklagerung, Knierolle, peripherer venöser Zugang, Infusion, Benachrichtigung der Klinik
Medikamente: 1000 ml Ringer-Laktat
Material und Geräte: Blutdruckmanschette, Stethoskop, Braunüle, Infusionsgerät

Kasuistiken

Fall 3

Diagnose: Starkstromunfall

1. Notfallmeldung
Anruf bei der Rettungswache: an einer Baustelle habe ein Baggerfahrer einen elektrischen Schlag bekommen, da die Baggerschaufel das Starkstromkabel beschädigt habe. Der Mann sei im Bagger umgekippt, er gäbe keine Lebenszeichens mehr von sich.

1.1. Leitstelle setzt ein: 1 Rettungswagen (ein Notarztdienst existiert nicht)

2. Situation am Notfallort
Die Leitstelle des med. Rettungsdienstes hatte bereits den Hinweis auf die sofortige Freischaltung der Starkstromleitung gegeben. Beim Eintreffen des Rettungswagens ist der Starkstrom abgeschaltet und gegen Wiedereinschaltung gesichert. Kollegen des Verunglückten führen bereits Atemspende und Herzdruckmassage durch. Der Patient ist klinisch tot.

2.1. Diagnostische Maßnahmen: Feststellen der Pulslosigkeit der Karotiden

2.2. Verdachtsbefund: Kreislaufstillstand durch Starkstromunfall

3. Erstmaßnahmen
Fortführung der Herzdruckmassage, endotracheale Intubation durch einen der erfahrenen Rettungssanitäter, Beutelbeatmung unter O_2-Zufuhr, Schaffung eines peripheren venösen Zugangs, Infusion von Natriumbikarbonat 8,4%.

4. Maßnahmen während des Transportes
Schneller Transport unter Einsatz von Sondersignalen und unter Fortführung von Beatmung und Herzdruckmassage in das nächste Krankenhaus, Benachrichtigung der zentralen Notaufnahme über die Leitstelle.

5. Klinikübergabe
Der Patient gelangt in unverändertem Zustand in die Klinik. Die Pupillen sind mittelweit und reagieren. In der Klinik wird die Reanimation durch Defibrillation und Gabe von Xylocain erfolgreich weitergeführt. Aufnahme auf der Intensivstation. Nach 12 Tagen wird der Patient ohne bleibende Schäden entlassen.

6. Epikrise
Voraussetzung für die „Bergung" (technische Rettung) des Patienten waren die umgehende Ausschaltung des Starkstroms und die Sicherung gegen Wiedereinschalten. Erst nach Herausheben aus dem Bagger konnte mit der Erstversorgung begonnen werden, die hier bereits von entsprechend ausgebildeten Arbeitskollegen eingeleitet wurde. Diese Primärmaßnahmen wurden von den Rettungssanitätern durch erweiterte lebensrettende Sofortmaßnahmen (Intubation und Zufuhr von Natriumbikarbonat) fortgesetzt.

7. Zusammenfassung
Diagnose: Kreislaufstillstand (Kammerflimmern) nach Elektrounfall.
Maßnahmen: Atemspende, Herzdruckmasse, Intubation, Beutelbeatmung unter O_2-Zufuhr, peripherer venöser Zugang, Infusion von Pufferlösung.
Medikamente: Natriumbikarbonat 8,4%.
Material und Geräte: Laryngoskop, Trachealtubus, Beatmungsbeutel, Braunüle, Infusionsgerät.

Fall 4

Diagnose: Herzinfarkt

1. Notfallmeldung
Passanten melden, ein Mann sei auf der Straße umgefallen, er atmet nicht mehr, verdreht die Augen, wird blau.

1.1. Leitstelle setzt ein: Rettungswagen; Notarzt wird benachrichtigt, folgt kurz darauf mit Notarzt-Einsatzfahrzeug.

2. Situation am Notfallort
Die Rettungssanitäter finden einen ca. 65jährigen Mann in Seitenlage auf dem Gehsteig liegend.
Hautfarbe grau-blau, Schnappatmung.

2.1. Diagnostische Maßnahmen:
- Karotispuls: nicht tastbar
- Pupillen: mittelweit rund

2.2. Verdachtsbefund: Kreislaufstillstand

3. Erstmaßnahmen
- Beutel-Maskenbeatmung
- Herzdruckmassage

Eintreffen des Notarztes
- Intubation
- Punktion der Vena subclavia, da periphere Venen kollabiert
- Infusion von Natriumbikarbonat 8,4%
- EKG-Diagnostik: Kammerflimmern
- Injektion von 100 mg Xylocain 2%
- Defibrillation 300 W/sec → Sinusrhythmus
- Tropfinfusion Ringer-Laktat-Lösung

4. Maßnahmen während des Transportes
Liegender Transport des weiterhin bewußtlosen Patienten; nach Einsetzen der Spontanbeatmung assistierende Beatmung, EKG-Überwachung.

5. Klinikübergabe
Patient weiterhin bewußtlos, peripherer Puls tastbar, Blutdruck um 110:70, Spontanatmung. Klinische Diagnose: Hinterwandinfarkt.
In der Folgezeit keine weiteren Komplikationen, Entlassung nach 6 Wochen in eine Rehabilitationsklinik.

6. Epikrise
Die Rettungssanitäter haben richtig gehandelt, da sie sich bis zum Eintreffen des mitalarmierten Notarztes auf die korrekte Durchführung der Herz-Lungen-Wiederbelebung Stufe I (Beatmung und Herzdruckmassage) beschränkt haben. Der Notarzt intubierte und führte die Wiederbelebung Stufe II durch. Zum Ausgleich der Azidose wurde Natriumbikarbonat infundiert, das im EKG sichtbare Kammerflimmern konnte durch die Defibrillation unterbrochen werden. Zur Sicherung des Defibrillationserfolgs und zur Prophylaxe weiterer Rhythmusstörungen wurde Xylocain injiziert.

7. Zusammenfassung
Diagnose: Akuter Herzinfarkt mit sofort einsetzendem Kammerflimmern.
Maßnahmen: Beatmung, Herzdruckmassage, Intubation, zentralvenöser Zugang, Pufferung, EKG-Diagnostik, Defibrillation, Infusionstherapie, antiarrhythmische Behandlung, Kontrollierende und assistierende Beatmung.

Medikamente: Natriumbikarbonat, Xylocain, Ringer-Laktat-Lösung.
Material und Geräte: Beatmungsbeutel, Blutdruckmanschette, Stethoskop, Laryngoskop, Trachealtubus, Defibrillator, EKG-Sichtgerät, zentralvenöser Katheter, Infusionsgerät.

Fall 5

Diagnose: Rauschgift-Intoxikation

1. Notfallmeldung
Bewußtlose Person in einer Wohnung vorgefunden, blauverfärbt, atmet kaum noch.

1.1. Leitstelle setzt ein: NAW, (der sich in der Nähe auf der Rückfahrt von einem Fehleinsatz befindet.)

2. Situation am Notfallort
Ca. 20jähriger Mann im Bett in Rückenlage liegend, grau-zyanotisch, bewußtlos, kaum sichtbare Atembewegungen, allgemeine Zeichen der Verwahrlosung.

2.1. Diagnostische Maßnahmen: Radialispuls: tastbar, Frequenz im Normalbereich, regelmäßig; Pupillen: beidseits auffallend eng, keine Reaktion auf starke Schmerzreize, frische Einstichstellen in einer Ellenbeuge.

2.2. Verdachtsbefund: Unklare Bewußtlosigkeit, Verdacht auf Drogeninjektion.

3. Erstmaßnahmen
Rettungssanitäter I intubiert im Auftrag des Notarztes, danach assistierende Beatmung.
Rettungssanitäter II punktiert Vene; Infusion von 60 mval Natriumbikarbonat.
Notarzt findet in der Jackentasche des Patienten Zitronenscheiben und mehrere Briefchen eines grauweißen Pulvers, wahrscheinlich Heroin.
Daraufhin Injektion von Naloxon 0,4 mg i. v. Anschluß von Ringer-Laktat-Lösung.
Mitnahme der Briefchen mit grauweißem Pulver in die Klinik.

4. Maßnahmen während des Transportes
Extubation des Patienten nach Wiedereinsetzen ausreichender Spontanatmung und Wacherwerden des Patienten.

5. Klinikübergabe
Übergabe an die internistische Notfallaufnahme. Patient entweicht dort 3 Stunden später.

6. Epikrise
Notarzt und Rettungssanitäter fanden zunächst eine Situation vor, aus der keine sicheren Schlüsse auf die Ursache der Vitalgefährdung des Patienten zu ziehen waren. Im Vordergrund der Bemühungen standen die Aufrechterhaltung der Atmung und der Ausgleich der Azidose. Die danach folgende nähere Untersuchung ließ auf die Einstichstellen in der Ellenbeuge aufmerksam werden. Gezieltes Suchen förderte dann Heroin zutage.

7. Zusammenfassung
Diagnose: Rauschgiftintoxikation.
Maßnahmen: Intubation, Beatmung, venöser Zugang, Pufferung, eingehende Untersuchung, Antidotbehandlung.
Medikamente: Atropin, Natriumbikarbonat, Naloxon (Morphinantagonist), Ringer-Laktat-Lösung.
Material und Geräte: Beatmungsbeutel, RR-Manschette, Stethoskop, Laryngoskop, Trachealtubus, Braunüle, Infusionsgerät.

Fall 6

Diagnose: Asthma-Anfall

1. Notfallmeldung
Privatperson forderte nachts den Notarzt wegen eines hochgradigen Asthma-Anfalls an.

1.1. Leitstelle setzt ein: NAW.

2. Situation am Notfallort
In der Dunkelheit wird das nicht durch eine beleuchtete Hausnummer gekennzeichnete Haus erst nach längerem Suchen gefunden. Bei dem Patienten handelt es sich um einen 65jährigen Mann, dessen Ehefrau den Notarzt alarmiert hatte. Der Patient leidet unter einer hochgradigen Dyspnoe, er stützt sich verzweifelt mit beiden Armen am Waschbecken im Bad auf, um die Atemhilfsmuskulatur mit einzusetzen. Deutliche Zyanose, das giemende, pfeifende verlängerte exspiratorische Atemgeräusch ist ohne Stethoskop hörbar. Derartige Anfälle sind aus der Vergangenheit bekannt.

2.1. Diagnostische Maßnahmen: Puls- und Blutdruckmessung, Auskultation.
2.2. Verdachtsbefund: Schwerer Asthmaanfall.

3. Erstmaßnahmen

Rettungssanitäter:	Insufflation von 4 l O_2 per Nasensonde.
	Unterstützung bei der Verwendung des eigenen Dosier-Aerosol (Berotec-Spray).
	venöser Zugang.
Notarzt:	0,24 g Euphyllin langsam i. v. unter fortlaufender Puls-EKG-Monitorkontrolle.
	Celestan 20 mg i. v.
	Infusion von Ringer-Laktat-Lösung mit 0,48 g Euphyllin.
	10 mg Valium fraktioniert zur Sedierung.

4. Maßnahmen während des Transportes
Transport mit erhöhtem Oberkörper, O_2-Inhalation, langsame Tropfinfusion.

5. Klinikübergabe
Bei Eintreffen des Patienten auf der inneren Intensivstation hat sich der Zustand wesentlich gebessert, keine Atemnot, mittlerweile hustet der Patient Schleim ab.

6. Epikrise
Der Patient leidet seit 5 Jahren an Asthma-Anfällen, er war schon mehrfach in klinischer Behandlung. Typisch für dieses schwere Krankheitsbild ist die Haltung des Patienten während des Anfalls. Die schnelle gezielte medikamentöse Therapie verhindert schlimmere Folgezustände.
In diesem Fall ist auf einen praktischen Aspekt hinzuweisen. Bei derart ernsten Notfällen muß die Rettungsleitstelle den Anrufer auffordern, eine deutliche Markierung des Notfallortes zu garantieren, z. B. eine winkende Person, beleuchtetes Fenster oder ähnliches.

7. Zusammenfassung
Diagnose: schwerer Asthma-Anfall.
Maßnahmen: Lagerung mit erhöhtem Oberkörper, O_2-Insufflation per Nasensonde, venöser Zugang.
Medikamente: Berotec-Spray, Euphyllin, Celestan, Valium, Ringer-Laktat-Lösung.
Material und Geräte: Stethoskop, RR-Manschette, Dosier-Aerosol, Nasensonde, Braunüle, Infusionsgerät.

Fall 7

Diagnose: Verkehrsunfall mit Motorrad

1. Notfallmeldung
Motorradfahrer ist auf einer ca. 8 km entfernten Landstraße verunglückt.

1.1. Leitstelle setzt ein: NEF, RTW.

2. Situation am Notfallort
Dunkelheit, unwegsames Gelände neben der Straße; der Verletzte, ein junger Mann, liegt ca. 10 m neben der Straße auf hart gefrorenem Ackerboden. Er trägt eine Lederkombination und einen Vollvisierhelm.
Nach seinen Angaben ist er bei ca. 90 km/h von der Fahrbahn abgekommen. Bei dem Sturz sei er auf eine hervorragende Bodenwelle aufgeschlagen. Er ist zeitlich und örtlich orientiert, klagt über starke Rückenschmerzen, kann beide Beine voll bewegen.

2.1. Diagnostische Maßnahmen: Vorsichtige Lagerung unter Mithilfe von 3 Personen auf der Vakuummatratze; im RTW nach Entkleidung des Rumpfes genaue Untersuchung; sie ergibt einen Stauchungsschmerz der WS, eine starke Druckschmerzhaftigkeit im Bereich der BWK 4–8, sowie einen atemabhängigen und durch Kompression des Thorax auslösbaren Schmerz. RR 130:80, Puls 80, Pupillen beidseits eng und auf Licht reagierend.

2.2. Verdachtsbefund: Verdacht auf BWS-Fraktur und Schädel-Hirn-Trauma.

3. Erstmaßnahmen
Gleichzeitiges vorsichtiges Anheben des gestreckten Patienten (Mithilfe von herumstehenden Verkehrsteilnehmern) und Lagerung auf die Vakuummatratze.
Legen eines venösen Zugangs, Infusion von Ringer-Laktat zum Offenhalten der Venen, Initialinjektion von 20 mg Celestan i.v. durch den zwischenzeitlich eingetroffenen Notarzt. Zur Schmerzbekämpfung Gabe von 25 mg Dolantin nach ausführlicher Untersuchung des Patienten.

4. Maßnahmen während des Transportes
Langsamer schonender Transport auf der Vakuummatratze mit Sondersignal unter Kreislaufüberwachung, Beachtung des Pupillenverhaltens und Kontrolle des Bewußtseins.

5. Klinikübergabe
Gleiche klinische Symptomatik wie bei der Erstuntersuchung. Die Röntgenuntersuchung der Wirbelsäule und des knöchernen Thorax ergibt: Kompressionsfrakturen der Brustwirbelsäulenkörper 6 und 8, kein Anhalt auf knöcherne Schädelverletzungen.

6. Epikrise
Bei dem geschilderten Unfallmechanismus und den Schmerzangaben des Patienten war eine Wirbelsäulenschädigung nicht auszuschließen. Entsprechend schonende Umlagerung auf die Vakuummatratze. Bei erhaltenem Bewußtsein, ungestörter Atmung und stabilen Kreislaufverhältnissen erfolgte ein langsamer und schonender Transport.

7. Zusammenfassung
Diagnose: Kompressionsfraktur von BWK, leichtes Schädel-Hirn-Trauma.
Maßnahmen: Vorsichtige Lagerung und Immobilisation auf der Vakuum-Matratze, Schockprophylaxe, Prophylaxe eines Hirnödems, Schmerzbekämpfung.
Medikamente: Ringer-Laktat, Celestan, Dolantin.
Material und Geräte: Vakuum-Matratze, Blutdruckmanschette, Stethoskop, Braunüle, Infusionsgerät.

Fall 8

Diagnose: Tablettenintoxikation

1. Notfallmeldung
Ohne Dringlichkeit wird ein KTW angefordert, bewußtlose Person bereits vom Hausarzt versorgt.

1.1. Leitstelle setzt ein: Zuerst KTW, der 15 min. nach dem Anruf eintrifft, nach Nachalarmierung sofortiger Einsatz des NAW.

2. Situation am Notfallort
Die Sanitäter des KTW finden ein ca. 17jähriges Mädchen im Bett auf dem Rücken liegend vor, Hautfarbe blaß-grau, keine Atembewegungen sichtbar, Karotispuls nicht tastbar. Ca. 1½ Stunden vorher hatte der von den Eltern um einen Hausbesuch gebetene Arzt des ärzt-

lichen Bereitschaftsdienstes bei dem Mädchen träge Abwehrreaktion auf Schmerzreize festgestellt, die Pupillen waren mittelweit, verzögerte Lichtreaktion. Unter der Diagnose „Tabletten-Abusus" wurde ein Transportschein für einen KTW ausgeschrieben. Das Mädchen blieb auf dem Rücken im Bett liegen. Die Sanitäter des KTW alarmieren sofort den Notarztwagen.

2.1. Diagnostische Maßnahmen: Pulskontrolle, Kontrolle der Pupillenreaktion, EKG.

2.2. Verdachtsbefund: Tabletten-Intoxikation, Aspiration von erbrochenem Mageninhalt.

3. Erstmaßnahmen
Die Rettungssanitäter des KTW beginnen sofort mit der Herz-Lungen-Wiederbelebung, die bis zum Eintreffen des Notarztes durchgeführt wird. Der Notarzt findet das Mädchen klinisch tot vor. Flüssigkeitssee im Rachenraum. Nach der Intubation kann während der Reanimation aus der Trachea des Mädchens eine säuerlich riechende trübe Flüssigkeit abgesaugt werden. EKG: Null-Linie.
Die komplette Herz-Lungen-Wiederbelebung unter Einsatz entsprechender Medikamente blieb erfolglos.

4. Maßnahmen während des Transportes
Entfällt.

5. Klinikübergabe
Entfällt.

6. Epikrise
Nach einer psychischen Stress-Situation nahm das Mädchen eine nicht tödliche Dosis eines Schlafmittels, das frei verkäuflich im Handel ist. Der zuerst hinzugezogene Bereitschaftsarzt verkannte offensichtlich den Schweregrad der Intoxikation und das Ausmaß der Reflexverlangsamung bzw. der Reflexausfälle. Die Patientin wurde nicht sachgerecht gelagert, die dringliche Einweisung in die Klinik mit NAW oder RTW unterblieb. Der Notarzt wurde nicht primär alarmiert. Stabile Seitenlagerung und ein rascher Kliniktransport, zweckmäßigerweise die sofortige Alarmierung des Notarztes und die dadurch gewährleistete Versorgung mit Intubation und Beatmung als Aspirationsschutz wären unbedingt erforderlich gewesen.

7. Zusammenfassung
Diagnose: Suizidale Tablettenintoxikation, Aspiration von erbrochenem Mageninhalt, Tod durch Ersticken.
Maßnahmen: Stabile Seitenlagerung, endotracheale Intubation, Absaugen, Beatmung.
Medikamente: Alupent, Suprarenin, Natriumbikarbonat, Kalzium, Ringer-Laktat-Lösung.
Material und Geräte: Beatmungsbeutel, Trachealtubus, Laryngoskop, Stethoskop, Absauggerät.

Fall 9

Diagnose: Hypoglykämie

1. Notfallmeldung
Nachbarn melden: eine bewußtlose Person weiblich, man habe sie seit 8 Stunden nicht mehr gesehen, sie wohne allein in ihrer Wohnung, Wohnung sei mittlerweile aufgebrochen worden.

1.1. Leitstelle setzt ein: Notarzt, der mit Notarzteinsatzfahrzeug kurze Zeit danach ausrückt, Rettungswagen.

2. Situation am Notfallort
Ca. 60jährige Patientin wird im Bett liegend aufgefunden, bewußtlos, tonisch-klonische Krämpfe, Blutdruck 140:80, Puls 140/min Pupillen seitengleich, Haut warm, schweißig. Nachbarn sagen aus, die Frau sei insulinpflichtige Diabetikerin.

2.1. Diagnostische Maßnahmen: Überprüfung der Atmung, Puls- und Blutdruckmessung, Entnahme eines Blutstropfens zur Feststellung des Blutzuckerwertes mit Dextrostix-Teststreifens.
Blutzucker unter 45 mg%.

2.2. Verdachtsbefund: Hypoglykämischer Schock.

Erstmaßnahmen
Die Rettungssanitäter assistieren dem Notarzt bei der Punktion einer peripheren Vene, zuerst Blutentnahme. Injektion von 40 ml 40%iger Glukose, danach Infusion 5%iger Glukose.

4. Maßnahmen während des Transportes
Liegender Transport der mittlerweile bewußtseinsklaren Patientin.

5. Klinikübergabe
Patientin voll orientiert und wach. Neueinstellung der Insulintherapie.

6. Epikrise
Eine versehentlich zu hohe Insulindosis oder ausgefallene Mahlzeiten führten zu einer schweren Hypoglykämie.

7. Zusammenfassung
Diagnose: Hypoglykämischer Schock.
Maßnahmen: Blutzuckerbestimmung mit Dextrostix, peripher-venöser Zugang, Blutentnahme, Injektion bzw. Infusion von hochprozentiger Glukose.
Medikamente: Glukose 40%, Glukose 5%.
Material und Geräte: Blutdruckmanschette, Stethoskop, Dextrostix-Teststäbchen, Venenverweilnadel, Infusionsgerät.

Fall 10

Diagnose: Unfall mit mehreren, z.T. schwer verletzten Patienten

1. Notfallmeldung
Gegen 22.00 Uhr Verkehrsunfall auf einer Bundesstraße, mehrere Fahrzeuge beteiligt, nähere Einzelheiten nicht bekannt.

1.1. Leitstelle setzt ein: 1 Notarzt-Einsatzfahrzeug, 1 Rettungswagen, 1 Krankenwagen.

2. Situation am Notfallort
Der Rettungswagen trifft zuerst am Notfallort ein. Dunkelheit erschwert den Überblick. 3 PKW sind von der Straße abgekommen. In 2 Fahrzeugen ist jeweils der Fahrer eingeklemmt.
Ein Betroffener (Patient A) ist ansprechbar, stöhnt wegen Schmerzen am linken Fuß, gibt weiterhin Schmerz der Brust-Bauchregion an. Der zweite eingeklemmte PKW-Fahrer (Patient B) liegt mit dem Kopf über dem Steuerrad, ist nicht ansprechbar, Prellmarken und Schnittwunden im Kopf- und Gesichtsbereich, Atmung unregelmäßig.
Rettungssanitäter I überstreckt sofort den Kopf des Verletzten im Nacken und hält ihn in dieser Position.
Rettungssanitäter II überprüft drei weitere Patienten, die von anderen Verkehrsteilnehmern betreut im Felde liegen. Anscheinend keine schweren Verletzungen.
Kurzinformation des eintreffenden Notarztes.
Rettungssanitäter II alarmiert daraufhin – über Leitstelle – Schnellrettungsfahrzeug der Feuerwehr, einen zweiten Rettungswagen und einen weiteren KTW.

2.1. Diagnostische Maßnahmen:

Patient A:	Blutdruckmessung: 130 mm Hg systolisch.
	Pupillen: seitengleich rund.
	Puls: 120/min.
	Druckschmerz: im Brustbereich.
Patient B:	Blutdruckmessung: 90 mm Hg systolisch.
	Puls: 130/min.
	Pupillendifferenz rechts > links.
	Atmung: ausreichend bei überstrecktem Kopf.
Leichtverletzte:	Rettungssanitäter und Sanitäter des KTW prüfen nochmals Brust- und Bauchregion der im Felde liegenden auf Druckschmerzhaftigkeit und melden per Zuruf Puls- und Blutdruckwerte an den Notarzt.

2.2. Verdachtsbefund: Patient A: Thoraxtrauma und Verletzung eines Beines
Patient B: schweres Schädel-Hirn-Trauma, Verdacht auf schwere innere Blutungen.
3 Leichtverletzte.

3. Erstmaßnahmen

RS I:	• assistiert dem Notarzt bei der Notintubation des eingeklemmten Bewußtlosen
	• bereitet die Druckinfusion eines Volumenersatzmittels vor
	• punktiert eine Handrückenvene des heraushängenden Armes und schließt die Infusion an
	• danach übernimmt er die assistierende Beatmung
Feuerwehr:	technische Rettung durch Einsatz hydraulischer Spreizer
RS II:	• punktiert zwischenzeitlich die Armvene des zweiten Einge-

klemmten und schließt eine Infusion von Dextran MG 60000 an.
- Injektion von 60 mg Ketanest im Auftrag und im Beisein des Notarztes während die Feuerwehr den Patienten durch den Einsatz hydraulischer Spreizer befreit.

4. Maßnahmen während des Transportes

Patient A: Nach Befreiung aus dem Fahrzeugwrack gründliche Untersuchung in RTW II.
Instabiler Thorax → Verdacht auf Rippenserienfraktur. Auskultatorische Seitendifferenz → Pneumo/Hämotothorax. Bauchdecken bretthart und druckschmerzhaft → intraabdominelle Blutung.
Funkvorinformation der Klinik.
kontinuierliche Blutdruckmessung → Blutdruckabfall auf 80 mm Hg.
Druckinfusion von 1000 ml Macrodex und 500 ml Humanalbumin 5% im Wechsel. Abnahme von Kreuzblut.

Patient B: Injektion von 100 mg Celestan zur Hirnödembehandlung im Auftrag des Notarztes.
Mäßige Hyperventilation über Beatmungs- und Narkosekreisteil.
Transport mit RTW I unter Einsatz von Sondersignal in eine Schwerpunktklinik, da der Notarzt Patient A begleitet. Funkvorinformation der Klinik.

5. Klinikübergabe

Während bei Patient B diagnostische Maßnahmen zur Absicherung der Verdachtsdiagnose „intrakranielle Blutungen" laufen, trifft Patient A ein. Nach Durchleuchtung und Bestätigung eines Hämatothorax links und Zunahme des Bauchumfangs sofortige Weiterleitung in den OP.

6. Epikrise

Bei diesem schweren Verkehrsunfall war es erforderlich, nach schneller Sichtung aller Verletzten sofort mit der Betreuung des akut Lebensbedrohten zu beginnen. Gezielte Nachalarmierung weiterer Fahrzeuge des medizinischen Rettungsdienstes und der Feuerwehr. Zusammenarbeit eines eingespielten medizinischen Teams, bestehend aus Rettungssanitätern und Notarzt mit den Männern der Feuerwehr. Bei Patient A mußte in der Klinik der Hämatothorax drainiert und die rupturierte Milz entfernt werden. Durch massive Zufuhr von Volumenersatzmitteln wurde in einer frühen Phase die Entstehung eines schweren Schocks abgefangen.
Bei Patient B wurde in der Klinik eine subdurale Blutung operiert und ein offener Unterschenkelbruch versorgt. Durch die Gabe von Celestan bereits am Notfallort wurde die Ausbildung eines schweren Hirnödems unterdrückt.
Die drei Leichtverletzten wurden mit KTWs in zwei kleinere Krankenhäuser transportiert (Entlastung der Schwerpunktklinik).

7. Zusammenfassung

Diagnosen: Bei Patient A: Polytrauma; bei Patient B: schweres Schädel-Hirntrauma und Unterschenkelfraktur.
Maßnahmen: peripher-venöse Zugänge, Notintubation, Infusion, bzw. Druckinfusion von Volumenersatzmitteln, Schmerzbekämpfung, Hirnödemprophylaxe, Beatmung.
Medikamente: Dextran MG 60000, Humanalbumin 5%, Ketanest, Celestan, Atropin.
Material und Geräte: Braunülen, Infusionsgeräte, Druckinfusionsmanschette, Blutdruckmanschette, Stethoskop, Laryngoskop, Trachealtubus, Beatmungsbeutel, Vakuummatratze, Beatmungs- und Narkosekreisteil. Hydraulische Spreizer der Feuerwehr.

Kapitel 33. Terminologie

Das folgende Kapitel erläutert Begriffe der medizinischen Umgangssprache, deren Kenntnis Voraussetzung für das Verständnis medizinischer Zusammenhänge ist und die ausreichende Kooperation zwischen den Rettungssanitätern, den Ärzten und dem Klinikpersonal ermöglicht. Es handelt sich um die im Text mit diesem Zeichen ◇ gekennzeichneten Begriffe. Bei den aufgeführten Begriffen wurde in vielen Fällen bewußt von typischen Situationen ausgegangen, wie sie dem Rettungssanitäter in der Praxis begegnen.

1. Abkürzungen

A	= Ampere (Stromstärke)
AMV	= Atemminutenvolumen
AMG	= Arzneimittelgesetz
AZV	= Atemzugvolumen
BGB	= Bürgerliches Gesetzbuch
cm^3	= Kubikzentimeter
CO	= Kohlenmonoxyd
CO_2	= Kohlendioxyd
EEG	= Elektroenzephalogramm
EKG	= Elektrokardiogramm
ERV	= Exspiratorisches Reservevolumen
H	= Wasserstoff
H_2O	= Wasser
H_2CO_3	= Kohlensäure
HPG	= Heilpraktikergesetz
ia.	= intraarteriell
im.	= intramuskulär
IRV	= Inspiratorisches Reservevolumen
iv.	= intravenös
KTW	= Krankentransportwagen
mg	= Milligramm
ml	= Milliliter
mm^3	= Kubikmillimeter
NA	= Notarzt
NAW	= Notarztwagen
NEF	= Notarzteinsatzfahrzeug
O_2	= Sauerstoff
Ohm	= Maßeinheit für den Widerstand
pH	= Wasserstoffionenkonzentration (p = Potenz, H = Wasserstoff)
RS	= Rettungssanitäter
RTH	= Rettungshubschrauber
RTW	= Rettungswagen
RV	= Residualvolumen
RVO	= Reichsversicherungsordnung
sc.	= subkutan
StGB	= Strafgesetzbuch
TRV	= Totraumventilation
V	= Volt (Spannung)
VK	= Vitalkapazität
ZNA	= Zentrale Notaufnahme
ZVD	= Zentraler Venendruck

2. Begriffe

Abdomen: Bauch, Unterleib

Abdominaltrauma: Verletzungen im Bereich des Abdomens

Abort: Abstoßen des Eies innerhalb der ersten 28 Schwangerschaftswochen, Fehlgeburt

Absaugkatheter: Plastik- oder Gummischlauch zum Absaugen von Flüssigkeiten (Blut, Speisebrei) aus Rachen und Luftröhre

Abusus: Mißbrauch (z. B. von Tabletten, Rauschgift)

Acetylcholin: Überträgersubstanz der Nervenimpulse von einem Nerven auf den anderen oder auf das Erfolgsorgan

Adam-Stokes-Anfall: Ohnmachtsanfall bedingt durch zerebrale Hypoxie bei Herzrhythmusstörungen

Adsorbtivum: Körper, an die sich Gase, Dämpfe oder gelöste Stoffe anlagern, z. B. med. Kohle, die Giftstoffe adsorbiert

aggressiv: angreifend, angriffslustig

Aktionspotential: elektr. Spannung zwischen verschieden konzentrierten Elektrolytlösungen, die durch eine Membran getrennt sind; siehe elektrophysiologische Grundvorgänge an Nerven-Muskelfasern, EKG

akutes Abdomen: Sammelbegriff für eine Vielzahl akuter Baucherkrankungen mit Schmerz, Bauchdeckenspannung, häufig Schockgeschehen

Albumine: spezielle Eiweißkörper (z. B. im Blutplasma, Liquor und Muskel)

Alkalose: Erhöhung des pH-Wertes über 7,41, Verlust von Säuren oder vermehrter Anfall von Basen; siehe Säure-Basen-Haushalt

Allergie: veränderte Reaktionslage des Organismus auf eine Antigen-Antikörper-Reaktion

Alpha-Rezeptoren: funktionelle Vermittler adrenerger Wirkungen (z. B. erregende Wirkung des Adrenalin auf die glatte Muskulatur)

Alveole: Lungenbläschen, eigentlicher Ort des Gasaustausches

Amenorrhoe: Ausbleiben der monatlichen Regelblutung länger als 4 Wochen

Aminosäuren: einfachste Bausteine der Eiweißkörper, wichtig im Eiweißstoffwechsel

Amnesie: zeitlich begrenzte Erinnerungslücke

Amplitude: Schwingungsweite, z. B. Differenz zwischen syst. und diast. Blutdruck

Amputation: operative Abtrennung eines Körperteils

Anämie: Blutarmut

Anästhesie: Betäubung, Ausschaltung der Schmerzempfindlichkeit

Anaphylaktoidie: eine in ihren Folgen und Symptomen der Anaphylaxie ähnliche Reaktion, ohne daß Antikörper nachweisbar sind

anaphylaktischer Schock: dramatische und schwerste Form der anaphylaktischen/anaphylaktoiden Reaktion

Anaphylaxie: übersteigerte Reaktion des Organismus gegen geringste Mengen eines Fremdstoffes, gegen den nach einem früheren Kontakt Antikörper gebildet wurden

Aneurysma: lokalisierte Erweiterung einer Arterie

Angina pectoris: Engegefühl in der Brust, Herzenge, Stenokardie

Anomalie: Abweichung von der Regel

anti-: als Vorsilbe: gegen, wider

Antibiotika: Medikamente zur Bekämpfung von Infektionen

Antidiabetika: Medikamente zur Behandlung des Diabetes

Antidot: Gegengift

Antigene: Stoffe, die die Bildung spezieller Antikörper bewirken

Antikörper: immunisierende Blutstoffe

Antitoxine: Gegengifte

Anurie: fehlende Harnabsonderung

Anus: After

Aorta: große Körperschlagader, Hauptschlagader

Aortenklappe: halbmondförmige Klappen zwischen dem linken Ventrikel und Aortenbulbus, schließt sich bei der Herzdistole

Apathie: Teilnahmslosigkeit

Apnoe: Atemstillstand

Apomorphin: Morphinderivat mit besonders starker Wirkung auf das Brechzentrum

Apoplexie, apoplektischer Insult: Gehirnschlag, Schlaganfall

Areale: bestimmte Bezirke

Arrhythmie: zeitliche Unregelmäßigkeit der Herztätigkeit

Arterie: Schlagader

arteriell: sauerstoffhaltiges Blut führend

arteria brachialis: Oberarmschlagader

arteria carotis: Halsschlagader

arteria femoralis: Oberschenkelschlagader

ateria pulmonalis: Lungenarterie

Arteriosklerose: „Arterienverkalkung", krankhafte Veränderung der Arterien mit

Elastizitätsverlust und Einengung der Gefäßweite

Asepsis: Keimfreiheit aller Gegenstände, die mit einer Wunde in Berührung kommen

Asphyxie: drohender Erstickungszustand bei Neugeborenen

Aspiration: Ansaugen, Verschlucken von Fremdkörpern, Verlegung der Atemwege

Assistenz: Unterstützung bei einer Tätigkeit

Asthma bronchiale: kurz dauernde Anfälle hochgradiger Atemnot durch einen Krampf der kleinen Bronchien

Asthma cardiale: Anfälle von Atemnot bei Herzkranken

Asystolie: Herzstillstand, fehlende Kontraktion des Herzens

Aszites: Ansammlung seröser Flüssigkeit in der Bauchhöhle

Atemexkursion: Atembewegung des Brustkorbes

Atemfrequenz: Zahl der Atemzüge in der Minute

Ateminsuffizienz: Störung der Atmung, unzureichende Atmung, gestörter Gasaustausch im Körper

Atemminutenvolumen (AMV): Produkt aus Atemzugvolumen und Atemfrequenz = das pro Minute ventilierte Gasvolumen

Atemzugvolumen: Gasmenge, die eingeatmet wird

Atlas: 1. Halswirbel

Atmung, rhythmisch: Ein- und Ausatmung folgen in regelmäßigen Abständen

Atmung, inverse: schnelle, meist stoßartige Atmung mit hoher Frequenz bei Verlegung der oberen Atemwege, Emporhebung des Zwerchfells bei der Einatmung, Senkung bei der Ausatmung ganz akute Lebensbedrohung!

Atmung, paradoxe: Einziehung einer Brustkorbseite bei der Einatmung und Vorwölbung bei der Ausatmung (widersinnige Atmung), typisch für Rippenserienfrakturen

Auskultation: Abhören von Körpergeräuschen (Herzschlag)

Autotransfusion: Rückführung des peripheren venösen Blutes in die zentralen Körperorgane, z. B. durch Schocklagerung

AV-Block: Atrioventrikulärer Block, Unterbrechung des Reizleitungssystems zwischen den Vorhöfen und Kammern mit der Folge unkoordinierter Kontraktionen

AV-Knoten: Atrioventrikular-Knoten, knotenförmige Anhäufung von besonderem Muskelgewebe in der Scheidewand der Herzvorhöfe, das der Reizübermittlung dient

Axis: 2. Halswirbel

Azeton: wichtiger Ketonkörper; obstartiger, süßlicher Geruch, z. B. beim Diabetes mellitus und gestörten Fettstoffwechsel

Azidose: Senkung des pH-Wertes unter 7,38

Bakterien: einzellige, kernlose, stäbchenförmige Kleinlebewesen, die z. T. als Krankheitserreger wirken

bar (1 bar): Maßeinheit für Luftdruck

Basen: Laugen; Verbindungen, die in wässriger Lösung negativ geladene OH-Ionen abspalten

Beatmung, assistierende: Anpassung der Beatmung an die normale oder mäßig erhöhte Spontanatemfrequenz eines Pat., dessen Atemzugvolumen für die erforderliche Belüftung der Alveolen nicht ausreicht

Beatmung, kontrollierende: Beatmung in der vom Beatmenden vorgegebenen Frequenz, bzw. „Durchbrechen" einer Schnappatmung mit zu geringer Frequenz

Beta-Rezeptoren: Vermittler adrenerger Wirkung, bewirken Tachykardie, Stoffwechselsteigerung des Herzens, Dilatation der Bronchien und Gefäße

Bikarbonat: saure Salze der Kohlensäure, z. B. Natriumbikarbonat, $NaHCO_3$

Bilanz: Verhältnis zwischen Ein- und Ausfuhr, z. B. im Wasserhaushalt

Bilirubin: gelb-braun-rötlicher Gallenfarbstoff

Bioelektrische Grundgesetz: „Der erregte Muskelbezirk verhält sich gegenüber dem unerregten elektronegativ"

Blutgruppe: Gesamtheit der serologisch nachweisbaren Stoffe in den Blut- und Körperzellen

Blutkoagel: Blutgerinnsel (aus Fibrin und Erythrozyten

Blutkonserve: für die Blutransfusion in Glasflaschen oder Plastikbeutel bei 2–6 °C aufbewahrtes Blut

Bracht'sche Handgriffe: Handgriffe bei der Entwicklung von Beckenendlagen

Bradykardie: langsame Herztätigkeit mit weniger als 60 Schlägen/Min.

Braunüle: Plastiknadel zur Infusion über periphere Venen

Brenztraubensäure: Zwischenprodukt im Kohlenhydratstoffwechsel

Brillenhämatom: Hämatom beider Ober- und Unterlider, siehe Schädelbasisbruch

Bromcarbamide: Grundsubstanzen vieler Schlafmittel (siehe Suizid)

Bronchialbaum: Gesamtsystem der Bronchien

Bronchien: Hauptäste der Luftröhre

Bronchiolen: feinere Verzweigungen der Bronchien

Bronchitis: Entzündung der Bronchialschleimhaut

Bundesseuchengesetz: Gesetz vom 18. 7. 1961, welches die Anzeige- und Meldepflicht bestimmter Krankheiten regelt

Caisson-Krankheit: Druckluftkrankheit

Calcium, Ca: Kalzium, Mineralstoff

Carotis: A. carotis, Halsschlagader

Cava-Kompressions-Syndrom: plötzlicher Blutdruckabfall Schwangerer in Rückenlage als Folge einer Kompression der unteren Hohlvene (vena cava), da der venöse Rückstrom zum Herzen behindert ist

Chemikalien: industriell hergestellte chemische Stoffe

Cheyne-Stokes'sche Atmung: Form des periodischen Atmens, wobei sich die Atmung nach langen Pausen erst in ganz kleinen, dann größer und tiefer werdenden Atemzügen steigert

Chloride, Cl: Salze der Salzsäure (z. B. NaCl, KCl)

Choane: hinterer Nasenausgang

Cholesterin: Lipid, Blutfett

Cholinesterase: Enzym, welches Aufbau und Spaltung der Cholesterinsäureester bewirkt

chronisch: langwierig, langsam verlaufend

Chylus: Inhalt der Magen- und Darmlymphgefäße

Cholera: schwere epidemische Infektionskrankheit mit Brechdurchfall

Commotio cerebri: Gehirnerschütterung

Contusio cerebri: Gehirnquetschung

Defibrillation: Elektroschock zur Unterbrechung des Kammerflimmerns

Dehydratation: Wasserentzug aus den Körpergeweben, z. B. bei Erbrechen und Durchfall

Dekubitus: Druckgeschwür

Delirium: krankhaft veränderte Bewußtseinslage mit Verwirrtheit, Halluzinationen, unruhiger und erregter Grundstimmung

Depolarisation: Voraussetzung für die Erregung der Muskelmembran (Acetylcholin), wodurch die Kontraktion der Muskelfaser ausgelöst wird

Depression: seelische Verstimmtheit und Niedergeschlagenheit

Desinfektion: Entkeimung, Keimfreimachen

Desorientiertheit: Zustand der zeitlichen, örtlichen und persönlichen Verwirrtheit

Diabetes mellitus: Zuckerkrankheit

diabetische Koma: tiefe Bewußtlosigkeit, Kußmaul-Atmung, Kreislaufschädigung usw. aufgrund einer extremen Hyperglykämie

Diagnose: Erkennung und systematische Bezeichnung einer Krankheit

Dialyse: Blutreinigung durch die sogenannte künstliche Niere

Diastole: Zeitraum, in dem der Herzmuskel erschlafft ist

Diffusion: die bei direkter Berührung eintretende langsame Durchdringung und Mischung von Flüssigkeiten oder Gasen bis zur völligen Durchmischung, z. B. O_2 und CO_2 aus den Alveolen in das Blut oder umgekehrt (die Diffusion kann z. B. bei der Lungenentzündung oder dem Lungenödem erschwert sein)

distal: weiter vom Rumpf entfernte Teile der Extremitäten

Distorsion: Verstauchung

Diurese: Harnausscheidung

dorsal: rückseitig, zum Rücken hin liegend

Dosierung: Festlegen der zu verabreichenden Menge des Medikamentes (Wirkstoff)

Drain: Ableitungsrohr

Drainage: Ableitung von Flüssigkeitsansammlungen aus dem Körper

Droge: pflanzliche oder chemisch-synthetisch hergestellte Arzneimittel, Suchtmittel

Drucksteigerung, intrakranielle: Erhöhung des Schädelinnendruckes durch raumfordernde Prozesse u./oder Ödem

Druckverband: festsitzender, durch Kompression blutstillender Verband

Druck-Volumen-Arbeit des Herzens: Die Arbeit des Herzens besteht darin, eine bestimmte Blutmenge unter einem bestimmten Druck weiterzupumpen

Dura (mater): harte Hirnhaut

Dyspnoe: jede Form der Atemstörung, Atemnot, Lufthunger, Kurzatmigkeit, Atembeklemmung

E 605: Ungeziefervernichtungsmittel, lebensbedrohliches Gift durch Hemmstoffe der Cholinesterase Antidot: Atropin, PAM, Toxogonin

EEG: Abkürzung für Elektro-Encephalogramm (Messung der Hirnströme)

Eiweiß(e): Proteine, zu den wichtigsten Bestandteilen der lebenden Substanz gehörige Stoffgruppe

EKG: Abkürzung für Elektro-Kardiogramm (Messung der bei der Herztätigkeit entstehenden Ströme)

EKG-Monitor: EKG Überwachungsgerät

EKG-Skop: EKG Sichtgerät

Eklampsie: lebensbedrohende, meist blitzartig auftretende Krämpfe gegen Ende der Schwangerschaft oder während der Geburt mit Blutdrucksteigerung, Eiweißausscheidung im Urin, Ödemen und Konvulsionen

Elektrolyte: Verbindungen (Säure, Basen, Salze), die in wäßriger Lösung in Ionen zerfallen

elektromechanische Entkopplung: elektrische Aktionen des Herzens ohne mechanische Pumpleistung

Embolie: plötzlicher Verschluß von Blutgefäßen durch Blutgerinnsel, Fett (Fettembolie) oder Luftblasen (Luftembolie)

Embolus: das in die Blutwege verschleppte Treibteilchen

Emphysem: „Aufgeblasensein" Hautemphysem: Ansammlung von Luft oder Gasen in dem unter der Haut gelegenen Gewebe

Lungenemphysem: Überblähung der Lunge, bzw. der Alveolen

endogen: im Körper selbst entstanden, nicht von außen zugeführt (vgl. exogen)

Endokard: innerste Schicht der Herzwand, Herzinnenwand

Endokarditis: Entzündung der Herzinnenhaut

Endothel: die zellige Auskleidung aller Gefäße, Kapillaren und serösen Höhlen

endotracheal: innerhalb der Trachea

Endotrachealtubus: Tubus, der in die Luftröhre geschoben wird

Energiestoffwechsel: der für den Organismus bei einer bestimmten Arbeitsleistung nötige Stoffwechsel

Enteritis: Entzündung des Dünndarms

Enzephalitis: Gehirnentzündung

Enzyme: syn. Fermente; in lebenden tierischen und pflanzlichen Zellen gebildete hochmolekulare Eiweißkörper, die als Katalysatoren chemischer Reaktionen in biologischen Systemen wirken

Epidemie: gehäuftes Auftreten einer Infektionskrankheit in örtlicher und zeitlicher Begrenzung

epidural: auf bzw. über der Hirnhaut gelegen

epigastrischer Winkel: Magengrube; der Bereich zwischen Schwertfortsatz u. Rippenbögen

Epiglottis: Kehldeckel

Epikard: das dem Herzen unmittelbar aufliegende Blatt des Herzbeutels

Epilepsie: „Fallsucht", unvermittelt auftretende Krampfanfälle von wenigen Minuten mit Bewußtseinsverlust, Blutdruckabfall, Apnoe und Hinstürzen, Schaum vor dem Mund (häufig blutig bei Zungenbiß

Epithel: ein- oder mehrschichtiger Zellverband der die innere oder äußere Körperoberfläche bedeckt

Erythrozyten: rote Blutkörperchen

Esmarch'scher Handgriff: Handgriff, der durch Vorschieben des Unterkiefers das Zurücksinken der Zunge verhindert

Exanthem: Hautausschlag

exogen: von außen entstanden (vgl. endogen)

Extension: Streckung, Ausdehnung

extrahieren: herausziehen

Extremitäten: Gliedmaßen (Arme und Beine)

Extrasystolen, ventrikuläre supraventrikuläre monotope polytrope: häufigste heterotope Reizbildungsstörung am Herzen

Extrauteringravidität: Bauchhöhlenschwangerschaft/Entwicklung der Leibesfrucht außerhalb der Gebärmutter

Exzision: Ausschneidung

Faszie: bindegewebige Hülle, die einzelne Organe und besonders Muskeln umgibt

Ferment: Enzym; Wirkstoff, der als Katalysator Stoffwechselvorgänge beeinflußt

Fette: Verbindungen, die ausschließlich aus den Elementen C, H und O aufgebaut sind

Fetus: (Foetus) Bezeichnung für die Frucht im Mutterleib nach dem 3. Schwangerschaftsmonat bis zur Geburt

Fibrin: Faserstoff des Blutes

Fibrinogen: im Blutplasma vorhandenes Protein, Blutgerinnungsfaktor

Filtration: Aussonderung von Substanzen, Keimen usw. durch Filter mit unterschiedlicher Porenweite

Fixation (Fixierung): Festigung, Befestigung

fokal: zum Herd (z. B. einer Infektion) gehörend

Fontanellen: Knochenlücken am kindlichen Schädel

Fragmente: Bruchstücke

Fraktur: Knochenbruch

Frequenz: Häufigkeit eines Vorganges pro Zeiteinheit, z. B. Zahl der Pulsschläge pro Minute

Galle: Sekret und Exkret der Leber, wird von dieser fortlaufend gebildet und abgesondert

Gangrän: Gewebebrand:

Gefäßelastizität: Dehnbarkeit des Gefäßes

Gefäßsklerose: eingeschränkte Dehnbarkeit (siehe Arteriosklerose)

Gefäßtonus: Spannung der Gefäßmuskulatur

Gefäßweite: Durchmesser des Gefäßes

Gel: Gleitsubstanz (z. B. zum Gleitfähigmachen von Kathetern oder Tuben)

generalisiert: auf den ganzen Körper oder ein ganzes Organsystem ausgebreitet

Glaubersalz: Natriumsulfat mit überwiegend abführender Wirkung

Globalinsuffizienz: eine (sich chronisch entwickelnde) Leistungsminderung beider Herzseiten; meist beginnend mit Links-Herzinsuffizienz, wobei die so bedingte Lungenstauung eine zunehmende Leistungseinschränkung auch des rechten Herzens verursacht

Globuline: Proteine, die in den meisten tierischen und pflanzlichen Zellen und Körperflüssigkeiten vorkommen (siehe auch Albumine) (Funktion: Transport von wasserlöslichen Stoffen, Hormonen und Enzymen; Immunität, unspezifische Resistenz, Antikörper, Gerinnung)

Glomus caroticum: Meßstelle, die Veränderungen des CO_2-, des O_2-Druckes und des pH-Wertes im Blut an das Atemzentrum weitermeldet; liegt im Bereich einer Gabelung der Kopfschlagader

Glottisödem: Kehlkopfödem, meist schnell sich entwickelnde ödematöse Schwellung der Kehlkopfschleimhaut, bzw. Stimmbänder (hochgradige Erstickungsgefahr!)

Glukose: Traubenzucker, Dextrose

Glykogen: tierische Stärke, Kohlenhydrat; wichtigstes energiereiches Substrat in nahezu allen Zellen

Glykosurie: Ausscheidung von Zucker im Urin

Granulozyten: weiße Blutkörperchen mit Körnung

Guedel-Tubus: Pharyngealtubus nach Guedel zum Freihalten der oberen Luftwege

H: Wasserstoff (chemisches Zeichen für)

Hämatom: Bluterguß, Ansammlung von Blut im Unterhautzellgewebe oder anderen Weichteilen

Hämatothorax: Ansammlung von Blut im Brustfellraum

Hämaturie: Blut im Urin

Hämoglobin: Hb, Farbstoff der roten Blutkörperchen

Hämolyse: Auflösung roter Blutkörperchen, wobei Hb freigesetzt wird

Hämoperikard: Bluterguß in den Herzbeutel, kann zur Herztamponade führen

hämorrhagisch: bluthaltig (Schock)

Harnsäure: beim Menschen das Endergebnis des Nukleinstoffwechsels, ausscheidungspflichtig

Harnstoff: stickstoffhaltige Verbindung im Harn, wichtiges Endprodukt des Eiweißstoffwechsels, Bildung in der Leber, Ausscheidung durch die Niere

Hautkapillaren: Endgefäße in der Haut

Heimlich-Handgriff: Handgriff zur Primärtherapie des Bolusgeschehens

Hepatitis: Leberentzündung (kann infektiös sein!)

Hernie: „Bruch", Eingeweidebruch

Herzachse: gedachte Linie für die Lage des Herzens im Brustraum

Herzbeuteltamponade: Ausfüllung des Herzbeutels mit Blut, z. B. nach Ruptur der Herzwand, führt zum Herzstillstand

Herzinfarkt: Untergang eines Herzgewebeteils durch unzureichende Blutversorgung infolge Koronararterienveränderung

Herzinsuffizienz: Herzmuskelschwäche, unzureichende Funktion des Herzens

Herzkontusion: Herzverletzung durch stumpfe Gewalteinwirkung, z. B. nach Aufprall auf das Lenkrad

Herzminutenvolumen, HMV: die in 1 Minute aus dem Herzen ausgetriebene Blutmenge, beim gesunden Menschen ca. 4–4,5 l

Herzkranzgefäße: Koronarien, Koronararterien, versorgen den Herzmuskel mit arteriellem Blut

Hiss'sches Bündel: Teil des Reizleitungssystems am Herzen

Hitzschlag: Erkrankung durch Wärmestau im Körper

Hohlvene: größtes venöses Blutgefäß

hormonal: durch Hormoneinwirkung bedingt

Hormone: körpereigene Wirkstoffe, die in endokrinen Drüsen gebildet werden oder in bestimmten Zellarten oder Geweben entstehen, steuern in spezieller Weise Stoffwechselvorgänge

Hospitalismus: Sammelbezeichnung für alle im Krankenhaus erworbenen seelischen und körperlichen Schäden

Hygiene: Gesundheitsleben, „Sauberkeit"

hyper-: als Vorsilbe: zu viel, zu hoch, zu stark

Hyperglykämie: vermehrter Gehalt des Blutserums an Glucose, vgl. Blutzucker

Hyperkaliämie: vermehrter Gehalt an Kalium im Serum

Hyperkapnie: Erhöhung der CO_2-Spannung im arteriellen Blut

Hyperhydratation: überreichliche Flüssigkeitszufuhr

Hyperosmolarität: erhöhte osmotisch wirksame Konzentration

hypertensive Krise: Zustand starken Bluthochdrucks

Hyperthermie: hohes Fieber, Wärmestauung

Hypertonie: Bluthochdruck, RR über 160/80

Hyperventilation: übermäßige Steigerung der Atmung, führt zu Hyperkapnie und Alkalose

Hyperventilationsstetanie: durch übermäßige Abatmung von CO_2 ausgelöster Spasmus der glatten Muskulatur der Bronchien, führt zu Erstickungsgefühl und akuten Angstzuständen

Hypervolämie: vermehrtes Plasmavolumen, z. B. in der Schwangerschaft

hypo-: als Vorsilbe: zu wenig, zu niedrig, zu gering

Hypoglykämie: Verminderung des Blutzuckers (unter 70 mg %)

Hypokaliämie: Verminderung des Kaliumgehaltes im Serum (Folge ist oft Herzinsuffizienz)

Hypoglykämischer Schock: Schockzustand infolge starken Glukosemangels

Hypotonie: niedriger Blutdruck (unter der altersentsprechenden Grenze, syst. <RR 100 mm Hg)

Hypoventilation: verminderte Atmung verschiedener Ursachen

Hypoxämie: Sauerstoffmangel im Blut

Hypoxie: Sauerstoffmangel in den Körpergeweben

Hypophyse: Hirnanhangdrüse

Ikterus: Gelbsucht, Anstieg des Bilirubingehaltes im Blut über einen bestimmten Wert und Übertritt ins Gewebe, Gelbverfärbung der Haut

Ileus: Darmverschluß, Darmlähmung

Impressionsfraktur: eingedrückter Knochenbruch (z. B. am Schädel)

Impuls: Antrieb, Anstoß, z. B. elektr. beim Reizleitungssystem

Indikation: zwingender Grund zur Anwendung eines Heilverfahrens

Infarkt: durch Verschluß einer Arterie abgestorbener, also nekrotisch gewordener Gewebebezirk

Infektion: Eindringen und Vermehrung von Krankheitserregern in den Körper, Ansteckung

Infusion: Einführung größerer Flüssigkeitsmengen in den Organismus, in der Regel über einen venösen Zugang

Inhalation: Einatmung von Heilmitteln (Gas, Dämpfe, zerstäubte Flüssigkeiten)

Injektion: Einspritzung

Inkubationszeit: Zeit zwischen Ansteckung und Ausbruch einer Infektionskrankheit

Inkubator: geschlossenes, durchsichtiges Wärmebett zum Transport und zur Aufzucht von Frühgeborenen, mit gleichbleibender Wärme, Luftfeuchtigkeit und O_2-Zufuhr

Inspiration: Einatmung

Insufflation: Einblasen von Luft oder Gas in den Nasen-Rachen-Raum und in die Luftröhre

Insuffizienz: ungenügende Leistung, Schwäche

Insulin: das in der Bauchspeicheldrüse gebildete Hormon, das u. a. Glykogen aufbaut, und damit den Blutzucker erniedrigt

Intoxikation: Vergiftung

intra-: als Vorsilbe: innerhalb, hinein

intraarteriell: in die Arterie

intraabdominal: innerhalb des Abdomens

intrakraniell: innerhalb des Schädels

intrakardial: innerhalb des Herzens

intramuskulär: in den Muskel

intrathorakal: innerhalb des Thorax

intravasal: in das Gefäß

intravenös: in die Vene

intrazellulär: innerhalb der Zelle

Intubation: Einführen eines entsprechenden Tubus von Mund oder Nase aus in die Trachea

Ionen: Atome oder Moleküle, die durch Ablagerung oder Abtrennung von Elektronen der Elektronenhülle pos. o. neg. geladen werden

Ipecacuane-Sirup: Sirup aus der Wurzel von Kragoga; in der Notfallmedizin wird er verwendet zur oralen Giftelimination mittels Erbrechen (Reizung des Brechzentrums) bei Kleinkindern

irreversibel: nicht umkehrbar, bleibend

Joule: Maßeinheit für Energie

Kachexie: Kräftezerfall, Auszehrung

Kalium, K: Mineralstoff, lebenswichtiger Bestandteil jeder Zelle, (vgl. Reizleitung)

Kalorie: Wärmeeinheit; 1 Kilokalorie = die Wärmemenge, die nötig ist, 1 kg Wasser um 1 Grad zu erwärmen

Kalzium, Ca: Mineralstoff

Kammerflattern: sehr hohe Kammerfrequenzen, meist über 220/min., dadurch ungenügende Füllung der Kammern mit Blut, die Herzkontraktionen bewirken nur einen geringen Blutauswurf, minimale Pumpleistung!

Kammerflimmern: unkoordinierte Kontraktionen einzelner Herz-Muskelfasern ohne Pumpwirkung, Form des plötzlichen Kreislaufstillstandes (z. B. beim Herzinfarkt, Stromunfall, Unterkühlung)

Kammerbradykardie: zu langsame Kammerfrequenz < 60/min.

Kammerstachykardie: zu schnelle Kammerfrequenzen >100/min.

Kapillaren: Haargefäße (= haarfeine Gefäße), kleinste Blutgefäße

kardiogener Schock: bedrohliche Abnahme der Förderleistung des Herzens mit nachfolgenden Störungen der peripheren Durchblutung, die zu lebensbedrohlichen Sauerstoffmangelzuständen an verschiedenen Organsystemen führt

Karotis: Halsschlagader

Karotispuls: Puls an der Halsschlagader

Karzinom: bösartige Geschwulst (Krebs)

Katheter: röhrenförmiges Instrument zum Einführen in Hohlorgane, um den Inhalt zu entleeren oder Substanzen einzubringen, z. B. Blasenkatheter, Trachealkatheter

kaudal: fußwärts, abwärts liegend

klinischer Tod: reversibler Atemstillstand bei Puls- und Bewußtlosigkeit, Zyanose und weiten lichtstarren Pupillen

Kohlendioxyd, CO_2: farbloses, schweres, nicht brennbares, stechend riechendes Gas

Kohlenmonoxyd, CO: farb-, geruch- und geschmackloses Gas (tritt z. B. bei unvollständiger Holz- und Kohleverbrennung auf)

Kohlenhydrate: organ. Verbindung, Nährstoffe, z. B. Rohrzucker, Malzzucker, Milchzucker u. a.

Kollaps: plötzlicher Anfall allgemeiner Schwäche infolge Versagens des peripheren Kreislaufs und zu geringer Hirndurchblutung

Kolon: Dickdarm

Koma: tiefe Bewußtlosigkeit

Komplikation: Verschlimmerung eines Krankheitsbildes durch neu hinzukommende Krankheiten

Koniotomie: Querschnitt zwischen Schild- und Ring-Knorpel des Kehlkopfes, Notoperation bei Erstickungsgefahr

Konnektor: Verbindungsstück, Anschlußstück

Konsistenz: Festigkeit, Dichte eines Gewebes oder eines Stoffes

Kontamination: Verseuchung, Verunreinigung

kontaminiert: verseucht, infiziert, angesteckt

kontinuierlich: fortdauernd, anhaltend

Kontraindikation: Grund, ein (Heil)verfahren *nicht* anzuwenden

Kontraktion: Zusammenziehung

Konzentration: Mengen, Volumen einer gelösten Substanz in g/liter, Mol/Liter

Kornzange: Faßzange mit innen eingekerbten Branchen

Koronarsklerose: siehe Arteriosklerose

Kortikoide: Glukokortikoide, Substanzen mit der Wirkung von Nebennierenrindenhormonen; werden als universelle Notfallmedikamente bei allen Schockformen, allergischen Reaktionen und bei der Behandlung des Hirnödems verwendet

Krämpfe tonisch: Muskelzusammenziehungen von großer Intensität und langer Dauer

Krämpfe klonisch: rasch aufeinanderfolgende, kurzdauernde Zuckungen gegensätzlich wirkender Muskeln

kranial: kopfwärts liegend

Kreatinin: harnpflichtige Substanz

Kreislaufvolumen: Gesamtblut-Volumen im Kreislauf

Krepitation: hörbares und fühlbares Aneinanderreiben von Frakturteilen

Krupp (Pseudokrupp): (Kehlkopfdiphterie), klin. Syndrom, charakterisiert durch heiseren, bellenden Husten, Fieber u. zunehmende, oft bedrohliche Atemnot, typischerweise sind Kinder betroffen

Kussmaul-Atmung: bes. Form der Dyspnoe mit langsam vertiefter Atmung bei schwerer Azidose z. B. bei diabetischen Koma

labil: unsicher, schwankend, veränderlich

Laryngoskop: Kehlkopfspiegel zum Einstellen der Stimmritze und Einführen des Tubus bei der endotrachealen Intubation

Laryngospasmus: Stimmritzenkrampf

latent: verborgen, versteckt, ohne Symptome

lateral: seitlich, seitwärts

Leberzirrhose: chron. entzündliche Lebererkrankung

Leukozyten: weiße Blutkörperchen

Ligamentum conicum: Band am Kehlkopf, das bei der Koniotomie durchtrennt wird

Linksherzinsuffizienz: Herzinsuffizienz des linken Herzens

Lipase: Enzyme, die Fette in Glycerin und Fettsäure spalten

Lipide: Fette

Liquor: spez. Hirn- und Rückenmarksflüssigkeit

lokal: eine bestimmte Stelle am Körper betreffend

Lokalanaesthesie: örtliche Betäubung

Lungenembolie: Embolie in einem Ast der Lungenarterie mit Ausbildung eines Lungeninfarkts

Lungenemphysem: Lungenblähung

Lungenödem: Eindringen seröser Flüssigkeit aus den Lungenkapillaren in die Alveolen

Luxation: Verrenkung

Lymphbahnen: siehe Lymphgefäße

Lymphgefäße: Lymphe transportierende Gefäße

Lymphknoten: linsen- bis haselnußgroße Gefäße, plattrundliche Organe im Lymphgefäßsystem, liefern die Lymphozyten

Lymphozyten: Lymphzellen, besondere Form der Leukozyten

Magillzange: abgewinkelte Zange zur Führung des Nasotrachealtubus in die Luftröhre (vgl. Kap. Intubation)

Magnesium, Mg: (chem. Zeichen für) Mineralstoff

Mandrin: metallener Führungsstab für den Trachealtubus

manuell: mit der Hand

medial: zur Mitte des Körpers gelegen

Mediastinum: Mittelfellraum, mittlerer Teil der Brusthöhle (Inhalt: Herz, große Gefäße, Trachea, Ösophagus, Lymphknoten, Nerven und Fettgewebe)

Medulla oblongata: verlängertes Mark, Sitz von Atem- und Herzkreislaufzentren u. a. wichtige Reflexzentren (Schlucken, Niesen, Erbrechen u. a.)

metabolisch: stoffwechselbedingt

Methämoglobin: Hämoglobin, das durch Oxydation des Hämoglobineisens keinen Sauerstoff mehr binden kann

Milchsäure: Abbauprodukt des Kohlenhydratstoffwechsels

Mikroorganismen: Kleinlebewesen, Bakterien, Viren, u. a.

Mikrozirkulation: Blutzirkulation im Kapillargebiet (Störung bei Schock)

Mitralklappe: Herzklappe zwischen linkem Vorhof und Kammer

Monitor: Überwachungsgerät (z. B. EKG)

Motorische Endplatte: Endorgan eines motorischen Nerven in quergestreiften Muskeln

Myoglobin: roter Muskelfarbstoff

Myokard: Herzmuskulatur

Myokardnekrose: Zerstörung der Zellstruktur des Herzmuskels z. B. infolge eines Infarkts

Narkose: ein durch Zufuhr von bestimmten Medikamenten (Narkotika) hervorgerufener Zustand, der reversibel ist. Während dieser Zeit können chirurgische Eingriffe bei erlöschtem Bewußtsein ohne Schmerzempfindung und Abwehrreaktionen durchgeführt werden

Narkosekreisteil: Teil eines Narkosegerätes zur Beatmung und Anaesthesie von Notfallpatienten in NAW, RTW, RTH

nasal: zur Nase gehörend

Nasopharyngealtubus: Tubus, der zum Freihalten der oberen Luftwege über die Nase in den Rachen eingelegt wird

Natrium, Na: Alkalimetall, besonders wichtig für die normale Nerven- und Muskelfunktion

Nervensystem, autonomes: = vegetatives: es steuert sich selbst, ist nicht dem Willen unterworfen, reguliert z. B. Herzfunktion, Atmung und Verdauung; bestehend aus N. sympathicus und N. parasympathicus (oder vagus)

Nervensystem, peripheres: alle dem Rückenmark entspr. Nerven, periphere Nerven

Nervensystem, zentrales: Gehirn und Rückenmark

Nervus sympathicus, – parasympathicus: Teile des vegetativen Nervensystems, bewirken in ihrem Zusammenspiel, u. a. Veränderung der Herzleistung, der Herzfrequenz, des Blutdrucks, der Atmung

Nervus vagus: 10. Gehirnnerv, Lungen-Magen-Nerv, Hauptvertreter des parasympathischen Nervensystems

Nor-Adrenalin: Überträgersubstanz, die im Nebennierenmark und im ganzen sympathischen Nervensystem gebildet wird; steigert den Blutdruck, senkt die Pulsfrequenz

Notgeburt: Geburt unter Notfallbedingungen

O$_2$: Sauerstoff (Chem. Zeichen für)

Obstruktion: Verstopfung

Ödem: Ansammlung wäßriger Flüssigkeit in den Gewebsspalt; z. B. der Haut und Schleimhäute

Ösophagus: Speiseröhre

Onkologie: Lehre von den Geschwulstkrankheiten

onkotisch: onkotischer Druck = kolloidosmotischer Druck, mit Wasserbindungsvermögen d. Gewebe und Körperflüssigkeiten

Ophtalmologie: Augenheilkunde

oral: zum Mund gehörend

Oropharyngealtubus: Tubus, der zum Freihalten der oberen Luftwege auf oralem Weg in den Rachenraum eingelegt wird

Orotubus: Tubus zum Einlegen in den Mund

osmotisch: o. Druck = die Kraft, mit der ein Lösungsmittel durch eine einseitig durchgängige Membran (semipermeable) in eine konzentrierte Lösung hineingezogen wird

Oxydation: ein Vorgang, bei dem einem Element Sauerstoff zugeführt oder Wasserstoff entzogen wird

Oxyhämoglobin: sauerstoffhaltiger Blutfarbstoff

Palpation: Untersuchen durch Betasten

Pathophysiologie: die Lehre von krankhaften Lebensvorgängen

PEEP: positive endexspiratory pressure, positiv endexspiratorischer Druck; wird durch den Einbau spezieller Ventile in das Beatmungsgerät erreicht

Pepsin: Eiweißspaltendes Enzym des Magensaftes

Perforation: Durchbohrung, Durchbruch

perforierend: durchbohrend, durchstoßend

peripher: außen, am Rand gelegen

peripherer Widerstand: Widerstand in den peripheren Gefäßen

Peritoneum: Bauchfell

Permeabilität: Durchlässigkeit, z. B. von Membranen

Pfortader: vena portae; das Gefäß, das das Blut aus der Bauchhöhle der Leber zuführt

Phantom: künstliche Nachbildung von Körperteilen oder Organen (Übungsobjekt im Unterricht)

Pharyngealtubus: Tubus zum Einführen in den Rachenraum

Pharynx: Rachen

Physiologie: Lehre von den normalen Lebensvorgängen

Plasma: der flüssige Teil des Blutes

Plasmaexpander: Plasmaersatzmittel zur Auffüllung des Blutkreislaufs nach starkem Blutverlust

Plazenta praevia: Sitz der Plazenta vor dem Muttermund, so daß sie sich spätestens bei Geburtsbeginn löst, was meist zu schweren Blutungen aus dem Geburtskanal führt

Pleura: Brustfell

Pleurahöhle: Raum, der von der Pleura ausgekleidet ist

pneumatische Schiene: aufblasbare Schiene zur Fixierung von frakturierten Gliedmaßen

Pneumothorax: Ansammlung von Luft im Brustfellraum

poly-: als Vorsilbe: viel, stark vermehrt

Polyurie: krankhafte Vermehrung der Harnmenge

Polytrauma: vielfache Verletzung

Potentialdifferenz: Differenz zwischen den negativen Ladungen des schon erregten und den positiven Ladungen des noch nicht erregten Fasergebietes an Muskel- und Nervenfasern

Präkordialer Schlag: Schlag auf die Brustbeinmitte zum mechanischen Anreiz der Herztätigkeit bei Rhythmusstörungen oder Herzstillstand

primär: erst, anfänglich, ursprünglich

Prioritäten: wichtige, zuerst notwendige Dinge

Prophylaxe: Vorsorge

prophylaktisch: vorsorglich

Proteine: Eiweiße

Protoplasma: lebende Substanz der menschlichen, tierischen oder pflanzlichen Zelle

Psychopharmaka: Medikamente, die auf die Psyche wirken

Pufferung: Regulation zur Vermeidung von größeren Änderungen der Wasserstoffionenkonzentration (pH-Wert)

Puffersubstanz: Lösungen, die schwache Säuren und deren Salze mit starken Basen bzw. umgekehrt enthalten, z. B. Natriumbikarbonat

Pulmo: Lunge

Pulmonalklappe: halbmondförmige Klappe am Übergang vom re. Herzen in die Pulmonalarterie

Pulmonalvene: Lungenvene

Punktion: 1. Anstechen peripherer oder zentraler Venen zur Herstellung eines venösen Zuganges für die Zufuhr von Infusionslösungen

2. Einführen von Hohlnadeln in Körperhöhlen zur Entleerung von Flüssigkeitsansammlungen (z. B. Blut im Pleuraraum)

Pupillendifferenz: meist neurologisches Zeichen einer zerebralen Schädigung

Purkinje-Fasern: Teil des Reizleitungssystems am Herzen

QRS-Komplex: Kammerkomplex, intraventrikuläre Erregungsausbreitung im EKG

Querschnittslähmung, Querschnittssyndrom: Querschnittsläsion, d. h. völlige oder teilweise Schädigung des Rückenmarkquerschnitts mit den Zeichen spastischer oder schlaffer Lähmung, z. B. durch Wirbelbrüche usw.

Reanimation: Wiederbelebung

Rechtsherzinsuffizienz: Versagen der erforderlichen Leistung des re. Vorhofes und der re. Kammer, führt zu Stauungserscheinungen im großen Kreislauf (Ödem, Aszites)

Reflexe: unwillkürliche Antwort auf einen nervösen Reiz

reflektorisch: durch einen Reflex bedingter Vorgang

Reflux: Rückfluß

Refraktärzeit: Zeit, in der ein reizbares Gewebe (Muskel-, Nervenfaser) entweder vollständig unerregbar oder nur schwer (schwächer) erregbar ist (z. B. Herzmuskel)

Regulationszentren: Nervenzentren, die die Regulationsmechanismen steuern

Regurgitation: Wiederauswürgen von eben Verschlucktem

Reizgase: gasförmige Stoffe, die zu einer Schädigung der Atemwege oder Alveolen führen

Relaxation: Erschlaffung, Entspannung durch Gabe von muskelerschlaffenden Mitteln (Relaxatutien) z. B. zur Durchführung der Intubation

Relaxierung: Gabe von Medikamenten zur Relaxation

renal: zur Niere gehörig

Repolarisation: Rückbildung der Erregung z. B. einer Herzmuskelfaser

Reposition: Wiedereinrichtung von Knochenbrüchen, Verrenkungen usw.

resorbiert: aufgezogen

Resorption: Aufsaugung, Aufnahme von Stoffen in die Blut- und Lymphbahn

Respirator: Beatmungsgerät

respiratorische Azidose: Zunahme der Kohlensäurekonzentration durch Hypoventilation

respiratorische Alkalose: Abnahme der Kohlensäurekonzentration durch Hyperventilation

Rettungs-Kette: Verbundsystem des modernen Rettungsdienstes von der Ersten Hilfe durch Laien bis zur Klinikaufnahme

rhythmische Impulse: Reize (z. B. elektr.), die in einem best. Rhythmus gegeben werden

Rückenmark: der im Wirbelkanal eingeschlossene Teil des Zentralnervensystems

Saccharase: zu den Glykosidasen gehörendes zuckerspaltendes Enzym

Säuren, organische anorganische: Verbindungen, die in wässriger Lösung ein oder mehrere Wasserstoffionen abspalten

Säure-Basen-Gleichgewicht im Blut: optimale Wasserstoffionen-Konzentration, Aufrechterhaltung eines Blut-pH von 7,41 (7,3–7,5)

Safar Tubus: Pharyngealtubus nach Safar zum Freihalten der oberen Luftwege

Salmonellen: Bakterien der Thyphus-Ruhr-Grippe

Schizophrenie: Geisteskrankheit, Spaltungsirresein

Schlagvolumen: diejenige Blutmenge, die das Herz bei jeder Kontraktion auswirft, ca. 80 ml bei Ruhe

Schlagader: siehe Arterie

Schlaganfall: siehe Apoplexie

Schädelbasisbruch: Knochenbruch des Schädelgrundes (blutiger Ausfluß aus Ohr, Nase, Mund, Brillenhämatom usw.)

Schock: Reaktion des Körpers, welche eintritt, wenn ein Mißverhältnis zwischen dem Herzzeitvolumen (= die pro Minute vom Herzen ausgeworfene Blutmenge) und dem Durchblutungsbedarf in den Endstrombahnen und im Gewebe besteht

Sekret: Ausscheidung von Drüsen

Sekretion: äußere Absonderung von Drüsen mit Ausführungsgängen; innere Absonderung von Drüsen direkt ins Blut (z. B. Hormone)

sekundär: an zweiter Stelle

Sellik'scher Handgriff: Handgriff bei schwierigen Intubationen, wobei durch Druck von außen auf den Kehlkopf die Darstellung der Stimmritze erleichtert wird

senil: alt, greisenhaft

Sensibilität: Fähigkeit des Organismus, Gefühls- und Sinnesreize aufzunehmen

Septum: Scheidewand (Herz)

Serum: Plasma ohne Fibrinogen, ungerinnbare Blutflüssigkeit

Silikon-Spray: Spray zum Gleitfähigmachen

Sinus coronarius: Erweiterung der großen Herzvene unmittelbar vor der Einmündung in den re. Vorhof

Sinusknoten: primäres Reizbildungszentrum in der Vorderwand des re. Herzens nahe dem Sinus coronarius

Skalpell: chirurgisches Messer mit unbeweglicher Klinge

Sklerose: krankhafte Verhärtung von Geweben und Gefäßen

Somnolenz: Schläfrigkeit, leichte Form der Bewußtseinsstörung

Soma: Körper

Sopor: stärkere Bewußtseinsstörung, nicht mehr weckbar, nur stärkste Reize lösen noch Reaktionen aus

Spannungspneumothorax: zunehmende Spannung in der Pleurahöhle infolge eingepreßter Luft bei Ventilpneumothorax

Spasmolytika: krampflösende Medikamente

Spasmus: verstärkter Spannungszustand der Muskulatur

spastisches Atemgeräusch: Atemgeräusch beim Asthma bronchiale u. a.

spezifisches Gewicht: Gewicht von 1 ml einer Substanz (z. B. das spez. Gewicht von 1 ml Wasser bei 4° Celsius beträgt 1 g)

spinal: zur Wirbelsäule, zum Rückenmark gehörend

Sputum: Auswurf

Stärke: ein Polysaccharid, z. B. Glykogen

Stammhirn: das Großhirn ohne den Hirnmantel (siehe auch medulla oblongata)

Status: bedeutet stets: Zustand

asthmaticus: häufige oder lang anhaltende Asthma bronchiale-Anfälle

Status epilepticus: Anhäufung von epileptischen Krampfanfällen

Stenokardie: „Herzenge", siehe Angina pectoris

Stenose, Stenosierung: Einengung, Verengung

Sterilisation: Keimfreimachen

Stethoskop: Höhrrohr zur Auskultation

Stickstoff: N (chem. Zeichen für), farbl., geruchl., geschmackloses in der Luft zu 78,1 Vol% vorkommendes Gas

Stimmritze: Teil des Kehlkopfes

Stimmritzenkrampf: siehe Laryngospasmus (pfeifende Atmung, Angst, Zyanose)

Stoffwechsel: die gesamten Vorgänge des Abbaues und der Umwandlung von Substraten (Nahrungsmittel Sauerstoff) sowie des Zerfalls und Ersatzes der Körperbestandteile

Stridor: pfeifendes Atemgeräusch bei Verengung der oberen Luftwege

Strommarke: grauweiße, rundl. zentral eingesenkte Hautverletzung, Verbrennung, Hautrötung an der Stelle des Stromeintrittes

Struma: Vergrößerung der Schilddrüse

Stupor: Zustand geistiger und körperlicher Erstarrung bei Aufhebung aller Willensleistung

subdural: unter der harten Hirnhaut, also zwischen Dura und Hirn

Subklavia-Katheter: Katheter, der in die V. subclavia eingeführt wird, meist als zentraler venöser Zugang

subkutan: unter die Haut

Subileus: beginnender, unvollständiger Darmverschluß

Sublimatvergiftung: typ. Bsp. für akute Quecksilbervergiftung

sublingual: unter die Zunge (z. B. Tabletten, die man u. d. Z. zergehen läßt)

Suction Booster: „Absaugverstärker", welcher bei plötzlichem Erbrechen Absaugen durch einen Großvolumigen Schlauch ermöglicht

Sucht: Abhängigkeit von Medikamenten, Drogen, Alkohol, Rauschgiften

Suizid: Selbsttötung, Selbstmord

Sulfate: Salze der Schwefelsäure

Symptom: Krankheitszeichen

symptomatisch: auf die einzelne Krankheitserscheinung bezogen

Synkope: nicht epileptischer Anfall mit Bewußtseins- und Tonusverlust, bei kreislauf- und kardialbedingten zerebralen Hypoxien

Systole: Teil der Herzperiode, Zusammenziehung des Herzmuskels, Anspannungs- und Austreibungszeit

Tachykardie: Steigerung der Herzfrequenz über 100 Kontraktionen pro Minute

Tawara-Schenkel: Teil des Reizleitungssystems am Herzmuskel

Terminologie: Lehre von den Bezeichnungen

Tetanie: neuromuskuläre Übererregbarkeit

Thorax: Brustkorb

Thoraxtrauma: Verletzung des Brustkorbes

Thrombozyten: Blutplättchen, Gerinnselzellen

Tiegel-Kanüle: Ventil-Punktionsnadel mit Fingerling (Pneumothorax)

tonisch: die Muskelspannung betreffend

Tonus: Spannung

Totraumventilation: Atemminutenvolumen – alveoläre Ventilation, ca. 2 ml/kg KG

Tracheostomie: künstliche Verbindung der Luftröhre nach außen

Tracheotomie: Luftröhrenschnitt

Trachea: Luftröhre

Transfusion: Infusion von Spenderblut

Transplantation: operative Übertragung von Organen oder Organteilen

transthorakal: durch den Thorax

Trauma: Verletzung, Wunde, Gewalteinwirkung

Tropfkammer: Teil des Infusionsgerätes

Trypsin: Eiweißspaltendes Enzym

Trikuspidalklappe: Klappe zwischen re. Vorhof und re. Herzkammer

Tubus: Katheter zum Freihalten der Atemwege und Beatmen z. B. Pharyngealtubus Trachealtubus (siehe auch Intubation)

Ulkus: Geschwür

Urämie: Harnvergiftung

Uterus: Gebärmutter

Ulna: Elle

Überinfusion: infundierte Flüssigkeitsmenge, die weit über den Volumen- oder Wasserverlust hinausgeht

Unterkühlung: Abfall der Körpertemperatur unter 36 °C

Vasodilatation: Blutgefäßerweiterung

Vasomotoren: Gefäßnerven, die die Gefäße erweitern oder verengen

Vasovagale Synkope, vasovagaler Kollaps, vasovagaler Schock, Vasamotorenkollaps: durch Vagusstimulation hervorgerufene Weitstellung der Blutgefäße und Erniedrigung der Herzfrequenz, was zur Minderdurchblutung des Gehirns und zu kurzfristigem Bewußtseinsverlust führt

Vena basilica: Hautvene an der Innenseite des Unterarms

Vena cava inferior: untere Hohlvene

Vena cava superior: obere Hohlvene

Vena cephalica: Vene am äußeren Rand der Beugeseite des Unterarms, in der Ellenbeuge

Vena jugularis interna: „innere Drosselvene", neben dem Pharynx dorsal, dann lateral zur A. carotis bis in die Nähe des Sternoclaviculargelenkes verlaufend

Vena jugularis externa: „hintere oberfl. Drosselvene", im seitlichen Halsbereich

Vena mediana cubiti: Verbindungsvene zwischen der v. basilica und der v. cephalica in der Ellenbeuge

Vena subclavia: Unterschlüsselbeinvene

Vene: Blutgefäß, das Blut zum Herzen führt

Venenkatheter: Katheter zum Einführen in eine Vene, z. B. zur Volumensubstitution

venös: auf die Vene bezogen

Venae sectio: operatives Freilegen und Eröffnen einer Vene

Ventilpneumothorax: durch einen Ventilmechanismus bei einem nach außen oder innen offenen Pneumothorax entsteht ein Überdruck im Pleuraraum mit Verdrängung des Mediastinums zur gesunden Seite und Kompression der anderen Lunge

Verätzung: Verletzung der Haut oder Schleimhaut durch Säuren und Laugen

Verbrennung: lokale Einwirkung von Hitze auf die Körperoberfläche, man unterscheidet Verbrennungen 1.–4. Grades

Vergiftung: siehe Intoxitation

Vitalfunktionen: zum Leben notwendige Funktionen: Atmung, Kreislauf, Stoffwechsel

Vitalkapazität: der Lunge, Volumendifferenz zwischen tiefster Ein- und Ausatmung

Vitamine: lebensnotwendige, organische Verbindungen, die als Nahrungsbestandteile zugeführt werden

Volumenmangelschock: Schock aufgrund fehlenden Flüssigkeits-(Blut-)volumens

Vorhof: Teil des Herzens

Vorhofflattern, Vorhofflimmern: Störung der Tätigkeit der Vorhöfe des Herzens Flimmerbewegungen der Vorhöfe, wobei den Kammern ganz unregelmäßige Reize zufließen, was zur absoluten Arrhythmie führt

Watt: Energie W = Volt × Ampere

Wattsekunden: die Maßeinheit der elektrischen Energie

Wendl-Tubus: Waso-pharyngealtubus

Zelle: kleinster lebender Organismus

zentrale Venen: Venen im Körperzentrum

zentraler Venendruck, ZDV: Messung des pulmonalis-Drucks als wichtigem Kreislaufparameter

Zentralisation: Schockreaktion, bei der eine Minderdurchblutung der in der Körperperipherie gelegenen Gewebe (Haut, Skelettmuskulatur) zugunsten der zentral gelegenen, lebenswichtigen Organe (Herz, Gehirn, Leber) eintritt.

zirkulatorisches Blutvolumen: das gesamte zirkulierende Blutvolumen

Zucker: Kohlehydrat

Zyanose: blaurote Färbung, besonders der Lippen, Wangen und Fingernägel infolge mangelnder Sauerstoffsättigung des Blutes. Es ist zwischen der zentralen und peripheren bzw. Ausschöpfungszyanose zu unterscheiden

Sachverzeichnis

Der Fettdruck von Seitenzahlen bedeutet, daß das entsprechende Stichwort auf dieser Seite ausführlich erläutert wird.

Abbindungen 149, 288, **289**
ABC – Schutzmaske 312
Abdomen, akutes **121**, 285
Abdominaltrauma **285**, 293
Abdruckstellen 289
Abfrageschema 210
Abgabe, von Arzneimitteln 25
Abgeschlagenheit 311
Abnabelung 294
Absaugeinheiten 123
Absaugen 122, **123**, 296, 300, 347
Absaugkatheter **123**, 196
Absaugpumpen 124
Absaugung 279
Absaugverstärker 124
Absorber 59
Abwehrbewegung 293
Abwehrphase 299
Abwehrreaktion 281, 310
Abwehrreflexe 33, **97**
Abwehrreize 281
Abwehrspannung 285
Achsenstauchung 280
Adamsapfel 42
Adam-Stokes-Anfälle **251**, 253
Aderlaß, blutiger 309
–, unblutiger 112, **146**, 147, 347
Adrenalin 74, **80**, 109, 307
Adsorptionsmittel 338
Adsorptiva 309
Ajmalin 324
Albumine 67
Alkalose **36**, 107
Alkohollösung 320
Alkoholrausch 298
Alkylphosphate 309, **312**, 339
Allergie 305
Alloferin 342
Altersdiabetes 271
Alt-Insuline 337
Aluminiumfolie 296
Alveolen 45, 299, 300
Alveolenwand **49**, 299
Aminosäuren 67, 110
Amnesie 278
Ampere 301
Amplitudeneinstellung 96
Ampulle 318

Ampullenhals 320
Ampullenkörper 320
Ampullensäge **318**, 320
Amputationsverband 291
Analgetika 333
Anaphylaxie 306
Anaphylaktoidie 306
Anfall, generalisierter ton.-klon. 261
–, stenokardischer 248
Angina pectoris **248**, 249, 257, 324
Angstzustände **259**, 335
Anionen 101
Antidote 309, **339**
Antigen – Antikörperreaktion 306
Antigene 306
Antihistaminika 335
Antikörper **67**, 306
Antischäummittel 309
Anwendung
–, enterale 318
–, lokale 318
–, orale 318
–, parenterale 318
–, perlinguale 318
–, rektale 318
Anwendungsformen, intravenöse 317
Aorta **62**, 64, 76, 79
Aortenbogen 80
Aortendruck 69
Aortenklappe 62
Aortenruptur 282
Apnoe 57
Apomorphin 309, **338**
Apoplexie 90, **241**, 257, 273
Applikation, transvenöse 169
Applikationstechnik 318
Arbeitsleistung 69
Arbeitsmuskulatur 61
Arrhytmie 85
A. brachialis (A = Arteria) 150
A. carotis 80, 128
A. femoralis 289
A. pulmonalis 62
A. radialis 86, 91
Arterien 59
Arteriolen **64**, 324

Arteriosklerose 90
Asepsis 154
Asphyxie 126
Aspiration 34, 100, 145, **243**, 245, 300, 320
Aspirationsgefahr 58
Arzneimittel, verschreibungspflichtige 25
Arzneimittelgesetz 25
Asthmaanfall 56, 58, 82, **351**
Asthma bronchiale 46, 54, **245**
Asystolie 168, 230, **236**
Atemanhaltephase 299
Atembeutel 59, 139, **144**
Atembewegungen 53, **56**
Atemdepression 309, 310
Atemdruckmanometer 59
Atemfrequenz 47, **49**, 56, **57**, 140, 141
Atemfunktion 66
Atemgase 50, **52**
Atemgeräusche 53, 56, **58**
Atemhilfsmuskulatur 40, 44, **46**, 56
Ateminsuffizienz **109**, 284, 312
Atemlähmung, periphere 280
–, zentrale 280
Atemmaske 59
Atemmechanik 54
Atemminutenvolumen **49**, 58
Atemnot **114**, 117, 284, 300, 347
Atemreize **44**, 298
Atemrhythmus 56, **57**
Atemschutzgeräte **53**, 312
Atemspende **139**, 279, 281, 300, 313
Atemspende, assistierende 310
Atemsteuerung 47
Atemstillstand 53, 105, **229**, 268, 278, 299
Atemstörungen **55**, 57, 58, 232, 281
Atemstoß 56, **57**, 58
Atemtätigkeit 294
Atemtiefe 47
Atemvolumina 44
Atemwege **34**, 309
Atemzeitvolumen 47
Atemzentrum 40, **44**, 46, 47, 50, 52, 57, 105, 280

Sachverzeichnis

Atemzugvolumen **48**, 57, 58, 139, 140, 141
Atmung 31, 32, **40**, 45, 49, 73, 80, 105, 309
Atmung, äußere 55
–, arrhythmische **57**, 278
–, beschleunigte 57
–, innere 51, **54**, 55, 56
–, paradoxe 54, **56**, 282, 284
–, verlangsamte 57
Atropin, (Obidoxin) 309, 313, 342
Auftauchvorgang 298
Aufziehen 318, **321**
Augapfel 305
Augenlider 100
Augen – Notfälle 304
Augensymptom 100
Augenverband, steriler 305
Ausatemluft **52**, 101
Ausatemwiderstand 323
Ausbildungsinhalt 23
Ausflockungen 321
Auskultation 75
auskultatorisch 93
Ausräumen, d. Rachenraumes 122
Ausschaltautomatik 301
Ausscheidungsfunktion 330
Ausschöpfungszyanose **55**, 56
Ausstrombahn 62
Austauschvorgänge 34
Austreibungsphase 79
Austreibungswehen 295
Auswurfleistung 284
Autotransfusion 116
AV-Block 86
AV-Grenze 72
AV-Knoten **63**, 72, 74
Azetongeruch 272
Azetylcholin **74**, 312
Azidose **36**, 107, 275, 300
–, metabolische 330
Azidose – Atmung 272

Bakterien 68
Barbiturate 309, **342**
Basen **36**, 107
Bauch, akuter 39
Bauchdecken **285**, 293, 297
Bauchdeckenbewegungen 53
Bauchdecken, bretthartе 285
Baucheingeweide 54
Bauchhöhle 82
Bauchraum 44
Bauchschmerz 285
Bauchtrauma 285
–, stumpfes
–, perforierendes 285
Bauchumfang 287
Bauchverletzungen 119, **121**
Beatmung 121, **139**, 237, 283, 293
Beatmung, assistierende
–, kontrollierende **139**, 281
Beatmungsbeutel 312, 313
Beatmungsdruck 58, 145
Beatmungsdruckspitzen 140
Beatmungskreisteil 139
Beatmungsmaske 141
Beatmungs-Volumen 145

Beckenendlage **296**, 298
Beckenhochlage 298
Beinödeme 82
Belüftung 54
Belüftungskanüle 157
Benzin 338
Benzol 308
Bereitlegen 318, 321
Bergrettung 291
Bergung 219
Bergungstod 268
Bergwacht-Streckschienen 291
Berufsbezeichnung 22
Berufsrisiko, strafrechtliches 22
Beruhigungsmittel, synthetische 333
Beschleunigungskräfte 201
Bestandteile, knöcherne 288
Betamethason 337
Beutelbeatmung 143
Beutelbeatmungsgeräte 145
Beutel – Masken – Beatmung 132, **143**, 145, 296
Bewußtlosigkeit 33, **100**, 229, 298, 310, 311
Bewußtsein 31, **32**, 35, 97, 105
Bewußtseinstrübung 293
Bewußtseinsverlust 39, 300
Bifurkation 43
Bikarbonat 101
Bindehautsäckchen 304
Bioelektrisches Grundgesetz 70
Biot'sche Atmung 52
Blasen 310
Blasenbildung 303
Blasensprung 296, 298
Blausäure 55
Blausäurevergiftung 55, **309**, 339
Blitzunfälle **300**, 303
Blitzkanal 301
Blitzschlagverletzungen 302
Blut 66
Blutader 64
Blutaustausch 309
Blutdruck 69, 74, **79**, 80, 94, 347
Blutdruckabfall 80, **81**, 280, 307, 310
Blutdruck, arterieller 291
–, syst. 290
Blutdruckkontrolle **89**, 204
Blutdruckmanschetten **146**, 147, 289, 347
Blutdruckmeßgerät 94
Blutdrucksenkung 324
Blutflüssigkeit 67
Blutgase 64
Blutgefäße, des Herzens 59
Blutgerinnung 68
Blutkörperchen 49, 55, 59, 64, **67**
Blutkonserven 213
Blutkreislauf **69**, 75
Blutmenge, intravasale 59, **67**, 303
Blutsäule 75
Blutserum 328
Blutstillung **289**, 293
Blutung 294
–, arterielle 288
–, venöse 288

Blutungen, spritzende 289
Blutverlust 285, 328
Blutvolumen 79, 80, **87**, 88, 91
Blutwäsche 309
Blutzusammensetzung 97
Bolus 127
Bolusaspiration 127
Bolusgeschehen 126
Bracht'scher Handgriff I/II 297
Bracht'scher Handgriff III 298
Bradykardie 80, **82**, 268
Brandwundenverbandpäckchen 304
Braunüle 148, 149
Brechring 320
Brechzentrum 335
Brenztraubensäure 109, 111
Brillenhämatom 99
Bronchialbaum 40, 44
Bronchialsystem **44**, 45, 283
Bronchien 307
Bronchienabriß 282
Bronchiolen 44
Broncholytika 232, **323**
Bronchus 44
Brustbein 60
Brustbewegungen 53
Brustfellhöhle 44
Brusthöhle 44
Brustkorbatmung 285
Brustkorbverletzungen, geschlossene 60, 119, **282**
–, offene 60, 119, 282
Brustkorbwand 283
Brustmuskeln 40, 44, **46**
Brustwand, instabile 56
Bundesseuchengesetz 217, 219
Butterfly-Fixationspflaster 148
Butylscopolamin 333

Caisson-Krankheit 206
Calciumedetat 309
Carbo Medicinalis 338
Carotis 68
Carotispuls 75
Carotissinus 68
Cava-Kompressions-Syndrom 116, 118
C-Griff 143
Chloralhydrat 318, 335
Cholinesterasehemmer 312
Cheyne-Stokes'sche Atmung **52**, 259
Chlorid 101
Choanen 40, 42
Cholesterin 67
Chylus 65
CO 310, 311
CO_2 310
CO_2-Druck 47, 298
CO_2-Erstickung 52
CO-Hämoglobin 311
CO-Vergiftung 52, 56, **310**

Dampf-Sterilisation 198
Dämpfe 308
Dammriß 294

Sachverzeichnis

Dammschutz 294, 296
Darmpassage 309, 310
Darmrohr 206
Dauersog 285
Defibrillation 112, 146, **165**, 166, 167, 168, 171
Dehydration **102**, 103, 263
Delegation 24
Delikte, kriminelle 216
Desinfektion 198
Desinfektionslösung 318, 320
Desinfektionsmethoden, physikal. 198
–, chemische 198
Desinfektionsspray **149**, 318, 320
Dexamethason 337
Dextran 306, **328**
Dextranlösungen 107, **328**
Dextrostix-Teststäbchen **196**, 303
Diabetes 37, 99, **111**, **270**, 271
Diabetes, jugendlicher 271
Diabetiker 109, 337
Dialyse 309
Diastase 110
Diastole 79, 83, **93**
Diazepam 335
Dienstanweisung 27
Diffusion 54
Diffusionsstrecke 49
Digitalisierung 347
Dimethylaminophenol 309
Diurese 310, 330
–, forcierte 309
Dokumentation 224
Doppelgebläse 161
Dosierung 317
Dosisangaben 317
Drainage 285
Dreiecktuch 289
Druckbegrenzung, automatische 146
Druckerhöhung 39, **98**
Druckfühler 80
Druck, osmotischer 102
Druckinfusion 112, 146, 156, **159**, 287
Druckinfusionsgerät 161
Druckinfusionskanüle 161
Druckmanometer 93
Druckschmerz 280
Drucksenkung 115
Druckstellen 310
Druckverband 289, 291
Druck-Volumen-Arbeit **69**, 79
Druckwelle 303
Durchblutung 54
–, verminderte 310
Durchspießung 290
Durchströmungsvolumen 75
Dyspnoe 44, **56**, 81, 90, 137, 307

Edelgase 52
Effekt, analgetischer 333
Erste Hilfe, klassische 289
Einatemluft 52
Einfluß-Stauung 284
Ein-Helfer-Methode **233**, 235

Einklemmungsunfälle 217
Einmalkanülen 320
Einmalkatheter 285
Einsatzkriterien 213, 214, 215
Einsatztaktik 203, 209, **220**
Einsatzzentrale 29
Einschußkanal 282
Einsichtsfähigkeit 25
Einwilligung 25, 26
Eiweiß 36, 54, 66, 108, **110**
Eiweiß, menschliches 306
Eiweißkonzentration 300
Eiweißlösungen 328
Eiweißstoffe 90, 302
EKG 68, **72**, 75, 302
EKG – Kleinmonitor 196
EKG – Monitor 85, 86, **95**, 96, 162, 171
Elastizität 79
Elektrizität, atmosphärische 72
–, technische 301
Elektrolytabgabe 102
Elektrolytaufnahme 102
Elektrolytdrinks 304
Elektrolyte 34, 67, 70, 101, 328
Elektrolytgleichgewicht **35**, 102
Elektrolythaushalt 101
Elektrolytlimonaden 103, 106
Elektrolytinfusionen 330
Elektrolytkonzentrate 330
Elektrolytkonzentration 299
Elektrolytlösungen 70, 107, **330**
Elektrolyttransport 328
Elektrolytverlust 34
Elektrotrauma 302
Elektrounfall 302
Elementarhilfe 309
Embolie, arterielle 90
Embolus 54
Emetika 338
Emphysem 145
Endokard 60, 63
Endotrachealtuben 124, 196
Endplatte, motorische 74, 312
Energie 54
Energiereserven 330
Energieversorgungsnetze, öffentliche 301
Energieumsatz 78
Entkopplung, elektromechanische 231, 237
Entschäumungsmittel 338
Enzyme 37, **67**
epigastrischer Winkel 164
Epiglottis 42
Epikard 62
Epilepsie 261
Erbrechen 278, 307, 311
–, spontanes 338
Erdgasvergiftungen 52
Erepsin 110
Eröffnungswehen 294
Erregbarkeit **74**, 324
Erregbarkeitsminderung 74
Erregung, elektrische 72
Erregungsausbreitung 72
Erregungsbildung 35
Erregungsimpulse 63

Erregungsrückbildung 72
Erregungsweiterleitung 35
Erregungszeit 70
Erregungszustände 259
Erstickung 52
Erstickungsgefahr, akute 296
Erstickungsphase, dyspnöische 299
Erstickungsunfälle 100
Ertrinken 298
–, primäres 298
–, sekundäres 300
–, trockenes 299
Erythrozyten 54, 67, **68**, 77, 300
Esmarch'scher Handgriff 123, **124**, 125, 130, 142
Etikett 320, 321
E 605-Vergiftung **312**, 339
Explosionsverbrennung 303
Exspiration **45**, 46, 48
Exspirationsventil 59
Extrasystolen, monotope 85
–, polytope 85
–, supraventrikuläre 85
–, ventrikuläre 85
Extrauteringravidität 348
Extrazellulärraum 328
Extremitätenteil, körperferner 288
Extremitätentrauma 287
Extremitätenverbrennungen 304

Fahrlässigkeit 29
Faltenschlauch 59
Fehlstellung 288
Fernmeldeeinrichtungen 29
Fett 36, 54, 66, **67**, **110**
Fettdepots 110
Fettsäure 110
Fettsucht 37, 111
Feuerwehr 217
Feuerwehr-Gesetze 23
Fibrin 67
Fibrinogen 67
Fieberthermometer 106
Filtrationszweck 78
Fixation 149
Flimmerepithel 43
Flimmerneigung **105**, 324
Flimmerstrom 43
Flüssigkeit, extrazelluläre 101
–, intrazelluläre 101
Flüssigkeitszufuhr, orale 304
Förderleistung 69
Frakturen 287
Fraktur, offene 288
–, geschlossene 288
Fraßgifte 312
Freihalten, der Atemwege 121
Freimachen, der Atemwege 121
Freischalten 302
Fremdkörper **53**, 304
Fremdkörperaspiration 44
Fremdkörperverlegung 53
Frequenz **92**, 301
Frequenzabschätzung 83
Frequenzbestimmung 83
Frequenzerhöhung 74
Frequenzminderung 74

Fruchtwasserabgang 294
Frühgeburt 38
Fühler 47
Füllungsphase 62
Funktion, mechanische 72
–, respiratorische 293
Funktionsstörung 289

Garantenpflicht 28
Garantenstellung 27
Gasaustausch 45, **49**, 283
Gase 308
Gas-Sterilisation 198
Gasunfälle 100
Gasvergiftungen 308
Gaumen, weicher 42
Gebärmutter 294
Geburtshilfe 294
Geburtskanal 294
Geburtsstand 295
Geburtstrauma 294
Geburtsverläufe, krankhafte 294
Gefäßdurchgängigkeit 80
Gefäße 291
Gefäßnerven 64
Gefäßsklerose 52
Gefäßstämme 62
Gefäßsystem 79
–, venöses 65
Gefäßtonus 80
Gefäßverengung 80
Gefäßverletzung 288
Gefäßwand 80, **90**
Gegengifte 309, **338**, 339
Gehirn 73
Gehirngewebe 302
Gehörschutz 202
Gelatine 306, **328**
Gelatinelösungen 328
Gelenkbänder 288
Gelenkkapsel 288
Gerinnung 67
Gesamtblut 67
Gesamtkreislauf 75
Geschäftsführung, ohne Auftrag 29
Gesetzentwurf 22
Gesichtsverletzungen 119, 120
Getränke, kochsalzangereicherte 106
Gewebskapillaren 56
Gewebsquetschung 39
Gewebsschädigungen 301
Gewebszerstörungen 302
Gicht 37, **111**
Giemen 58
Gift 318
Giftasservierung 309
Giftaufnahme 308
Gifte, nierengängige 309
–, fettlösliche 338
–, nicht schäumende 309
–, schäumende 309
–, tierische **308**
Giftentnahme 309
–, orale 308
–, über die Haut 308
Giftgase 52
Giftwirkung 99

Giftwirkung, direkte 310
Glasampullen 318, 320
Glasflaschen **155**, 156, 159, 207
Glas-Metall-Spritzen 318
Glaubersalz 309, **338**
Gleichstromdefibrillation 166
Gliedmaßenarterie 90
Globalinsuffizienz 82
Globuline 67
Glomus caroticum 47
Glottisödem **58**, 127
Glukokortikoide 337
Glukose 67
Glukosekonzentration 98
Glykogen 110
Glyzerin 110
Graduierung 318
Granulozyten 68
Großhirnrinde 97
Grundvorgänge, elektrophysiologische 68, 70
Guedel-Tubus 129, **130**, 132, 134, 141, 142
Gummikappe 320
Güter, gefährliche 308

Haargefäße 64
Hämatom 278, 288
–, epidurales 279
Hämatokrit 67
Hämatothorax 282, 283
Hämoglobin 49, 54, 55, 56, **68**, 108, 91, 310, 311, 312
–, reduziertes 55
Hämokonzentration 300
Hämolyse 300
Halbseitenlage 119
Halsvenenstauung 82
Halswirbelsäule 279
Harnsäure **68**, 110
Harnstoff 110
Hauptbronchus 43, 44
Hauptschlagader 76
Haut **56**, 287
Hautfarbe 229
Hautfeuchtigkeit 91, 93
Hauttemperatur 91, 92
Hautwiderstand 302
Hebamme 294
Heilbehandlungsvertrag 24
Heileingriff 25
Heilhilfskraft 23
Heilkunde 24
Heilpraktikergesetz 23
Heimlich-Handgriff 126, 127
Heißluft-Sterilisation 198
Hemmzentrum 68
Hepatitisviren 328
Herz **59**, 68, 291
Herzachse 60
Herzaktion 74, 75
Herzbasis 72
Herzbeuteltamponade 282, **284**, 285
Herzdruckkrise 81
Herzdruckmassage 60, 112, **164**, 165, 237, 300
Herzfehler 62, 75

Herzfrequenz 80, **82**, 91
Herzfrequenzänderungen, reflektorische 298
Herzfüllung 283
Herzfunktion 73
Herzglykoside 324
Herzinfarkt 39, 63, 81, 90, **249**, 250, 285, 349
Herzinnenhaut 60, 62
Herzinsuffizienz 62, **81**, 324
Herzkammern 62
Herzklappen 59, 60, **62**
Herzkompressionen 234
Herzkontusion 60, **282**
Herzkraft 74, 80
Herzkranzfurche 63
Herzkranzgefäße **63**, 324
Herzkranzgefäßsystem 76
Herzleistung 231, 324
Herz-Lungenwiederbelebung 231, **233**, 235, 269, 300, 302, 307
Herzmassage, externe 146, **163**
Herzminutenvolumen **74**, 78, 83
Herzmuskel **70**, 324
Herzrhythmus 80, 91
Herz-Rhythmusstörungen 301
Herzschädigungen 75
Herzspitze **59**, 72
Herzströme 69
Herztätigkeit 302, 324
Herztöne 75
Herzversagen 310
Herzwand 284
Herzzeitvolumen 79
HIBLER-Wärmepackung 269
Hilfe, erforderliche 27
Hilfeleistungspflicht 27
Hilfeleistung, unterlassene 27
Hirndruckerscheinungen 279
Hirnmasse 99
Hirnödem 98, **258**, 259, 279, 337
Hirnstamm 97
Hiss'sches Bündel **63**, 74
Histamin **306**, 335
Hitzeerschöpfung 266
Hitzekrämpfe 104
Hitzeschäden 105
Hitzewallungen 307
Hitzschlag **105**, 266
Hochdrucksystem 69, 76, **77**, 79
Hochlagerung 288, 289
Hochspannungsbereich 303
Hochspannungsunfälle 217, 300, **301**
Hohlvene 76
–, obere 60, 65
–, untere 60, 65
Hohlvenenkatheter 88
Hormone 37, **67**, 110
Hospitalismus 198
Hubschrauber 201, 202, 203, 209
Hustenreflex 34
Hygiene 197
Hyperhydration 102, 103
Hypertonie **89**, 90, 242
Hypertonus 347
Hyperventilation **47**, 48, 56, 137, 138, 141, 259, 274, 279, 298, 308

Hyperventilationssyndrom 274
Hypervolämie 300
Hypoglykämie 93, 111, 261, **272**, 330, 353
Hypothermie 105, **267**, 268
Hypotonie **89**, 242
Hypoventilation 275
Hypoxämie 137

Ileus 206
Impulsaussendung 63
Impulse 70, 84
Impressionsfraktur 278
Indikationen 317, 322
Infektabwehr 67
Infektion 288, 294
Infektionskrankheiten 217, 218
Infusion 22, 112, 146, **155**
–, osmotisch wirksame 330
Infusionsbeutel 207
Infusionsgeräte 155
Infusionstherapie 155
Inhalation 308
Inhalationsgifte 312
Injektionen 24
Injektion i. m. 318
Injektion s. c. 318
Injektion i. v. 318
Injektionsgebiet 318
Injektionslösungen 318, 320
Inkubationszeit 218
Inspiration 45, 46
Inspirationsventil 59
Inspirationszentrum 47
Insufflation 137
Insulin 39, 111, **337**
Insult, apoplektischer 241
Interstitium 34
Intravasalraum 34
Intrazellulärraum 34
Intubation 22, 43, 100, 129, **132**, 137, 279, 284, 300, 307, 310, 312, 313, 342
Intubationsnarkose 342
Ipecacuanha-Sirup 309, 338

Jonen 70
Jonenpumpe 70, 72
Jonenwanderung 70
Jodvergiftung 309
Juckreiz 307

Kalium 67, **101**, 302
Kaliumhaushalt 109
Kaltwasseranwendung 304
Kalzium 101
Kammer 60, 62, 64, **69**, 76
Kammeraktion 63
Kammerbradykardien 168
Kammereigenrhythmus 63
Kammerextrasystolen 324
Kammerflattern 86
Kammerflimmern **86**, 87, 168, 231, 237, 300, 324, 349
Kammerfrequenzen 86
Kammerkomplexe 85
Kammermuskulatur **60**, 72
Kammerscheidewand 63

Kammerschiene 207
Kammertachykardien 324
Kammerwände 63
Kanüle 318, 319
Kanülenansatz 320
Kapillaren 55, **64**, 82, 303, 306
Kapillarbett 76
Kapillarsystem 59, **64**
Kapillarwand 68
Kapselrisse 302
Karotiden 86, **91**
Karotisgabel 91
Karotispulskontrolle 80, **92**, 168
Katapultmechanismus 280
Katastrophen 220
Katastrophenbedingungen 291
Katastrophenfälle 342
Katheter 42
Katheter, zentralvenöser 103
Kationen 101
Kehldeckelknorpel 42
Kehlkopf 40, **42**, 53, 51
–, weicher 42
Kehlkopfeingang 58, 299
Kehlkopf-Rachen-Raum 42
Ketamine 342
K-Ionen 70
Kieferhöhle 40
Kiefermuskulatur 34
Kinder-Beatmungsbeutel **144**, 196
K-Konzentration 102
Klappenschluß 62
Kleiderbrände 304
Klemme, sterile 296
Klinik, geeignete 203, 220
Kliniküberbgabe 221
Knierolle 285
Knochenbruch 288, 302
Knochenbruchstück, körperfern 291
Knochensplitter 288
Knorpelspangen 43
Knoten (Reizleitungssystem) 63
Kochsalzlösung 153
Kochsalzlösung, hypotone 338
Kochsalzmangel 106
Körperflüssigkeit 101
Körpergewicht 100
Körperkern 35, **103**
Körperkreislauf 76
Körperperipherie 76
Körperschale 35, **104**
Körperschlagader 47
Körperkerntemperatur 92, 104, **105**
Körperverletzung 25, 26
Kohle 309, **338**
Kohlendioxyd 32, 45, **52**, 110
Kohlenhydrate 36, 54, 66, 67, **110**, 328
Kohlenmonoxyd 55, 308, **310**, 312
Kohlenmonoxyd-Vergiftung 52, 55, 56, **310**
Kohlensäure **54**, 66
Kohlensäure-Bikarbonat-System 108
Kohlensäuredruck 109
Kohlenwasserstoffe 308, 338
Kolben 318

Kollaps, vasovagaler 254
Koma **99**, 268, 278, 309, 310, 311
Koma, diabetisches 52, **271**, 272, 337
Kompression 280
Kompressionsfraktur 352
Koniotomie 43, 122, **127**, 307
Kontaktdauer 301
Kontaktinfektion 198
Kontraindikationen 317, 322
Kontaktgift 312
Kontraktion 72
Kontrolle, auskultatorische 44
Kontrollvorgänge, nervale 69
Konus 318
Konzentrationsgefälle 70
Kopflagen, regelwidrige 294
Kopfplatzwunde 278
Kopfschlagader 68
Kopfschmerz 311
Kopf-Tief-Lage 54, **116**
Kornzange 124
Kortikoide 337
Kortikosteroide 279, 281, 293, 307, **337**
Kostenträger 30
Krämpfe 311, 313
Krämpfe, fokale 260, 262
Krämpfe, generalisierte 261
–, klonische 260
–, symptomatische 261
–, tonische 260
Krampfaderblutung 288
Krampfanfälle 260
–, epileptische 298
–, kindliche 38
Krampfstadium, generalisiertes 299
Krankenhausträger 24
Krankenpflegegesetz 22, 23
Krankentransportwagen 170, **203**, 209
Kranzarterie 64
Kreatinin 110
Kreislauf 31, 32, 35, 75, **105**, 309
–, kleiner 76
Kreislaufdepression 310
Kreislaufregulation 69, **79**
Kreislaufstillstand 86, 91, 109, **228**, 230, 268, 299, 307
Kreislaufzentralisation 92
Kreislaufzentren 324
Krepitation 284, **288**, 293
Kreuzblut 287, 293
Kriegsbedingungen 291
Krise, hypertensive 256, 257
–, hypertone 89, **256**
Kropf 58
Kurzbezeichnung, chemische 322
Kurzrelaxans 342
Kurzschließen 302
Kussmaul'sche Atmung **52**, 109
Kussmaul-Azidose-Atmung 272

Lähmungen 278
–, komplette 281
Lärm 201
Lagerungswechsel 281

Laryngoskop 42, 124, **132**
Laryngoskopspatel 133
Laryngospasmus **123**, 299
Larynx 42
Lasix 347
Lavage 287
Laxantien 338
Lebensbedrohung, akute 289
Lebensgefährdung 31
Lebensgefährdung, akute 293
Leberverlust 285
Leistungsfähigkeit, kardiale 58
Leistungsminderung 74
Leitstelle 210, 211
Leitstellenfehler 28
Leitstellen-Tätigkeit 23, 28
Leuchtgas 310
Leukozyten 67, 68
Lichtbogen 302
Lidocain 324
Lidödem 307
Ligamentum conicum **42**, 127, 128
Linksherzinsuffizienz 81, 82
Linksherzüberlastung 347
Linksseitenlage 118
Lipase 110
Lösung 321
Luer-Lock-System 319
Luer-System 319
Luftdruck 204, 207
Luftembolie 160, 161
Luftkammerschiene 291
Luftröhre 34, 40, **43**, 45
Lufttransport 205
Lunge 40, **44**, 51, 108, 291, 313
Lungenabriß 282
Lungenarterie 62
Lungenembolie **54**, 90
Lungenentzündung 54
Lungenerkrankungen, chronische 47
Lungenfell 283
Lungenflügel 44, 46
Lungenkapillarblut 49
Lungenkapillare 49
Lungenkreislauf **76**, 82, 115
Lungenödem 54, 58, 70, 81, 89, 114, **115**, 246, 300, 309, 310, 347
Lungenödem, kardiales 347
Lungenschlagader 76
Lungenstauung 81, 117
Lungenverletzung 283
Lungenvolumina 44, 48
Lungenwurzel 46, 54
Luxation 287, 288
Lymphbahnen 110
Lymphe 64
Lymphgefäßsystem 59, **64**, 65
Lymphknoten 65
Lymphozyten 68

Magen-Darmtrakt 312
Magenspülung 309, 310, 313, 338
Magersucht 37, **111**
Magillzange **124**, 137, 196
Magnesium 101
Manschetten 95

Manschettendruck 93
Maske 58, **143**, 313
Mediastinum 44, **59**, 280, 283
Medikament 317
Medulla oblongata 40, 44, **46**, 57, 68, 74, 80
Membran 70
Messerstiche 282
Meßstellen 44, 47
metabolisch 108
Methämoglobinbildner 55
Metallkappe 320
Mikrobenfilter 59
Mikroorganismen 300
Mikrosekundenbereich 301
Mikroskop 64
Mikrozirkulation 328
Mikrozirkulationsstörungen 88
Milchsäure 109, 111
Milli-Sekunden 301
Milzverlust 285
Minderdurchblutung 116
Mineralien 90
Minutenvolumeter 59
Mischblutungen 288
Mischgasschlauch 59
Mittel, muskelerschlaffende 342
Mitralklappe **62**, 76
Mittellappen 44
Motorpumpe 63
Mund-Mund-Beatmung 132, **140**, 141, 146
Mund-Nasen-Beatmung 132, **139**, 140, 141
Mund-Rachen-Raum 42
Muskelballen 62
Muskelerschlaffung 342
Muskelfasern 70
Muskelfasernekrosen 302
Muskelkrämpfe 301
Muskelrisse 302
Muskelton 75
Muskulatur, glatte 306, 333
–, quergestreifte 299
Myoglobin 302
Myokard **61**, 70, 75, 302, 324
Myokardfasern 70, 87

Nabelschnur 294, 296
Nabelschnurvorfall 294, 298
NaCl 300
Nachgeburt 294, 295
Nadelstiche 320
Nadel-Tracheostomie 129
Nährfunktion 66
Nährstoffe 67
Nagelbett 55
Nahrung, verdorbene 308
Nahrungsmittelvergiftung 308
Na-Jonen 70
Narkose 150, 293, 307
Narkoseeinleitung 335, 342
Narkosekreisteil 58
Narkosemittel 309
Narkotikafilter 59
Nase 40, 45
Nasenhöhle 40

Nasenmuscheln 40
Nasennebenhöhle 40
Nasen-Rachenraum **42**, 300
Nasenscheidewand 40
Nasensonde 347
Nasopharyngeal-Tuben 42, 129, **131**, 142, 196
Natrium 67, **101**
Natrium/Kaliumquotient 300
Natriumkonzentration 34, **102**
Nebennieren 74, 80
Nebennierenrindenhormone 337
Nebenwirkungen 322
Nervenfasern 70
Nervenschädigung 280
Nervensystem 68, **73**, 84, 302
–, vegetatives **73**, 202, 312, 325
Nervus vagus 73
Neugeborene 145
Neugeborenen-Beatmungsbeutel 296
Neugeborenen-Intubator 298
Neutralfette 110
Neutralisation 107
Nichtnotfallbedingungen 318
Niederdrucksystem 69, 77, **78**
Niederspannungsunfälle 300, **301**, 302
Nieren 108, 291
–, künstliche 309
Nierenfunktion 109
Nierenversagen 302
Nitrit 55
Nitrobenzol 55
Nitropräparate 324
Nitrosegase 308
Noradrenalin **74**, 80, 109
Normalfrequenz 57
Normaltemperatur 35
Notarztwagen 171, **203**, 209
Notausrüstung 171
Notfallkoffer 171
Notfallmeldung 209
Notfallpatient 31
Notgeburt 294
Notgeburtbesteck 296
Novaminsulfon 333
Novodigal 347

O_2-Anreicherung 279
O_2-Druck **47**, 207
O_2-Flow 312
O_2-Gabe 293, 307
O_2-Hämoglobin 311
O_2-Hyperventilation 312
O_2-Insufflation 279, 284, 300
O_2-Mangel 298, 311
O_2-Überdruckbeatmung 208, 347
Oberlappen 44
Ödem **246**, 303, 330
–, aufsteigendes 281, 303
Ösophagusmund 41, 42
Ösophagusschrittmacher 169
Ohm 302
Opiate 333
Opiatabkömmlinge 333
Organeiweiß 110

Organgewebe 78
Organgewicht 78
Organsysteme 317
Organtransporte 213
Oropharyngeal-Tuben **129**, 130, 196
Orotubus 131
Oxyhämoglobin 49, 56, **68**, 91

Palpation **91**, 93, 129, 287
Paraffinöl 309, **338**
§ 16 StGB 26
§ 22 StGB 28
§ 34 StGB 25
§ 222 StGB 28
§ 230 StGB 28
§ 276 Abs. 1 BGB 29
§ 330c StGB 28, 29
§ 680 BGB 29
§ 823 Abs. 2 BGB 29
Parasympathikus **73**, 312, 333
Partikel 300
PEEP-Beatmung 244, 293
Pepsin 110
Perforation 304
Peripherie **88**, 324
Permeabilität 70
Permeabilitätsänderung 71
Petroleum 338
Pfählungsverletzungen 282, 285
Pfählungswunde 288
Pflanzenschutzmittel 308
Pfötchenstellung 274
Pfortader 110
Pharyngealtuben 122, **130**, 143
Pharynx 41
Phosphat **101**, 337
pH-Abfall 80
pH-Wert 36, 47, **107**
Pillen 318
Placenta praevia 295
Plasma 59, 65, **67**, 300
Plasmaproteinlösungen 196, **328**
Plasmarandstrom 49
Plastikbeutel 156, 157, 159
Plastik Einwegspritzen 318
Plastikflaschen 157, 159
Plastiklaryngoskop 196
Plastikstandflaschen 156
Plazenta 294
Pleura 282
Pleurahöhle 44, 54
Pleuraraum **46**, 283
Pleuraspalt **46**, 82, 283
Pneumonie 54
Pneumothorax 46, 54, 145, 204, 205, **283**, 285
Pneumothorax, geschlossener 283
–, offener 283
Pneumothoraxdrainagen 196
Pockenverdacht 219
Polizei 216
Polytrauma 291
Polytraumatisierte 293
Potential, elektrisches 301
Potentialdifferenz, elektrische 70
Potentialdifferenz, zelläußere 70
–, zellinnere 70

PQ-Strecke 72
Präkordialer Schlag 112, 146, **162**
Präparatenamen 322
Prellmarken 282, 285, 288, 293
Preßdrang 295
Pressorezeptoren 80
Preßstrahlgeräusche 93
Preßwehen 294
Primäreinsatz 211
Primärschäden 278
Problematik, rechtl. 22
Prodromalstadium 218
Progesteron 274
Proteine 101
Protoplasma 110
Prozesse, bioelektrische 72
Psyche 335
Psychopharmaka 308, 335
Pufferfunktion 67
Pufferlösungen 330
Puffersubstanzen 108, 110
Pufferung, chem. 108
Pulmo 44
Pulmonalarterie **76**, 90
Pulmonalarteriendruck 69
Pulmonalklappe **62**, 76
Pulmonalvene 76
Puls **91**, 347
Pulsanstieg 310
Pulsfrequenz 74
Pulskontrolle 63
Pulslosigkeit 291
Pulssyndrom 288
Pulswellen 85
Pulver 318
Pumpbällchen 93
Pumpfunktion, des Herzens 32
Pumpleistung des Herzens 284
Pumpsysteme 69
Punktion 146, **147**, 149, 150, 151, 285
–, peripherer Venen 112, **147**, **152**
–, zentraler Venen 112, 147, 152
Pupillen 100, 230, 293, 310
Pupillendifferenz 39, 278
Pupillenreaktion 99
Pupillenstarre 230, 278
Pupillenverhalten 91
Purkinje-Fasern **63**, 72
P-Welle 72, 85

Quaddelbildung 307
Querschnitt 281
–, hoher 280, 281
–, kompletter 280
–, unvollständiger 280, 281
Querschnittlähmungen 280
Querschnittsbild 280
Querschnittsschädigung 114
Querschnittszeichen 281
QRS-Komplex **72**, 73, 85
Q-Zacke 72

Rachen 40, 45
Rachenraum **41**, 50, 53, 279
Radialispuls **92**, 93, 149, 153

Rasselgeräusche 53, **58**, 81, 347
Rauchvergiftungen 52
Raum, extrazellulärer 107
Rauschgifte 309
Rauschgift-Intoxikation 350
Rauschmittelgenuß 309
Rautek-Rettungsgriff 312
Reaktionen, allergische 317, **335**, 337
–, analphylaktische 328
–, analphylaktoide 328
Reanimation 233
–, medikamentöse 344
Rechtfertigung 25
Rechtsfragen 22
Rechtsgemeinschaft 27
Rechtsherzinsuffizienz 82
Rechtsverordnung 23
reflektorisch 100
Reflexzentrum 91
Refraktärzeit 70, 72
Regelkreise 35, **97**
Regelmechanismen, chemische 80
–, nervale 80
Regeltemperatur 35
Regelvorgänge 97
Regelzentren 68
Regulationszentren 59, **68**
Regurgitation 145
Reichsversicherungsordnung 29
Reizbildungsstörungen 302
Reizleitungsstörungen 302
Reizleitungssystem 59, 61, **63**, 71
Reizung, peritoneale 285
Rekordsystem 319
Relaxantien 342
Repolarisation 70
Reservevolumen 48
Residualvolumen 48
Resonanz 202
Resorption 309, 318
Resorptionsfähigkeit 299
respiratorisch 108
Respiratorisches System 309
Rettung, technische 23
Rettungsdienste, technische 53, 217
Rettungsdienstgesetze der Länder 22, 23, 28
Rettungsdienstvereinbarungen 23
Rettungshubschrauber 170
Rettungskette 23, 27, **209**
Rettungsmittel 29
Rettungswagen 170, **202**, 209
Rheomacrodex 328
Rhythmus 92
Rhythmusänderungen, reflektorische 298
Rhythmusstörungen **63**, 92, 324
Ringer-Laktat 279, 284, 287, 291, 293, 300, 304, 310, **329**
Ringer-Lösung 328
Ringknorpel 42
Rippenfell 44
Rippenheber 44, 46
Rippenmuskulatur 44, 46
Rippenserienfrakturen 54, 56, **282**, 284
Rippenstückbrüche 282

Riva-Rocci 93
Röhrenknochen 290
Rückenmark 48, **73**, 281, 293, 302
Rückenmark, verlängertes 44
Rückenmarkskanal 44, 280
Rückenmarksschädigung 119, **120**, 121, 280
Ruhepotential 70
Ruhigstellung 289, 290
R-Zacke 72

Saccharase 110
Säure-Basen-Gleichgewicht 36
Säure-Basen-Haushalt 31, 36, **107**, 109
Säure-/Laugenvergiftungen 308
Säure 36, **107**
Säuren, organische 101
Säurewert 36
Safar-Tubus **130**, 141, 142, 313
Salben 318
Salze **34**, 67
Salzmangelerschöpfung 106
Salzverluste 328
Salzwasser 309
–, hypertones 300
Salzwasseraspiration 300
Sauerstoff 32, 45, **52**, 310
Sauerstoffmangel **55**, 299, 300, 311
–, arterieller 91
Sauerstoffdruck, arterieller 58
Sauerstoffgabe 121
Sauerstoffreserven 298
Sauerstoffsättigungswerte 52
Sauerstofftransport 311
Sauerstofftransporteur 310
Sedierung 313
Seerettung 291
Segelklappe **62**, 75
Seitendifferenz 310
Seitenlage 279
–, linke 296
–, stabile 100, **113**, 114, 116, 244
Seitenlagerung **113**, 285, 293, 300, 302, 310, 312
Sekret, fleischwasserfarben
–, schaumig 347
Sekundäreinsatz 206, 210, **212**
Sekundärschäden 278
Selbstgefährdung 312
Selbststeuerung, lokal-chemische 80
Selbstvergiftungsschutz 313
Selik'scher Handgriff 134
Serum 67
S-Hydril 309
Seuche 218
Silikonentschäumer 338
Sinus caroticus 80
Sinus coronarius 64
Sinusknoten 63, 70, 74, 84
Sinusrhythmus 73
Sirupus ipecacuanha 309, 338
Skalpell 296
Skelettmuskel 70
Somnolenz **99**, 268, 278
Sondersignal 202, 203

Sopor **99**, 278
Sorgfaltspflicht 26
Substanzen **34**, 90, 317
–, blutdrucksenkende 325
–, blutdrucksteigernde 324
–, organische 310
–, osmotisch wirksame 279
–, sympathikusstimulierende 324
Succinylcholin 342
Suction Booster 124
Süßwasser, hypotones 299
Sulphat 101
Suppositorien 318
Sympathikus **73**, 80, 88, 280, 323, 324, 325
Sympathikustonus 80
Symptomenkomplex 24
Symphyse 296, 297
System, gasaustauschendes 45
–, gasleitendes 45
–, respiratorisches 50, 56, **121**, 232, 302, 333, 342
–, zirkulatorisches 80, 90, **146**, 233, 302, 333, 342
Systole 62, 83, **93**
S-Zacke 72

Schaden, materieller 29
–, immaterieller 29
Schadensersatzansprüche 29
Schadensersatzfolgen 25
Schädelbasis 41
Schädelregion 279
Schädel-Hirn-Trauma 57, 119, 120, **277**, 279, 291, 293, 354
Schaumaspiration 338
Scheidenriß 294
Scheintoter 268
Schere, sterile 296
Schienen, pneumatische 171, 207
Schildknorpel 42
Schlackenstoffe 54
Schlafmittel 308, 309
Schlafmittelvergiftung 309
Schlag, präkordialer 233
Schlagader 62, 64
Schlaganfall 39, 52, **241**
Schlagvolumen 74, 79
Schleimhäute 56, **91**
Schleuderbewegung 280
Schlitzpflaster 149
Schluckreflex 34, 58
Schmerz 288, 293, 310
Schmerzempfindungen 281
Schmerzhaftigkeit 289
Schmerzmittel 287, 291, 304, 305, **333**
Schmerzreize 100, 281, 293
Schmierinfektion 198
Schnappatmung 47, 57, **229**, 230
Schnappatmung, finale 139, 299
Schnürdruck 291
Schock **87**, 309, 337
–, anaphylaktischer 305, 306
–, hypoglykämischer 37, 100, 271, **272**
–, kardiogener 81, 82, 116, 117, **255**, 265

Schock, schwerer 152, 288
–, spinaler 280
–, vagaler 89
–, vasovagaler 254
Schockindex 88
Schocklage 54
Schocklagerung **117**, 121, 285, 293
Schockniere 293
Schockposition 310, 312
Schocksymptomatik 116
Schocksymptome 106, 284
Schockzeichen **88**, 293
Schonung 284
Schrittmacher 63, 70
–, elektrischer 168
Schrittmacheranwendung 112, 146, **168**
Schrittmacherkatheter 169
Schulterentwicklung 294
Schußverletzungen 282
Schutzhülle 320
Schutzreflexe 33, **97**, 342
Schwangere 294
Schwellung 288, 289
Schwermetalle 309
Schwindel 311
Schwingungen, mechanische 201
Schwingungsfrequenz 202
Schwingungston 75
Schwitzen 101, 104

Spannungsfreiheit 302
Spannungspneumothorax 282, **283**, 284, 285
Spannungsträger 302
Spasmen 306, 333
Spasmolytika 333
Spasmus 307
Spezialthermometer 106
Spezialmanschette 147
Spiegel 317
Spontanatmung **57**, 100, 113, 296, 310
Spontangeburt 295, 296
Spraydesinfektion 154
Sprays 318
Spritze 318
Spritzenkonus 319
Spitzenstoß 60
Spülungen 304

Stadium, rotes
–, graues 106
Stärke **110**, 306
Stärkelösungen 328
Stammhirn **46**, 57
Standardaufgaben 27
Starkstromunfälle 217, 349
Status asthmaticus 246
Staubinde 148
Stauung 149
Stechampullen 318, 320
Steckschüsse 282
Stellung, achsengerechte 293
Stempel 318
Stenokardien **248**, 324

Sterilisation 198
Sternumfraktur 282
Stethoskop **93**, 196, 204, 347
Stethoskopmembran 94
Steuervorgänge 97
Stichflammenverbrennung 303
Stichverletzung 285
Stickstoff 52
Stimmband 42
Stimmritze **53**, 42, 133, 307
Stimmritzenkrampf 123
Störstellen 80
Störungsgeräusch, inspiratorisch 58
–, exspiratorisch 58
Störungen, metabolische 36
–, respiratorische 36
Stoffwechsel 31, 37, **110**, 105
Stoffwechselentgleisungen 37
Stoffwechselerkrankungen 110
Stoffwechselorgane 66
Stoffwechselprodukte 64, 67
Stoffwechselsituation 75
Streckstellung 281
Stress 74
Stridor 53, **58**, 127
Strömungsgeschwindigkeit 90
Strömungswiderstand 54
Stromdichte 302
Strommarken 302
Stromstärke 301
Stromstöße 301
Stromunfall 300, 301
ST-Strecke 72
Stuhlgang 101

Tabletten 318
Tablettenintoxikation 352
Tachykardie 82, **83**, 85, 268, 272, 273, 300, 307
Tätigkeiten, assistierende 23
–, selbständige 23
Tannenbaummuster 302
Taschenklappen **62**, 64
Taschenmesserposition 116
TAWARA-Schenkel 63
Temperaturregulation 103
Thalamonal 342
Theophyllinabkömmlinge 325
Thoraxdrainage 285
Thoraxschmerz 284
Thoraxtrauma **282**, 293, 354
–, stumpfes 282, 284, 285
Thoraxverletzung 114
Thoraxwand 51, 54
Thromben 90
Thrombose 307
Thrombozyten 67, 68
Tiegel-Kanüle 285
Tod, biologischer 75, 299, **231**, 300
–, klinischer 230, **231**, 268, 299
Tötung 25, 26, 28
Totraumatmung **56**, 57, 139
Totraumventilation 49
Trachea **43**, 44, 100, 127
Trachealtubus 58, 127, **129**, 146, 204
Tranquillantien 335

Transportrisiko 347
Transportsysteme 32
Transporttrauma 291
Triflupromazin 335
Trikusspidalklappe **62**, 76
Tröpfcheninfektion 198
Trommelfellzerreißung 303
Tropfen 318
Tropfinfusion 156, 159
Tropfkammern 156, 157, 159
Trypsin 110
Tubarruptur 348
Tubus 42, **132**
Tubuslumen 129
Tupfer 318, 320
T-Welle 72

Übelkeit 307, 311
Überdruckbeatmung 300, 309
Überdruckkammer 206
Überdruckventil **59**, 285
Überempfindlichkeiten 317
Überinfusion 264
Überstreckung 139
Überträgersubstanzen 74, 80
Übertragung, indirekte 198
Überwachungsgeräte 58
Überwässerung 34
Überzuckerung 37
Unfallort 38
Unfallrettungsdienst 38
Unfallwagen 38
Unruhen 307, 311
Unruhezustände 335
Unterdruck, aufspannender 283
Unterdrückbarkeit 92
Unterkiefer 100
Unterkühlung 92, **105**, 294
Unterlage, sterile 296
Unterlappen 44
Unterzuckerung 37
Urinausscheidung 309

Vagusnerven 68
Vagusstoff 74
Vakuummatratze 121, **171**, 202, 281, 291, 293
Valium 347
Vasomotorenkollaps 254
Vasovagale Synkope 253, 254
VDE-Bestimmungen 302
V. basilica 148 (V. = vena)
V. cava inferior 119
V. cava superior 76
V. jugulavis interna 89, 152
–, externa 89, 152
V. subclavia 152
V. mediana cubiti 148
Venae sectio 152
Venen 59
Venendruck 89
–, negativer 154
–, zentraler 152
Venenklappen 64
Venenverschluß, thrombotischer 90
Venenverweilnadel 347
venöser Zugang 300

Venolen 64
Ventil 93
Ventilation, alveoläre 49
Ventilmechanismus 283
Ventilpneumothorax 283
Ventilsysteme 62
Ventrikel 62
Verabreichung 318, 321
Verätzungen 304
Verantwortlichkeit, gesteigerte 27
Verbandmaterial 171
Verbandpäckchen 289
Verbrennungen 302, 303
Verbrennungsfläche 303, 304
Verbrennungsgrade 303
Verbrennungskrankheit 304
Verbrennungsprodukte 302
Verbrennungsschock 303
Verbrennungsvorgänge 110
Verbrennungswunde 303
Verdauung 73
Verdauungstrakt 66, 318
Vergiftungen 45, 52, 97, **308**
Vergiftungsursachen 308
Verkochungen 302
Verlegung, inkomplette 53
Verletzungen, örtliche 293
Verrenkung 288
Verschüttungsunfälle 217
Versinken, primäres 298
Verweilnadeln 147
Vibration 93
Vitalfunktionen 31, 38, **40**, 97, 228, 232, 281, 289, 291, 309, 322
Vitalkapazität 48
Vitamine **67**, 306
Volt 301
Volumenersatzmittel 159, 287, 291, 293, 304, 306, **328**
–, kolloidale 328
Volumenmangel 325
Volumenmangelschock 87, **116**, 120, 264, 267, 272, 283, 285, 291
Volumenüberfüllung 81, 88
Volumenverlust 280, 288
Volumeter 139
Vorbereitung, prophylaktische 320
Vorgänge, biophysikalische 317
–, biochemische 317
–, elektromechanische 70
Vorhof **60**, 62, 63, 64, 69, 86, 283
Vorhofflattern 302, 324
Vorhofflimmern 302, 324
Vorhofmuskulatur 60
Vorlagen, sterile 296
Vaguseinfluß 89

Wärmeeinwirkung 105
Wärmehaushalt 31, 35, 38, 103, 106
Wärmeschwelle 302
Wärmetransportfunktion 67
Waschmittelvergiftung 338
Wasser 54, 110
Wasserausscheidung 101
Wasserbindung 328
Wasser-Elektrolythaushalt 31, 35, **100**, 102, 330

Wasserhaushalt 100, 101
Wassermangel 103
Wasserstoffatome 107
Wasserstoffionen **36**, 107
Wasserstoff-Ionen-Konzentration 107
Wasserunfälle 217
Wasserverluste 34, **103**, 328
Wechselstrom 301
Wechselstromüberlagerung 96
Wehen 294
Weichteile 287
Weichteilverletzung 288
Weisungsbefugnis 29
Wendl-Tuben 129, **131**, 132, 141, 142, 313
Widerstand 301
–, peripherer **79**, 280
Widerstandsverhältnisse 302
Wiederbelebbarkeit, des Herzens 109
Wieder-Einschalten 302
Windkessel, arterieller 89
Windkesselfunktion 79
Wirbelbruch 281
Wirbelfraktur 280
Wirbelsäulentrauma 279, 280
Wirksubstanz 324
Wirkungen 317, 322
–, analgetische 342

–, gefäßabdichtende 335
–, örtliche 318
–, substanztypische 317
–, zellmembranstabilisierende 335
Wirkungsabläufe 317
W-Schemata 209
Wunde 287
–, Ablederungs- 288
–, Platz- 288
–, Quetsch- 288
–, Riß- 288
–, Schnitt- 288
–, Schürf- 288
–, Schuß- 288
–, Stich- 288
Wundauflage, keimfreie 289
Wundverband 289, 291
Wundversorgung 289

Xylocain 197, 237

Y-Stück 59

Zellenzyme 110
Zellgifte 50
Zellmembran 70
Zellstoff 110

Zellstoffwechsel 98
Zentralisation 88, **91**, 318, 324
Zentralisationszeichen 81
Zentralvenöser Druck **88**, 102, 153
Zerbeißkapseln 324
Zirkulation 34
Zirkulatorisches System 309
Zucker 110
Zuckerlösungen 330
Zündung, elektrische 63
Zugang, venöser 281, 313
Zungengrund **53**, 100
Zungenmuskulatur 34
Zustände, hypertherme 106
Zwei-Helfer-Methode **234**
Zwerchfell 40, 44, **46**, 54, 51, 59, 280
Zwerchfellbeweglichkeit 54
Zwerchfellhochstand 206
Zwerchfelltätigkeit 44
Zwiebelschalenprinzip 106
Zwischenrippenarterie 283
Zwischenrippenmuskeln 44, 46
Zyanid-Thallium 309
Zyanose 51, 54, **81**, 90, 126, 137, 139, 284, 300, 309, 311
Zyanose, arterielle 55
–, periphere 55
–, zentrale 55
Zylinder 318

Abbildungsnachweis

Verschiedene Abbildungen dieses Buches wurden in Anlehnung an Vorlagen überarbeitet und neu gezeichnet:

Abb. 1 (Seite 12): Gorgaß, B., Ahnefeld, F. W., Lippert, H.-P.: Der Rettungsdienst in der Bundesrepublik. Notfall-Med. **4**, 195–206 (1978).

Abb. 19 (Seite 43): Huszar, R. J.: Emergency Cardiac Care. Bowie, Maryland: Robert J. Brady Company 1974.

Abb. 21 (Seite 46): Physiologie des Menschen, 19. Auflage, Schmidt, F. W., Thews, G. (Hrsg). Springer: Berlin, Heidelberg, New York, 1977.

Abb. 30 (Seite 61), **31** (Seite 61), **36** (Seite 66): Huszar, R. J.: Emergency Cardiac Care. Bowie, Maryland: Robert J. Brady Company, 1974.

Abb. 41 (Seite 71): Netter, F.: Farbatlas der Medizin, Band 1, Herz. Stuttgart: Thieme, 1976.

Abb. 51–56 (Seiten 83–87): Huszar, R. J.: Emergency Cardiac Care. Bowie, Maryland: Robert J. Brady Company, 1974.

Abb. 67 (Seite 113): Schuster, H. P.: Notfallmedizin. Enke: Stuttgart 1979 (nach Stoeckel, W.: Erste Hilfe. München: Urban und Schwarzenberg, 1974)

Abb. 88 (Seite 130) und **Abb. 90** (Seite 131): Barth, L., Meyer, M.: Moderne Narkose, 2. Aufl. Stuttgart: Fischer, 1965.

Abb. 166 (Seite 277): Kahle, Leonhardt, Platzer: Taschenatlas der Anatomie, Bd. 3., Nervensystem und Sinnesorgane. Stuttgart: Thieme, 1976.

Abb. 171 (Seite 286): Kahle, Leonhardt, Platzer: Taschenatlas der Anatomie, Bd. 2, Innere Organe. Stuttgart: Thieme, 1976.